荆楚中医药继承与创新出版工程·荆楚医学流派名家系列

（第一辑）

总 主 编　吕文亮

编　　委　（按姓氏笔画排序）

　　　　　巴元明　左新河　叶松　李家庚

编写秘书　孙易娜　杨云松　周琳

荆楚中医药继承与创新出版工程

荆楚医学流派名家系列（第一辑）

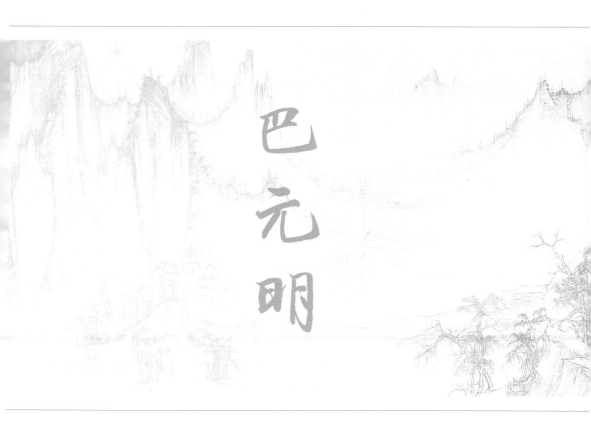

编　著　巴元明

副主编　王林群

编　者　(按姓氏笔画排序)

万　君　王　瑞　王林群　王紫琳　巴元明　申敏艺

朱晓云　刘静琰　关　冰　李　鸣　李　亮　李玉婷

李成银　李伟男　吴俊松　余昇昇　汪六林　张婉莹

林晓媛　周　宇　周珊珊　胡刚明　徐　琦　黄　威

曹秋实　谢立寒　熊致立

华中科技大学出版社

http://www.hustp.com

中国·武汉

图书在版编目(CIP)数据

巴元明/巴元明编著. —武汉:华中科技大学出版社,2022.4

(荆楚中医药继承与创新出版工程·荆楚医学流派名家系列.第一辑)

ISBN 978-7-5680-7904-4

Ⅰ.①巴… Ⅱ.①巴… Ⅲ.①中医临床-经验-中国-现代 Ⅳ.①R249.7

中国版本图书馆 CIP 数据核字(2022)第 078590 号

巴元明　　　　　　　　　　　　　　　　　　　　　　巴元明　编著

Ba Yuanming

策划编辑:车　巍

责任编辑:曾奇峰　张　琳

封面设计:廖亚萍

责任校对:李　琴

责任监印:周治超

出版发行:华中科技大学出版社(中国·武汉)　　　电话:(027)81321913

　　　　　武汉市东湖新技术开发区华工科技园　　　邮编:430223

录　　排:华中科技大学惠友文印中心

印　　刷:湖北新华印务有限公司

开　　本:710mm×1000mm　1/16

印　　张:44.5　插页:12

字　　数:673 千字

版　　次:2022 年 4 月第 1 版第 1 次印刷

定　　价:168.00 元

巴元明

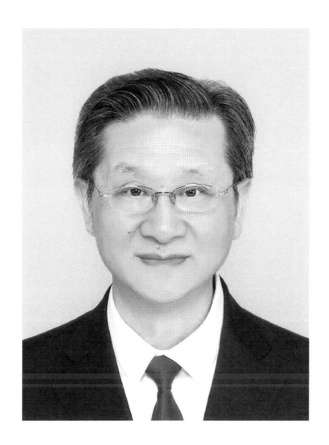

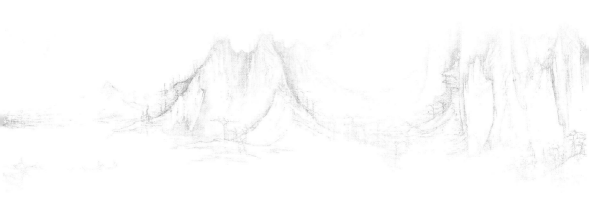

求学

1979—1984 年巴元明本科就读于
湖北中医学院中医系

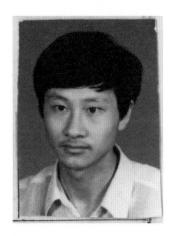

1987—1990 年巴元明作为中医内科专业
硕士研究生就读于湖北中医学院

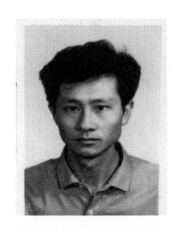

1997 年 1 月至 2000 年 1 月巴元明师从第二批全国老中医药专家学术经验继承工作指导老师邵朝弟（注：证书名有误）教授，学习中医内科学，2000 年 12 月 31 日经考评合格出师

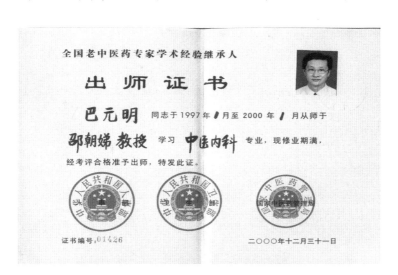

2004 年 3 月至 2007 年 3 月巴元明参加全国优秀中医临床人才研修项目，2007 年 10 月被授予"全国优秀中医临床人才"称号

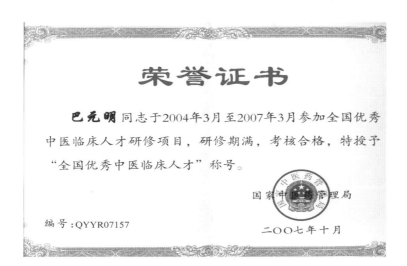

培养学生

2013 年巴元明召开研究生工作会议并进行专题学术讲座

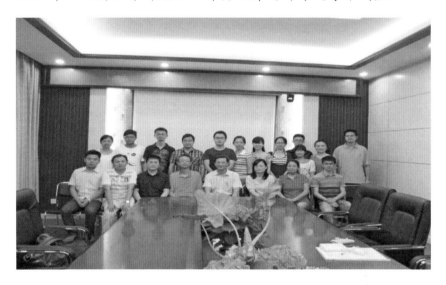

2019 年巴元明教授团队博士研究生、硕士研究生学术交流会

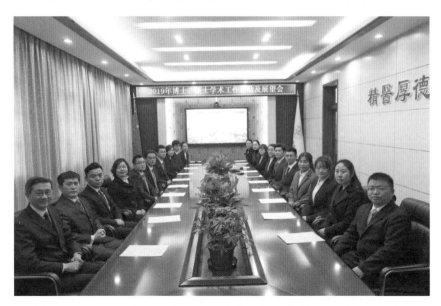

名医传承

邵朝弟教授给弟子巴元明及学生进行专题学术讲座

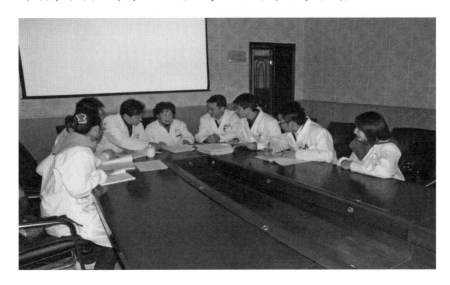

2014年10月17日"邵朝弟名老中医药专家传承工作室"验收现场照片

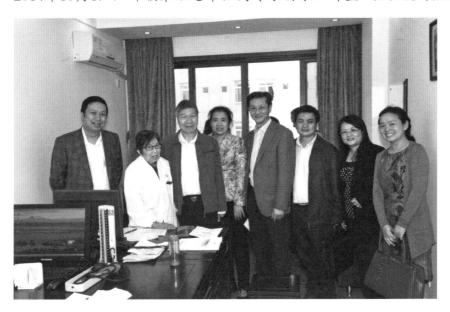

2017 年 3 月 28 日巴元明参加第三届国医大师评审合影

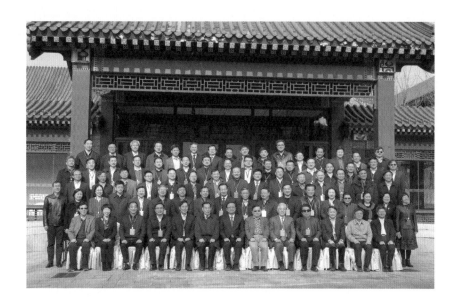

2017 年 10 月 21 日巴元明等中华中医药学会名医学术研究分会的部分主委和副主委与国医大师张磊教授、熊继柏教授合影

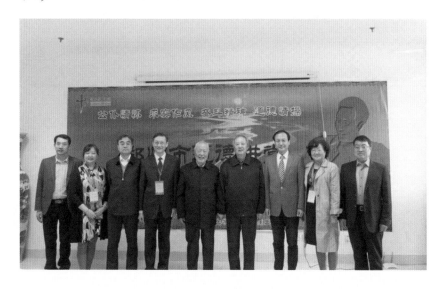

2018 年 3 月 5 日湖北省中医院举办国医大师梅国强教授学术经验继承工作拜师仪式

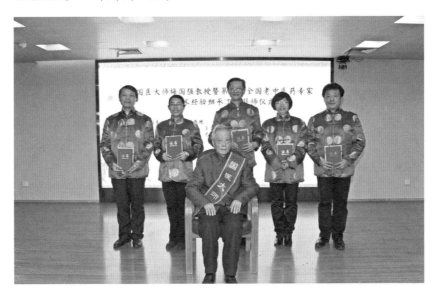

2018 年 3 月 5 日湖北省中医院举办第六批全国老中医药专家学术经验继承工作拜师仪式

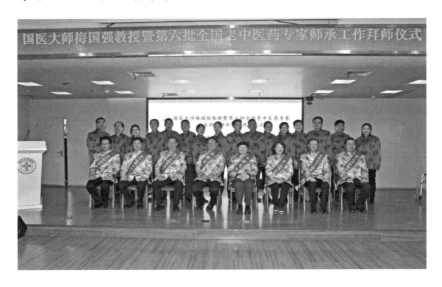

2019 年 7 月 20 日巴元明与国医大师梅国强教授等讨论中药用法用量

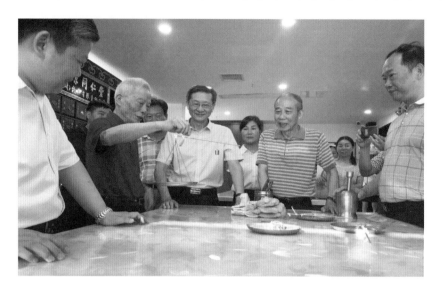

宣传报道

2013 年 11 月 28 日巴元明应邀在湖北电视台做健康讲座

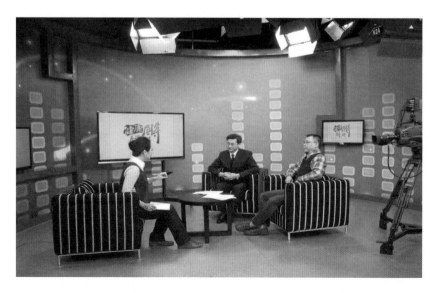

2016 年 2 月 16 日《湖北日报》题为"透析机外的'肾'生不息,肾病中医里的'战斗机':巴元明教授"的相关报道

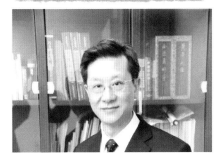

2016 年 5 月 10 日《今日湖北》题为"中西结合传承创新——专访首届湖北省医学领军人才巴元明教授"的相关报道

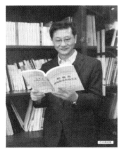

2017 年 2 月 23 日巴元明参加"健康一线"栏目，并宣讲尿路结石的中医认识

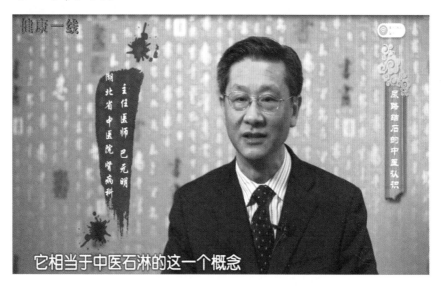

学术交流

2012 年 8 月 18 日巴元明参加中华中医药学会名医学术思想研究分会 2012 年会暨全国名医学术经验及特色诊疗方法应用学术研讨会

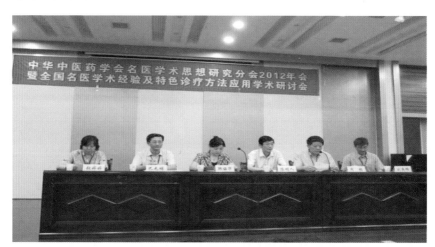

2016 年 8 月 19 日巴元明参加湖北省中医药学会名医学术传承研究分会成立大会，当选主任委员

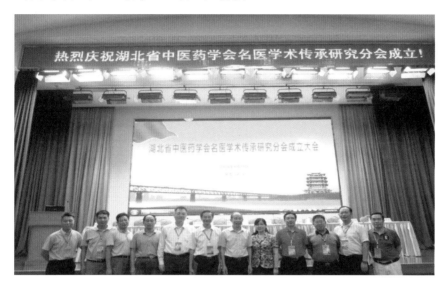

2018 年 9 月 20 日巴元明在中华中医药学会肾病分会学术年会上做学术报告

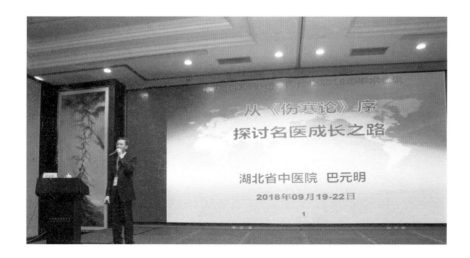

2019 年 9 月 7 日巴元明在湖北省中医药学会肾病专业委员会学术年会上做学术报告

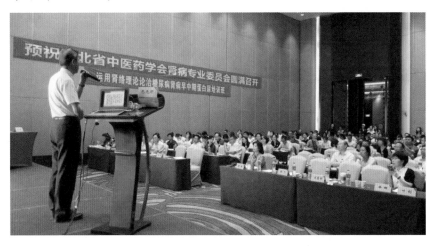

2019 年 12 月 20 日巴元明参加中华中医药学会肾病分会 2019 年学术会议，并做"读经典与成名医"专题讲座

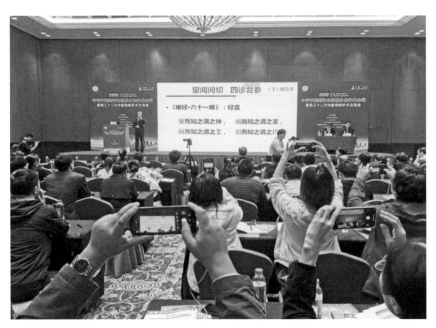

医疗机构制剂

巴元明在医疗机构制剂研究审批会现场

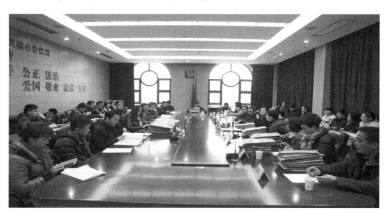

获奖及荣誉称号

2019年1月16日巴元明获批享受国务院政府特殊津贴

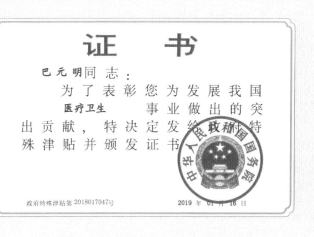

2002年7月7日巴元明荣获中共湖北省委、湖北省人民政府颁发的"湖北省有突出贡献中青年专家"荣誉称号

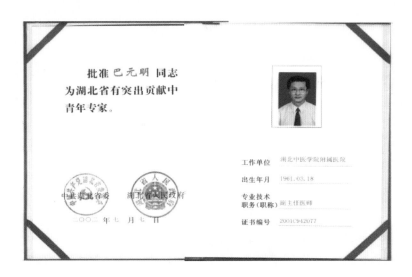

2010年4月12日湖北省首批全国优秀中医临床人才合影

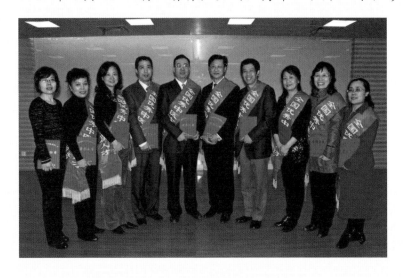

2017 年 12 月巴元明荣获中共湖北省委组织部、湖北省卫生和计划生育委员会颁发的"湖北省首届医学领军人才培养工程"培养合格证书

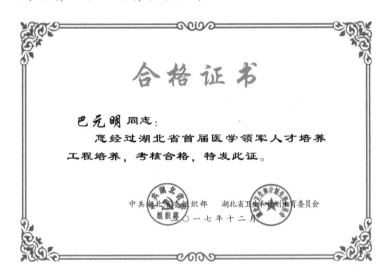

2018 年 6 月巴元明被评为湖北中医名师

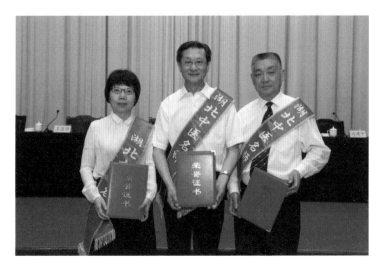

2019 年 9 月 8 日巴元明荣获湖北省中医药科学技术奖一等奖

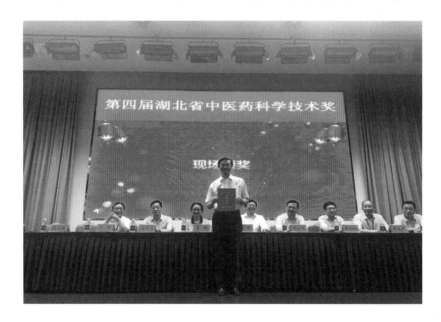

抗击新型冠状病毒肺炎疫情

2020 年 2 月 15 日在肖菊华副省长召集的湖北省新型冠状病毒感染肺炎疫情防控指挥部科技攻关组专家会议上，巴元明介绍"肺炎 1 号"的研究进展

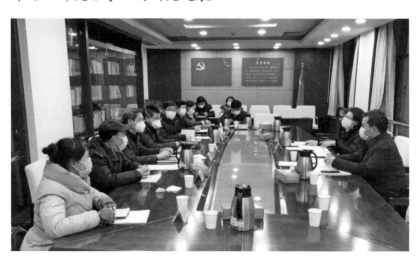

国医大师梅国强教授推荐"肺炎 1 号"的亲笔信，被湖北省博物馆永久收藏。2020 年 10 月 15 日在"人民至上 生命至上"抗疫专题展览上展出

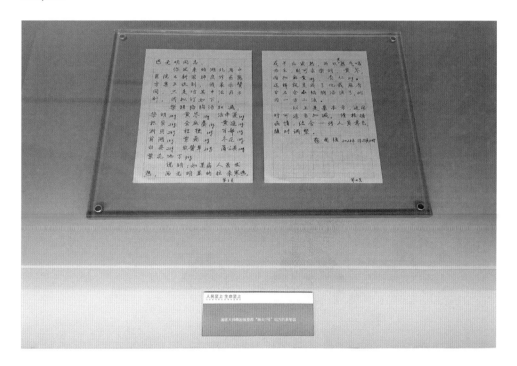

2021 年 2 月 18 日湖北省科技创新大会召开，巴元明教授作为 16 位湖北省科学家 (其中有 11 位院士) 之一，走上"科学家红毯秀"，受到高度评价

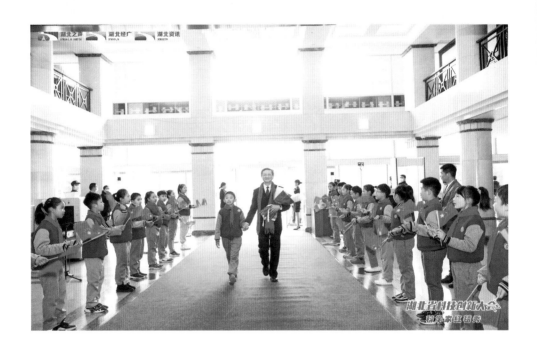

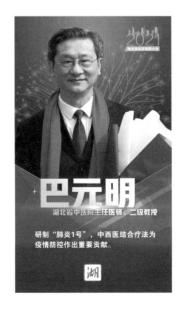

学术传承示意图

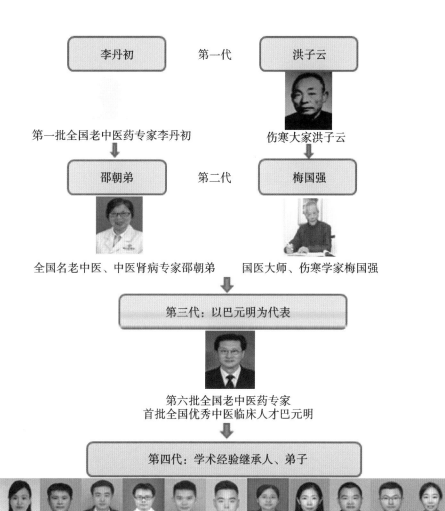

李丹初　　第一代　　洪子云

第一批全国老中医药专家李丹初　　伤寒大家洪子云

邵朝弟　　第二代　　梅国强

全国名老中医、中医肾病专家邵朝弟　　国医大师、伤寒学家梅国强

第三代：以巴元明为代表

第六批全国老中医药专家
首批全国优秀中医临床人才巴元明

第四代：学术经验继承人、弟子

宋俐　李成银　盛磊　李鸣　关冰　李伟男　罗俊华　曹秋实　王林群　余昇昇　万君

内容简介

　　本书为"荆楚中医药继承与创新出版工程·荆楚医学流派名家系列(第一辑)"丛书之一。

　　本书探讨了荆楚医学流派名家巴元明的成才之路。本书主要以医家传略、学术特色、著作简介、医论医话、临床与实验研究、医案精选及创新成果七个部分论述了巴元明从医三十余载的治学及临床经验,展示了巴元明在推动学术创新、人才培养、中医药传承创新工程等方面所做的贡献。

　　本书内容丰富,具有较高的学术水平和实用价值,对中医理论研究者与临床工作者、中医院校学生及中医爱好者均有较大的参考价值。

总　序

中医药传承与创新非常重要，没有传承，创新就是无根之木、无源之水，而只有不断实践、创新，才能发展，并得以很好地传承。因此，要加强中医药文献整理和学术流派的研究，以及地方名医学术经验的整理与发掘工作。近些年来，很多业内人士已经清楚地看到，中医药文献与学术流派是现代中医药科学研究、教育以及临床发展的重要基础，系统梳理中医药历史源流，整理中医药学术思想精华，总结历代名医名家临证经验、学术思想和治学方法，尤其是对具有地域特色的医学体系、学术流派和临证经验进行整理，对于继承和发展中医药事业具有重要意义，也是践行习近平总书记提出的"传承精华，守正创新"指示的具体举措。在这方面尚有很多工作可做，值得大家重视。

中医学术流派是在长期的历史过程中通过不断积淀、传承、演变并凝练出独具特色的学术思想和诊疗技术而形成的，具有一定的历史影响和社会公认度，也是中医药文化传承发展的重要载体。中医学术流派特别是名医的学术思想和临证经验作为中医传统技艺的重要组成部分，已经成为中医理论和临床经验传承发展的关键。湖北省（荆楚）地域辽阔，历史悠久，九省通衢，交通便利，文化积淀深厚，药物资源丰富，历代名医辈出，具有鲜明的发展特色和规律。

荆楚医学源远流长。神农尝百草是荆楚医药学研究的开端。到了商周时期，荆楚医学开始发展，出现了具有个别性、自发性的零散的经验和认识，这一点从先秦的文献中可以看出。正是这些前期积累为战国到两汉时期医学体系的构建奠定了基础。湖北江陵张家山汉墓出土的医书竹简包括《脉书》《引书》。从内容可以看出，其出现的时间早于《黄帝内经》。毫无疑问，这些著作为《黄帝内经》的成书做出了贡献。晋唐到宋这一时期可以说是荆楚医学的兴起时期，这一时期出现了以王叔和、庞安时为代表的名医大家。王叔和精于脉学，整理编次了《伤寒论》，庞安时提出寒温分治，两人对《伤寒论》都深有研究。明清时期是荆楚医学发展的鼎盛时期，这一时期出现了临床大家万全、伟大的医药学家李时珍，此外，还有本草学家刘若金、"戒毒神医"杨际泰、内科名家梁学孟、制药名家叶文机以及他开设的知名药店"叶开泰"。近现代，荆楚地域更是名医辈出，有倡导扶阳的王和安，有内科名家蒋玉伯、张梦侬、熊魁梧，有与哈荔田有"南黄北哈"之称的妇科名家黄绳武，有伤寒名家李培生、洪子云，除此之外，还有很多当代的名医名家，他们所做的工作不仅推动了荆楚地域中医学的发展，而且对中国传统医学的发展做出了巨大的贡献。因此，对荆楚地域医家的学术思想以及临证经验进行研究既有必要，也有可为。

本丛书通过深入研究文献，勾勒出从汉水流域至长江中段荆楚医学从源到流的发展脉络，揭示了从东汉末年到明清的荆楚中医药学的发展历史，延续至今，一代代中医名家学术相承赓续，不断地传承与创新，特别是通过对当代代表性医家的医学思想、理论、技术的挖掘，系统而深刻地梳理出荆楚医学的传承与发展脉络，具有重要的社会意义和文化影响，亦是对中医药传承创新的贡献，也为全国各地中医流派整理、发掘研究做出了示范。

本丛书适合中医医史学、中医学术流派、中医药临床及中医药文化的研究和学习者阅读。

书将付梓，先睹为快，不揣粗简，乐而为序。

张伯礼

中国工程院　　院　　士

天津中医药大学　名誉校长

中国中医科学院　名誉院长

2021 年 7 月于天津团泊湖畔

前　言

巴元明,男,1961年生,湖北省武汉市新洲区人。1979年考入湖北中医学院(现湖北中医药大学)。1984年以优异成绩留任湖北中医学院附属医院(现湖北省中医院)工作。巴元明师承名家,博采众长,现为湖北省中医院主任医师、二级教授、博士研究生导师。享受国务院政府特殊津贴,国家肾病重点学科(专科)学术带头人。首批全国优秀中医临床人才、第六批全国老中医药专家学术经验继承工作指导老师、湖北中医名师、湖北省首届医学领军人才。

"勤求古训,博采众方""博极医源,精勤不倦""德优怀远,才大博见"是巴元明的格言,"医德高尚、医术精湛"是他的人生追求。

巴元明师从著名中医肾病专家、第二批全国老中医药专家学术经验继承工作指导老师邵朝弟教授和国医大师、全国伤寒大家梅国强教授,将经方运用于肾病的临床和科研工作。在学习实践中,巴元明深刻体悟到要成为一代名医必须具备四个条件,即读经典、做临床、跟名师、有悟性。基于本科时扎实的基本功,工作后勤奋学习,熟读中医经典,巴元明跟随邵朝弟教授、梅国强教授等中医大师学习,于2013年荣获"武汉中青年中医名医"、2015年荣获"首届湖北省中青年知名中医"、2017年荣获"湖北省首届医学领军人才"、2018年荣获"湖北中医名师"等荣誉称号,2017年成为第六批全国老中医药专家学术经验继承工作指导老师,2019年获批享受国务院政府特殊津贴。

慢性肾脏病的病机为本虚标实,本虚以肾虚为根本,涉及肺、脾、肝等诸脏,标实为湿浊、瘀血、浊毒,常相兼为病。病程长久,迁延反复,耗伤肾阴肾气,使阴阳失调,又因阴阳互根,一损俱损,故最终致阴阳俱虚。巴元明教授提出慢性肾脏病病机演变过程:早期,肾病多虚,阴虚多见;中期,气阴两虚,湿热内蕴;晚期，阴阳俱虚，浊毒瘀阻，丰富了中医肾病的理论内涵。巴元明教授将"治未病"的理念贯穿于肾病治疗的始终，尤其重视亚健康状态肾虚证的治疗。他主张"无问其病，以平为期"，提出疾病"四平衡"观点：恬淡虚无，情志平衡；谷肉果菜，饮食平衡；劳逸结合，运动平衡；培元固本，阴阳平衡。

巴元明教授倡导中西医结合，优势互补。他擅长运用中医及中西医结合治疗肾病，包括各种急慢性肾炎、急慢性肾衰竭、慢性肾脏病、肾病综合征、尿路结石、尿路积水、尿路感染、痛风、尿酸性肾病、糖尿病肾病、高血压肾病、血尿、蛋白尿、多囊肾、慢性前列腺炎、不育症、少精子症、弱精子症、阳痿早泄、肾虚肾亏等病症。

湖北省中医院共有医疗机构制剂 100 多种，其中近 5 年由巴元明教授牵头研制的多达 43 种，在全国 16 家国家中医临床研究基地中排名第一。巴元明教授主持研制了六味维肾膏、九味维肾膏、封藏颗粒、决水消肿颗粒、溶石排石颗粒、泌感康合剂、天楼解毒消肿散、三才颗粒及清肺达原颗粒（即"肺炎 1 号"）、柴胡达胸合剂（即"强力肺炎 1 号"）等。

历经 20 余年，以国医大师梅国强教授、国家级名老中医药专家邵朝弟教授为研究对象，巴元明教授学术团队围绕名医学术传承、经方治疗肾病进行了推广应用，搭建了国家级名医学术传承研究平台，构建了具有自身特色的名医学术传承与传播体系，对国医大师、全国名老中医药专家学术传承研究和中医肾病研究具有引领、示范作用。"基于'肾病多虚，阴虚多见'理论治疗肾脏疾病的临床基础及应用"于 2014 年荣获湖北省科学技术进步奖二等奖，"名老中医治疗肾病的临床经验、学术思想研究"于 2015 年荣获湖北省中医药学会科学技术奖二等奖，"基于名老中医学术思想治疗肾脏疾病的推广应用研究"于 2019 年荣获湖北省科学技术成果推广奖二等奖，"基于'肾病多虚，阴虚多见'理论治疗肾脏疾病的临床基础及应用"荣获中华中医药学会科学技术奖三等奖，"基于名老中医学术思想治疗肾脏疾病的临床研究"荣获湖北省中医药科学技术奖一等奖等。

巴元明教授首创敷贴治疗慢性肾脏病，"中西医结合内服外敷治疗慢性肾衰竭的临床研究"课题达到国内同类研究的领先水平；出版的《中医肾病外治学》，为全国第一部中医肾病外治疗法的学术专著。"中西医结合内服外敷治疗慢性肾衰竭的临床研究"于 2009 年荣获湖北省科学技术进步奖二等奖和武汉市科学技术进步奖三等奖。

几十年来，巴元明教授课题组一直致力于中医药防治尿路结石的研究，经过长期的临床探索，形成了尿路结石清热利湿益气并重、行气活血化瘀并行、溶石化石排石兼顾的治疗原则，研制出具有溶石排石利水功效的系列方药，尿路结石临床研究成果达到国内同类研究的领先水平，机制研究成果达到国际同类研究的先进水平。"排石冲剂治疗尿路结石的临床研究"荣获湖北省科学技术进步奖二等奖。

十年树木，百年树人。巴元明教授非常注重人才培养，他认为不断创新的年轻一代是中医药事业永葆生机的源泉，因而不遗余力地为中医药事业培养接班人。

本书通过记叙巴元明教授的生平事迹探讨荆楚医学名家巴元明的成才之路，主要以医家传略、学术特色、著作简介、医论医话、临床与实验研究、医案精选及创新成果七个部分论述巴元明教授从医三十余载的治学及临床经验，展示巴元明教授在推动学术创新、人才培养、中医药传承创新工程等方面所做的贡献。

本书内容丰富，具有较高的学术水平和实用价值，对中医理论研究者与临床工作者、中医院校学生、中医爱好者均有较大的参考价值。

本书中引文，因来源资料年代久远，已无从查对最原始的版本，在编写过程中，编者和编辑对引文中少量明显错误之处，按现在的出版规范做了修改。

本书中方剂组成尽量与原方保持一致，但需关注国家重点保护野生药材的应用，此类药物在临床应用中应灵活处理，不可照搬照抄原方。

编　者

目 录

1

临床与实验研究 261

荆楚中医药继承与创新出版工程·
荆楚医学流派名家系列（第一辑）

巴元明

医家传略

1961年,阳春三月,巴元明出生在湖北省武汉市新洲县(现新洲区)顾岗公社的一个工农家庭。由于从小长在农村,巴元明懂得穷人的疾苦,一颗自强不息的种子在他幼小的心里萌发。当时,在农村,要想跳出农门,唯一的途径只有读书。

从小学五年级开始一直到中学,巴元明都在几公里之外的学校上学,每周回家一次,带上一周的咸菜,坚持住读生活。巴元明家里姊妹五个,他的父亲在粮食部门上班,家里仅靠母亲一个人挣工分。由于孩子多,家大口阔,家里总是欠生产队的工分,所以母亲勤扒苦做、以身作则、言传身教,尽量少欠或者不欠生产队的工分。她对孩子们的要求十分严格,孩子们寒暑假都要干农活。家里欠生产队的工分折算成现金由父亲从节约积攒的工资中慢慢补齐。割麦子时好几次手被镰刀割得鲜血直流,用破布条简单包扎或用草木灰敷上后继续劳作,在记忆里,从没出现感染的情况;插秧时,第一次蚂蟥爬到腿上咬得鲜血直流,被吓得大哭,到后来几条蚂蟥爬到腿上都习以为常;干农活时起早贪黑,蚊虫叮咬是常事,有时一边干农活一边打瞌睡;有一次在耕田时,为了早点结束,早点回家,用皮鞭打牛过猛,导致左大腿被受惊奔跑的牛牵扯卷入宰滚之下,险成残疾,至今还有伤疤……当时从事农业生产的各种情形,巴元明至今记忆犹新。巴元明回忆家教,现在总结家训,认为有两个字:第一就是"勤",父母总是教育孩子要勤劳苦作,在学习方面的要求就是韩愈所云的"业精于勤,荒于嬉";第二就是"敏",年少时生活虽苦,但父母总是教育孩子要有感恩之心,与人为善,脚踏实地做好本职工作,保持良好的心态,即孔子所言的"君子食无求饱,居无求安,敏于事而慎于言,就有道而正焉,可谓好学也已。"

《吕氏春秋·尽数》云:"四时之化,万物之变,莫不为利,莫不为害。"巴元明的生活虽然艰苦,但他的父母却特别支持孩子们读书。虽然生来贫穷,但巴元明从父母身上学到的是淳朴、认真、坚韧不拔、吃苦耐劳、脚踏实地的品格,生活的磨炼,培养了他吃苦耐劳、百折不挠的精神,并激发他树立起奋发向上的人生信念。在漫长的求学道路上,每次考试他都名列前茅。由于品学兼优,巴元明从小学二年级开始一直担任班长,到大学时先后担任组长、副班长、学习委员等职务。1979 年巴元明考入湖北中医学院（现湖北中医药大学），在大学期间，他刻苦钻研，积极向党组织靠拢，1983 年光荣加入中国共产党。正是本科学习期间扎实的基础功底，为他后来的学术成就奠定了坚实的基础。

一、师承名家，博采众长

大学期间，巴元明五年考试总成绩排名第一。1984 年他以优异成绩留任湖北中医学院附属医院（现湖北省中医院）工作。"学中医很苦，一旦你跨进这个门槛，就需要用一生的时间来不断学习，不断参悟。"巴元明说。工作 3 年后，由于"不安于现状"，巴元明深感进一步深造的必要性，经过精心复习和备考，他以优异成绩考取了湖北中医学院的硕士研究生，跟随名老中医黄致知教授学习。毕业后巴元明从事脾胃病治疗工作。由于是党员，他经常接触到我国著名的中医肾病专家、时任科室党支部书记的邵朝弟教授。

1997 年，国家人事部、卫生部、国家中医药管理局确定邵朝弟教授为第二批全国老中医药专家学术经验继承工作指导老师。通过严格选拔，巴元明有幸成为邵朝弟教授的"全国师带徒"弟子。在邵朝弟教授的眼里，巴元明品学兼优，具备成为一代良医的基本条件。成为一代良医要有四个条件，即"读经典、做临床、跟名师、有悟性"。她相中的巴元明具备这些条件，而邵朝弟教授又是巴元明一直仰慕的中医大师。追随了邵朝弟教授后，巴元明更明确了自己一生的主攻方向：中医药防治肾病。接受过 8 年院校教育的巴元明跟着邵朝弟教授学到了不少书本中学不到的知识。比如，不少肾病患者伴随上呼吸道感染而出现咳嗽、吐黄黏痰，一般中医会添加黄芩清热解毒，但黄芩有苦寒伤胃的弊端。邵朝弟教授经过多年摸索，发现有一种药材叫鱼腥草，不仅清热解毒，疗效与黄芩相近，而且不会苦寒伤胃，所以邵朝弟教授多使用鱼腥草而不用多数人使用的黄芩。"许多'不传之秘'，都是邵朝弟教授从医几十年的经验，她都无条件地传授给我。"巴元明说。师徒很讲究缘分，一批批"师带徒"结业是需要考试验收的，验收的方法之一就是老师和徒弟共同坐诊开方，开出的方子要有 85％以上的相似度才能合格。

谈起主攻中医药防治肾病这一选择,巴元明有太多的感慨。他说,在医学界,对肾病特别是晚期肾病几乎束手无策,这样的患者有些最后死在冰冷的透析机前。随着社会的生存压力加大,这样的患者越来越多。这种现象让他痛心,也激发了他的信心,一定要发挥中医自身的优势,攻克肾病的难关,给患者带来生机。

国家为了培养新一代名医,开展了第一批全国优秀中医临床人才研修项目。通过全省、全国统考,巴元明以优异成绩成为首批"全国优秀中医临床人才"。3年内,巴元明共接受了全国99位中医大师、名师授课,每堂课都认真做了笔记,笔记本至今保留。在学习实践中,巴元明深刻领悟到要成为一代名医必须具备四个条件,即"读经典、做临床、跟名师、有悟性"。巴元明说:"我虽不是名医,但我一直追随名医,沿着名医指引的方向前进,沿着名医的足迹前行。"

"这些名老中医的学术思想、临床经验、理念,无疑是一笔宝贵财富,我一方面进行总结归纳整理,另一方面进行研究分析,继而创新,即继承不泥古,发扬不离宗,这便是中医传承的另一层含义。"巴元明说。

2007年,"十一五"国家科技支撑计划"名老中医临床经验、学术思想传承研究"项目正式启动,巴元明主持"邵朝弟临床经验、学术思想研究",挖掘、提炼邵朝弟教授学术经验和思辨特点。2010年,国家中医药管理局发布通知,确定了邵朝弟教授为2010年全国名老中医药专家传承工作室建设项目专家,湖北省中医院于2010年11月成立"邵朝弟名老中医药专家传承工作室"。以全国名老中医邵朝弟教授为对象,通过访谈、专题讲座、病案讨论、疑难探讨、学术讲座、医案医话、中医经典研读、实验研究等10种方式,运用现代信息技术手段全面采集邵朝弟教授的诊疗信息,研究邵朝弟教授的辨证思维特点。19位研究人员参与研究,课题组利用17年时间,创造了16种形式的研究成果。2014年10月17日接受省级验收,在全省7个工作室中获最高分:96分加9分,考核成绩优秀。2014年通过国家考核验收,受到与会专家的高度评价。

2013年12月巴元明参加"中国高级卫生管理人员培训团赴美培训"项目。

课程内容包括战略规划、领导力、医学教育、微创技术应用和培训、职业教育、质量保证、安全管理、风险控制、循证护理、病房管理及 ICU 管理、用药安全、老年保健、医院效率、团队合作、信息技术、临床研究及跨学科研究、国际合作等。他顺利通过考核并获得培训证书。2017 年，"湖北中医大师"、伤寒大家梅国强教授被国家人社部、卫生计生委和国家中医药管理局评为第三届国医大师。2018年巴元明拜梅国强教授为师，坚持跟师门诊，将经方运用于肾病的临床和科研之中。

在巴元明的办公室中，放着一个大书柜，里面堆砌着大量厚薄不一、新旧不同的医学书籍。"勤求古训，博采众方""博极医源，精勤不倦""德优怀远，才大博见"是他的格言。巴元明说："医德高尚、医术精湛，是我的人生追求。"为了及时了解医学学科发展和提高自身医术，他自费订阅各种医学期刊，勤学苦读，至今仍每日手不释卷，精心钻研，常有新的学术见解与同行分享。

二、熟读经典，志成名医

1997 年，巴元明在跟随邵朝弟教授学习时间自己："我怎么才能成为像邵朝弟教授一样的名老中医？"基于本科时扎实的基本功，工作后勤奋学习，熟读中医经典，巴元明跟随邵朝弟教授、梅国强教授等中医大师学习，于 2013 年荣获"武汉中青年中医名医"、2015 年荣获"首届湖北省中青年知名中医"、2017 年荣获"湖北省首届医学领军人才"、2018 年荣获"湖北中医名师"等荣誉称号，2017年成为第六批全国老中医药专家学术经验继承工作指导老师，2019 年获批享受国务院政府特殊津贴。从其自问到自己成为名老中医正好 20 年整。回顾自己的成长之路，巴元明认为，如何成就一代名医，仁者见仁，智者见智，但是，有 12个字的基本共识，这就是"读经典、做临床、跟名师、有悟性"。巴元明喜欢研究名医的成才之路，尤其是对医圣张仲景《伤寒论·序》的感悟颇深。

巴元明认为，中医最大的名医是张仲景，后人称张仲景为医圣。众所周知，《伤寒杂病论》为东汉张仲景所著，被后世誉为"医方之祖"，后人在该书流传过程中将其中的外感热病部分整理编撰为《伤寒论》，将其中的内伤杂病部分整理编撰为《金匮要略》。张仲景本人为该书作序，该序言简意赅，通俗易懂，充分体现了名医成才之路的必备要素，与"读经典、做临床、跟名师、有悟性"高度契合。

诵读经典。读通常有两种解释，第一是"只求通读，不求甚解"，即泛读的意思；第二是"书读百遍，其义自见"。读还有诵读的意思，即读出声来，诵还有背诵的意思，即精读。巴元明说："中医读经典的读主要是背诵的意思。"

医圣张仲景读经典。张仲景曰："余每览越人入虢之诊，望齐侯之色，未尝不慨然叹其才秀也。"仅"每览"二字便形象地道出其阅读《史记·扁鹊仓公列传》的次数之多。而其"勤求古训，博采众方"则说明他在反复推敲经典的基础上，广泛吸收众方的精华，这进一步体现了他坚实的理论基础和宽广的阅读面。"撰用《素问》《九卷》《八十一难》《阴阳大论》《胎胪药录》，并平脉辨证，为《伤寒杂病论》合十六卷"意即他博览群书，集各家所长，编撰出至今影响深远的《伤寒杂病论》。这从侧面强调了"经典"的重要性。

读经典除了读中医经典外，还要读儒书经典。《素问·气交变大论》云："夫道者，上知天文，下知地理，中知人事，可以常久，此之谓也。"谓上世先师，所传之经，能知天地人三才之道，可通于无穷，究于无极也。《素问·示从容论》曰："黄帝燕坐，召雷公而问之曰：汝受术诵书者，若能览观杂学，及于比类，通合道理，为余言子所长。""览观杂学"就是说除了诵读医书外，能博览群书。《医经国小·医之可法为问》记载："或问丹溪朱彦修先生曰：医之为事，切脉察病用药，先生必以读儒书者能之何也？曰：非四书无以穷理尽性，成格物致知之功。"《医经国小·医之可法为问》指出医之为事只有通读儒书，方能格物致知。

中医大师朱良春教授曾说："中医之生命在于学术，学术之根源本于临床，临床水平之高低在于疗效。故临床疗效是迄今为止一切医学的核心问题，也是中医学强大生命力之所在。"这说明"做临床"是学习中医过程中极其重要的部分，而中医所说的"做临床"本质就是在诊疗过程中运用四诊合参的手段进行辨证论治。《古今医统大全》道："望闻问切四字，诚为医之纲领。"其首次将"望""闻""问""切"四字连用，并强调四者结合的重要性。

《难经》记载："经言望而知之谓之神，闻而知之谓之圣，问而知之谓之工，切脉而知之谓之巧。"这段话说明分别通过望、闻、问、切进行诊断可区别医术之高低，但实际暗示的是做临床与此四种途径密不可分。

张仲景在《伤寒论·序》中描述当世之医"省疾问病，务在口给。相对须臾，便处汤药，按寸不及尺，握手不及足，人迎、趺阳，三部不参，动数发息，不满五十，短期未知决诊，九候曾无仿佛，明堂阙庭，尽不见察，所谓窥管而已。夫欲视死别生，实为难矣！"他指出他那个年代的医生诊治疾病时不能将望、闻、问、切有机结合起来，甚至每种诊断手法都不能正确应用，导致医生不能准确地辨识出不治之证或判别出可治之证。此举从反面论证了望、闻、问、切四种诊断手段在临床诊治疾病过程中的重要性和"四诊合参"的必要性。

唐代韩愈在《师说》中写道："生乎吾前，其闻道也固先乎吾，吾从而师之；生乎吾后，其闻道也亦先乎吾，吾从而师之。吾师道也，夫庸知其年之先后生于吾乎？是故，无贵无贱，无长无少，道之所存，师之所存也。"韩愈明言只要能教他知识，无论贵贱、长少都可以成为他的老师。而跟名师学习就相当于站在巨人的肩膀上看远处，能在短时间内获取名师长期以来的经验总结，通过他们的引导能在更高的层面解读经典、开阔思维，避免走弯路，可以节省宝贵的时间。

张仲景云："人禀五常，以为五脏，经络腑腧，阴阳会通，玄冥幽微，变化难极，自非才高识妙，岂能探其理致哉？"所以需要名师指导。"上古有神农、黄帝、岐伯、伯高、雷公、少俞、少师、仲文，中世有长桑、扁鹊，汉有公乘阳庆及仓公，下此以往，未之闻也。"可见张仲景对上述医家均怀有崇敬之意，显然已经把他们尊为了老师。他又诉："观今之医，不念思求经旨，以演其所知；各承家技，始终顺旧。"他指出当时的医家不能推究经典的深刻含义，用来拓宽他们所掌握的医学知识，他们各自秉承自己的家传医技，始终沿袭旧的方法，从而说明没有名师的指导，有些医家对古籍不能心领神会、灵活创新，可见名师在中医的传承和发展中不可或缺。

全国名老中医都是跟名师的对象。从 2009 年第一届到 2017 年第三届共评选国医大师 90 人。2017 年首届全国名中医 99 人。从 1990 年第一批到 2017

年第六批共评全国老中医药专家学术经验继承工作指导老师 3706 人次。

当然，跟名师并非只局限于一位老师，向多位名师学习可以从不同的角度思考问题，对于拓宽学习思维颇有裨益。王永炎院士说："若参师三五位以上，年诊千例以上，必有上乘学问。"这进一步说明了跟多位名师学习有助于自己知识面的扩展，学到精湛的医术。

大医名医必有行医准则。唐代孙思邈所著《大医精诚》论述了大医必须具备两个条件：第一是精，亦即要求医者有精湛的医术，认为医道是"至精至微之事"，习医之人必须"博极医源，精勤不倦"。第二是诚，亦即要求医者有高尚的品德修养，以"见彼苦恼，若己有之"感同身受的心，策发"大慈恻隐之心"，进而发愿立誓"普救含灵之苦"，且不得"自逞俊快，邀射名誉""恃己所长，专心经略财物"。

王永炎院士曾说："悟性主要体现在联系临床，提高思考、思辨的能力，破解疑难病例而获取疗效。"学习的目的就是要将理论巧妙地应用到临床，而悟性则表现为对经典的融会贯通。张仲景"勤求古训，博采众方"，撰用多本医著，并将其融会贯通，创造性地确立了对伤寒病的"六经分类"的辨证施治原则，编著出《伤寒杂病论》，奠定了理、法、方、约的理论基础。他指出只有才识高超、学问精妙的人，才能探求人体的奥秘及其无穷的变化，当然想要达到这种境界，不仅要博览群书、熟读经典，最重要的在于领悟其精髓，对其进行发挥和扩展。孔子云："生而知之者上，学则亚之。多闻博识，知之次也。"这句话指出生就明理的人是上等人，通过学习而明理的人是次一等的人；通过较多的见闻、广泛的记忆而明理的人是再次一等的人。由于我们绝大多数人不是生而知之，而是学而知之、多闻博识，这就要求我们必须有悟性。有悟性是学好中医的关键，只有悟性好才能对经典心领神会，学为己用；才有可能推此及彼，将治疗的适应证进一步扩大和深入。

巴元明认为读经典是首要条件，读经典是掌握中医思维方法的重要途径，只有熟读经典，培养中医药文化素养，才能准确把握中医经典的含义，进而具备正确传承中医学术的能力；做临床是必须环节，做临床是学好中医的必经之路；

跟名师是重要举措，跟名师是通向学好中医的捷径，此举可以高效率地继承名师多年的经验，拓宽学习者的眼界；有悟性是关键因素，脱离了悟性就不可能将中医运用自如，更谈不上继承与发展。总之，读经典是本固，做临床是枝荣，跟名师是根深，有悟性是叶茂。如此，本固枝荣，根深叶茂，传承发展，成就名医。

身为中华中医药学会名医学术研究分会副主任委员和湖北省中医药学会名医学术传承研究分会主任委员，巴元明深感自己责任重大，在相关的学术会议中不仅讲授、推广邵朝弟教授的学术思想和临床经验，还多次结合自己的亲身经历，从《伤寒论·序》中探讨名医的成才之路，以启迪后学。

三、中西汇通，医术不凡

中西医之争虽然由来已久，但学中医出身的巴元明却没有这种"门第之见"。他倡导中西医结合，优势互补。中医学术、西医学术都需要古为今用、精益求精，二者可以相互补充。作为一名现代中医，四诊合参配合现代医学诊查手段，有利于中医诊断，但不能唯检查论，丢弃辨证论治。中医和西医对疾病的认识、归类、诊断等各有自己的观点，不顾客观实际、生搬硬套地"对号入座"是对中西医学的亵渎，不但治不好病，还会贻误病情。

"突出中医特色，发挥中西医结合优势是增强临床疗效的重要途径。"巴元明说。继承是为了更好地创新，创新是中医发展的必由之路。中医临床疗效的提高需要在继承前人的基础上，大胆创新，勇于借鉴和利用现代科学技术手段和方法。

巴元明擅长运用中医及中西医结合治疗肾病，如各种急慢性肾炎、急慢性肾衰竭、慢性肾脏病、肾病综合征、尿路结石、尿路积水、尿路感染、痛风、尿酸性肾病、糖尿病肾病、高血压肾病、血尿、蛋白尿、多囊肾、慢性前列腺炎、不育症、少精子症、弱精子症、阳痿早泄、肾虚肾亏等。

2000 年，患者张某因患慢性肾衰竭，病情十分严重，到多家大医院寻求治疗，病情反而加重。万般无奈下，张某抱着试试看的心理，在别人的指点下找到巴元明。巴元明采用内服外敷的办法,在不用透析的情况下,使张某的病情长期稳定。20年过去了,张某健康状况良好,而且一次都没有透析过。这些年来,张某每年都要来湖北省中医院,除了复查外,他还有一个目的,就是向巴元明道谢。他说:"是巴教授给了我第二次生命,所以每次到医院,我都要找到他,向他问声好、道声谢,千言万语都道不尽我对他的感激。"

36岁的王先生跟妻子小夏结婚四年来感情一直很好,夫妻二人没避过孕,可是小夏迟迟未怀孕,小夏一直觉得问题出在自己身上。2018年初,小夏在多家医院试了中医、西医以及心理治疗都没有效果,心理压力很大。后来,王先生在家人的建议下前往医院检查,发现其精子活动率为31.79%,精子存活率为40.01%,两项指标都偏低,这才是这几年来这对夫妇不孕不育的主要原因。王先生在家附近的一家三甲医院口服药物治疗四个月未见效果,一家人都很焦虑。

"听熟人推荐,说找湖北省中医院肾病科的巴元明教授,调理好身体就有可能怀上。"王先生说:"巴元明教授给我开了两个疗程的中药,喝了7周,妻子就怀孕了。宝宝预产期是6月11日,我们一家人都做好了准备迎接这个来之不易的小生命。"

"当时王先生找到我,说近一年来出现入睡困难,偶尔会心慌、左胸刺痛,运动一会儿就上气不接下气,精神不太好,总是觉得乏力困顿,而且检查显示精子活动率和存活率较低,婚后几年不育。我综合体格检查诊断王先生属于气阴两虚、阴精不足引起的男性不育症。"巴元明解释,中医学认为,男性生殖功能有赖于脏腑、气血、经络有机协调、相互平衡,并且肾藏精,主生殖。男性肾气虚损,阴精不足,则无以生精、养精,肾中精气化生无源,则出现精子数量减少、活力降低,精液质量异常等情况。

巴元明介绍,王先生是四川人,自述爱吃辛辣厚味,工作忙而导致经常熬夜。多食辛辣厚味会影响脾的运化功能,使水谷精微物质不能转化成精血,日久导致痰湿蓄积体内。"湿气杂于精中,则胎多不育。"所以他给王先生开具了参芪地黄衍宗汤经验方和医疗机构制剂六味维肾膏口服。前者益气养阴、滋肾填精,后者滋阴养血,生津润燥,配合使用起到了较好的疗效。"先天不足、饮食内伤、房事过度等都会导致男性不育。而且在近年来接诊的患者中,因为饮食内伤、工作强度大、作息不规律这些因素导致不育的患者数量呈明显上升趋势,年龄最小的仅 25 岁。"巴元明建议,这类患者的治疗原则是先"治本",达到脏腑、气血、经络的有机协调,而中医药在这方面有"标本兼治"的独特优势。

慢性肾脏病已成为继心血管疾病、肿瘤、糖尿病之后又一个威胁人类健康的重要疾病。各种慢性肾脏病目前尚无特效疗法,呈不可逆进展,均可导致肾脏纤维化而引起终末期肾病。湖北省中医院于 20 世纪 80 年代初即开始研究穴位敷贴外治法,巴元明组织推动了湖北省中医院外治法治疗疾病的应用进展且取得了较好的社会经济效益。慢性肾脏病是中医药的优势病种,巴元明开创了外治法治疗肾病的先河。敷贴剂型有传统膏剂、热熔膏。巴元明开发的新剂型(保肾巴布剂),选穴有命门、肾俞、复溜,组方有保肾膏 1 号、2 号、3 号。巴元明先后承担省级"敷贴治疗"课题 5 项,成果在《慢性肾衰竭》《原发性慢性肾小球肾炎》等 20 本专著中收录。临床总有效率为 77.78％,能降低患者尿素氮(BUN)、血肌酐(SCr)水平,提高肌肝清除率(CCr)。"中西医结合内服外敷治疗慢性肾衰竭的临床研究"于 2009 年荣获湖北省科学技术进步奖二等奖。2013 年头伏、二伏、三伏这三天单日参加敷贴治疗的患者达 1.6 万人。中央电视台、《中国中医药报》、《楚天都市报》、《武汉晚报》等先后对该敷贴进行了报道,产生了显著的社会效益和经济效益。2015 年,巴元明主编的全国第一部中医肾病外治法专著《中医肾病外治学》出版。

四、炼药组方,研制"秘方"

各大医院都有自己的"独家秘药",这些药并不在药店销售,只能在医院内凭处方购买,这就是医疗机构制剂。

作为全省中医龙头,湖北省中医院也不例外。该院汇集了众多湖北中医大师、名师,进行包括膏方在内的中医理论研究。巴元明任组长,药事部、中药新药研发中心、中心实验室及肾病科、肝病科、针灸科、甲状腺专科等 12 个临床科室为成员单位,其中国家级重点专科 4 个、省级重点专科 8 个,开始一轮轮新的炼药组方研究。

这些医疗机构制剂价格低廉,且疗效显著。有的组方来源于经方,最久远的至今约 2000 年;有的组方经医院"黄药师"之手代代相传;有的组方横空出世,一旦"出招",往往能让各种疑难杂症的治疗获得奇效。

湖北省中医院共有医疗机构制剂 100 多种,其中近 5 年由巴元明牵头研制的多达 43 种,在全国 16 家国家中医临床研究基地中排名第一。"简便廉验是医疗机构制剂的特点,即简易、便捷、廉价、有效。"巴元明说。

中医认为"肾病多虚",对于各种慢性肾脏病都可在补肾的基础上变化使用中药治疗。湖北省中医院针对肾虚特制维肾膏,自 2005 年开始推广应用。九味维肾膏组方来自东汉医圣张仲景,至今有近 2000 年的使用历史;六味维肾膏组方则来自清代名医吴瑭,至今已有 220 多年的使用历史。该膏方于 2011 年获湖北省食品药品监督管理局医疗机构制剂注册;在湖北省教育厅组织下,华中科技大学同济医学院附属同济医院、华中科技大学同济医学院附属协和医院、武汉大学中南医院等的 9 位中西医知名专家经鉴定后一致认为该药疗效确切、药效稳定、经济安全,达到国内领先水平。

溶石排石颗粒也是巴元明牵头研制的 43 种医疗机构制剂之一。这是一个 30 多年的老方子,曾经叫"排石Ⅰ号",治疗尿路结石。2003 年,巴元明带的第一位硕士研究生宋俐开始做排石冲剂治疗尿路结石的临床研究,取得了满意的效果。2013 年该项研究被列为湖北省卫生计生委的重点课题。2015 年,巴元明的博士研究生曹秋实、硕士研究生夏晶又发现,这种药不仅溶石排石,对预防结石也效果确切,于是开始做防止复发的研究。在湖北省卫生计生委组织下,华中科技大学同济医学院附属同济医院、华中科技大学同济医学院附属协和医院、武汉大学中南医院等的中西医知名专家经鉴定后一致认为该项成果已达到国际先进水平。2015 年这一系列研究被湖北省卫生计生委验收为优秀重点课题,并获得了国家发明专利授权书。"最近,我们又发现肾结石常常合并积水,硕士研究生丁霈开展结石合并积水的省级课题,已经取得了满意的效果。"巴元明说,中医是一个不断"发皇古义,融会新知"的过程,所以也要不断创新。

据了解,仅肾内科就有 8 种秘方。"这些医疗机构制剂的研制耗时很长,做成医疗机构制剂大约需要 17 项研究。除此,还要做动物实验、药物实验等各种实验,处方的命名认证以及药学研究和药效学研究等。"巴元明介绍,有 40 个医疗机构制剂于 2015 年 8 月全部获得湖北省食品药品监督管理局批准。

2020 年新型冠状病毒肺炎疫情暴发,2020 年 1 月 24 日(大年三十),巴元明牵头制定了《湖北省中医院新型冠状病毒感染的肺炎中医药防治协定方》(第一版),有了"肺炎 1 号"。1 月 25 日(大年初一)晚上 10 点,国医大师梅国强教授应弟子巴元明邀请,对其中主要方剂推荐为"柴胡陷胸汤加减",并嘱托:"请根据病情,结合一线人员意见,随时调整。"巴元明根据临床患者及医生反馈建议,加减变化,最后确定为"柴胡陷胸汤合达原饮加减"。

2 月 5 日,应湖北省新型冠状病毒感染肺炎疫情防控指挥部科技攻关组的要求,巴元明团队紧急完成《湖北省中医院中西医结合治疗新型冠状病毒感染肺炎的报告》及《湖北省中医院新型冠状病毒感染的肺炎中医药防治协定方》(第二版)的初稿,其疗效及协定方受到了湖北省新型冠状病毒感染肺炎疫情防控指挥部科技攻关组的重视。2 月 11 日,湖北省新型冠状病毒感染肺炎疫情防控指挥部发布《关于加强新型冠状病毒肺炎中西医结合防治工作的通知》(以下简称《通知》)。《通知》推荐了 4 个组方,前 3 个组方是国家中医药管理局办公室或国家中医医疗救治组专家推荐组方,组方 4 即湖北省中医院的"肺炎 1 号",该组方成为湖北省新型冠状病毒感染肺炎疫情防控指挥部向全省公开推荐的唯一一个湖北省地方组方。

2020 年 2 月 13 日,根据湖北省 14 个市州 121 个医疗点的需求,接受湖北省新型冠状病毒感染肺炎疫情防控指挥部科研攻关组紧急委托,劲牌持正堂药业有限公司、健民药业集团股份有限公司、湖北省中医院加班生产 10 万剂"肺炎 1 号",治疗新型冠状病毒肺炎患者 1 万多例。2 月 23 日,湖北省药品监督管理局下发制剂备案批件,由湖北省中医院巴元明团队研制的防治新型冠状病毒肺炎的两个医疗机构制剂获备案通过。清肺达原颗粒(曾用名"肺炎1号",鄂药制备字Z20200003),柴胡达胸合剂(曾用名"强力肺炎1号",鄂药制备字Z20200004)。"肺炎1号"获湖北省科技厅新型肺炎应急科技攻关项目批准立项,在全省13家医疗机构开展多中心的临床研究,观察患者507例,临床治愈率达95.07%。

正是在抗疫主战场坚守阵地,贡献了中医药智慧和力量,"肺炎1号"的研究进展受到了中央电视台、湖北电视台、《环球时报》《科技日报》《中国中医药报》及新浪网、腾讯网、湖北省人民政府网、凤凰网等传统媒体、新媒体的广泛报道。孙春兰副总理于2020年4月1日、4月23日先后两次听取"肺炎1号"的研究进展相关汇报。2020年8月23日,"肺炎1号"在全国科技活动周上展出,湖北省委书记应勇带领湖北省省长王晓东、武汉市委书记王忠林等省市领导对"肺炎1号"的研究给予了充分肯定。2020年10月15日,"肺炎1号"在由中宣部指导,湖北省委、省政府主办的抗疫专题展览上展出。2021年2月18日,湖北省科技创新大会召开,巴元明作为16位湖北省科学家(其中有11位院士)之一,走上"科学家红毯秀",受到高度评价。

五、言传身教,培育后继

巴元明既是一位临床大家,又是一位优秀的中医教育家。"十年树木,百年树人",巴元明非常注重人才培养,他认为不断创新的年轻一代是中医药事业永葆生机的源泉,他愿意不遗余力地为中医药事业培养接班人。巴元明要求学生做人做事要"入则孝,出则悌,谨而信,泛爱众,而亲仁,行有余力,则以学文"。成名成家要有"昨夜西风凋碧树,独上高楼,望尽天涯路""衣带渐宽终不悔,为伊消得人憔悴"的境界。医德医术要追求"大慈恻隐""普救含灵""博极医源,精勤不倦"。"临床之余,巴老师不光讲授专业知识,同时还为大家讲述做人、做事、做科研的道理,让人受益匪浅。"这是师兄师姐对新入门的师弟师妹讲得最多的话。他那种循循善诱、一丝不苟指导学生的方式,让跟随他的学生终身受益。"学习中医首先态度要端正，要戒骄戒躁，慢工出细活，不可急于求成、急功近利。中医需要积累，要学好中医，可能需要投入毕生的精力。"在巴元明看来，学习中医必须做好两件事：一是"精医"，即医术高明；二是"厚德"，即医德高尚。他反复告诫学生，学医先习德，学中医必须先"厚德"。要从内心深处真正做到"急患者所急，痛患者所痛"，要先怜悯患者，把患者的病当成自己的病一样看待，想方设法解除患者的痛苦。说起他的从医生涯时，他说得最多的就是"把病医好"。"帮患者把病治好，是当初选择从医的初衷，不用掺杂任何其他附加的东西。"他说，"对患者最重要的是一视同仁，不论其贫富贵贱，要对得起'医生'二字。"

在学生教育方面，他精益求精，保质保量，对每个学生，他都会从始而终地悉心培养，但同时也给学生自由发挥的空间。他说："每个学生都有自己的发光点。"他鼓励学生相互学习，团队工作时协作分工，同时他发挥主观能动性，因材施教，在团队内多次进行临床、科研交流会，共享心得体会。此外，他还多次邀请专家学者为团队进行专题讲座，如多次邀请邵朝弟教授讲授自己的成才经验、临床经验、用药经验。2017年邀请湖北中医药大学刘焱文教授讲授课题申报的思维和方法。2018年邀请湖北省中医院周洁教授、湖北中医药大学沈银峰副教授就SCI的撰写和发表做专题讲座。2019年邀请北京交通大学周雪忠教授讲授数据挖掘在名老中医数据挖掘中的应用。2019年邀请楚天学者刘洪涛教授讲授肠道微生态研究。

巴元明目前培养博士研究生与硕士研究生50余名，指导的博士研究生曹秋实、王林群荣获2014年教育部博士研究生国家奖学金，硕士研究生夏晶荣获2014年教育部硕士研究生国家奖学金，硕士研究生倪慧敏荣获2015年教育部硕士研究生国家奖学金。多数学生毕业后就职于国内三级医院，大多已经成为科室骨干，正可谓桃李满天下。2017年，巴元明当选第六批全国老中医药专家学术经验继承工作指导老师，招收李成银、盛磊为徒，为中医药继承和发展继续做贡献。同时，巴元明还担任湖北省住院医师规范化培训和湖北中医药大学教改实验班老师、湖北中医药大学七年制拔尖创新人才培育试验计划临床导师，为湖北省培养出大批优秀的住院医师和本科生。正是这些出色的表现,2015 年湖北省卫生计生委授予巴元明"全省卫生计生系统科技教育工作先进个人"的荣誉称号。

对学术,他严谨创新;对患者,他仁爱宽厚;对学生,他严格慈爱。无论是传道授业解惑,还是救死扶伤,他的一言一行,始终体现着容纳百家的胸襟和高远平和的情怀,也时刻践行着"精医厚德,博古创新"的省中医精神,成为无数中医人学习的楷模。巴元明身上体现出的人格魅力,既有谦谦君子的学者风范,又有精益求精的医者情怀,一如当年那个励志成才的少年,不忘初心,行稳致远,不负韶华。

荆楚中医药继承与创新出版工程·
荆楚医学流派名家系列（第一辑）

巴元明

学术特色

一、谨守病机，重视慢性肾脏病分期论治

慢性肾脏病的病机为本虚标实，本虚以肾虚为根本，涉及肺、脾、肝等诸脏，标实为湿浊、瘀血、浊毒，常相兼为病。病程日久，迁延反复，耗伤肾阴肾气，使阴阳失调，又因阴阳互根，一损俱损，故最终致阴阳俱虚。巴元明提出慢性肾脏病病机演变过程：早期，肾病多虚，阴虚多见；中期，气阴两虚，湿热内蕴；晚期，阴阳俱虚，浊毒瘀阻。这丰富了中医肾病的理论内涵。

（一）早期：肾病多虚，阴虚多见

患者因先天禀赋不足或后天摄养失调，导致机体处于阴血偏虚的状态。外感六淫邪气中以风、暑、燥、火（热）最易伤人阴液。《医宗金鉴》云："人感受邪气虽一，因其形藏不同，或从寒化，或从热化，或从虚化，或从实化，故多端不齐也。"而清代石寿棠在《医原》中云："邪气伤人，因人而化，阴虚体质最易化燥……湿亦化为燥。"情志是人的精神意识对体内外环境刺激的不同反应，七情过度会直接损伤脏腑，影响脏腑的阴阳、气血、精气。《黄帝内经》曰："生病起于过用。"劳神过度，可损伤心脾，甚则耗气伤血。房劳过度，必耗伤肾精。

肾病患者多会应用激素、利尿药、抗生素。糖皮质激素久用必助阳生热，耗伤阴液；利尿药过用则损伤机体阴液；抗生素多为苦寒之剂，易化燥伤阴；妄用温燥壮阳之品，发汗、攻下之剂太过，均会伤阴耗液，导致阴虚。肾主闭藏，肾病为患，肾之封藏失司，长期血尿、蛋白尿等精微物质流失，必然导致肾阴肾精不足。同时，肾病日久，久病伤阴。在疾病的发展过程中，阴阳失调可以相互转化。肾病之初，虽责之脾肾阳虚，然阳虚发展到一定程度，累及阴液的生化不足，会导致阴虚，出现阴阳俱虚，乃至出现阳脱阴竭之证候。

临床表现：面色无华、苍白或萎黄，唇、鼻、肌肤干燥，唇甲色淡，口干苦渴，头昏耳鸣，形疲乏力，腰膝酸软疼痛，经少或闭经，大便秘结，小便短少，舌质淡，脉细弱。

治法：养阴补精。

方药：常用方剂有杞菊地黄丸、麦味地黄丸、二至丸、一贯煎等。常用药物有枸杞子、山茱萸、地黄、女贞子、墨旱莲、龟甲、何首乌、白芍、木瓜、沙参、麦冬等。六味地黄丸虽是滋补肾阴的基本方，但肝肾同源，相互资生，故其实际也有滋养肝阴的作用，加入枸杞子、菊花或麦冬、五味子后，这方面的作用得到加强。各种肾病主要表现为持续血尿、蛋白尿，或高血压，或早期肾功能不全，而证属肝肾阴虚，精血或阴液不足者，采用此方最为适宜。多种免疫介导的慢性肾脏病，因长期、大剂量皮质激素治疗，患者常会出现颜面潮红、多汗、兴奋、五心烦热、失眠、多毛、痤疮等症状，即为阴虚火旺现象，采用知柏地黄汤滋阴清热，以减轻其亢虚火之症。糖尿病患者多为"阴虚燥热"，尤以肾阴虚为本。如《丹台玉案·三消》中所说："唯肾水一虚，则无以制余火，火旺不能扑灭，煎熬脏腑，火因水竭而益烈，水因火烈而益干，阳盛阴衰构成此证，而三消之患始剧矣。"糖尿病肾病则是糖尿病的变证之一，故滋阴清热是治本之法，知柏地黄汤为治本之剂。

肾小管间质病变或肾小球病变波及肾小管间质，而致浓缩功能减退，出现多尿者，特别是夜尿量多者，也常选用该法，或在辨证方中酌加滋肾固精之品。以大量金樱子及菟丝子、淮山药等治疗多尿，每可获效。也可配合生黄芪、党参、炒白术等补气健脾，固摄精微。在滋阴补肾的基础上加用莲子、芡实等固肾，莲须、龙骨、牡蛎等涩精。

杞菊地黄丸着重于滋补肝肾，杭菊花、生地黄有清肝作用，可抑制肝经亢奋之阳，侧重点在于滋补肝肾之阴，常用于慢性肾脏病属于肝肾亏损者。镇肝息风汤有滋阴潜阳、镇肝息风之效，可用于治疗阴虚阳亢、上盛下虚所出现的头痛、眩晕或肝阳化风所出现的抽搐。羚角钩藤汤用于热极生风之证，以清热平肝为主，亦具养阴增液之效。

肾阴不足、水热互结所致的小便不利，选用猪苓汤，此方为滋阴利水的代表方，可用于水热互结而阴伤的肾炎、肾结核、肾盂肾炎、肾结石、肾积水等病，使水去而热解，阴复则烦除。常用药物为阿胶、生地黄、淮山药、女贞子、麦冬、茯苓、泽泻、墨旱莲、车前子、白茅根、滑石、白芍等。

（二）中期：气阴两虚，湿热内蕴

1. 气阴两虚证

久病不愈，脏腑亏耗，脾虚不得运化水谷以化生气阴，肾虚不得藏精化气以资助气阴，最终导致或加重气阴两虚。肾病患者常伴随尿蛋白丢失，蛋白质是人体的精微物质，精气外泄，日久则耗气伤阴，形成气阴两虚。近年激素、免疫抑制剂在慢性肾脏病患者中得到广泛应用，这些药物在代谢过程中消耗了大量水分，致使阴液亏虚，如长期使用而未及时固护正气、养阴清热则燥热耗气，终致气阴两伤。又或辨证失误，用药过于温燥，治肿太过渗利，出现津液损伤，久而气阴两虚。正如《金匮要略·肺痿肺痈咳嗽上气病篇》所言："或从汗出……小便利数，或从便难，又被快药下利，重亡津液。"

此证型在慢性肾衰竭虚损期最为多见，其辨证要点是气虚证与阴虚证并见。细细辨识又可分为心肾气阴两虚、肺肾气阴两虚、脾肾气阴两虚、肾气阴两虚、肝肾气阴两虚数种。同时在气阴两虚的程度方面又可细分为气阴两虚偏于气虚、气阴两虚偏于阴虚、气阴两虚并重 3 种情况。因而在临床上应根据患者的实际情况予以恰当的治疗，才能取得较好的疗效。

临床表现：神疲乏力，心悸气短，眩晕耳鸣，腰膝酸软而痛，自汗或盗汗，手足不温或手足心热，咽干，大便溏薄或干结，面色萎黄，舌质淡、边有齿痕，苔腻或苔少而干，脉浮大无力或沉细数而无力。

治法：益气养阴。

方药：参芪地黄汤、生脉饮加减。用参芪地黄汤加味以实现气阴双补之法，其中六味地黄汤重在滋阴补肾，可有填补先天精血之功。方中参芪并用，益气以生血。重症患者使用西洋参或人参，以增补气之力。正如李东垣所言："仲景以人参为补血者，盖血不自生，须得生阳气之药乃生，阳生则阴长，血乃旺矣。若阴虚单补血，血无由而生，无阳故也。"并常以太子参易人参，兼顾益气、养阴而无刚燥伤阴之嫌。方中黄芪为补气药之首，《汤液本草》云，黄芪补五脏诸虚不足，而泻阴火，去虚热。黄芪、太子参二味君药合用，健脾而不温燥，滋肾而不厚腻，振奋正气兼以益气养阴。气虚和阴虚常有偏重，此时可通过调整养阴药与益气药的比例来达到平衡。偏于气虚者，以党参替换太子参，生黄芪可加大用量至40 g；偏于阴虚者，加用生地黄，生黄芪可减量至15 g；气阴并重者，使用常规剂量，生黄芪30 g，太子参15 g；气阴两虚并重者，加西洋参。若伴见心悸怔忡、不寐，为心肾气阴两虚，加麦冬、五味子、炒酸枣仁；若伴见自汗、易感冒、短气，为肺肾气阴两虚，生黄芪增量，以白术易山药，并加防风；若伴见纳呆、便溏，为脾肾气阴两虚，以白术易山药，并加鸡内金、砂仁；若伴见头目眩晕、烦躁易怒，为肝肾气阴两虚，加白芍、天麻、杭菊花；若大便干结，加制大黄；若舌暗或有瘀斑，加丹参。慢性肾衰竭以肾虚为本，常需用到养肾阴之药，重用杜仲、怀牛膝、女贞子、山茱萸、桑寄生、墨旱莲、制黄精等甘平和缓之品补肾气、益肾阴，而不用阿胶、鳖甲、龟板等滋腻之品以免酿生痰湿。

2. 湿热内蕴证

湿热之邪是由湿邪和热邪互结而成的一种病邪。慢性肾衰竭中湿热形成不外乎外感和内伤，患者外感水湿，湿性重浊黏滞，加之慢性肾衰竭患者本身脾肾亏虚，脾胃之气不足，水谷精微无以敷布，内聚而成湿浊之邪，内外相合日久化热，而成湿热互结之势。如徐灵胎云"有湿则有热，虽未必尽然，但湿邪每易化热"。过度劳累，劳则气耗，慢性肾衰竭患者本身脾肾亏虚，过度劳累加重了脾肾损伤。肾为水脏，主调节水液而司开阖，如《素问·水热穴论》说："肾者，胃之关也，关门不利，故聚水而从其类也。"《诸病源候论》说："水病者，由肾脾俱虚故也。肾虚不能宣通水气，脾虚又不能制水，故水气盈溢，渗液皮肤，流遍四肢，所以通身肿也。"

水湿之邪日久化热，形成湿热；饮食不节，脾胃损伤，湿热内生。正如清代医家薛生白所云："太阴内伤，湿饮停聚，客邪再至，内外相引，故病湿热。"或患者温补太过，气机郁滞，水湿运化失常，蕴成湿热。另外，激素类药物的长期大量应用,致损伤真阴,而真阳不变,机体阴阳失调,水火失济,气化之机怫郁,水湿无以宣行,酿成湿热。

《临证指南医案》中指出:"初病湿热在经,久则血伤入络。"湿为阴邪,其性趋下,易袭阴位,又肾为阴脏,同气相求,使湿热蕴结于肾脏;热为阳邪,二者相合,难以消散,是慢性肾衰竭病势缠绵难愈、反复迁延的根本原因。另外,湿为阴邪,留滞脏腑经络,最易阻滞气机,而湿邪侵袭最先困脾,使脾胃气机升降失常,脾气受损,不能健运;而湿热每易下注,使下焦气机阻滞,膀胱气化不利,肾气不固,肾失封藏,肾精不藏。肾脾为先后天之本,先后天受损,正气难复,亦是本病缠绵难愈的主要原因之一。

湿热之邪易耗气伤阴,易阻滞气机,损伤阳气,"湿盛则阳微"。热为阳邪,消灼津液,损伤阴精,津液亏损,气随津泄,可见气耗现象。湿热充斥二焦,上犯肺,中伤脾,下损肾,日久必致气阴暗耗。慢性肾衰竭患者开始是脾肾气虚,产生湿热之邪后病程加速。气虚易生湿,阴虚易蕴热。在肾病综合征、慢性肾衰竭氮质血症期、尿毒症等病情较重的患者中湿热证尤为突出,且脾肾两虚与气阴两虚型患者更易兼夹湿热,脾肾气阴两虚,湿热胶结,由虚致实,由实致虚,造成病情迁延。

临床表现:恶心呕吐,身重困倦,脘腹胀满,食少纳呆,口干口苦,口中黏腻。舌苔必白而薄润、白厚而润、黄厚而润、灰薄或灰厚而润,必伴以鲜红或绛之舌质,脉滑或滑数。

治法:清利湿热解毒。

方药:国医大师梅国强教授经验方四土汤加减。对于湿热之邪,叶天士《温热论》中云:"若白苔绛底者,湿遏热伏也,当先泄湿透热。"四土汤由土茯苓、土大黄、土贝母、土牛膝组成。梅国强教授于 20 世纪 70 年代"中草药运动"中,随医疗队上山下乡,为群众采药治病,学会用土茯苓、土牛膝清热解毒、祛湿消肿。其后经临床探索,逐渐增加土贝母、土大黄,至 90 年代初,则四味同用,因名"四土汤"。土茯苓甘凉无毒,清热除湿功效显著,不唯泄浊解毒,犹且助人排出毒物,如排出汞毒,故为君药。土大黄除助其清热解毒外,还助其凉血活血止血、消肿散结,故为臣药。土贝母、土牛膝性味苦寒,功效主治已于上述,有佐助君药、臣药活血祛瘀、化痰、散结、通淋之功,故为佐药。总之,本方有清热解毒、利湿泄浊通淋、消肿散结、凉血活血止血之功。

湿热之邪贯穿慢性肾衰竭的全过程,但在不同时期应根据湿热着重侵及的脏腑、湿与热的偏重等进行辨证施治。若湿热重在上焦,夹风邪侵袭肌表为患,当以疏风宣肺、祛风除湿,酌加赤小豆、杏仁、泽泻、益母草、蝉蜕、防风等淡渗利湿之品。若湿热重在中焦,脾胃运化失司,当清热利湿、健脾和胃,酌加苍术、川黄连、绵茵陈、栀子、炒陈皮、姜竹茹等。若湿热重在下焦,肾失封藏,膀胱气化不利,治以补肾行气、清利湿热,方选八正散,酌加石韦、马齿苋、通草、淡竹叶、白茅根等。湿热壅滞肌肤,颜面、肢肿者,加用茯苓皮、泽兰、泽泻、玉米须、冬瓜皮等。当发展至慢性肾衰竭尿毒症期时,湿热化成浊毒,耗气伤阳,损伤阴血,进一步伤及人体阴阳气血,此时,湿浊化热和正气虚衰是主要病理特点,当以利湿化浊,可选温胆汤加减。气阴两虚兼湿热,舌苔黄厚腻而无明显症状者,可结合辅助检查进行加减。尿蛋白多者,加虎杖、金樱子、芡实;尿红细胞多者,加白茅根、茜草、芦根、小蓟、仙鹤草等。

（三）晚期:阴阳俱虚,浊毒瘀阻

1. 阴阳俱虚证

本病的基本病机是脾肾两虚,《圣济总录》言:"肾主水,脾胃俱主土,土克水,胃为水谷之海,其气虚,不能传化水气,使水气浸渍水脏。又脾得水湿之气,土衰不能制,水气溢归于肾,肾虚三焦不泻,经络闭塞,故水气溢于皮肤,传流四肢,所以通身肿也。"脾虚,一则影响水谷之运化,以致精微化生不足;二则影响水谷精气的输布,以致将精微上传于肺及"以灌四旁"的功能受损,五脏六腑即失于水谷精气之禀赋;三则影响清浊之升降,以致浊气上泛,清气下泄;四则不能监小肠泌清别浊之能,而致清浊不分。症状主要表现为纳呆、食后腹胀、乏力、头晕、肌肉瘦削、小便色浊沫多、大便干稀不调等。肾虚,一则不能化阳生精；二则固涩之力不足，以致肾阳亏虚，肾精日益耗散；三则不能助膀胱气化，以致水谷津气不能布散而泛溢肌肤。症状主要表现为腰膝酸软冷痛，遗精滑泄，白带增多，尿有白浊或水肿、头晕、耳鸣等。此外，脾气虚，则水液不布，停而化饮化湿，停于中焦则痞满纳呆，湿气下趋，流于下焦，阻碍膀胱气化，使肾益衰败，湿浊郁久化热成毒，侵入血分，则气血凝滞形成本虚标实之证。肾为人体阴阳之根本，内寄元阴元阳，且阴阳互根，阴虚日久损及阳气，阳虚日久损及阴液，慢性肾衰竭尿毒症期患者往往出现阴阳俱虚。

临床表现：畏寒肢冷，倦怠乏力，气短懒言，食少纳呆，腰膝酸软，腰部冷痛，脘腹胀满，大便不实，夜尿清长，舌质淡有齿痕，脉沉弱。

治法：温补脾肾，振奋阳气。

方药：金匮肾气丸、地黄饮子、二仙汤、真武汤、补天大造丸等。常用药物有熟地黄、枸杞子、女贞子、山茱萸、五味子、何首乌、麦冬、当归、附子、肉桂、淫羊藿、仙茅、补骨脂、杜仲、巴戟天、菟丝子、鹿角胶等。金匮肾气丸以温阳为主，但其组成是在养阴的基础上补阳，即所谓"阴中求阳"之意，方中补阳药少而滋阴药多，可见其立方之旨并非峻补元阳，乃在于微微少火，鼓舞肾气，即取"少火生气"之意，故实质是阴阳双补，使肾阴得滋，肾阳得助，阳平阴秘，痼疾乃愈。常在此方中加入枸杞子、女贞子、墨旱莲等加强滋阴之效。二仙汤有双补阴阳、调养冲任之效，常用于治疗肾性高血压阴阳两虚证。地黄饮子既能滋阴益肾，壮水济火，又能温补肾阳，引火归原，使水火相济、阴阳并补，对保护和恢复肾脏功能有肯定的作用。补阳药中，附子温里祛寒效果佳，然补肾之性不足，而且有小毒，巴元明教授一般不主张使用附子等辛燥有毒之品。巴元明教授习用淫羊藿、巴戟天、补骨脂等辛温之品，温而不燥，补而不腻，少用辛热纯阳之品以防劫阴动血。至于脾阳虚者，多选宣湿泄浊、运脾醒脾的辛温香燥之品，如陈皮、肉豆蔻、砂仁之类。

治疗本病应注意温补脾肾，其中以补肾为主。但是肾阳非一日可复，不能用大剂量峻补药物，应长期调理。另外，阳虚者常兼气虚，故应配用补气药。

2. 浊毒瘀阻证

慢性肾衰竭时，肾脏气化功能受损，肾阴肾阳俱衰，以致肾脏升降失司，藏泄失衡，实邪内蕴。因此，本病病变之本是肾元亏虚，而因虚所致水湿浊毒之邪、瘀血等病理产物，又成为诱导肾衰竭发展的病理因素，如此循环往复，最终形成本虚标实之危重证候。

积聚在体内的尿素氮、肌酐等尿毒症毒素及酸性代谢产物均属"浊邪""浊毒"。尿素氮自胃肠道代偿性分泌增加，刺激胃肠道黏膜，引起尿素性胃肠炎，导致患者出现口臭、厌食、恶心、呕吐等症状，酸中毒时上述症状加重，此为浊邪中阻，脾不升清，胃不降浊，以脾胃气机升降失常为特征。浊邪不仅中阻脾胃，还可上凌心肺，下犯肝肾，引发各种严重证候。常用泻下类、渗利类、解毒类药物，意使湿浊毒邪从小便、大便而解，从而帮助降低血肌酐、尿素氮水平。常用药物有制大黄、石韦、土茯苓、六月雪、积雪草、生槐米、煅牡蛎等。

巴元明教授善用大黄。《神农本草经》谓大黄"味苦寒……主下瘀血，血闭，寒热，破癥瘕积聚，留饮宿食，荡涤肠胃，推陈致新，通利水谷，调中化食，安和五脏"。大黄善走力猛，直走肠胃，善泻除有形积热，同时入肝、心、心包经，泻血分之伏火、瘀滞，有祛瘀通经、凉血止血之功。近几十年的大量研究证明了大黄具有延缓肾间质纤维化以及抑制肾小管细胞和肾小球系膜细胞增殖的作用，并且可加速水毒及蛋白质代谢产物从肠道排泄，同时可使肝肾组织中尿素的合成受到抑制而使尿素氮水平降低，亦可使肠道吸收合成尿素的原材料之一的氨基酸减少，还可使尿蛋白减少。所以临床上无论中医还是西医治疗，都对大黄的应用给予了极高的重视。巴元明教授临证，紧抓脾肾亏虚之本及浊毒瘀血蕴结之标的病机，在辨证论治的基础上，灵活运用大黄改善患者疾病状况，降低血液中肌酐、尿素氮水平，提高患者的生活质量。

大黄常规炮制品包括生大黄、熟大黄、酒大黄、大黄炭四种，根据临床需要使用不同的大黄炮制品。生大黄泻下力强，长于泄浊通便；熟大黄泻下力缓，也有活血化瘀、解毒清热的功效；酒大黄专于活血祛瘀；大黄炭长于凉血止血。通腑泄浊是治疗慢性肾衰竭的关键,需在扶助正气、健脾补肾的基础上祛湿通腑泄浊。巴元明教授在临床上对热毒甚、阳明腑结的慢性肾衰竭患者,采用生大黄后下,取大黄泻下通便的功效。在使用中药保留灌肠时,也选择生大黄。而对于腑结不甚的慢性肾衰竭患者,每用熟大黄,或者酒大黄,或者大黄炭,与其他药同煎煮,取大黄活血化瘀兼顾通腑的作用。巴元明教授也注重大黄的煎煮时间。传统认为大黄需要后下,因其煎煮时间的长短而产生不同的功效。巴元明教授认为生大黄、熟大黄、酒大黄、大黄炭的煎煮时间分别以 9 min、10 min、15 min、10 min 为宜。

使用大黄时,根据临床需要选择不同剂量及不同给药方式,以每日排 1～2 次稀软便为度,做到"泻而不利,稀而不溏"。常用剂量为生大黄 5 g,熟大黄 10 g,酒大黄 15 g,大黄炭 15 g。巴元明教授常告诫学生,治疗慢性肾衰竭时通腑至关重要,但不要以为"大黄是治疗尿毒症的专药",不能一味用大黄攻下通腑,应结合患者实际情况辨证施治,有其证用其方,治病求本,才能达到理想的治疗效果。

根据慢性肾脏病不同阶段的病机演变,辨证与辨病相结合。蛋白尿加用水陆二仙丹,肝肾阴虚者加用二至丸,肾虚不固者加用三才封髓丹,湿热重者加用二妙散,血尿明显者加用白茅根、茜草,呕吐者加用苏叶黄连汤,腹泻者加用香连丸,反酸者加用左金丸。平补平泻是治疗慢性肾衰竭的辨治原则之一:过用补益,易滋腻助湿,阻碍脾胃运化;过用峻泻利水,则可耗损肾元,使亏虚之证更甚。故补肾兼以健脾助运,祛邪则以淡渗利湿之品达缓泻泄浊之效。同时,治疗应坚持滋肾不腻,补气不滞,温阳不燥,祛邪不伤正,平补平泻,缓缓图治,以达延缓慢性肾衰竭进展速度的目的。

二、以平为期,提出疾病"四平衡"观点

《素问·生气通天论》曰"阴平阳秘,精神乃治",指出阴气平和,阳气固守,阴阳相对平衡,是维持正常生命活动的基本条件。《素问·三部九候论》云"必

先度其形之肥瘦，以调其气之虚实，实则泻之，虚则补之。必先去其血脉，而后调之，无问其病，以平为期"，意即必先度量患者的身形肥瘦，了解患者的正气虚实，实证用泻法，虚证用补法，但必先除血脉中的凝滞，而后进行调理，无论治疗什么病，都以平衡为准则。巴元明教授将"治未病"的理念贯穿于肾病治疗的始终，尤其重视亚健康状态肾虚证的治疗，他主张"无问其病，以平为期"，提出疾病"四平衡"观点。

（一）亚健康的认识

"亚健康"一词最早出现于20世纪80年代，苏联学者通过研究发现，除了健康状态和疾病状态之外，人体的确存在着一种非健康非疾病的中间状态，称为"亚健康状态"或"第三状态"，也称"灰色状态"。《尔雅·释言》中云："亚，次也。"亚健康定义为介于健康与疾病之间的一种生理、心理、社会功能降低的状态，但不符合现代医学有关疾病的临床或亚临床诊断标准。

亚健康的临床表现较多，主要包括躯体亚健康、心理亚健康、社会适应性亚健康三个方面。躯体亚健康多表现为易感冒、肌肉及关节酸痛、疲乏无力、怕冷怕热、头晕头痛、睡眠紊乱、眼部干涩；心悸胸闷；食欲不振、脘腹不适、便溏便秘；性功能减退等。心理亚健康多表现为情绪低落、心烦意乱、焦躁不安、急躁易怒、惊恐胆怯、记忆力下降、注意力不能集中、精力不足、反应迟钝。社会适应性亚健康多表现为独立生活能力差，难以适应新的生活环境，处理不好各种人际关系，从而阻碍了有益的信息交流，导致自卑、孤僻、自怨自艾、无端猜疑、情绪压抑、苦闷烦恼、意志脆弱。简言之，亚健康的临床表现可以归纳为"一多三少"，"一多"指疲劳多；"三少"即活力减退、反应能力减退和适应能力减退。

亚健康还有以下几个特点：①普遍性和严重性；②不被个人所意识、不被社会所承认、不为医学所确认的隐匿性和潜伏性；③既可向疾病发展，又可向健康逆转的双向性和可逆性等。

西医认为导致亚健康的主要原因是生活、工作节奏加快，长期处于紧张状态，心理承受能力减弱和社会压力不断加重，饮食不规律、不合理，过度疲劳，睡眠不足,人体自然衰老,环境污染等。

中医认为健康是人类与自然及社会之间的一种动态平衡,"阴平阳秘,精神乃治"。亚健康和疾病都属于人体的阴阳失衡态,体质因素、饮食不节、情志不遂、劳倦过度、外感六淫、环境等多种因素导致机体气机紊乱,脏腑阴阳气血功能失调,从而使患者陷入"灰色状态"或各种疾病状态。

随着社会的发展,亚健康发生率正逐年上升,特别是中年人,由于处于最辛苦劳累的年龄阶段,亚健康发生率高达 75%。我国处于亚健康的人群尤为庞大,城镇亚健康发生率为 60%～70%,知识分子、企业领导、干部亚健康发生率达 70%以上。

（二）培元固本,未病先防

2018 年 4 月 26 日,习近平总书记在主持召开的深入推动长江经济带发展座谈会上指出,治好"长江病",要科学运用中医整体观,追根溯源、分类施策。开展长江生态环境大普查,系统梳理和掌握各类生态隐患和环境风险,对母亲河做一个大体检。祛风除寒、舒筋活血、通络经脉,既治已病,也治未病,让母亲河永葆生机活力。习近平总书记运用治未病思想治理长江、治国理政,我们更应该运用好治未病思想来治疗疾病。

"治未病"的概念最早出现于《黄帝内经》,《素问·四气调神大论》中云:"是故圣人不治已病治未病,不治已乱治未乱,此之谓也。夫病已成而后药之,乱已成而后治之,譬犹渴而穿井,斗而铸锥,不亦晚乎?"这生动地指出了"治未病"的重要意义。"治"是治理、管理的意思。治未病有两个层面:其一,还没病,先防;其二,已病,要防止病情进一步发展。

亚健康是人体处于非疾病非健康的"第三状态""灰色状态""低质状态"或"潜病状态"。亚健康有可能趋向疾病的状态,在很大程度上是慢性病的潜伏期;通过积极调理,机体可以从亚健康恢复到健康状态。养生的目的就是达到或维持"第一状态"即健康状态,避免"第二状态"即疾病状态的发生。只有通过积极调理,促进机体向健康状态转化,避免疾病出现,"未病先防"才能达到养生的目的。

（三）亚健康的积极调理方法

关于亚健康的积极调理，巴元明教授提出培元固本、未病先防的理论，并以"四平衡"为目标进行调理。在情志方面应做到恬淡虚无，情志平衡；在饮食方面应满足谷肉果菜，饮食平衡；在运动方面应做到劳逸结合，运动平衡；在治未病方面应做到培元固本，阴阳平衡。

1. 恬淡虚无，情志平衡

人体的情志活动与内脏有密切关系，而脏腑功能活动主要靠气的温煦、推动和血的濡养。《素问·阴阳应象大论》中云："人有五脏化五气，以生喜怒悲忧恐。"可见情志活动必须以五脏精气作为物质基础。又说心"在志为喜"、肝"在志为怒"、脾"在志为思"、肺"在志为忧"、肾"在志为恐"。喜怒思忧恐，简称为"五志"。不同的情志变化对各脏腑有不同的影响，而脏腑气血的变化，也会影响情志的变化，如《素问·调经论》中云："血有余则怒，不足则恐。"《灵枢·本神》又说："肝气虚则恐，实则怒……心气虚则悲，实则笑不休。"故七情与内脏气血关系密切。

《礼记·中庸》中云："喜怒哀乐之未发谓之中，发而皆中节谓之和；中也者，天下之大本也，和也者，天下之达道也。致中和，天地位焉，万物育焉。"喜怒哀乐的情感没有发生，可以称之为"中"；喜怒哀乐的情感发生了，但都能适中且有节度，可以称之为"和"。中是天下最为根本的，和是天下共同遵循的法度。达到了中和，天地就会各安其位，万物便生长发育了。中道，是天下人遵循的最大根本；平和，是天下人遵循的普遍规律。中道平和，天地各就其位，万物生长繁育而不相害。生活淡泊质朴，情志平和宁静，外无物质的诱惑，内无情志的烦恼。物我两忘的境界，是道家、道教养生的根本。

中医学将人的精神活动归纳为七种，即喜、怒、忧、思、悲、恐、惊，简称为"七情"。在正常情况下，七情是人体对客观外界事物和现象所做出的七种不同的情志反应,是人体的生理本能。七情由五脏精气所化生,与五脏有密切的关系。《黄帝内经》根据七情和五行、五脏的亲和性,把喜怒忧思恐分属五脏,即心"在志为喜"、肝"在志为怒"、脾"在志为思"、肺"在志为忧"、肾"在志为恐"。

但是当突然、强烈或长期持久的情志刺激超过人体本身的生理活动的调节范围时,则会引起脏腑气血功能紊乱,导致疾病的发生,此时的七情便成为致病因素。由于在生理上情志与五脏有着密切的关系,因而以"五志过极"为基础的七情作为精神致病因素能直接损伤五脏,如《灵枢·百病始生》中云:"喜怒不节则伤脏。"具体地说,七情对五脏的损伤有一定的选择性,常归纳为"喜伤心""怒伤肝""思伤脾""忧伤肺""恐伤肾"。情志变化过极也可以影响人体的气机,不同的情志变化对人体气机的影响是不相同的,导致的病证也不相同。综上所述,七情具有双重性,适度的情绪反应为人之常性,属生理范畴,若七情过度,超过机体生理调节范围,则成病因。因此,保持心理平衡是保持身体健康的基本要素。

2. 谷肉果菜,饮食平衡

在世界饮食科学史上,最早提出平衡饮食观点的是中国。成书于2400多年前的中医典籍《黄帝内经》已有"五谷为养,五果为助,五畜为益,五菜为充,气味合而服之,以补精益气"及"谷肉果菜,食养尽之,无使过之,伤其正也"的记载。"五谷为养"是指黍、秫、菽、麦、稻等谷物和豆类作为养育人体的主食。黍、秫、麦、稻富含碳水化合物和蛋白质,菽则富含蛋白质和脂肪等。谷物和豆类同食,可以大大提高营养价值。我国人民的饮食习惯是以碳水化合物作为热能的主要来源,而人类生长发育中的自身修补则主要依靠蛋白质。故"五谷为养"是符合现代营养学观点的。"五果为助"系指枣、李、杏、栗、桃有助养身和健身之功。水果富含维生素、纤维素、糖类和有机酸等物质,可以生食,且能避免因烧煮破坏其营养成分。有些水果若饭后食用,还能帮助消化。故五果是平衡饮食中不可缺少的辅助食品。"五畜为益"是指牛、犬、羊、猪、鸡对人体有补益作用,能增补营养的不足,是平衡饮食食谱的主要辅食。动物性食物多高蛋白、高脂肪、高热量，而且含有人体必需的氨基酸，是人体正常生理代谢及增强机体免疫力的重要营养物质。"五菜"则是指葵、韭、薤、藿、葱。蔬菜均含有多种微量元素、维生素、纤维素等营养物质，有增食欲、充饥腹、助消化、补营养、防便秘、降血脂、降血糖、防肠癌等作用，故对人体的健康十分有益。

人体必需的营养物质包括水、碳水化合物、蛋白质、脂肪、维生素、矿物质六大类，这六大类营养物质主要来源于日常饮食。饮食是人类赖以生存和维持健康的必需物质条件，对人体的生命活动起着极其重要的作用，因此人们常说"民以食为天"。人们通过饮食获得所需要的各种营养成分和能量，维护自身健康。合理的饮食、充足的营养能提高人们的健康水平，预防多种疾病的发生和发展，延长寿命，提高民族身体素质。

《济生方》云："善摄生者，谨于和调，使一饮一食，入于胃中，随消随化，则无滞留之患。"何谓"谨于和调"？此即饮食平衡。《金匮要略》云："凡饮食滋味，以养于生，食之有妨，反能有害……若得宜则益体，害则成疾，以此致危。"由此可见，如果饮食失衡，可成为病因而影响人体的生理功能，导致脏腑功能失调或正气损伤而发生疾病。

饮食失衡包括过饥、过饱、不洁和偏嗜，可导致机体功能失常而发生疾病。若较长时间处于饥不得食、食物摄入不足的状态，则气血生化乏源，机体缺乏充足的营养供给，久之则气血衰少而为病。如《素问·平人气象论》云："人以水谷为本，故人绝水谷则死。"相反，暴饮暴食，或食物摄入过量，也会导致疾病的发生。究其原因，乃是由于食物过量，胃不能及时腐熟，超时停滞于胃中，使气机受阻，或者由于营养过剩，化为脂肪，存积体内，从而导致痰湿内生，遏伤阴气，肾阴不布，百脉不畅，引发诸多疾病。摄食无度，暴饮暴食则"肠胃乃伤"（《素问·痹论》）。饮食不洁，是指进食不洁净的食物，也会导致疾病的发生，多是由缺乏良好的卫生习惯，进食陈腐，或被疫毒、寄生虫等污染的食物所造成。饮食不洁所致的病变以胃肠为主，可能出现脘腹疼痛、恶心呕吐、泻痢、寄生虫病等，甚至发生食物中毒，危及生命。饮食偏嗜，是指对某种食物过于贪嗜，亦是疾病产生的一个原因。人们应该吃多种食物，补充多种营养，力戒偏嗜，才有利于健康。

对于饮食,人们常常重视食而忽略饮,即水的摄取。孙思邈《千金翼方·服水》中云:"夫天生五行,水德最灵。浮天以载地,高下无不至。润下为泽,升而为云,集而为雾,降而为雨。故水之为用,其利博哉。可以涤荡滓秽,可以浸润焦枯,寻之莫测其涯,望之莫睹其际,故含灵受气,非水不生;万物禀形,非水不育。"水是生命之源,是构成人体细胞和组织的主要成分,水约占人体体重的70%。另外,水是机体进行新陈代谢的重要介质。保持体内水量平衡是维持生命活动的重要环节,身体缺水会引发许多疾病。美国的医学博士F·巴特曼在《水是最好的药》一书中指出,身体缺水是引起哮喘、高血压、过敏性疾病、糖尿病、超重等多种慢性病的根源。因此,每天保证足够的水量摄入就成为饮食养生的关键。但很多人却恰恰在饮水的问题上疏忽大意,并不知道每天到底应喝多少水,导致相当一部分人长期处于一种缺水的状态。巴元明教授推荐每日饮水量1500～2000 mL,最好每日保持1000 mL以上的排尿量。不要饮用放置多天的水,每次饮水不宜过量,以免损害肠胃,饭后饮水也不宜太多,否则不利于消化,还有可能引发胃病。对于肾结石和痛风的患者,多饮水是治疗不可或缺的部分,多饮水可增加排尿量,促进尿酸的排泄及避免尿道结石的形成。

现代营养学认为,只有全面而合理的膳食营养,即平衡饮食,才能维持人体的健康。2016年,中国营养学会组织百余位专家经过两年努力工作出版了《中国居民膳食指南(2016)》,总结了7条饮食平衡规律:①"一"——一个原则:食物多样,谷类为主。②"二"——每天摄入谷薯类食物250～400 g。③"三"——每天摄入液态奶300 g。④"四"——鱼、肉、蛋和禽摄入要适量,平均每天摄入量要小于4两。⑤"五"——每天摄入500 g蔬菜和水果。⑥"六"——成人每天食盐不超过6 g。⑦"七"——成人每天饮水7～8杯(1500～1700 mL)。该指南进一步印证了2000多年前中医饮食平衡观的内容古而不老,很有科学道理。

3. 劳逸结合,运动平衡

《素问·宣明五气》云:"久视伤血,久卧伤气,久坐伤肉,久立伤骨,久行伤筋，是谓五劳所伤。"久视伤血：因为"肝开窍于目"而"肝受血而能视"，所以久视伤血。久卧伤气：过度卧床，易使肺缺乏新鲜空气的调节，肺的功能不强健，而肺主一身之气，所以人体的"气"由此受伤。久坐伤肉：长时间久坐，不活动，周身气血运行缓慢，可使肌肉松弛无力，而"动则不衰"，动则气血可周流全身，使得全身肌肉尤其四肢肌肉得养。久立伤骨：久立伤腰肾，肾藏精，而精生髓，髓为骨之液，可养骨，故久立会损伤人体骨骼的功能。久行伤筋：久行使膝关节过度疲劳，而膝为筋之府，所以说久行伤筋。

五个"久"字，指出了"视、卧、坐、立、行"不可过度，过度就会给身体带来伤害。其中"久视、久立、久行"，按现代标准划分，属于过"劳"；"久坐、久卧"属于过"逸"。中医特别禁忌"久"，无论是过劳还是过逸均可致病，强调任何事情不能过度，要求劳逸结合、运动平衡。

《黄帝内经》主张"形与神俱"，即精神与形体的统一，方能"尽终其天年"，故形体锻炼是防病养生的重点。劳动与休息的合理调节，是保证人体健康的必要条件。合理适度的劳作、体育活动，有节制的房事，均有利于脏腑功能活动的正常调节、气血的舒通，使人身心愉快，身体健康。

巴元明教授建议身体锻炼应以小运动量为主，如慢跑、散步、练气功、练导引、打太极拳等，使气血宣通，筋骨强实，抗病祛邪，切不可过劳，伤筋动骨，汗出过多，而致耗气伤阴，于养生无益。例如，过度劳累可加重蛋白尿。过劳影响健康，过逸可致筋骨柔弱，气血凝滞，功能衰退，导致机体出现肥胖、动辄汗出、健忘等一系列症状。所以动静结合、劳逸适度、起居有常方可健康长寿。另外，对于尿路结石患者，巴元明教授有其独特的运动方式，他常常建议患者穿上软底鞋，于地面平坦处，双手叉腰站立，踮起双脚后跟，然后双脚后跟用力触地，通过该运动方式促进结石的排出。

古代医家历来都将适量运动看作防病治病、养生调摄的手段，反对过度的闲逸和过分的劳累。如华佗所说："动摇则谷气得消，血脉流通，病不得生。"由此可见运动平衡的重要性。

4. 培元固本,阴阳平衡

亚健康的形成是由于五脏气血阴阳失调引起的,而肾虚是人体五脏气血阴阳失调之根本。肾阴具有促进机体的滋润、宁静、成形和制约的功能,肾阳具有促进机体的温煦、运动、兴奋和气化的功能;肾阴肾阳为五脏阴阳气之根本,其到达全身的脏腑、经络、形体、官窍,则变为该脏腑、经络、形体、官窍之阴阳,推动和调节全身的功能活动,肾之阴阳虚则全身之阴阳虚,五脏之阴阳亦失衡,导致全身各种不适(即亚健康),甚则疾病也随之发生。各种原因致肾精不足,肾主水功能下降则肾虚,肾不主外,机体与外环境协调适应能力下降,不能守邪,则百证杂生,机体由证而病,由病而衰,由衰再病,恶性循环,表现为多种不适状态、早衰、多病,六淫易袭,七情易伤,病及五脏,病变缠绵复杂,治疗困难,患者生活质量下降。肾主外失常所致疾病多,危害甚,是故有"百病皆生于肾"之说。肾主外,对保护机体、减少疾病发生具有重要的理论意义和实践价值。治未病是医学先进性和科学性的代表,肾主外理论对治未病有重要意义,包括未病先防重先天、保肾护精治未病、既病防变防传肾等内容。因此通过调肾补肾,使肾精充盈,肾主外功能正常,可调节整个先后天一身之精,充分调动生命潜能,使人们躯体、精神和社会方面处于完满的状态,实现与自然、社会协调统一,提高人们的生活质量。因此,调肾补肾是中医学防治亚健康的重要方法。

肾虚有肾阴虚证和肾阳虚证之别。肾阴虚证主要表现为机体各部失于滋养濡润,并伴随各脏腑及生殖功能减退等方面异常的证候。主症:腰膝酸软,五心烦热。次症:眩晕耳鸣,或耳聋,口燥咽干,潮热盗汗,或骨蒸发热,形体消瘦,失眠健忘,齿松发脱,遗精,早泄,经少、经闭;舌质红少津,少苔或无苔,脉细数。肾阳虚证主要表现为机体各部失于温煦,并伴随各脏腑及生殖功能减退、水液代谢失调等方面异常的证候。主症:腰膝酸软,畏寒肢冷,性欲减退。次症:精神萎靡,夜尿频多,下肢水肿,动则气促,发稿齿摇;舌质淡,苔白,脉沉迟,尺无力。辨证辨体进补,进补有药补和食补,无论是采用药补还是食补,均是为了补虚扶正。根据辨证论治的结果,补虚又分阴阳。阴虚证,阴虚水竭,进补宜滋阴。"肾属水，先天真水也。"阴虚诸证往往与肾阴不足有着密切关系。故滋肾水，先天之水得所养，则诸脏得所养。滋肾阴对人体整个脏腑系统起着滋润、宁静、成形和制约的作用。阳虚证，阳虚火衰，是气虚的进一步发展，进补宜补阳、益阳、温阳。肾为一身元阳，为诸阳之本，对人体各脏腑起着温煦生化的作用，所以阳虚诸证往往与肾阳不足有着密切关系。补阳药大多以温补肾阳为主。在临床中，应根据脏腑、气血、阴阳变化适当地进行调节，达到阴阳平衡。

综上所述，养生就是要有"培元固本，未病先防"的思想，通过积极调理亚健康，"培元固本""治未病"防患于未然，达到"情志平衡、饮食平衡、运动平衡、阴阳平衡"的"以平为期"的健康状态。《素问·上古天真论》云："上古之人，其知道者，法于阴阳，和于术数，食饮有节，起居有常，不妄作劳，故能形与神俱，而尽终其天年，度百岁乃去。"就是说那些上古时代懂得养生之道的人，懂得天地阴阳自然变化的道理，并据此总结了一套调和养生的办法，即饮食有所节制，作息有一定规律，既不太过操劳，也要避免过度的房事，这样就能够使形神协调统一，生命力旺盛，从而长命百岁。因此，《黄帝内经》一书非常注重如何以自然的方法调理自身，将疾病或者亚健康尽量调理到健康的状态，即通过内调达到健康。《素问·上古天真论》又云："夫上古圣人之教下也，皆谓之虚邪贼风，避之有时……病安从来。"《灵枢·本神》再言："故智者之养生也，必顺四时而适寒暑，和喜怒而安居处，节阴阳而调刚柔。如是，则僻邪不至，长生久视。"经典告诫我们要效法自然阴阳变化规律，顺应四时"春生、夏长、秋收、冬藏"的规律，恰当运用各种养生方法，行事不与天地的正常运行道理相违背。只有这样，才能像智者一样养生，才能健康长寿。

荆楚中医药继承与创新出版工程·
荆楚医学流派名家系列（第一辑）

巴元明

著作简介

一、《邵朝弟肾病临证经验实录》

本书主要介绍了邵朝弟教授勤耕杏林 50 余载,通过反复研究肾藏象理论和临床病例,总结出慢性肾脏病病程进展中"五脏气血阴阳渐损、邪实渐盛"的变化规律,提出"五脏相关,以肾为本,以风、湿、热、痰、瘀、毒为标"的病机理论。邵朝弟教授对每一个病案,都坚持理法方药完整,做到每方必有来源,加减必有依据。在临床上疗效好的处方,如"肾衰 1 号汤""肾愈Ⅱ号颗粒"等,经过反复应用、修改、审定,目前已成为诸多医家临床上常用于治疗慢性肾炎的经方、验方。

二、《中医肾病学基础》

本书是一本具有现代气息的中医肾病基础学专著,全书围绕"中医肾病基础"这个主题,以中医药基础为主线,吸取、融合现代科学知识和技术进行编写。整个内容突出中医"肾"的特点,在系统文献整理的基础上,提炼出新的学术观点和思想,澄清概念的混乱,把握肾脏理论的本质。全书纲目清楚,观点鲜明,内容丰富,结构严密,反映了中医学发展进入 21 世纪的特征,开辟了后人学习、研究中医肾病的门径。

三、《原发性慢性肾小球肾炎》

《原发性慢性肾小球肾炎》成书于 2008 年 1 月,系"常见病中西医最新诊疗进展丛书"中的重要组成部分,该系列丛书一经发表便获得了广大肾病科医务人员及患者的热烈欢迎和广泛好评,同感于古人所曰:"年寿有时而尽,荣乐止乎其身。二者必至之长期,未若文章之无穷。"从而萌发了编者编写《原发性慢性肾小球肾炎》的初心。慢性肾小球肾炎(简称慢性肾炎)作为临床常见病、多发病,是危害人类健康的重要疾病之一。时值中国传统医学伟大复兴及现代医学蓬勃发展之际,传统医学与现代医学的交流和碰撞为解决这一难题提供了全新的思路与指导。

巴元明教授临床擅长治疗急慢性肾小球肾炎、肾功能不全、尿路结石、尿路感染、痛风、尿酸性肾病、血尿、蛋白尿、前列腺炎、不育症等。巴元明在原发性慢性肾小球肾炎的治疗方面有着独到的理解与体会。

随着中医事业日新月异的发展,中医的肾病治疗又上升到了新台阶,当今对于原发性慢性肾小球肾炎的治疗有了更多的思路与方法。巴元明教授博采众长,同时在长期的临床工作中不断探索,力求突出新颖性、实用性,反映该病的最新研究成果,也可以说此书反映了巴元明教授 30 余年临床工作及其发展的沉淀与积累。该书简洁明了地阐述了原发性慢性肾小球肾炎的定义、病因与发病机制、诊断与中西医结合治疗及预防与调护,为广大肾病科医务人员及患者提供了明确的思路与科学的指导。

本书凝结了巴元明教授及其团队的心血,鼓舞我们共同为抗击肾病对人类的危害而努力奋斗!

四、《原发性肾病综合征》

《原发性肾病综合征》成书于 2010 年 1 月,系"常见病中西医最新诊疗丛书"中的重要组成部分。时值中国传统医学伟大复兴及现代医学蓬勃发展之际,各种行之有效的治疗方法为减轻患者病痛、提高临床疗效都发挥了积极的作用。原发性肾病综合征作为临床常见病、多发病,是危害人类健康的重要疾病之一,而在"中西医并重"和"中西医结合"的原则之下进行的研究,为临床医生提供了新的治疗思路与方法。

巴元明教授业医 30 余年,学验俱丰,临床精于辨证,用药思路清晰。躬身临床数十载,每于平淡之中,而收桴鼓之效,在肾病综合征的治疗方面有着独到的理解与体会。

巴元明教授深知肾病综合征的诊断与治疗是肾病学乃至整个临床领域十分复杂且挑战性很强的一个方向,尤其是广大临床医生和医学院校师生在繁忙的临床工作与学习之际,需要一本能为患者诊断、治疗提供中西医结合指导意见的临床书籍,故本书在编写过程中力求书写形式简洁明了、临床实用性强,深入浅出地阐述了肾病综合征的定义、病因与发病机制、诊断与中西医结合治疗及预防与调护,反映了近年来肾病综合征诊疗新进展、新成果。

本书凝结着巴元明教授及其团队的心血,是巴元明教授宝贵临床经验的浓缩,自出版以来受到广大肾病科医务人员及患者的欢迎。

五、《慢性肾衰竭》

本书系统介绍了慢性肾衰竭的病因、发病机制、临床表现、实验室检查、诊断与鉴别诊断、中西医治疗及替代疗法和调养与护理。本书编写以"中西医并重""中西医结合"为原则,采用中医、西医规范术语,强调中医辨证,注重西医诊断;略于基础理论、详于诊疗方法,以介绍慢性肾衰竭的最新诊疗成果和最新进展为主旨,具有实用性、科学性及与时俱进的时代特点。

六、《中医肾病外治学》

本书主要介绍了中医外治的起源、发展历史、作用机制,常用中医外治法的概念、范围,外治法常用的药物剂型和促透方法,以及对各类肾病进行了详细叙述,包括定义、病因与发病机制、临床表现、中医辨证治疗和中医外治法。其中既有古老的传统外治法,如穴位敷贴、耳穴、针灸、拔罐、推拿等,又有新的外治法,如激光、穴位注射、肾病治疗仪、离子导入等,集中反映了我国古今中医肾病外治法的经验和成果,为临床提供了有效、价廉、操作方便的治疗疾病的方法。

荆楚中医药继承与创新出版工程·

荆楚医学流派名家系列（第一辑）

巴元明

医论医话

经方治疗肾病思路探析

"经方"一词始见于东汉班固所著《汉书·艺文志》,原指汉代以前的临床著作,现多指张仲景《伤寒杂病论》所载之方剂。经方以其配伍巧妙,法度严谨,味少效宏,屡起沉疴而被后世医家奉为圭臬。仲景所创之方不但具有非凡的实用性和合理性,而且具有严谨的科学性和周密性,并以其独特的优势在临床治疗中发挥着极大的作用。古今中外的医家常将经方作为母方,依辨证论治的原则化裁出众多方剂,广泛运用于临床。同时,经方在肾病治疗领域应用广泛,如辨证准确,用之得当,常可获得满意疗效。

1　勤求古训,明晰方义

经方运用于临床的思路首先需源于原文,《伤寒论》和《金匮要略》的原文是临床运用经方的原始依据,只有熟谙其道才能对仲景辨证论治理论的本义有正确的理解,对仲景用方有全面的认识。脱离仲景的本义,仅从方剂的配伍理论、作用机制和药理药效方面进行研究是不够的。以经方在原书中的经典使用为范例,使医者能够掌握辨证施治的具体方法,才是研习经方的真正意义所在。所以明确仲景本义,掌握其辨证思路,是临床运用和研究开发经方的前提。

1.1　培本固原,未病先防　仲景治未病的思想对防病治病有着重要的指导作用,一直有效地指导着中医学的防治实践。"未病"首见于《素问·四气调神大论》,张仲景在此基础上进一步阐述,如"见肝之病,知肝传脾,当先实脾""若人能养慎,不令邪风干忤经络;适中经络,未流传脏腑,即医治之"。所以在肾病治疗中,应秉承仲景"治未病"的精神,及早诊断,及时治疗,防止疾病的恶化。在未病之时应固护正气,预防疾病;在疾病发生之后,要及时采取措施,积极治疗,防止疾病的发展与传变,力争逆转或延缓疾病进展。

《景岳全书》云:"五脏之伤,穷必及肾。"肾乃先天之本,是全身脏腑阴阳之本,五脏久病必损,阴阳俱虚,必扰先天肾之根本。所以对于可能导致肾脏功能损害的疾病，如糖尿病、高血压、高脂血症、梗阻性肾病、系统性红斑狼疮、高尿酸血症等，应积极有效地治疗原发病，严格控制血压、血糖、血脂、血尿酸等加重肾脏损伤的危险因素，以防止肾病的发生及演变。故临床选择经方治疗肾病时，应有意识地运用仲景"治未病"思想，对患者给予积极有效的治疗，重在逆转或延缓肾病的进展，尽最大可能保护受损的肾脏，提高患者生活质量，延长患者生存时间。

如淋证初期病机多为湿热蕴结膀胱，疾病迁延日久则因湿热耗伤正气，阻滞气机，影响肝、脾、肾功能，导致水谷不化，水精不布，水湿浊毒内生，阻遏经络。脏腑失于濡养而致更加虚衰，湿邪浊毒更盛。如此反复发病，并逐渐加重而成顽疾。此时治疗如一味苦寒清热，反更伤中阳、耗损肾气，使湿浊乘虚下行，形成水寒、土湿之证，虽小便痛涩暂解，但愈出勉强，易于反复。因此在清热利湿的同时宜健运脾气，补益肝肾，以杜湿热之源，以达到"先安未受邪之地"的目的，阻止淋证反复发作而形成劳淋。所以遣方时可选用《金匮要略》之肾气丸化裁加减以益肾健脾，固精祛湿，防止病情迁延日久后损伤肾气。由此可见，在经方"治未病"思想指导下灵活选方，可消除加重疾病、导致疾病继续发展的因素，防微杜渐，以防病情进一步发展，保护肾脏功能，缩短疾病疗程，改善预后。

1.2　急治其标，甚者独行　"急则治其标"是指标病或者标症紧急，危及患者生命或影响疾病治疗时，当遵循先治标后治本的治疗原则。《素问·标本病传论》中有"间者并行，甚者独行"，即指病轻势缓时可标本兼治，病重势急时则须集中力量治疗其紧要病变，即当标病或标症已成为疾病某一阶段矛盾的主要方面时，需当先治。这种整体与局部、主要与次要之间的交错夹杂关系，是急则治标的原因。仲景秉承《黄帝内经》之旨，依据病之先后，分清标本，在局部症状急重的情况下即标甚急时治其标。《金匮要略·脏腑经络先后病脉证》指出："夫病痼疾，加以卒病，当先治其卒病，后乃治其痼疾也。"这明确提出了病有先后，治分缓急。如治疗阳明、少阴三急下证时，患者表现出阳明燥实、少阴阴亏，真阴欲竭，病重势急，仲景急下里实，泻阳明以救少阴，体现了急治其标、甚者独行的治疗原则。因肾病大多病程较长，同时部分肾病由其他疾病发展而来，因此在治疗过程中,当分清标本,权衡缓急,在出现疾病病势较重或某一症状较为严重时,需急治其标,解除病情恶化趋势,缓解患者痛苦,消除诱发疾病进一步恶化的可逆因素,待急症得以控制后,再扶助正气,缓图其本。

如痛风性肾病,其急性期病位在肢体关节经络,属实,为病之标。而其恢复期则为病之本,属虚,病位多在脾肾两脏。此时针对痛风性肾病急性发作的关节红肿、疼痛等"标证",可选用白虎加桂枝汤这一出自《金匮要略》治热痹的经典方剂,解除病情恶化趋势,消除诱发疾病进一步恶化的可逆因素,以防病情渐进。在急治其标的治疗原则指导下灵活选方,可消除加重疾病、导致疾病继续发展的因素,防微杜渐,以防病情进一步发展,保护肾脏功能,缩短疾病疗程,改善预后。

2 改革创新,活用经方

经方的组成既有严格的原则性,又有极大的灵活性。仲景制方,在"以法统方"的基础上,善于抓住疾病发展过程中的病因、病机、主症以及兼症、变症的不同,进行加减化裁,达到药随症变的目的。其加减变化中,蕴藏着高深的理论知识和宝贵的经验总结。因此需要在继承发扬仲景学说的基础上,拓宽思路,创新方法,使其更好地运用于临床。

2.1 谨守病机,圆机活法　肾病种类多,临床表现错综复杂,实属"玄冥幽微,变化难极"。面对临床变化多端的不同症状,如能抓住疾病背后的关键病机,灵活使用经方,便可达到良好的治疗效果。症状为表象,其背后的核心病机是方剂运用的选择关键,谨守病机,因机而治,方可效如桴鼓。正是由于病机在辨证论治中居于主导地位,故《素问·至真要大论》强调在辨证时要"审查病机",在施治时要"谨守病机"。所以只有谨守病机,切中肯綮,方能在秉承仲景思想的基础上触类旁通,经纬相贯,师法而不泥,不拘条文、证候而用经方,发挥经方优势,取其精华,融旧铸新,从而拓展经方适用范围,使其更好地用于治疗肾病。

如淋证多为湿热之邪注入下焦所致,由于湿热内蕴,熏蒸于肾,肾气失于气化，或三焦决渎无权，通调水道失职或外感湿邪，郁而化热，湿热之邪循经下注，蕴结于肾，移于膀胱，水与热结，形成湿热内盛，致使膀胱气机不畅。白头翁汤，据《伤寒论》条文分析，原用于治疗厥阴热利，其病机为热毒深陷厥阴血分，气血与热毒相搏，下迫大肠。湿热虽来自中焦，然其损伤下焦肠腑，故病位属下焦。故可移用白头翁汤清利下焦之湿热的特点，借以治疗淋证。故知临床辨证，如病机相伴，虽表象纷繁、症状众多而各有不同，均可推用通借，临床多见奇效。

2.2　知守善变，经时接轨　经方结构精妙，药专效宏，效如桴鼓；仲景之后出现的时方建立于经方之上，依据经方大法加减变化而来，药物繁多，功效脏腑化，顺应了自然气候的变化，扩大了中医的治疗范围。将经方与时方合而用之，取两者之长，优化组合，以取得更佳的疗效。如何更好地将经方和时方结合起来运用于临床，经方大师刘渡舟先生曾提出"古今接轨论"，很好地解决了这个问题。刘老指出在深究方规的基础上，从临床出发，把时方与经方进行巧妙的结合，用"古方"以补"时方"之纤弱，用"时方"以补"古方"之不全。针对不同疾病的不同阶段，灵活运用经方和时方，可应对千变万化的临床治疗需要，更能适应病因繁多的杂病治疗，从而扩大了经方的使用范围，同时适应了现代的疾病谱。这种经方与时方相结合的运用方法，不但体现了经方的原则性与灵活性，也使经方不必加减而不破坏其制方的原则性。合用不同的时方治疗不同的疾病又适应了疾病的变化要求，加减出一系列方剂，为临床应用提供了新的思路。所以在肾病治疗领域将经方与时方相结合，能更好地发挥经方疗效快、效果显著的优势，更有效地治疗疾病。

如慢性肾脏病所致水肿日久，病机常为脾肾气虚、水湿浸渍，治宜益气补肾，运脾行水。可选用经方五苓散利水渗湿，温阳化气，以消水肿。此时可合用后世时方决水汤活血利水，或加五皮饮行气化湿以增强利水消肿之功。此处，经方与时方合用，增强了活血利水之功，辅以补益脾气，以达到标本兼顾、肺脾肾同调、气血水同治的目的，较单纯使用五苓散可更好地提高临床治疗水肿的效果。

2.3　改革剂型，提高疗效　经方中的剂型非常丰富，有汤、丸、散、酒、煎、膏、熏、洗等多种形式，后世医家对其剂型不断丰富和发展，并以现代制剂学方法为手段，遵循"继承不泥古，创新不离宗"的基本原则，在继承仲景思想的前提下，改革中医药传统剂型，并发展出片剂、冲剂、软膏剂、糖浆剂等多种新剂型，帮助方剂中各组分的有效成分更好地被人体吸收利用，更符合临床和市场的需要，从而丰富和发展了经方的使用。将临床疗效显著的经方与现代制剂学的新技术、新工艺、新材料等跨学科地结合起来，对继承和发扬仲景学术思想、中医药现代化、中医药走向世界均具有重大的现实意义。

就传统常用剂型而言，汤剂更适于中医辨证论治和随症加减，有溶媒来源广、无刺激性等特点，且口服给药，患者有效服药量大，副作用少，吸收多，药效迅速。此外，汤剂主要为复方，药物之间可相互作用，还可增强疗效。但汤剂也有不足之处，如煎煮烦琐，个体煎药操作不规范，疗效不稳定，口感差，服用、携带不方便，易变质，不易储藏等。因此，改革传统中药汤剂使之适应现代人的要求，也是中医药现代化以及国际化的迫切需要。剂型的改进和疗效的提高，无疑体现了一定历史时期医药发展的总体水平。随着现代科技的深入发展，各门学科相互渗透，相互促进，运用现代科学的理论和技术，对经方乃至整个中药成方逐步改进剂型，不仅能方便患者，节约药材，便于储存和运输，而且能提高疗效，扩大适应证范围。如市售中成药桂附地黄丸源于《金匮要略》中的肾气丸，可温补肾阳，用于慢性肾脏病见腰膝酸冷、夜尿频多等症。可见，将经方汤剂用现代化手段改为现代化剂型运用于肾病治疗是完全可能的。改进剂型具有疗效好、服用方便、便于携带和易储藏等优点，更易为人们所接受，从而进一步发挥经方的临床疗效进而使其得到更好的继承和发展。但需要注意的是，改进剂型应以提高疗效为标准，并且应符合临床使用的需要。因此，既要保持经方特有的疗效，又能满足临床治疗的实际需要，是经方研究所面临的新课题。

如六味维肾膏由炙甘草、生地黄、生白芍、麦冬、阿胶、火麻仁等药物组成，加入蜂蜜浓缩成膏。此处巧借《伤寒论》中炙甘草汤养阴液、益脾气之意，删去辛甘温之人参、桂枝、大枣、生姜、清酒，加入养血滋阴之芍药，以蜂蜜调和，甘润存津，养血滋阴，补下焦之阴，形不足者温之以气，精不足者补之以味。膏方是一种兼具滋补、防病及治病等综合作用的中药内服制剂。正如近代著名医家秦伯未先生在《膏方大全》中指出，"膏方并非单纯之补剂，乃包含救偏却病之义"。对于慢性病患者，通过膏方的调理，可补其不足，泻其有余，救偏却病，恢复机体的阴阳平衡，提高机体的免疫功能，最终达到减轻疾病症状、减少疾病复发次数、提高患者生活质量的功效。

3 小结

经方历经千年而不衰，为"医方之祖"和后世方剂发展的典范，临床如能活用经方治疗肾病，并密切结合现代医学研究方法，扩大经方治疗肾病的范围，则不仅能够光大仲景学说，发挥中医药治疗肾病的优势，而且可以有效地提高临床疗效，更好更快地减轻患者病痛，缩短疾病疗程，改善预后。

《伤寒论》辨治肾性水肿初探

《伤寒论》是中医学临床的奠基之作,它首推创立了六经辨证论治,指导了两千多年中医学的发展。书中留下的大量疗效卓著之经方,对现代临床极具指导意义。肾病是临床的常见病、多发病,多为疑难杂症,其中肾性水肿尤其缺乏疗效肯定的治疗方法。早在两千多年前《伤寒论》中就系统论述了水肿病的治疗,现采用《伤寒论》六经辨证法,将仲景治疗肾性水肿的有效方药归纳探析如下。

1 太阳水肿

1.1 太阳伤寒表证——宣肺发汗消肿法 《伤寒论》中麻黄汤、桂枝汤主要用于治疗太阳风寒表证,两方均有辛温发汗解表的功效。若肾病初起,有眼睑水肿、恶寒或恶风、发热、身痛、咽痛等,脉浮或浮数,可根据辨证不同,予麻黄汤、桂枝汤来宣肺发汗利水。同时临床上可借两方的发汗散水之性,将其加减化裁组成中药药浴方,用于治疗肾性水肿。因人体皮肤是天然的半透膜,成人皮肤体表面积相当于肾小球滤过总面积,具有很强的分泌排泄和吸收作用,因此可通过麻黄汤、桂枝汤药浴熏蒸发汗来消肿。

1.2 太阳伤寒兼内饮——辛温通阳、利水消肿法 原文第40条云:"伤寒表不解,心下有水气,干呕发热而咳。或渴,或利,或噎,或小便不利,少腹满,或喘者,小青龙汤主之。"外感风寒,内有水饮。水饮内停,阻碍气机,三焦气化不利,则小便不利,亦可见水肿。症见小便不利,水肿,咳嗽,痰多清稀或呈泡沫状,兼有恶寒、无汗、身痛、舌苔白滑、脉浮紧等。临床可予《伤寒论》之小青龙汤辛温解表,温化水饮。临床如一些慢性肾炎伴有慢性支气管炎、哮喘者,因外感寒邪诱发明显的水肿,可用此方外散寒邪,内化水饮。

1.3 太阳蓄水证——通阳利水法 原文第71条云:"太阳病,发汗后,大汗出……若脉浮,小便不利,微热消渴者,五苓散主之。"太阳表证经发汗,仍有部分羁留于表，同时表邪入腑，致膀胱气化失职，水道失调，内停外溢，小便不利，发为水肿。临床中见全身水肿，下肢为甚，按之如泥，小便短少，胸闷、纳呆，身体困重，苔白或厚腻或舌胖边有齿痕，脉沉缓者，治疗可予《伤寒论》之五苓散化裁，以达解表通阳、化气行水之功，使多余的水液从小便排出。一般适用于肾病综合征、慢性肾小球肾炎属水湿浸渍型患者。

1.4　太阳蓄血证——活血化瘀利水法　原文第106条云："太阳病不解，热结膀胱，其人如狂……宜桃核承气汤。"太阳蓄血证是太阳表邪不解，邪气化热，循经深入下焦，与瘀血互结于膀胱。症见尿少水肿，少腹急结，或狂躁。舌质暗红，或有瘀斑瘀点，脉弦细或沉涩。临床上可选用《伤寒论》之桃核承气汤合五苓散加减以活血化瘀、通下利水。本方适用于急慢性肾小球肾炎、糖尿病肾病、慢性肾衰竭等各种肾性水肿兼瘀血者。

2　太阳、阳明水肿——解表清里、利湿消肿法

原文第262条云："伤寒瘀热在里，身必黄，麻黄连翘赤小豆汤主之。"太阳表邪未解，遇素有湿邪，热入里与湿合，湿热熏蒸，身发黄。湿热邪气阻碍水道通调，则见小便不利、水肿等。其症见身发黄，小便不利，肌肤水肿，烦躁口渴，舌红苔黄等。临床上可选用《伤寒论》之麻黄连翘赤小豆汤加减以宣肺解表，利湿消肿。一般适用于急性肾炎初期、慢性肾小球肾炎急性发作属风热水肿者。

3　阳明津伤水热互结水肿——养阴清热利水法

原文第223条云："若脉浮发热，渴欲饮水，小便不利者，猪苓汤主之。"本证乃是阳明病误下津伤，热与水结于下焦。原文第319条云："少阴病，下利六七日，咳而呕渴，心烦不得眠者，猪苓汤主之。"本证乃因少阴病邪从热化，既耗伤津液，又影响水道通利。两者病机主证一致，故治法相同。症见水肿，小便短赤，口燥咽干，舌质红、少苔，脉细数。临床可选《伤寒论》之猪苓汤，利水而不伤阴，滋阴而不敛邪，使邪热清，水气去，阴液复，诸症自除。如一些长期服用激素、细胞毒类药物的肾病患者水肿未消，或糖尿病肾病伴水肿患者，可运用之。

4　少阳水肿

4.1　少阳证——条畅气机利水法　原文第96条云："伤寒五六日，中风，

往来寒热,胸胁苦满……或心下悸,小便不利……小柴胡汤主之。"三焦主持诸气,总司人体气化,疏通水道,运化水液。若少阳三焦枢机不利,可致水饮内停,发为水肿。临床表现为往来寒热、胸胁苦满、心烦喜呕、小便不利,或身肿等,脉弦细。临床可选用《伤寒论》之小柴胡汤化裁,如仲景所谓"若心下悸,小便不利者,去黄芩,加茯苓四两"以条畅气机、利水消肿。

4.2 少阳兼水饮内结证——和解少阳、温化水饮法 原文第 147 条云:"伤寒五六日,已发汗而复下之,胸胁满微结,小便不利……柴胡桂枝干姜汤主之。"伤寒表邪内传入少阳,与内停水饮相结,则决渎不通,水道不畅。临床表现为小便不利,胸胁满微结,渴而不呕,但头汗出,往来寒热,心烦,或身肿,舌淡苔薄,脉弦数。治疗上予《伤寒论》之柴胡桂枝干姜汤化裁,以和解少阳、温化水饮。

5 太阴阳虚水肿——温阳健脾、利水消肿法

原文第 67 条云:"伤寒若吐若下后,心下逆满,气上冲胸……茯苓桂枝白术甘草汤主之。"伤寒误用吐下,损伤脾胃阳气,或脾阳本虚,运化无权,则出现水饮内生,小便不利,发为肿满等症。症见身肿,腰部以下为甚,按之凹陷,心下逆满,纳差,便溏,小便短少,苔白腻或白滑,脉沉。临床可用茯苓桂枝白术甘草汤加减,以健脾温阳、利水消肿。此法可用于治疗慢性肾小球肾炎、肾衰竭、肾病综合征等属于脾阳虚弱、气化不利所致的水肿者。

6 太阳、太阴水饮内停证——调和营卫、健脾利水法

原文第 28 条云:"服桂枝汤,或下之,仍头项强痛……心下满微痛,小便不利者,桂枝去桂加茯苓白术汤主之。"伤寒表证未解,兼脾虚运化失职,水饮停聚,水道不通,小便不利。亦可是脾虚之人,运化失职,又感受外邪,内外相引。症见小便不利,心下满微痛,发热,无汗,头项强痛等。当以《伤寒论》之桂枝去桂加茯苓白术汤加减,以调营卫、健脾利水消肿。

7 少阴水肿

7.1 心阳不足、水饮内停证——温通心阳、化气行水法 原文第 65 条云:

"发汗后,其人脐下悸者,欲作奔豚,茯苓桂枝甘草大枣汤主之。"发汗太过,损伤心阳,心火无以温肾,寒水停于下焦,并欲乘心阳之虚而上逆。临床表现为小便不利,身肿,心悸,胸闷,舌苔白,脉沉弦等。当以《伤寒论》之茯苓桂枝甘草大枣汤温通心阳,化气行水。心阳复,水饮去,水肿消。若肾病兼见心阳不足者,可运用之。

7.2 肾阳亏虚、水气泛滥证——温肾助阳、利水消肿法 原文第 316 条云:"少阴病……腹痛,小便不利,四肢沉重疼痛,自下利者,此为有水气,其人或咳,或小便利或下利,或呕者,真武汤主之。"误发虚人之汗,或发汗太过,内伤少阴阳气,肾阳虚不能化气行水,则小便不利,四肢沉重水肿。症见面浮身肿,腰部以下为甚,按之凹陷不起,腰酸冷痛,甚者腹大胀满,喘促难卧,舌质淡胖,苔白,脉沉细或无力。治以《伤寒论》之真武汤加减,温肾阳、利水消肿。临床中肾病若属肾阳不足水肿者,均可以本方温阳逐水。

8 太阳、少阴水饮内停证——攻逐水饮法

原文第 152 条云:"太阳中风,下利呕逆,表解者乃可攻之。其人漐漐汗出,……心下痞硬满,引胁下痛……十枣汤主之。"水饮之邪,停积胸胁,以致胸阳不振,气机壅滞,不通则痛,发为悬饮证。症见胸胁满痛,气短,眼睑或双下肢水肿,小便短少,或兼头痛、汗出,苔白腻,脉弦滑。临床中辨证属于邪实水盛的肾病综合征、急慢性肾小球肾炎、肾衰竭、尿毒症等患者,正气不虚,而水肿顽固难消,可用本方峻下逐水,往往可收获奇效。但使用该法时宜抓住时机,应中病即止,以免过用伤正。水肿消退后,宜调补脾胃善其后。

9 厥阴湿热壅滞,下焦气化失常证——软坚散结、清热逐水法

原文第 395 条云:"大病瘥后,从腰以下有水气者,牡蛎泽泻散主之。"此多为大病后湿热伤阴所致,湿热蕴结下焦,下焦气化失常,水饮停聚,外溢肌肤,而成水肿。症见腰部以下水肿,附膝胫皆肿,或伴大腹肿满,小便不利,手足烦热,舌质红、苔白腻或黄腻,脉沉实。临床上可选用《伤寒论》之牡蛎泽泻散软坚散结、清热逐水。如对一些尿毒症患者,常以生牡蛎、泽泻软坚利水、泄浊消肿。

10 小结

《伤寒论》是一部伟大的著作,它不仅有坚实的理论基础,而且有完备的理法方药,一直为临床所运用,其中对水肿的论述颇为详细。肾性水肿是临床较为棘手的病证。本文粗浅地探讨归纳了《伤寒论》中治疗肾性水肿的经方用药,希冀能开拓视野,抛砖引玉,为治疗肾病寻找更深刻的理论渊源,以便能更好地指导现在中医肾病的诊疗。

难治性肾病综合征——阴阳平衡，以平为期

难治性肾病综合征是指泼尼松治疗无效，或者治疗后症状缓解，经常复发，频率为半年内复发超过 2 次或 1 年内复发超过 3 次的原发性肾病综合征。虽然本病病机复杂多变，但终为本虚标实两端，本虚为肺、脾、肝、肾亏虚，标实为外感、湿热、瘀血，其中脾肾亏虚为关键。

1 病因

1.1 脾肾亏虚　难治性肾病综合征患者均存在不同程度的脾肾亏虚表现。脾为后天之本，主运化、统血，脾虚则生化不足，水湿不能运化，而出现水肿、营养不良、尿血等症状；肾为先天之本，主水、司开阖、藏精，肾虚不能化气行水，遂使膀胱气化失常，开阖不利，水液内停，形成水肿；肾失封藏，精气不固，蛋白精微漏泄于尿则形成蛋白尿。因此，脾肾亏虚是难治性肾病综合征产生水肿、大量蛋白尿、低蛋白血症、高脂血症等之根。本病往往虚实并见。一方面可因实致虚，损脾肾；另一方面因虚致实，实邪内停，从而使脾肾亏虚的病理迁延，治疗难复。病至后期，因肾阳久衰，肾阴亏虚；肾阴久亏，水不涵木，可出现肝肾阴虚；脾虚日久，土不生金，可致肺气亏虚，肺气亏虚与肾气亏虚并见，则为肺肾气虚。

1.2 风邪侵袭　由于脾肾亏虚，卫外不固，故病程中常易受到风邪侵袭，而出现感冒、咽炎、扁桃体炎、鼻炎、皮肤感染、肺部感染或尿路感染等多种合并症。风邪袭表，或从口鼻而入，或从皮毛而入，内合于肺，使肺失宣降，水道不通。风寒或风热毒邪入侵而产生的上述合并症，可进一步导致肺、脾、肾功能的失调，从而使病情加重或复发，临床常见水肿复发或加重，尿蛋白增多。故风邪侵袭是诱使本病反复发作和病情加重的重要因素。

1.3 劳倦体虚　劳倦太过，生育不节，房劳过度，致脾气亏虚，肾精亏耗，肾气内戕，进一步损伤脾肾。因此，劳倦体虚也是诱使本病反复发作或加重的

重要因素。

1.4　湿热内盛　湿热内盛的成因是多方面的,主要有以下几点。①与体内固邪的性质有关,如素体阴虚,阴虚内热,与湿相合,即成湿热之证。②难治性肾病综合征病程较长,湿郁日久,湿从热化,湿热内结。③长期使用激素、雷公藤制剂、抗生素等药源因素,均有助湿化热之弊。④阳气虚证患者过服温补之剂,使邪火妄动,与湿邪相结。⑤病变过程中,热毒侵袭,与湿邪相搏,而成湿热之候。⑥脏腑功能紊乱,体内毒素排出不畅,留滞于内,与湿相合,湿热蕴结下焦,气化不利,则使水湿更甚;湿热扰动,肾关不固,致大量蛋白质从尿中排出;热伤血络,易致尿血;热邪内郁,则肉腐成脓,从而导致尿中出现脓细胞等;湿热内盛,伤津耗气,使脾肾更虚。这些影响和变化均可导致本病加重,病变迁延。

1.5　瘀血内阻　血水同源,湿邪郁久,阻滞脉道,影响气机,则可发展为瘀血。《黄帝内经》曰"孙络水溢,则经有留血",阐明了水病及血的机制。究瘀血形成之因,有以下几点。①该病病程较久,多有正气亏虚之象,脾气不足则统摄无权,致血溢脉外,发为瘀血,阳虚则失于温化,血液凝固,阴虚则血稠,流动缓慢;气虚则推动无力,血行不畅,停而为瘀等,即正虚生瘀。②该病系水湿为患,湿邪久蕴,下焦不通,气化不畅,闭滞脉络,积而成瘀。③该病郁久化热,热毒内结,损伤阴络,血溢于外而成瘀血。④外邪侵袭,与体内固邪相合,引起机体升降失常,清浊相干,加重瘀血。瘀血对本病可产生各种不良影响,如瘀血内阻,气机不畅,使气血水液代谢更为失调,而瘀血内阻,与湿热相合,更能损害脏腑组织,影响精液输布,致使蛋白质下注尿道,而成为蛋白尿。

在难治性肾病综合征的发生和发展过程中,脾肾亏虚为本因,风邪劳倦为诱因,湿热瘀血为标因,其中湿热瘀血既是病理产物,同时又是导致病情加重、进展恶化的因素。难治性肾病综合征的治疗难在哪里?西医认为其难在激素治疗无效或经常复发,难治因素归结于病理类型。中医认为其难在病机复杂,一病多证,一证多变,难以把握。

2 治疗

难治性肾病综合征之治非一日之功，不可急功近利，当遵循《黄帝内经》"谨察阴阳所在而调之，以平为期"，又"皆随胜气，安其屈伏，无问其数，以平为期，此其道也"。以平为期是指根据正邪的盛衰，斟酌阴阳之虚实，用相应的方法调整人体功能，以达到平和、协调、稳定的状态，即《黄帝内经》所谓"阴平阳秘，精神乃治"，使人体的生理活动处于阴阳相对的平衡状态。中医认为疾病的产生是由外感六淫、内伤七情或其他致病因素导致人体气机紊乱、阴阳平衡失调造成的。以平为期的治疗理念重点在于调节人体阴阳，恢复人体正常功能，在于"治人"而不是"治病"。也就是说，难治性肾病综合征的治疗重点在于患者本人，而不在于蛋白尿。当患者脾肾得补，湿热得清，瘀血得除，风邪得解，标与本、虚与实日渐中和，蛋白尿当自消。

根据难治性肾病综合征的病机特点，结合多年临床实践，总结出难治性肾病综合征的治疗九法。

2.1 宣肺解表法 若感外邪，肺气不宣，水气不行，肿势骤增，而且周身尽肿、尿少，或咽喉肿痛，或恶寒发热，或咳嗽气喘，苔薄黄或薄白，脉滑或滑数，方用加味越婢加术汤，加泽泻、茯苓、车前子、赤小豆利水，加山豆根、白花蛇舌草、板蓝根、桔梗、连翘以利咽散结。

2.2 清热利湿法 水湿不去，郁而化热，遍体水肿，皮肤光亮而薄，胸脘痞闷，烦热口渴，渴不欲饮或喜热饮，大便干结或不畅，苔黄腻，脉沉数或濡数，可用疏凿饮子加减；大便不通时可用己椒苈黄汤；湿热化燥伤阴，宜用猪苓汤滋阴利水，利水不伤阴，滋阴不碍邪。

2.3 清热解毒法 大量应用激素后，免疫系统常受抑制，常见咽喉红肿疼痛、肺部感染、痤疮、丹毒等热毒蕴结之象，治宜清热解毒，利咽散结。方用玄麦甘桔汤合五味消毒饮加减，痤疮可加赤芍、牡丹皮、重楼、地肤子、白鲜皮等凉血和清皮肤、利膀胱之品，忌用大苦大寒之药，以防热毒未清，阴液先伤。

2.4 益气固表法 "邪之所凑，其气必虚"，难治性肾病综合征患者多见正气亏虚,卫外不固,故易患感冒,导致病情迁延不愈或越来越重,用玉屏风散,重用黄芪,固护肌表,抵抗外邪入侵,提高免疫功能。

2.5　滋阴清热法　长期利尿,或大量激素进入体内,可见兴奋、面色红赤、心慌、失眠、潮热汗出、口干不欲饮、大便干结、舌质红、苔薄黄、脉细数等阴虚阳亢症状,常用知柏地黄汤加减,重用生地黄。

2.6　温补脾肾法　撤减激素后,常见脾肾阳虚之证,症见疲倦乏力,形寒肢冷,高度水肿,按之如面团,腹胀纳呆,舌质淡胖,苔薄白,脉沉细,"三高一低"症状明显。肾气不足,命门火衰,火不生土,反被水侮,脾阳虚为主者,宜用实脾饮;肾阳虚为主者,当用济生肾气汤加减。尿少加猪苓、泽泻、桂枝化气行水。若水气凌心犯肺,宜用葶苈大枣泻肺汤泻肺行水。

2.7　填督补精法　久治不愈,下元亏虚,水肿退而不尽,按之如泥,腰痛、活动时加重,乏力,遗精早泄,"三高一低"症状明显,当以六味地黄汤补肾阴,用补骨脂、菟丝子、巴戟天、淫羊藿以温肾阳,鹿胶、龟胶、阿胶等血肉之品以充精,使肾气充沛,正气来复,精微得固,水湿得除。

2.8　调理脾胃法　低蛋白血症的恢复有赖于胃肠道的正常消化和吸收。脾强胃健,运化转输功能正常,食欲增加,二便正常,水液自消,不但能促进蛋白质的吸收,而且可减少蛋白质的丢失。常用五苓散、参苓白术散加减,气虚者加黄芪,尿少者加车前子,有热者加黄连。

2.9　活血化瘀法　难治性肾病综合征患者大多血液黏稠度升高。祖国医学早就注意到水气病与瘀血的关系,《医碥·肿胀》云:"气、水、血三者,病常相因,有先病气滞而后血结者……有先病水肿而血随败者,有先病血结而水随蓄者。"所以患者临床表现为水肿导致瘀血,瘀血加重水肿。临床常出现面浮腑肿,难以消退,尿少,大便不畅,面红赤或紫暗,脉沉或涩或细,舌质紫暗,或有瘀斑瘀点,舌系带青紫等。利水必行气,气行水则退,方用益肾汤加减。瘀血明显、水肿顽固者,加木瓜、泽兰、水蛭,加强活血行水之力。

难治性肾病综合征属"水肿"范畴,初起多属表证、实证,日久多属里证、虚证。病证初起,症见恶寒发热,肿势骤增,而且周身尽肿,治宜宣肺解表;水邪不去，郁而化热，或化热生毒，治须清热利湿或清热解毒。病邪迁延，日久损伤正气，或肺虚卫外不固，或阴虚内热，脾肾阳虚，阴阳俱虚，或脾虚胃弱，治宜益气固表，或滋阴清热，温补脾肾，填督充精，或调理脾胃。如因常法治疗不应，或出现瘀血征象，又当活血化瘀。以上九法，或单用，或合用，或先治表后治里，或先补虚后治实，总当辨证施治，灵活运用。

参 考 文 献

巴元明，王小琴.邵朝弟教授九法治疗难治性肾病综合征经验介绍[J].中国医刊，1999，34(10):42.

慢性肾衰竭——顾护胃气,通腑泄浊

慢性肾衰竭主要是肾病及脾,或脾肾同病,其本在肾,但与脾胃关系密切。慢性肾衰竭患者肾气衰败,命门火衰,脾阳不能得到温煦,复加湿浊瘀毒停聚中焦,壅滞三焦,脾胃之气损伤更甚,脾运胃纳功能失司,升清降浊失常,水液及精微不能转输,谷不生精,气血生化乏源而致气血阴阳俱虚,诸脏失养,变证丛生。此时,欲补肾虚,但益气之品容易壅塞气机,养阴之药则滋腻碍胃,且患者多虚不受补,故临证时应先调理脾胃,补肾之中加用健脾益气、调理脾胃之品。这样可使纳化常,出入调,清气升,浊者降,湿浊得以运化,生化有源,精微化而气血生,阴精内藏,有助于肾之气化。

《素问·六微旨大论》说:"帝曰:不生化乎? 岐伯曰:出入废则神机化灭,升降息则气立孤危。故非出入,则无以生长壮老已;非升降,则无以生长化收藏。是以升降出入,无器不有。"既然升降出入,无器不有,则肾病也不例外。慢性肾衰竭点的治则为补虚泻实,然而补则有闭门留寇之嫌,泻则有损伤正气之虞,因此,在攻补兼施的同时,巴元明教授强调调理脾胃,注重益气健脾,顾护胃气,升清降浊,疏畅气机。升降之枢得复,气机条畅,脾主升,胃主降,一升一降保持机体出入动态平衡,从而改善临床症状,提高机体消化吸收功能,促进有毒物质的排出。

1 益气健脾以扶正固本

肾病患者病程缠绵,久病多虚,及至慢性肾衰竭时其虚损程度更重,治当扶正以固本。慢性肾衰竭病位在肾,以肾虚为主,治疗应重视补肾。但当浊阴上泛,脾胃失和,症见恶心呕吐、腹胀纳呆、饮食难进时,补肾药难入胃。另外,补肾之品需经脾胃吸收转化,方为人体所用,而补肾之剂多滋腻,久用则呆胃滞脾,不见其补肾之功,反而他患丛生。应先调脾胃,助其纳运,使气血转旺,饮食渐增,肾气渐盛。至慢性肾衰竭后期,正气虚衰,实邪壅滞,日趋严重,治疗补泻两难。《景岳全书·关格》云："病若此者，阳自阳而阳中无阴，阴自阴而阴中无阳，上下否隔，两顾弗能，补之不可，泻之又不可。"扶正则碍邪，祛邪则伤正。尤在泾云："欲求阴阳之和者，必先求于中气。"当调脾胃化精微，和中焦生气血，使气血两旺，营卫和调，阳气生长，阴精内藏。脾气健则运化条畅，气血复则升降有权，肾气盛则开阖有度，正气恢复，祛邪能力增强，阴阳和合，生命方能延续。反之，脾胃衰败，水谷不进，百药难施，病情急转直下。

2 调理脾胃以升清降浊

"清阳出上窍，浊阴出下窍。"清阳上升，浊阴下降，此其常态。然慢性肾衰竭因溺毒潴留，脾胃被伤，枢机滞塞，清阳不升，浊阴不降，清浊相干，轻则呕、泻、痞、胀，重则肿满、关格。内壅浊邪出路在腑，清浊升降之斡旋在脾胃。脾主升清，胃主降浊，二者升降相因，相辅相成，斡旋周身气机，乃升降之枢纽。治疗慢性肾衰竭，调理脾胃、运转气机、升清降浊是祛除水湿、泌别清浊、排泄垢浊的重要方法。浊阴的排出要靠正常的气化功能，并不是单纯通腑泄浊所能解决的，仍须从脾肾调治，寓祛邪于扶正之中。健脾即所以升清，和胃即所以降浊，胃纳脾健，可使水谷化为精微以补肾而肾气渐复，湿浊去而氮质下降，还可以增进食欲，改善营养，提高抗病能力。

慢性肾衰竭患者脾胃功能失调常贯穿始终，是多系统的表现、多因素的结果。调理脾胃是治疗慢性肾衰竭的重要一环，对于缓解消化道症状、改善胃肠功能障碍、减轻氮质血症、保护肾功能、改善营养与贫血、提高患者的生活质量、延缓慢性肾衰竭的进展具有重要意义。因此，调理脾胃、顾护胃气是慢性肾衰竭的重要治疗原则。

慢性肾衰竭是各种肾病迁延日久，使脏腑功能虚损、浊邪内蕴体内变生他邪，进一步耗损正气所致。其病机错综复杂，但总属虚实夹杂、本虚标实。该病多为脾肾衰败、湿浊癖毒羁留，但如邪毒不清，长期侵蚀人体正气而致脾肾气血亏虚。脾虚而不能升清降浊、化生气血，肾虚而不能气化固摄，故精微不断流失而使正气愈虚、水湿浊毒羁留，进一步损伤正气，而形成恶性循环。因而治在扶助正气、在健脾补肾的基础上祛邪。祛邪即是令邪有出路。慢性肾衰竭患者脾肾虚损，膀胱气化不利，浊邪不能经下焦水道而出，只能另辟蹊径。"大肠为传导之官"，因而通腑泄浊可因势利导，令邪有所出。如《寿世保元》云："溺溲不通，非细故也，期朝不通，便令人呕，名曰关格。"《证治汇补》中云："关格者……既关且格，必小便不通，旦夕之间，陡增呕恶，此因浊邪壅塞三焦，正气不得升降，所以关应下而小便闭，格应上而生呕吐，阴阳闭绝，一日即死，最为危候。"《类证治裁》云："下不得出为关，二便俱闭也。上不得入为格，水浆吐逆也。下关上格，中焦气不升降，乃阴阳离绝之危候。"《诸病源候论》指出："关格者，大小便不通也。大便不通谓之内关，小便不通谓之外格，二便俱不通，为关格也。由阴阳气不和，荣卫不通故也。"因此，针对慢性肾衰竭标实的特点，通腑泄浊是治疗慢性肾衰竭的关键，使毒素从肠道排泄。

慢性肾衰竭患者通过肾脏排泄的尿素氮和肌酐明显减少，大量蛋白质代谢产物在结肠中积聚，同时由于结肠中细菌大量繁殖，大量毒素产生。研究表明，肠黏膜可清除尿素氮、肌酐及一些氮代谢产物，在尿毒症状态下，肠道清除率明显增高，远远超过正常人尿液中的清除量，并能清除中分子物质。因此，采用通腑泄浊法通过肠道泄浊排毒是延缓慢性肾衰竭进展的有效措施。

巴元明教授常用温胆汤化裁加制大黄为基本方，尤其善用大黄。《神农本草经》谓大黄"味苦寒。主下瘀血，血闭，寒热，破癥瘕积聚，留饮宿食，荡涤肠胃，推陈致新，通利水谷，调中化食，安和五脏"。大黄善走力猛，直走肠胃，善泻除有形积热，同时入肝、心、心包经，泻血分之伏火、瘀滞，有祛瘀通经、凉血止血之功。近几十年的大量研究证明了大黄具有延缓肾间质纤维化以及抑制肾小管细胞和肾小球系膜细胞增殖的作用，并且可加速水毒及蛋白质代谢产物从肠道的排泄，同时可使肝肾组织中尿素的合成受到抑制而使尿素氮水平降低，亦可使肠道吸收合成尿素的原材料之一氨基酸减少，还可使尿蛋白减少。所以临床上无论中医还是西医治疗，都对大黄的应用给予极高的重视。巴元明教授临证，紧抓脾肾亏虚之本及浊毒瘀血蕴结之标的病机，以及浊毒瘀血弥漫三焦这一关键，以利湿泄浊、解毒化瘀、滋肾健脾、益气补血为法则，在辨证论治的基础上,灵活运用大黄改善患者的疾病状况,降低血液中肌酐、尿素氮水平,提高患者的生活质量。

大黄常规炮制品包括生大黄、熟大黄、酒大黄、大黄炭四种,根据临床需要使用不同的大黄炮制品。生大黄泻下力强,长于泄浊通便;熟大黄泻下力缓,长于祛湿活血;酒大黄专于活血祛瘀;大黄炭长于凉血止血。通腑泄浊是治疗慢性肾衰竭的关键,需在扶助正气、健脾补肾的基础上祛湿泄浊通腑。大黄为大苦大寒、性禀直遂、长于下通之品,需从小剂量开始,避免因泻下无度而使脾胃受损。在通腑方面,巴元明教授特别强调辨证论治,对于属于湿热蕴结者,用熟大黄;对于气血亏虚者,用当归、何首乌、黄芪等,加用酒大黄,达到气足血润、大便自通的效果;对于呕吐,甚至大便带血者,多给连苏饮配合大黄炭,清热止呕,凉血止血。巴元明教授宗《黄帝内经》中"不治已病治未病"的观点,在慢性肾衰竭患者初期症状不明显时,在健脾补肾、益气补血的基础上,酌情选用熟大黄,或小剂量生大黄泄浊解毒、活血化瘀。这样开通三焦,使湿去浊孤,免生瘀毒。慢性肾衰竭晚期患者浊毒瘀血明显,病情深重,此期重在活血化瘀,常用酒大黄,兼顾患者身体衰败之势。

巴元明教授注重大黄的煎煮时间。传统认为大黄需要后下,因其煎煮时间的长短而产生的功效不同。但巴元明教授在临床上对于热毒甚、阳明腑结的慢性肾衰竭患者,才将生大黄后下,但嘱咐不宜煎煮过久,以 10 min 左右为宜,取大黄泻火排毒的功效。而对于腑结不甚的慢性肾衰竭患者,每用熟大黄,或者酒大黄,与其他药同煎煮,取大黄活血化瘀兼顾通腑的作用。

根据临床需要使用大黄的不同剂量及不同给药方式,大黄一般从小剂量用起,以每日排 1~2 次稀软便为度,做到"泻而不利,稀而不溏"。初期多用熟大黄,用后大便若仍然干燥难解,可适量使用生大黄,或增大大黄用量。常用剂量为生大黄 5 g,熟大黄 10 g,酒大黄 15 g,大黄炭 15 g。治疗慢性肾衰竭时通腑至关重要,但不要以为"大黄是治疗尿毒症的专药",不能一味用大黄攻下通腑,应结合患者实际情况辨证施治,有其证用其方,治病求本,才能达到理想的治疗效果。对于病情危重、大便干结的患者,常结合中药保留灌肠治疗,常用灌肠方为生大黄 6 g、牡蛎 30 g、当归 15 g,水煎至 200 mL 左右,保留灌肠,大便顺畅后改为酒大黄 10 g 灌肠,临床疗效明显。

参 考 文 献

巴元明,胡刚明.邵朝弟教授运用大黄治疗慢性肾衰竭的临床思辨经验[J].时珍国医国药,2018,29(11):2763-2764.

顽固性水肿——气血水同治，标与本兼顾

气是人体内活力很强、运动不息的极细微物质，是构成人体和维持人体生命活动的基本物质之一。气运行不息，推动和调控人的新陈代谢，维系人体的生命进程。气的运动形式是升降出入，气在体内的升降出入有序运行，以维持人体的正常生理功能。气化是机体各种生理功能活动的具体表现形式，机体的脏腑组织及气血等精微物质的生理功能活动均以气机和气化为基础。当各种致病因素作用于人体后，均可影响人体的气机和气化，导致全身或局部的气机失调或气化失常，产生各种病变。人体之气，由精化生，并与肺吸入的自然界清气相融合而成。血是循行于脉中而富有营养的红色液态物质，是构成人体和维持人体生命活动的基本物质之一。血循脉而流于全身，发挥营养和滋润作用，为脏腑、经络、形体、官窍的生理功能活动提供营养物质，是人体生命活动的根本保证。水谷精微和肾精是血液化生的基础。它们在脾胃、心、肺、肾等脏腑的共同作用下，经过一系列气化过程而得以化生为血液。津液是机体一切正常水液的总称，包括各脏腑、形体、官窍的内在液体及其正常的分泌物。津液所包括的内容非常广泛，机体内除了藏于脏腑中的精和运行于脉管内的血之外，其他所有正常的液体都属于津液。因此，津液既是构成人体的基本物质，也是维持人体生命活动的基本物质。水，从广义上讲泛指人体内一切津液。

气血水在生理上同源，在病理上相互为患。水，泛指人体内一切津液，而血与津液都来源于水谷精微。《素问·经脉别论》曰："饮入于胃，游溢精气，上输于脾；脾气散精，上归于肺，通调水道，下输膀胱。水精四布，五经并行，合于四时五脏阴阳，揆度以为常也。"血来源于水谷，在其生成过程中，津液同步产生，且能互生。又如《灵枢·邪客》所云："营气者，泌其津液，注之于脉，化以为血。"这说明人体的水液在中焦受气取汁的同时，通过饮入于胃，游溢精气，上输至脾，脾气散精，上至于肺，最后经肺的通调达灌全身。其中散存于脉外、间隙的是水液，而那些与营气相融、注入脉内的则化为血液，所以说在气化作用下，血

与水出入脉道内外,且能互生互化,维持着动态平衡。

气血水既是维持人体脏腑功能活动的物质基础,又是机体功能失常的致病因素和病理产物。气滞则水液无以输布,停聚为患;水聚亦可致气失条畅,滞而为病。《诸病源候论》说:"三焦不泻,经脉闭塞,故水气溢于皮肤而令肿也。"陈修园也说:"气滞水亦滞。"气为血之帅,气滞则血无以推动,瘀而成疾,而瘀血阻络又可致气机涩滞。同时,血与水亦可相互为患。《素问·调经论》云:"孙络水溢,则经有留血。"张仲景《金匮要略·水气病脉证并治》中云:"血不利则为水。"肾为多气多血多水之脏,肾病本于气血水。肾者主水,调节人体水液代谢;主藏精,精可化血,充实血液;主纳气,条畅人体气机;肾气又为人一身之元气,为机体活动之本,主气化,通调人体水液。故肾脏病变可导致气血水运行、输布异常,而气血水运行、输布异常又可影响肾脏功能的正常发挥。气血水三者在病理上相互影响,互为因果:血行不畅则血虚、血瘀;水湿不化,则水停、湿溢,肾不主水则水邪泛滥;水湿内停又导致气机不利,则成气虚、气滞之证;故气滞可致水停,水停亦可加重气滞;气虚则血行无力而瘀血,瘀血亦可阻滞气机;血不利则化为水湿等。气血水三者常相兼为患,使病情迁延难愈。

难治性肾病综合征之初,因三焦气化功能失常,肾络痹阻、瘀血内生,加之湿邪内停,阻滞气机,使血行不畅,瘀血更甚。瘀血的形成主要有五个方面:①阴虚血稠而瘀;②湿热阻滞气机,血行不畅而成瘀;③长期利尿,血容量减少而成瘀;④气行则血行,气虚则无力推动血行,而成瘀;⑤阳虚失于温化,血液凝固而血瘀。《医碥·肿胀》云:"气、水、血三者,病常相因,有先病气滞而后血结者……有先病水肿而血随败者,有先病血结而水随蓄者。"气血水三者相合,以致虚虚实实,加重病情,并促进了病程的进展。"血不利则为水",血病及水,进一步加重病情,且可使水湿泛溢肌肤,水肿难消。又因本病迁延日久,"久病入络",必有瘀滞;久病多虚,正气不足,气无以帅血,也进一步加重瘀血。如《血证论》云:"水火气血,固是对子,然亦互相维系。故水病则累血。""病血者未尝不病水,病水者亦未尝不病血。"以上均说明瘀血是难治性肾病综合征病情变化中的必然产物,与水湿、湿热等邪胶结难解,又是致使本病加重、迁延的病理因素,瘀滞不祛，一则水肿、蛋白尿顽固难消，二则元气终不能复。

医圣张仲景的许多方中都体现了气血水的密切关系。桂枝去芍药加麻黄细辛附子汤温阳散寒，通利气机，治疗"气分，心下坚，大如盘，边如旋杯，水饮所作"之阳虚水停血瘀证，临床上用于治疗阳虚阴凝引起的肝硬化腹水、肺源性水肿、心力衰竭导致的水肿等；桂枝茯苓丸活血化瘀，消症散结，健脾祛湿，治疗癥病，现代用于治疗肝硬化腹水、子宫肌瘤；当归芍药散养血舒肝，健脾利湿，治疗脾虚湿停血虚而滞的水血共患之证，如慢性肝炎、肝硬化腹水；现代用桂枝茯苓丸合当归芍药散治疗子宫肌瘤、卵巢囊肿、输卵管积液、节育器周围瘀血水肿之月经不调及前列腺增生之小便淋漓不畅。临床上对于气血水相互影响之病，应注意气血水共治。《金匮要略·水气病脉证并治》中云："寸口脉沉而迟，沉则为水，迟则为寒，寒水相搏。趺阳脉伏，水谷不化，脾气衰则鹜溏，胃气衰则身肿。少阳脉卑，少阴脉细，男子则小便不利，妇人则经水不通；经为血，血不利则为水，名曰血分。"对此张仲景提出了"血不利则为水"这一著名论点。

对于顽固性水肿，在注重气血水同治的同时，亦兼固标与本。在立足脾肾亏虚在顽固性水肿发病中的关键作用的同时，也应重视外感、水湿、湿热、瘀血在本病病情演变中的作用。巴元明教授认为，难治性肾病综合征顽固性水肿患者免疫力不断下降，卫外不固，风、寒、湿、热之邪乘虚而入，而使病情迁延不愈，或越来越重，这也成为本病难治的一个关键因素。

考虑到本病病程较长，临床表现多虚实夹杂，力主辨证明确，分清虚实。正虚为主时，扶正为重，兼顾祛邪；邪实为主时，祛邪为重，兼以扶正，充分体现了"急则治其标，缓则治其本""标本兼治"的基本治疗思想，切不可舍末求本或舍本求末，以免犯虚虚实实、扶正留邪、祛邪伤正之误。

巴元明教授在治疗难治性肾病综合征顽固性水肿时强调理气行水、活血化瘀，他认为瘀血的治疗需以补虚与泻实相结合为原则。《景岳全书》云："凡治肿者，必先治水，治水者，必先治气。"众多健脾益气之品中，白术是脾家正药，健脾燥湿利水乃其专长，与脾喜燥恶湿之性相合；黄芪为补气之要药，补而不滞，兼能利水，补气之中又有外达之性。《本草求真》谓黄芪"为补气诸药之最"。张元素论黄芪"气薄味厚,可升可降,阴中阳也。入手足太阴气分,又入手少阳、足少阴、命门"。配合益肾固精、健脾助运的药物,能使肾气从下焦而达卫表,以起到补气、固表、摄精的作用。从药材质地分析,黄芪药用部位为干燥根茎,质地疏松,不若其他补益药物滋腻多汁。因此,结合历代诸家运用黄芪的经验来看,黄芪虽为补气升提、补气固表、补气摄精、补气托毒之品,但性通利、补而不壅腻是其特征。不同的案例,使用黄芪的剂量亦有区别,取黄芪利水之功时黄芪用量多为 15 g,用量为 30 g 时则意在补气。另外,水瘀痼结,深入血络类瘀血,非借虫类药不足以走窜入络,搜剔逐邪,对微循环的改善、水肿的消退大有裨益。此外,临证时应明辨症候的寒热,选择对应的活血化瘀药,有的放矢。气血水同治,标与本兼顾,使气旺,气旺则血行,血行则水行,理气而不碍邪,活血而不伤正,共奏补气活血、通络行水之功。

补气养阴,清热解毒法治疗乙型肝炎病毒相关性肾炎

我国是乙型肝炎病毒（HBV）感染的高发地区,人群携带率可达 10％～15％。HBV 感染主要引起肝脏损伤,但也可引起肝外各脏器的病变与损害,肾脏为 HBV 感染的重要脏器之一。HBV 与机体产生的相应的抗体结合形成的免疫复合物在肾小球内沉积所引起的继发性肾病,称为乙型肝炎病毒相关性肾病（HBV-GN）。其多发于男性,青少年和儿童为高发群体,发病率为 16.6％～32％,并有持续增高的趋势;其临床表现与原发性肾小球肾炎相似,以水肿、泡沫尿为主要表现,后期可出现肾病综合征表现,甚至出现肾功能减退,发展为尿毒症。该病具有迁延性、不典型、多样化等特点,其发病机制尚不完全清楚。西医治疗以免疫抑制、抗病毒和对症治疗为主,但在治疗中常因各自的矛盾而疗效不佳,近年来大量临床实践表明,中医药治疗本病有独特效果。

1 病名沿革

中医学没有"乙型肝炎病毒相关性肾炎"这个病名,但根据对其症状的描述当归属于中医学"水肿""尿浊""腰痛""鼓胀""虚劳"等范畴。《金匮要略·水气病脉证并治》曰:"肝水者,其腹大,不能自转侧,胁下腹痛……肾水者,其腹大,脐肿腰痛,不得溺。"这说明了肝水、肾水的临床表现。《脾胃论·脾胃胜衰论》云:"肝木妄行,胸胁痛,口苦舌干,往来寒热而呕,多怒,四肢满闭,淋溲,便难,转筋,腹中急痛,此所不胜乘之也。"《灵枢·论疾诊尺》曰:"身痛而色微黄,齿垢黄,爪甲上黄,黄疸也。安卧,小便黄赤,脉小而涩者,不嗜食。"其中所指症候,与本病相似。《景岳全书》曰:"肝藏血,肾藏精,精血亏损不能滋养百骸,故筋有缓急之病,骨有痿弱之病,总由精血败伤而然即。"可见肝肾不足,导致精血亏损,不能濡养经脉,又肝肾精血同源,相互滋养,一荣俱荣,一损俱损,故临床上常见腰膝酸软、头晕目眩、耳鸣如蝉等肝肾精血两亏之症。乙型肝炎病毒相关

性肾炎在古书中虽无此病名,但对其症状的描述多有记载,并在后世逐渐完善。

2 病因病机

HBV-GN 主要责之禀赋不足,正气亏虚,邪毒湿热相合而内伏于肝,又肝肾同源,肾脉受损而出现肾病诸症。其病机总属本虚标实,本虚以肝肾阴虚为主,后可致脾肾阳虚、气阴两虚,标实主要为湿热邪毒壅滞三焦,久则血络不畅成瘀,各种因素相互兼杂,互为因果,使病情迁延不愈。其病位以肾为中心,兼及肝、脾。HBV 是通过体液传播、具有强烈传染性的外感病邪,当属中医"疫毒之邪""湿热之毒"。湿热疫毒既是本病的病因,也是病理产物。湿为弥漫之水,湿性重浊黏滞,且与水同气相求。肾为主水之脏而位居下焦,"伤于湿者,下先受之",故湿邪致病具有趋下走里、易犯肾脏的特点;从临床表现来看,热伏湿中,湿遏热外,湿热相搏,易滞留于肾脏,阻遏气机,障碍气化,熏灼肾络,扰动肾关,故临床上常见水肿、血尿和蛋白尿等。中医认为"正气存内,邪不可干""邪之所凑,其气必虚",导致疾病发生的根本原因是人体正气不足。正气不足,同时外感湿热邪毒伤阴,故本病以肝肾阴虚为主,肝郁乘脾,最终肝脾肾三脏受损。肝藏血,肾藏精,肝肾同居下焦,《临证指南医案》曰:"肝为风木之脏……全赖肾水以涵之,血液以濡之……则刚劲之质,得为柔和之体,遂其条达畅茂之性,何病之有?倘精液有亏,肝阴不足,血燥生热,热则风阳上升,窍络阻塞,头目不清,眩晕跌仆,甚至痉疯痉厥矣。"肝肾的生理关系可概括为母子相生、精血同源、同寄相火、经气相通、藏泄互用,可见两者相互资生、相互转化、相互影响。

3 治疗原则

HBV-GN 的发病是内因与外因共同作用的结果,湿热疫毒侵犯机体所致阴虚湿热、正虚邪盛是其主要发病原因,故在治疗过程中,以补气养阴、清热解毒为基本原则,遵循祛邪扶正、标本兼顾的原则,使祛邪不伤正,从而达到治病求本的目的。

4 临床用药

4.1 主方分析 自拟补肾祛邪方乃邵朝弟教授经验方,由知柏地黄丸加连翘、苦参、白花蛇舌草等化裁而成。知柏地黄丸的处方最早源于明代著名医学家张景岳所著的《景岳全书》，原名为滋阴八味丸，到清代董西园编著《医级》卷十二中更名为知柏地黄丸。自拟补肾祛邪方全方组成：知母、黄柏、熟地黄、山茱萸、牡丹皮、山药、茯苓、泽泻、连翘、苦参、白花蛇舌草。方中重用熟地黄滋阴补肾，填精生髓；山茱萸补养肝肾，并能涩精，取"肝肾同源"之意；山药补益脾阴，亦能固肾。三药配合，肝肾脾三阴并补，以补肾为主。泽泻利湿泄肾浊，并能减熟地黄之滋腻；茯苓淡渗脾湿，助三药之健运，与泽泻共泄肾浊，助真阴得复其位；配以知母清上焦烦热，黄柏泻中下焦之火，在六味地黄丸滋肾阴的基础上加强了清利三焦之火、泻三焦湿热的作用；加苦参、连翘、白花蛇舌草清热解毒祛邪。现代研究证明，苦参具有抗炎、抗 HBV 感染和免疫调节作用；连翘具有抗病毒、解热、抗炎、解毒及保肝的作用；白花蛇舌草具有增强机体体液免疫和细胞免疫功能以及抗菌、抗炎及抗氧化作用。诸药合用，共奏补气养阴，清热解毒之功。

4.2　药物加减　胁痛甚者加延胡索、川楝子等行气活血或加柴胡、郁金、青皮行气化瘀；腹胀者加广木香、砂仁理气行气；恶心欲呕者加半夏、竹茹理气和中；小便不利者加小蓟、半边莲清热通淋；尿血明显者加仙鹤草、蒲黄炭、三七粉等活血止血；虚火上炎者加生地黄、栀子等清热滋阴；津伤口干者加天花粉、芦根等滋阴生津；气虚明显者加黄芪、党参补气健脾。

5　验案举例

患者，男，46 岁，于 2015 年 3 月来我院初诊，主诉"双下肢水肿反复发作 2 年余，加重伴血尿 3 天"。初诊：患者于 2 年余前无明显诱因出现双下肢水肿，曾于外院行肾脏病理检查，结果示"乙型肝炎病毒相关性肾炎，膜性肾病Ⅰ期"，外院予以激素、免疫抑制剂、抗菌药等药物治疗，水肿时轻时重，反复发作，3 天前患者觉上述症状加重，并出现肉眼血尿，伴头昏耳鸣、目睛干涩、五心烦热、咽干口燥、舌红少津、苔少、脉弦细。患者既往有乙型病毒性肝炎病史，否认高血压、心功能不全、糖尿病、甲状腺功能异常等病史，入院查尿常规，结果提示蛋白

（＋＋＋）、红细胞（＋＋＋），24 h 尿蛋白定量示 8.21 g,乙型病毒性肝炎标志物阳性,诊断为 HBV-GN。中医诊断:水肿、血淋(肝肾阴虚,湿毒内蕴)。治则治法:补气养阴,清热解毒。予以自拟补肾祛邪方加减,处方:知母 10 g,黄柏 12 g,熟地黄 15 g,山茱萸 10 g,牡丹皮 10 g,山药 10 g,茯苓 10 g,泽泻 10 g,连翘 10 g,苦参 10 g,白花蛇舌草 10 g,小蓟 10 g,仙茅 10 g。水煎服,每日 1 剂,分两次温服。服药期间低盐饮食,忌食生冷、辛辣食物及海鲜,保持良好心态。

二诊(2015 年 4 月 6 日):患者诉双下肢水肿减轻,头昏耳鸣、目睛干涩、五心烦热等症状缓解,未再有肉眼血尿,仍觉咽干口燥,舌红苔少,脉弦。24 h 尿蛋白定量示 5.68 g,守原方去小蓟、仙茅,加芦根、天花粉各 10 g,水煎服,每日 1 剂,分两次温服。

三诊(2015 年 6 月 8 日):患者水肿减轻,诸症缓解,食欲日增,脉象和缓。24 h 尿蛋白定量示 1.15 g,效不更方,守方加减 10 剂,诸症相继消失,随访 1 年未复发。

6 体会

HBV-GN 是 HBV 感染后的主要肝外病变之一,目前研究认为,HBV-GN 的主要发病机制是 HBV 免疫复合物沉积在肾小球,导致肾脏免疫损伤及 HBV 直接感染肾脏组织致病。本病为临床疑难病症,情况复杂,病情迁延不愈,预后差。中医学没有"乙型肝炎病毒相关性肾炎"这个病名,根据对其症状的描述将其归属于中医学"水肿""尿浊""腰痛""鼓胀""虚劳"等范畴。邵朝弟教授从疾病的本质出发,运用中医理论,辨证论治,采用自拟补肾祛邪方治疗本病,取得较好疗效。

参 考 文 献

胡锦庆,巴元明,丁霈,等.邵朝弟教授治疗乙型肝炎病毒相关性肾炎经验[J].时珍国医国药,2017,28(5):1229-1230.

肾小球性血尿——滋阴清热,凉血止血

血尿根据来源分为肾小球性血尿和非肾小球性血尿。尿沉渣检查如异形红细胞增多(＞50％),即表明为肾小球性血尿。临床多见于急慢性肾小球肾炎、隐匿性肾小球肾炎、紫癜性肾小球肾炎、IgA 肾病等。肾小球性血尿病情缠绵,反复发作,是治疗中的一个难题。现代医学对肾小球性血尿(临床也简称为肾性血尿)除使用抗生素及对症止血外,常无特殊的治疗方法。

1 病因病机

肾性血尿在中医历代文献中的记载属"尿血""血证""溲血"等范畴。《太平圣惠方·治尿血诸方》云:"夫尿血者,是膀胱有客热,血渗于脬故也。血得热而妄行,故因热流散,渗于脬内而尿血也。"邵朝弟教授在总结前贤经验的基础上结合多年临证,提出肾性血尿的根本病因不外乎热盛与气虚。至于热邪的来源,除了火热实邪充斥下焦外,便是肾阴亏虚,虚火内生。火热实邪或因外感表邪入里化热,下注膀胱;或七情内伤,郁而化火;或饮食不节,损伤脾胃,使脾失健运,酿湿生热,蕴久化火;或情志内伤,心火亢盛,移热小肠。虚火内扰多因房劳过度,久耗肾阴,或湿热久蕴,损及肾阴,以致肾阴亏虚,虚火妄动。本病病位在肾与膀胱,但与脾、心、肝、肺等脏腑病变有关。

《济生方·血病门》云:"夫血之妄行也,未有不因热之所发,盖血得热则淖溢。"《景岳全书·血证》说:"血本阴精,不宜动也,而动则为病。血主营气,不宜损也,而损则为病。盖动者多由于火,火盛则逼血妄行;损者多由于气,气伤则血无以存。"邵朝弟教授认为热伤脉络,迫血妄行,血行脉外,随尿而出,则为尿血。气虚无力固摄血之运行,"中气不足,溲之为变",血不循经,顺势而下,亦可发为血尿。由气火亢盛所致者属于实证,由阴虚火旺所致者则属于虚证。邵朝弟教授认为,实证与虚证虽各有不同的病因病机,但在疾病发展变化过程中,又常有实证向虚证转化之病机。如开始为火盛气逆,迫血妄行,但在反复出血或火热伤津耗液后,则会导致阴液亏虚,虚火内生。因此,阴虚火旺既是引起出血的病理因素,又是出血所导致的结果,其存在于肾性血尿的整个病程中。

2　治疗原则

邵朝弟教授认为肾性血尿病机复杂,临证表现繁多,但总以阴虚生热者为主。邵朝弟教授在重视本虚、强调阴虚病机在血尿中的作用的同时,也注重气、血、水在本病演变中的作用。邵朝弟教授认为,肾性血尿虽与阴虚有关,但血瘀、水湿却贯穿疾病始终。脾虚运化无力,肾虚失于主水,水液代谢障碍,则水湿内停。"血不利则为水",阴虚火旺,血液受热煎熬而成瘀。水湿、瘀血作为新的病理产物,又可阻滞气机,最终导致气、血、水同病。遣方用药时,在阴虚的基础上,自拟血尿方,以"滋阴清热,凉血止血"为大法,并灵活运用"活血、理气、行水"之法,环环相扣,随证加减,用于临床,疗效卓著。

3　辨证论治

自拟血尿方由生地黄炭、山茱萸、茯苓、山药、白茅根、茜草、地榆炭等组成。

本方以六味地黄汤为主方化裁,去掉牡丹皮、泽泻,加白茅根、茜草、地榆炭等凉血止血药而成。方中山茱萸味酸,微温,质润,入肝经,滋补肝肾,秘涩精气,为平补阴阳之要药,于补益之中又具封藏之功;生地黄养阴生津,"壮水之主,以制阳光",炒炭用则凉血止血之功更佳;山药、茯苓健脾利湿。白茅根甘寒,入血分,能清血分之热而凉血止血,又因其性寒,入膀胱经,能清热利尿,导热下行;用茜草以止血不留瘀、活血不伤新。邵朝弟教授认为地榆炭苦、酸,涩,微寒,既可凉血止血又可收敛止血,故对于气虚或由热而致血尿者均可使用。下焦湿热者,症见小便黄赤灼热,尿血鲜红,心烦口渴,夜寐不安,舌质红、苔黄腻,脉数。常合小蓟饮子之意加小蓟、蒲黄炭、藕节、蒲公英等以清热利湿。心火亢盛者,症见失眠多梦,口苦咽干,心悸,舌质红、苔黄,脉数。常合导赤散之意加淡竹叶、莲子心、甘草梢、黄连以清心泻火。肺脾气虚者,症见久病尿血,甚或兼见齿衄,食少,体倦乏力,气短声低,面色不华,舌质淡,脉细弱。常加党参、白术、薏苡仁,并重用黄芪至 30 g 以益气摄血。阴虚火旺甚者,症见腰膝酸软无力,消瘦,手足心热,咽干,持续镜下血尿,舌质暗红、苔薄黄或少苔,脉细数。常合知柏地黄汤之意加知母、黄柏、藕节、槐角炭、小蓟、牛膝以滋阴降火、凉血止血。风热外袭者,症见恶寒或恶风,咽燥或咽痛,流涕,舌苔白,脉浮。常合银翘散之意加金银花、连翘、薄荷、荆芥炭、防风、桔梗、芦根以疏风解表。肝火亢者,症见烦躁易怒,大便干结,舌质红、苔少、有裂纹,脉弦数。常合一贯煎以滋水涵木,条畅气机,从而使血循经而行。

同时,邵朝弟教授还善于根据患者的主要伴随症状不同而用药。若患者除血尿外,又兼有蛋白尿表现,常加水陆二仙丹(金樱子、芡实)以收涩精微。若患者因肝肾阴虚出现颜面潮红、痤疮、青春痘等,则在基础方上加用重楼、蒲公英,往往能够取得明显的临床疗效。

4 典型病案

胡某,女,24岁,2013年3月12日因"发现血尿10个月,加重1周"为主诉就诊。患者10个月前发现镜下血尿(＋＋),尿常规示隐血(＋＋＋)、蛋白(＋),经肾穿刺活检诊为IgA肾病。治疗后尿蛋白消失,间断复查尿常规示隐血波动(±～＋)。1周前患者因感冒发热,血尿症状加重,出现肉眼血尿,小便呈血色。现症见咽干涩、疼痛,口渴欲饮,纳可,大便偏干,小便如洗肉水样颜色。查体:一般可,心肺听诊无异常,双肾区无叩击痛,舌质红、苔薄黄,脉细数。辅助检查:肝肾功能正常,尿常规示隐血(＋＋＋),蛋白(±)。辨证:血尿(肺肾阴虚兼风热外袭)。治法:以疏风清热,凉血止血为主。处方:在自拟血尿方基础上加金银花15 g,连翘10 g,蒲公英15 g,玄参10 g,麦冬10 g,炙甘草6 g。3剂,水煎服,每日1剂,分早晚两次空腹温服。

二诊(2013年3月19日):调服1周后,患者肉眼血尿消失,诉咽干涩、疼痛症状减轻,易饥易疲劳,舌质红、苔白。尿常规示隐血(＋),蛋白(一)。治疗以益气养阴,凉血止血为法。处方:以自拟血尿方为基础加藕节10 g,槐角炭10 g,小蓟15 g,黄芪30 g,白术10 g,防风5 g。7剂。水煎服。

三诊(2013年3月26日):服药后患者偶有气短,余症基本消失,舌质红、苔薄白,脉细。复检尿常规示隐血(±),蛋白(一)。为巩固疗效,以自拟血尿方为基础加党参 10 g、黄芪 30 g。继服 2 个月,随症加减,尿常规正常,随访半年,未见复发。

按:本例肾性血尿患者首诊时从风热论治,风热外袭,邪热入里,热迫下焦,灼伤血分,血热妄行,故治疗上表里同治,疏风清利并举。以自拟血尿方加金银花、蒲公英解其表热,配以玄参、麦冬防清利过度伤阴。二诊时表证既解,辨证属气阴两虚,以益气养阴、凉血止血为法。三诊时血尿余热未清,故治其阴虚之本,继治以养阴清热、凉血止血而收全功。

5　讨论

在论治肾性血尿的过程中,邵朝弟教授抓住阴虚为主的病机,治疗上以自拟血尿方为主方,以滋阴清热、凉血止血为大法,标本兼治,配合祛风解表、清热泻火、益气养阴、活血化瘀、收敛止血等法,随症加减,常获良效。自拟血尿方以六味地黄汤为主方化裁,加白茅根、茜草、地榆炭等凉血止血药而成方。邵朝弟教授认为,泽泻可利水消肿、渗湿、泻热,恐其伤阴伤津,故很少使用泽泻。离经之血多有血瘀,因而尿血多瘀,肾性血尿不能见血止血,应不忘化瘀止血,使瘀化血行,则气通血和,故常选用茜草等药以止血不留瘀、活血不伤新。邵朝弟教授认为,肾病患者尤应避免呼吸道感染而诱发或加重病情。"正气存内,邪不可干",重用黄芪不仅可以扶正固表,还能增强患者免疫力,减少血尿的复发。

总之,邵朝弟教授治疗本病之特色在于重视阴虚之病机,并且贯彻于整个病程之中。在西医辨病的基础上结合中医辨证,在纷繁诸症中,驭繁为简,用药简洁,疗效甚佳。

参 考 文 献

巴元明,董文.邵朝弟治疗肾小球性血尿经验[J].河南中医,2015,35(2):241-243.

IgA 肾病——扶正与祛邪兼顾，降血尿、蛋白尿与保护肾脏功能并重

IgA 肾病是一种常见的原发性肾小球疾病，其临床表现多种多样，主要表现为血尿，可伴有不同程度的蛋白尿、高血压和肾功能受损，是导致终末期肾病的常见原发性肾小球疾病之一，其特征是肾活检免疫病理显示在肾小球系膜区存在以 IgA 为主的免疫复合物沉积。目前西医治疗本病主要考虑使用激素，或联合使用免疫抑制剂，并对相应症状进行对症处理，有一定的缓解率，但治疗效果并不理想。

1 病因病机

本病属本虚标实，虚多责之肾气亏虚，或脾气不足，此为发病的内在因素，风热湿瘀之邪为其标，一方面由于脾肾亏虚，卫外不固，外邪乘虚而入；另一方面，病程迁延日久导致脏腑功能不足，气血阴阳失调，随着疾病的发展而产生痰湿、湿热、火毒、瘀血等病理产物相互兼夹为病，导致虚实夹杂之证。"邪之所凑，其气必虚"，"虚"之病机贯穿始终。疾病之初或因患者体质因素导致机体处于阴血偏虚状态，或感受外邪损伤阴液，或七情内伤、过度劳损耗伤精血，或使用激素后导致阴液耗伤；阳化气，生阴精，初期虽有脾肾阳虚，然在疾病发生和发展过程中，阳气亏虚，脏腑气化失调到一定程度，累及阴精生成不足，必然向阴虚转化。《医学入门》中云："肾纳气，收血，化精，为封藏之本。"肾之封藏失司，固摄无力，精血不循其道，形成血尿、蛋白尿，而长期血尿、蛋白尿等引起精微物质流失也必然导致肾之阴精亏损。故 IgA 肾病的病机关键环节在于肾阴虚。以邪实为主的阶段，可见风热、湿热、瘀阻之证，以本虚为主的阶段，可见气虚、阴虚、气阴两虚之证，整个病程中可兼有湿热、瘀血等邪实，临证以气阴两虚最为多见。

2 治疗原则

本病以正气亏损为本，邪实为标，治疗当扶正与祛邪兼顾。正气亏损主要

涉及肾、脾两脏。肾藏精，为封藏之本，脾为气血化生之源。肾元充足，不仅固摄肾精，更能温煦脾土，气血化源亦能濡养肾脏，故治疗以滋阴益肾健脾为主，时时不忘培固正气以抵御外邪，强调在辨证中抓住肾阴虚本质，同时兼顾风热、湿热、痰湿、瘀血等邪实，灵活运用祛风、清热、化湿、活血等法，辨清缓急，标本同治。

3 临床用药

治疗 IgA 肾病主要以地黄汤加减，基本药物有生地黄炭、茯苓、山药、山茱萸、白茅根、茜草等。方中生地黄长于滋肾养阴，制炭后更兼止血之功，为君药。山茱萸主入肝、肾经，滋补肝肾，秘涩精气；茯苓、山药主入脾经，健脾补虚，涩精固肾，补后天以充养先天，同为臣药。此四药相协，不仅滋阴益肾之力尤著，而且兼具养肝补脾之效，是为治疗"虚"之本质，佐以白茅根、茜草凉血止血，消除血尿这一主症，全方共奏滋阴补肾、凉血止血之功效。若血尿严重，持续不消，可加小蓟、槐角炭、地榆炭、蒲黄炭、藕节等止血；血尿兼盗汗者，可加用仙鹤草。治疗 IgA 肾病时强调辨证，同时根据具体情况随症加减。外感风热、咽干咽痛者，加玄参、桔梗以清热利咽；鼻塞流涕、咳嗽咳痰者，加金银花、连翘、杏仁、前胡、鱼腥草、半枝莲、浙贝母等以疏风解表、清热化痰；素体气虚、易感冒者，加玉屏风散（黄芪、白术、防风）以益气固表，增强抵抗力；乏力倦怠者，加党参、黄芪以益气养血；面色潮红、五心烦热之阴虚火旺者，加女贞子、墨旱莲、知母、黄柏以滋补肝肾、滋阴降火；湿热内盛、舌苔厚腻者，可加四妙散（苍术、黄柏、薏苡仁、怀牛膝）以清热利湿；尿频尿急者，加瞿麦、萹蓄、蒲公英以清热利尿通淋；腰酸痛酸胀者，加续断、杜仲、菟丝子等以补益肝肾；兼蛋白尿者，加金樱子、芡实或萆薢以固涩精微；久服激素出现面红、皮肤瘙痒者，加地肤子、赤芍、牡丹皮以行血利湿，清热止痒。

《灵枢·经脉》云："肾足少阴之脉……其直者从肾上贯肝膈，入肺中，循喉咙，挟舌本。"从经脉循行来看，咽为肾所主，关系密切。外邪侵袭咽喉后可循经直传肾脏，引起腰痛、血尿、蛋白尿、水肿等，故咽喉是外邪入侵肾的一条重要途径,临床上 IgA 肾病患者多伴有咽喉红肿、疼痛的症状,且多在感染后出现血尿或血尿加重。邵朝弟教授指出,感染是诱发和加重病情的重要因素,故在治疗中应重视消除这一诱因,即当外感风邪占主导地位时,就当"急则治其标",以祛风为主,控制感染以防病情加重或变化,当病情稳定时,注重健脾益肾固精,培固正气,从根本上调整患者的脏腑功能,提高机体的抵抗能力,从而避免外邪乘虚而入。平时注意饮食、生活调护,预防感冒,避免剧烈运动及情绪波动以防病情反复。

另外,用中药辨证方时常配合中成药以提高疗效。气阴两虚明显者,常配合肾炎康复片以增强益气养阴的效果;湿热兼颜面眼睑水肿者,常配合复方肾炎片以加强祛湿利尿消肿的功效;湿热明显、舌苔黄腻者,常用黄葵胶囊以加强清热利湿、解毒消肿的作用,又恐其清湿热伤阴,常配合肾炎康复片使用;此外,虫草制剂可扶正固本、保护肾脏。

治疗 IgA 肾病需要综合调治。肾功能正常、以血尿为主或伴有少量蛋白尿的 IgA 肾病患者,可单用中药汤剂治疗;伴有中、重度蛋白尿,或病理类型较差者,要根据情况联合西药常规治疗,加用激素等。使用激素效果不佳或在激素撤减过程中易复发者,结合中药治疗有利于激素的撤减,对抗激素的副作用,防止疾病的复发。通过多法联合,药物治疗与生活调护紧密配合,可取得较好疗效。

4 典型病例

龚某,女,22 岁。2013 年 9 月 25 日初诊。主诉:发现血尿 1 年余。

初诊:患者 1 年多前无明显诱因出现肉眼血尿,至武汉大学人民医院住院,肾活检诊断为 IgA 肾病,局灶增生型肾小球肾炎。予以激素联合环磷酰胺治疗后多次复查尿常规示隐血(＋～＋＋＋),现激素、环磷酰胺已停用。患者就诊时诉时有腰痛,耳鸣,咽干,纳眠、二便可。舌质红、苔薄黄,脉沉。我院查尿常规示隐血(＋＋)。予以中药 3 剂治疗,处方:生地黄炭 15 g,茯苓 15 g,山药 15 g,山茱萸 15 g,白茅根 30 g,茜草 15 g,地榆炭 15 g,续断 15 g。水煎服,每日 1

剂,分两次温服。

二诊(2013 年 9 月 30 日):患者诉咽干,腰痛有所缓解,二便正常。尿常规示隐血(+)。守上方加玄参 10 g,7 剂,水煎服,每日 1 剂,分两次温服。

三诊(2013 年 10 月 21 日):患者诉服药后大便次数增多,时有不成形,天凉时偶有腰酸。尿常规示隐血(+)。守上方加白术 10 g,7 剂,水煎服,每日 1 剂,分两次温服。

四诊(2013 年 10 月 30 日):患者诉咽干缓解,大便次数较前减少,时有不成形,余无不适。尿常规示隐血(+)。守上方去玄参,加藕节 15 g,7 剂,水煎服,每日 1 剂,分两次温服。

五诊(2013 年 11 月 13 日):患者诉昨晨起后鼻塞,咽喉不适,平素易感冒,二便可。予以中药 10 剂治疗,处方:黄芪 30 g,防风 5 g,白术 10 g,生地黄炭 15 g,茯苓 15 g,山药 15 g,山茱萸 15 g,白茅根 30 g,茜草 15 g,地榆炭 10 g。尿常规示隐血(±),水煎服,每日 1 剂,分两次温服。

六诊(2013 年 11 月 25 日):患者未诉不适,尿常规示隐血(±)。守五诊方 10 剂,水煎服,每日 1 剂,分两次温服。其后复查尿常规示隐血偶有微量,继续巩固治疗半年余,多次复查尿常规示隐血均为阴性。

5 体会

IgA 肾病的临床表现和病理改变均呈多样性,现代医学对 IgA 肾病尚无特异治疗办法,不能达到满意的治疗效果。从肾阴虚入手,以地黄汤为基本方加减运用,意在培补正气,在保护肾脏功能的基础上治疗各种病症。治疗用药上强调辨证及临证加减,用药精简、安全。这样不仅可有效缓解症状,降低血尿、蛋白尿水平,而且可以改善肾脏功能,延缓肾脏功能损伤的进展。治疗上扶正与祛邪兼顾,降血尿、蛋白尿与保护肾脏功能并重,注重感染诱因的消除,善于配用中成药,同时根据病情联合西药治疗,通过多法整体调整,改善患者的易感体质,提高抵抗力,保护肾脏的功能,使患者病情得到明显改善,甚至完全缓解。

参 考 文 献

巴元明,林晓媛.邵朝弟治疗 IgA 肾病的经验[J].时珍国医国药,2015,26（3）:707-708.

滋阴清热，补肾益气，辨治狼疮性肾炎

狼疮性肾炎(LN)是系统性红斑狼疮(SLE)最常见和最重要的内脏并发症。我国狼疮性肾炎发病率高，随着社会工业化和环境污染加重，其发病率有不断升高的趋势。SLE患者肾活检结果提示肾受累率几乎为100%，其中50%以上有肾损害的临床表现。狼疮性肾炎病情常迁延反复，易出现各种并发症。西医使用糖皮质激素、细胞毒性免疫抑制剂等治疗，对病情的缓解及稳定起到了较好的作用，但在激素治疗过程中易出现撤减困难、不良反应及并发症多、患者依从性差等情况。据临床总结，在应用激素治疗的同时，合理地结合中医辨证治疗，有利于激素的撤减，也能减轻其不良反应和并发症，在提高临床疗效等方面有着独特的优势。

1 病因病机

对于本病，中医古籍中无确切的病名，但从其发病及临床表现、体征分析，属中医学"痹病""阴阳毒""丹毒""水肿""血证"等范畴。《金匮要略·百合狐惑阴阳毒病脉证治》中云："阳毒之为病，面赤斑斑如锦纹，咽喉痛，唾脓血……阴毒之为病，面目青，身痛如被杖，咽喉痛。"狼疮性肾炎的发生多因先天不足，毒邪侵入，阴阳气血失调，导致毒邪内蕴于脏腑经络，血脉凝滞。正虚邪实是狼疮性肾炎的主要病机特点，其中正虚以阴虚为主，攻注于肾，使肾脏受损，致封藏无权，失于固摄，邪实以热毒最为关键。本病基本病因病机为内、外火热毒邪浸淫，不能分清泌浊，开阖失司，加之热毒扰动，邪毒闭阻经络，血脉瘀滞，而加重肾脏损伤，共同导致精微下泄，形成蛋白尿、血尿、管型尿等。在狼疮性肾炎早期和急性活动期或稳定期等病变不同阶段，均有火热毒邪灼伤血脉致血液瘀滞，故瘀血始终是重要病理因素之一，不仅能直接引起血尿等临床症状，且热壅血瘀，深入脏腑，攻注于肾，阻于肾络，加重肾脏损害。同时瘀久化热又可致瘀热，瘀热互结阻于肾络，不仅引起血尿、蛋白尿等临床症状，更加重肾脏损害，是病程中多个阶段均可发生的重要病理因素。

通常本病早期和急性活动期多表现为一派热毒炽盛之象，后随着激素大剂量使用，患者又会出现阴虚火旺的表现，症见手足心热、口干咽燥、头晕耳鸣、舌红少苔等。稳定期即激素撤减阶段，患者热势已退，以阴虚内热、余热未清为主，同时因长期使用大量激素后耗气伤阴，故表现以肝肾阴虚和气阴两虚证为主。

2 治疗原则

遣方用药时，重视稳定期的治疗，此期的关键是控制病情的发展并降低复发率。根据狼疮性肾炎病机特点，此期多表现为气阴两虚、肝肾阴虚之证，宜滋补肝肾、益气养阴。针对稳定期的特点并结合临证经验，以滋阴清热，补肾益气为大法，灵活运用活血、化瘀、理气等法。随症加减，配合激素、免疫抑制剂，有利于激素撤减，减少不良反应，调整机体阴阳气血和脏腑功能，维持免疫平衡，提高生活质量，临床疗效卓著。

3 辨证论治

3.1 主方分析　自拟狼疮肾方由生地黄、山药、山茱萸、茯苓、知母、牡丹皮、炙甘草等药物组成。本方以六味地黄汤为主方化裁而成。方中生地黄甘、苦、寒，归心、肝、肾经，甘寒养阴，苦寒泻热，入肝肾经而滋阴降火，养阴津而泻伏热，为君药。《珍珠囊》谓："凉血，生血，补肾水真阴。"山茱萸味酸，微温，质润，入肝经，滋补肝肾，秘涩精气，为平补阴阳之要药，于补益之中又具封藏之功；山药甘平，主入脾经，补后天以充先天，同为臣药。知母味苦、甘，性寒，入肺、胃、肾经，王好古云知母"泻肺火，滋肾水，治命门相火有余"；茯苓健脾利湿；牡丹皮清泻相火，并制山茱萸之温，俱为佐药。生地黄、知母、炙甘草有激素样增效作用，有利于激素的撤减。有研究发现，生地黄、知母、甘草能部分拮抗地塞米松对肾上腺皮质功能的抑制作用，从而使血浆皮质醇浓度升高。邵朝弟教授认为，泽泻可利水消肿、渗湿、泻热，恐其伤阴伤津，故很少使用泽泻。炙甘草为使药，清热解毒，又可调和诸药。

3.2 药物加减 兼下焦湿热者,症见小便黄赤灼热,心烦口渴,夜寐不安,舌质红、苔黄腻,脉数。常合小蓟饮子之意加车前子、益母草、蒲公英等以清热利湿,使湿从下利,则湿去热孤,热自易解。兼肝火亢者,症见烦躁易怒,大便干结,舌质红、苔少,脉弦数。常合一贯煎以滋水涵木,条畅气机,从而使血循经而行。兼脾肾阳虚者,症见腰膝酸冷,纳呆便溏,舌质淡胖有齿痕。常伍菟丝子、杜仲、怀牛膝、干姜、续断等药于大队养阴药中以合"阴中求阳"之意,同时配伍少量桂枝,兼取"少火生气"之意。邵朝弟教授还擅于根据患者的主要伴随症状不同,随症用药。关节肌肉酸痛者,加用桂枝、威灵仙以温经通脉,祛风通络;面部蝴蝶红斑、皮肤紫斑者,加用地肤子、赤芍、白花蛇舌草、酒大黄等以清血分热毒;兼有蛋白尿表现者,常加水陆二仙丹(金樱子、芡实)及萆薢以收涩精微,分清别浊;尿少水肿者,加冬瓜皮、玉米须;若患者因肝肾阴虚出现颜面潮红、痤疮、青春痘等,则在基础方上加用重楼、蒲公英,症状往往能够得到明显的改善。

4 病案举例

华某,女,20岁,2013年3月7日因"面部红斑伴肾功能异常1年余"为主诉就诊。患者1年前无明显诱因出现面部对称性盘状红斑,关节肌肉酸痛伴腰部不适,查肾功能示CREA 110.2 μmol/L。2011年12月于外院肾活检示狼疮性肾炎(Ⅲ型),治疗后肾功能恢复正常,间断复查尿常规,结果提示隐血波动(十～±),肌酐偶有异常。其间规律服用泼尼松(20 mg,1次/天)。入院症见面部对称性盘状红斑,皮肤干燥脱皮,劳累后腰部不适。查体:一般可,心肺听诊无异常,双肾区叩击痛,舌尖红、苔黄,脉弦细。辅检:入院查肾功能,结果提示CREA 98.0 μmol/L,K^+ 5.4 mmol/L。尿常规示隐血(±),蛋白(±),红细胞(十)。西医诊断为狼疮性肾炎,中医辨证属肝肾阴虚内热。治法:滋补肝肾,清热凉血。处方:自拟狼疮肾方加赤芍10 g,牡丹皮15 g,地肤子10 g,续断15 g。3剂,水煎服,每日1剂,分2次早晚空腹温服。二诊:患者面部皮肤干燥较前好转,仍诉关节肌肉酸痛,易疲劳,劳累后伴腰部不适,舌质红、苔薄白。尿常规示隐血(±),蛋白(一),红细胞(一)。辨证属气阴两虚,以益气养阴,凉血止血为法。处方：上方加茜草 10 g，白茅根 30 g，威灵仙 10 g，桂枝 9 g。7 剂，水煎服。三诊（2013 年 3 月 22 日）：患者服药后偶有气短，余症基本消失，舌质红，苔薄白，脉细。复查尿常规，结果正常。为巩固疗效，守上方加党参 10 g，黄芪 30 g，白术 10 g。随症加减，继服 8 个月，其间泼尼松规律减量至 5 mg，定期复查肾功能、尿常规，结果均正常。

5　临证体会

狼疮性肾炎治疗的最终目标是控制狼疮活动、阻止肾脏病变进展、最大限度地减少药物治疗的不良反应。对狼疮性肾炎的治疗，目前仍以激素治疗为主，且患者需终身服用。应采取辨病与辨证结合的中西医结合诊疗模式。本病以肾阴亏虚为本，又因热邪之毒久伤机体脏腑，再加上长期大量服用激素，导致阴虚之证严重，久病体虚，耗气伤津，每易出现气阴两虚、肝肾阴虚之证。针对稳定期特点，自拟狼疮肾方以滋补肝肾、益气养阴为大法，以六味地黄汤为主方化裁而成。邵朝弟教授认为，狼疮性肾炎患者尤应避免感染而诱发或加重病情。SLE 患者免疫功能低下，激素、免疫抑制剂的应用亦能降低机体免疫力而引起严重感染。狼疮性肾炎的死因中 42.8%～50.0% 为感染，占本病死因的第一位。《黄帝内经》云："正气存内，邪不可干。"在气阴两虚阶段，常伍黄芪、白术、党参以健脾益气、扶正固表，重用黄芪同时还能增强患者免疫力。总之，治疗本病的特色在于重视阴虚之病机，并且贯彻于整个病程之中。采用中西医结合治疗狼疮性肾炎已取得成效，中药在缓解症状、提高疗效和减轻西药的不良反应等方面具有优势。在西医辨病的基础上结合中医辨证，在纷繁诸症中，驭繁为简，用药简洁，疗效甚佳。

参 考 文 献

董文，曹宝岑，巴元明.邵朝弟教授中西医结合治疗狼疮性肾炎[J].长春中医药大学学报，2015,31(1):50-52.

紫癜性肾炎——补益脾肾为主，辅以清热解毒、凉血活血贯穿始终

紫癜性肾炎是由过敏性紫癜引起的肾脏损害，基本病理为过敏反应所致的广泛性毛细血管炎，临床表现包括皮肤紫癜、水肿、关节痛、腹痛、血尿及蛋白尿等。本病多见于儿童，成年人亦不鲜见；好发于冬春季，多有细菌、病毒等感染史或与鱼、虾类过敏等有关。对于紫癜性肾炎的治疗，西医主要为对症支持，效果不甚理想。中医学在这一领域有着较大的发掘潜力。

1　病因病机

紫癜性肾炎属中医学"葡萄疫""发斑""紫斑""水肿""尿血""肌衄""腰痛""尿浊""虚劳"等范畴。患者多体质偏热，发病初期多由风热邪气入里化热化火，热毒炽盛，或湿热相搏，导致血热妄行，血从肌肤、腠理溢出脉外，瘀积于肌肤之间；后期因风湿热毒夹瘀损伤脏腑气血，出现肾阴不足，虚火内炽，尿血反复不愈或肾精失固，精微下泄等虚实夹杂之证，或脾肾两虚，气虚不摄，血溢脉外，成气血两虚证。

1.1　外邪入侵，热毒内盛　明代王肯堂在《证治准绳》中云："夫紫癜风者……此皆风湿邪气客于腠理，与气血相搏，致荣卫否涩，风冷在于肌肉之间，故令色紫也。"《景岳全书》云："虽血之妄行，由火者多，然未必尽由于火也。故于火证之外……有风邪结于阴分而为便血者。"故邵朝弟教授认为，紫癜性肾炎病因病机始为素体偏热，外感风热邪气，侵袭肺卫，入里化热化火，并与湿热相搏于气血，郁蒸于肌肤，灼伤脉络成紫癜。湿热瘀毒下传下焦，化火动血，损伤肾络，迫血妄行或肾失封藏出现血尿或蛋白尿。

1.2　脾肾亏虚，气阴两虚　脾肾亏虚为紫癜性肾炎发病的内因。或先天不足，素体偏热，加之外感湿热瘀毒煎灼日久，损伤脏腑，耗气伤阴，导致肾阴不足，肾阴亏虚，虚火迫血外溢于肌肤成紫癜；虚火灼伤阴络，则尿血；肾虚不固，

精微下泄，则出现蛋白尿；又肝肾同源，肾阴不足，水不涵木，则肝阴必虚，从而出现肝肾阴虚火旺之证。病久伤阳耗气，损及脾肾，脾气虚则统摄无权而易反复出血不止，迁延难愈。

2 辨证论治

2.1 风热毒邪，迫血妄行　症见起病急，皮肤紫斑，以下肢和臀部为多，对称分布，颜色鲜红，呈斑丘疹样，大小、形态不一，可融合成片；可伴有发热、微恶风寒、咳嗽、流浊涕、咳黄痰、咽红、鼻衄、尿血、便血，舌体瘀斑，苔薄黄，脉浮数。治则：祛风清热，凉血活血。方剂：解毒利咽汤加减。药用：金银花、连翘、桔梗、板蓝根、玄参、黄芩、麦冬、生地黄炭、黄连、山茱萸、当归、甘草等。临证加减：皮肤瘙痒者，加白鲜皮、地肤子等；腹痛者，加木香、芍药；便血者，加生地榆、槐花炭；尿血者，加藕节炭、白茅根、大蓟、小蓟等。

2.2 热毒炽盛，损伤血络　症见皮肤瘀点、瘀斑密布，此起彼落，色深紫红，甚则融合成片；可伴有心烦、口干欲饮、鼻衄、齿衄、便血、便秘、小便短赤，舌质红绛或有芒刺，舌下脉络迂曲，苔薄黄或厚黄，脉数有力。治法：清热解毒，活血化瘀。方剂：犀角地黄汤合小蓟饮子加减。药用：水牛角、生地黄、赤芍、牡丹皮、玄参、黄芩、紫草、连翘、小蓟、滑石、蒲黄、当归、藕节、淡竹叶、甘草等。临证加减：皮肤紫斑多者，加茜草炭、仙鹤草；鼻衄量多者，可酌加白茅根、三七粉（吞服）；尿血者，加大蓟、侧柏叶、茜草根；便血者，加生地榆；瘀血明显者，加泽兰、益母草、丹参、红花以活血化瘀。

2.3 肝肾不足，阴虚火旺　症见潮热唇红，腰痛乏力，下肢酸软，口干头晕，五心烦热，溲热色赤或尿浊，皮肤肿胀，或兼有皮肤发斑，鼻衄，舌质红，苔红，脉细数或细数无力。治法：滋阴清热，凉血止血。方剂：知柏地黄汤加减。药用：生地黄、牡丹皮、山茱萸、茯苓、黄柏、知母、沙参、麦冬、当归、墨旱莲、牛膝、泽兰等。临证加减：低热者，加银柴胡、青蒿、地骨皮；盗汗者，加煅牡蛎、煅龙骨；尿血者，加白茅根、小蓟、大蓟；便血者，加生地榆、槐花炭；尿浊者，加金樱子、芡实等。

2.4　脾肾亏虚,气不摄血　症见反复发生肌衄,久病不愈,劳累则甚,面色苍白,气短乏力,动辄汗出,怕冷便溏,夜尿频数,尿中泡沫多,久聚不消,舌质暗淡,边有齿痕,苔薄白,脉沉细。治法:健脾补肾、收敛固摄。方剂:水陆地黄汤加减。药用:生地黄、泽泻、茯苓、山药、山茱萸、金樱子、芡实、黄芪、党参、白术、当归、蒲黄、藕节炭、小蓟、甘草等。临证加减:口干咽燥者,加玄参、石斛、玉竹;腰膝酸痛甚者,加杜仲、续断;便血者,加生地榆、槐花炭。

3　辨治体会

3.1　扶正为主,补益脾肾　紫癜性肾炎的病因不外乎内与外,脏腑亏虚是内因,主要为脾肾气阴两虚;外感时邪是外因,外邪以"风、热、湿、毒、瘀"为患,其中"热、瘀"是发病的关键。所谓"正气存内,邪不可干",故本病在治疗上应重视补益脾肾,扶助正气,培元固本,以达治病求本的目的。

(1)滋肾。肾为先天之本,藏元阴、元阳。或先天不足,或外邪伤肾,致肾阴亏虚,虚火伤络,血溢脉外而见血尿;肾气虚衰,肾精失固,精微泄下而见蛋白尿;肾气不足,水液代谢失衡,见少尿、肢肿反复。肾中元阴元阳平衡失调,则诸症皆生。故滋肾可清热凉血、固精、坚阴壮阳以治水湿,还可使正气充足而祛邪。同时,滋肾还可达未病先防之效果。

(2)健脾。脾为后天之本,气血生化之源,散精微而运湿浊,脾气充足能固摄血液行脉中,故健脾可化湿利浊,助肾之气化治水肿,助肾之封藏治蛋白尿,可摄血而治血尿。

临床中滋肾时注意不可太过用滋腻之品,易壅阻中焦,更伤脾胃之气,反生他疾。即使用之,量不宜大,可适当配合砂仁、苍术、木香等健脾之品。

3.2　祛邪为辅,清热解毒　对紫癜性肾炎的诊治,不可忽视清热解毒。紫癜性肾炎的病因不外乎内外两因,而外因是发病的关键。本病病情常常表现为本虚标实,虚实夹杂,或以标实为主,本虚为次,治疗以祛邪为主,兼以扶正;或以本虚为主,标实为次,治疗以扶正为主,兼以祛邪,故治疗紫癜性肾炎离不开祛邪。而邪实不离热、毒等,故予清热解毒之法才能达祛邪之功,邪祛正即安。

同时，根据是否夹杂湿、浊等，加以利湿化浊。

3.3　活血化瘀止血贯穿始终　紫癜性肾炎一般病情缠绵，反复易发，病程中均可见瘀血证候。邵朝弟教授认为热毒壅盛，伤津灼血，血黏而瘀；或先天不足，或因外邪入里，致肾阴亏虚，虚火伤络而瘀；脾失健运，湿浊内阻，血行不畅而瘀；脾肾虚衰，肾开阖失常，脾运化功能失司，水液不能正常输布，壅滞三焦，肾络痹阻，瘀血内生；脏腑阳气受损，血失温运而滞留肾络而瘀；久病入络，气机不利，血流不畅，亦为瘀血；或专事收涩止血，或过用温燥，使津血损伤，均可致瘀。故活血化瘀止血的治疗原则应贯穿始终。常用丹参、泽兰、益母草、牛膝、牡丹皮、当归、赤芍等以活血通络，"一味丹参，功同四物"，故一般重用丹参，取30 g。少用三棱、莪术、水蛭、虻虫等破血之品。因久病多虚，如患者体质较弱而正气不足，或瘀血征象不明显，应慎用破血之品，以免耗伤正气。

现代医学也表明，紫癜性肾炎患者体内免疫反应激活及组织因子释放，进而激活外源性凝血系统；而肾小球内免疫复合物沉积可激活补体，使血管内皮细胞受损，暴露内皮下胶原纤维，进而激活内源性凝血系统，促发凝血反应，引起肾小球局部纤维蛋白沉着。这也证实了紫癜性肾炎血瘀证的存在，所以活血化瘀止血应贯穿治疗始终。

4　典型病案

闻某，女，26岁，2006年6月28日初诊。主诉反复紫癜近2年，发现蛋白尿1年余。

初诊：患者于2004年7月无明显诱因出现双下肢皮疹，突出皮肤，皮疹处瘙痒，未经治疗，皮疹消退，未予注意。2005年2月患者因感冒双下肢再次出现皮疹，突出皮肤，皮疹处瘙痒，无关节痛、腹痛等，至武汉某医院就诊，诊断为"荨麻疹"，予抗过敏药外用（具体不详），皮疹于半个月后消退。2005年3月患者再次出现皮疹，在深圳市某医院查尿常规示蛋白（＋＋），诊断为"紫癜性肾炎"，予以激素（泼尼松）治疗2个月（具体用量不详），病情好转。2006年6月患者再次出现双下肢皮疹，一直予以火把花根片、百令胶囊、肝泰颗粒等治疗。现症见双下肢皮疹,咽痛,腰酸,双踝关节酸,纳差,无尿频、尿急、尿痛,无腹痛,无咳嗽、胸闷、心慌。舌质红、苔薄,脉弦。尿常规示蛋白(＋＋＋)。四诊合参,本病当属中医学"血证"之"肌衄"范畴,证属风热毒邪,迫血妄行,兼阴虚内热。治法:祛风清热解毒,利咽凉血止血。处方:金银花15 g,连翘10 g,桔梗10 g,板蓝根15 g,玄参10 g,茯苓15 g,山药15 g,生地黄炭15 g,泽泻10 g,山茱萸15 g,党参15 g,白术10 g,黄芪30 g。5剂,水煎服,每日1剂。

二诊:患者双下肢皮疹减少,咽痛减轻,仍有腰酸、双踝关节酸、纳差。舌质红、苔薄,脉弦。复查尿常规示蛋白(＋＋)。守上方5剂。

三诊:患者双下肢皮疹消失,无咽痛,腰酸及双踝关节酸减轻,纳食可。舌质红、苔薄,脉弦。服上方后,血热除,阴血复,皮疹自消,热清毒消则咽痛去。继续守上方5剂巩固疗效,后复查尿常规示蛋白(±)。

参 考 文 献

罗俊华,巴元明.邵朝弟教授紫癜性肾炎临证经验撷英[J].光明中医,2014,29(2):226-228.

糖尿病肾病——阴阳气血失衡是发病关键，"以平为期"是防治目标

糖尿病肾病（diabetic kidney disease,DKD）是常见的糖尿病慢性微血管并发症之一，目前已成为终末期肾衰竭而需要透析治疗的重要原因，是糖尿病致死、致残的主要原因之一，严重危害人类健康。现代医学在 DKD 的发病机制和诊断方面有较深的研究，但在治疗方面，缺乏延缓疾病进展的有效手段，成为临床治疗的难点。近年来，运用中医药治疗 DKD 的研究较多，且疗效明显。

"糖尿病肾病"的病名在中医文献中虽无记载，但大多数医家根据临床表现和发病机制认为其属于"消渴"之"下消"范畴，亦可根据患者的不同表现归属于"水肿""尿浊""腰痛""关格"等范畴。在古代文献中，亦有"三消者，本起肾虚"（《太平圣惠方》）、"有消渴后身肿者，有消渴面目足膝肿而小便少者"（《杂病源流犀烛·三消源流》）、"消渴病久，肾气受伤，肾主水，肾气虚衰，气化失常，开阖不利，水液聚于体内而为水肿"（《圣济总录》）等有关 DKD 病因病机的记载。古今相关论述众多，相关表述亦有多种，归纳起来，不外乎"本虚标实"。

1 脏腑失"平"致本虚

现代医学认为，DKD 发生的关键原因是胰岛素代谢障碍而致长期高血糖，以及代谢异常所致的一系列后果，是肾脏病变形成的直接机制。在临床中应将辨证与辨病相结合，中医和西医相融会。DKD 是在肺胃阴虚燥热的基础上发展而来的。肺燥津伤，津液敷布失常，则脾胃失于濡养，肾精不得滋助；脾胃燥热偏盛，上使肺津灼伤，下使肾阴耗损；肾阴不足则阴虚火旺，亦可上灼肺胃，致肺脾气虚；肝肾同源，肾气虚损，肝气亦虚；患病日久，生化之源不足，先天之本无所充养，加之肾元禀赋素亏，肝木失养，随着病情进一步发展，最终形成了肺、脾、胃、肝、肾皆虚，而以肾虚为本，故为脏腑失"平"致本虚。

《灵枢·五变》云："五脏皆柔弱者，善病消瘅。"而《证治准绳》云："盖肺藏

气,肺无病则气能管摄津液,而津液之精微者收养筋骨血脉,余者为溲。肺病则津液无气管束,而精微者亦随溲下。"以上说明 DKD 的发病与肺脏关系密切,清代医家陈士铎的《辨证录》中亦有"夫消渴之症,皆脾坏而肾败"的记载,明言 DKD 与脾肾的关系密切,宋代《圣济总录》中的"消渴病久,肾气受伤,肾主水,肾气虚衰,气化失常,开阖不利,水液聚于体内而为水肿"明确指出以肾虚为本的基本病机。

2 气血阴阳失衡致标实

消渴迁延不愈,肺、脾、胃、肝、肾皆虚,以肾虚为本。一方面,燥热之邪日久使津亏气耗,致气阴两虚;由于阴阳互根,阳生阴长,病程日久,阴损及阳,阳气无以化生,最终导致阴阳俱虚。另一方面,脏腑失"平",如脾胃化源不足,阴液津血不充,可致血虚、气虚而耗气伤阴;肝失疏泄,气郁化火,而下劫;肾水枯少,津伤及气。日久,气、血、阴、阳失"衡"甚,又"气为血之帅",血液的正常运行有赖于气的推动和固摄作用,故气虚则血运无力,阴虚则虚火内灼,耗伤津液,血液运行不畅致瘀阻经脉,导致气血逆流、瘀血痰湿内生,聚积在体内,邪实泛滥,即可谓之气、血、阴、阳失"衡"致标实。

现代医家对此亦有相同论述,如陈以平认为该病病理性质以气阴两虚、精气亏耗,终致阴阳两虚为本,以燥热内生、水湿潴留、湿浊内蕴为标,总属本虚标实之证。黄文政认为气阴两虚、瘀血内结是早期 DKD 的病机关键,并指出此病属虚实夹杂,以气阴亏虚为本,瘀血、浊毒为标。吕仁和认为 DKD 的发展主要是因为消渴病治不得法,使阴津持续耗伤,加之肾元禀赋素亏,肾阴不足,肝木失养,而成肝肾阴虚,阴伤不止,同时耗气,进而导致气阴两虚,久则阴损及阳,阴阳两虚。杨霓芝认为 DKD 的发生是由消渴病迁延所致,病机为燥热阴虚、日久耗气而致气阴两虚;病情发展则阴损及阳而见阴阳两虚,甚至出现阳衰浊毒瘀阻。

3 "以平为期"防治 DKD

在诊疗 DKD 时,应强调总体阴阳平衡,注重从发病机制上把握阴阳。在病症的不同发展阶段,病机重点有所不同,但治疗需"以平为期"来防止病情的进展,辨证与辨病相结合。不仅要重视脏腑失"平"致本虚,还应强调气、血、阴、阳失"衡"致标实是发病的关键。

DKD患者早期燥热阴虚,日久耗气而致气阴两虚,气虚则不能化生津液,阴虚则气无所附而虚象益甚,加之肾气不固,经脉失养,而致气虚血瘀。症见神疲乏力、口干咽燥、腰膝酸软、大便干结、水谷精微物质排泄于外,甚或视物模糊、肢体麻痛等。治当益气养阴活血,方用参芪地黄汤、生脉散合六味地黄汤加减以达气血阴阳之平和。

随着病情发展或治疗不当,脏腑受损、阴阳失调加剧,在气阴两虚的基础上,演变成诸脏皆虚,气血阴阳失调之本虚标实。症见神疲乏力、腰膝酸痛,或肢体酸痛、面足水肿、四肢末端发冷、小便清长、阳痿早泄、头晕目眩、视物模糊、小便混浊等。治当补肾健脾,益气活血,行水消肿,方用芪苓消肿汤加减以使脏腑得养以固、阴阳得滋以平、气血得通以和。

病至晚期,缠绵经久,脏腑、气血阴阳俱虚,血脉瘀阻,浊毒内停,变证蜂起,五脏俱伤。症见神疲乏力、头晕、视物模糊、心悸气短、腰膝酸痛、畏寒肢冷、肢体麻痛、纳呆、尿少水肿,甚则喘不能平卧等。治以滋阴温阳为则,方以金匮肾气丸、大补元煎等加减。因此时病情已危重,应急则治其标、缓则治其本,中西医结合进行治疗,以使病情平稳,延缓疾病的进展,改善患者的生活质量。

在长期临床观察中,邵朝弟教授认为DKD患者均存在不同程度的阴虚证候,应适当补阴,注重阴阳平衡,治法当以调理脾肾之阳和肝肾之阴为重点,注意明辨夹湿夹瘀,辨证与辨病相结合进行治疗。

在DKD的防治过程中,应根据脏腑、气血、阴阳变化,适当进行调节,"以平为期"。

糖尿病肾病Ⅳ期患者脾肾气虚、血瘀水停，自拟方芪苓消肿汤化裁

糖尿病肾病（DKD）即糖尿病性肾小球硬化症，是糖尿病慢性致死性并发症和肾衰竭的主要原因。对于糖尿病肾病Ⅳ期，西医临床上主要进行降血糖、降血压、控制蛋白质摄入等对症处理。邵朝弟教授自拟方芪苓消肿汤，以控制或延缓病情的发展，推迟肾衰竭期的到来，延长患者的生存期。该方治疗糖尿病肾病Ⅳ期患者效果显著，并可提高患者的生活质量。

1　病名及诊断

糖尿病肾病Ⅳ期属中医学"消渴"之"下消"范畴，亦可根据患者不同表现而归属于"水肿""尿浊""腰痛""关格"等范畴。

在现代医学中，糖尿病肾病Ⅳ期表现为临床蛋白尿，AER＞200 μg/min 或 UAE＞300 mg/24 h 或尿蛋白水平＞0.5 g/24 h。此期患者血压增高，肾小球滤过率（GFR）开始进行性下降，水肿多较为严重，对利尿剂反应差。肾小管功能障碍出现较早，近曲小管对水、钠以及糖重吸收增加，病理显示毛细血管基底膜（GBM）明显增厚，系膜基质明显增多。1 型糖尿病确诊 15～20 年以及 2 型糖尿病确诊 5 年以上者易出现糖尿病肾病Ⅳ期，该期患者常出现微血管并发症如视网膜病变、周围神经病变等。

2　病因病机

消渴的基本病机是阴虚为本，燥热为标。邵朝弟教授指出，本病在肺胃阴虚燥热的基础上，肺脾气虚，日久生化之源不足，先天之本无所充养，加之肾元禀赋素亏，肝木失养，致肝肾阴虚，阴伤不止，气随液耗，形成肾之气阴两虚；随着病情的进一步发展，阴损及阳，而出现脾肾气（阳）虚、阴阳俱虚之变化。可见，本病肺、脾、肝、肾皆虚，而以肾虚为本。肺虚则失于通调，脾虚则失于转输，肾虚则失于开阖，故三焦气化不利，水液停留于内，发为水肿。肝阴虚则肝阳上

亢，故可见头晕、血压升高等症。脾胃化源不足，阴液津血不充，亦可致血虚、气虚。渐至血行不畅，因虚（气虚、阳虚、阴虚、血虚）致瘀，瘀由虚生，瘀阻肾络。肾虚失于固摄，故见尿浊。综上所述，糖尿病肾病Ⅳ期病因病机可归纳为脾肾气虚、血瘀水停。

3　方药化裁

邵朝弟教授认为糖尿病肾病Ⅳ期应属脾肾气虚、血瘀水停证，症状多为颜面部及双下肢水肿、尿中泡沫明显、蛋白尿，伴腰酸腿软、面色苍白或萎黄、神疲乏力、夜尿增多、舌质淡胖、脉沉细等。在运用西药降血糖、降血压、降血脂等对症治疗的基础上加用自拟方芪苓消肿汤加减。处方：黄芪30 g，茯苓30 g，生地黄15 g，山药15 g，山茱萸15 g，益母草15 g，王不留行15 g，车前子15 g，赤小豆15 g，怀牛膝15 g，知母10 g，木香10 g，金樱子15 g，芡实30 g。

方中以黄芪、茯苓为君药，健脾益气利水。水不自行，赖气以动，茯苓甘淡，入脾、肾二经，利水渗湿健脾；黄芪甘，微温，补脾益气，二者同用，气行则水行。借以六味地黄丸中"三补三泻"之意，除以茯苓为君药外，亦用生地黄、山药、山茱萸为臣药，补肾滋阴以治其本。知母、益母草、王不留行、木香、车前子、赤小豆、金樱子、芡实为佐药，知母归肺、脾、肾三经，可清肺脾之燥热，滋肾阴；益母草、王不留行活血利水消肿；木香理气行水；车前子、赤小豆增强利水渗湿之力；金樱子、芡实益肾滋阴、收敛固摄。怀牛膝为使药，载药下行兼利水。诸药合用，共奏补肾健脾、益气活血、行水消肿之功。

腹胀、尿少者，加桂枝、猪苓温阳化气行水，大腹皮理气利水；气郁气滞者，加郁金、枳壳、陈皮、香附；脾虚不运、纳呆、便溏者，加炒二芽、白术、山楂、法半夏等；失眠者，加酸枣仁、炙远志、合欢花、夜交藤；瘀血明显、水肿顽固者，加丹参、泽兰、木瓜，加强活血利水之力；气虚明显者，加党参以健脾益气；水瘀化热、湿热明显者，加黄柏、苍术、薏苡仁；肝硬化腹水者，加大腹皮、陈葫芦、枳实、泽兰等。

4　病案举例

杨某，男，66岁，2006年6月8日入院。糖尿病5年，双下肢水肿10个月入院。患者于 5 年前体检发现空腹血糖升高,最高达 27 mmol/L,在外院诊断为 2 型糖尿病,予以胰岛素治疗,血糖控制可。2005 年 9 月检查发现尿蛋白(＋＋),尿红细胞(＋＋),双下肢水肿,SCr 260 μmol/L,24 h 尿蛋白定量为 2 g,在外院诊断为糖尿病肾病并予降血压、降血糖、利尿等对症治疗,病情无明显好转,转入我院住院治疗。

入院时患者腹胀不适,皮肤瘙痒,下肢中度水肿,舌质淡、苔薄黄,脉弦。入院后查 SCr 226 μmol/L,BUN 19.5 mmol/L,FBG 4.9 mmol/L,餐后 2 h 血糖 6.2 mmol/L,24 h 尿蛋白定量 0.98 g,尿蛋白(＋);双肾 B 超检查示双肾囊肿。中医诊断为水肿(脾肾气虚);西医诊断为 2 型糖尿病,糖尿病肾病Ⅳ期,慢性肾衰竭。即予以降血糖、改善微循环、降血压等对症支持治疗,中医治以补肾健脾、滋阴益气、活血利水,方选芪苓消肿汤加减:黄芪 30 g,茯苓 30 g,益母草 15 g,白术 10 g,车前子 15 g,猪苓 15 g,赤小豆 15 g,生地黄 15 g,泽泻 15 g,山药 15 g,金樱子 15 g,芡实 30 g。水煎服,每日 1 剂,分两次服。治疗 32 天后,查 24 h 尿蛋白定量 0.38 g,BUN 10 mmol/L,SCr 210 μmol/L,尿常规正常,血糖控制在正常范围内,水肿、腹胀不适、皮肤瘙痒均较前明显好转,纳食、二便可。患者出院,守上方带中药 5 剂续服。后于门诊继续治疗并定期复查肾功能、尿常规。随访 1 年,未见异常。

5　讨论

糖尿病肾病是糖尿病的常见并发症,属糖尿病微血管病变,其临床分为 5 期,Ⅳ期为临床蛋白尿期,预后较差,尤其当出现大量蛋白尿时,预后更差,一般经过 5 年即进入肾衰竭期。西医以降血糖、降血压、控制蛋白质摄入等对症处理为主,减轻水肿、控制蛋白尿、保护肾功能是延缓病情发展的关键。糖尿病肾病在中医学文献中,既属消渴病,又属肾病,唐代王焘的《外台秘要方》引《古今录验》说:"渴而引水多,小便数,有脂似麸片甜者,皆是消渴病也。"明代《证治准绳》则指出:"三消久而小便不臭,反作甜气,在溺桶中涌沸,其病为重,更有浮在溺面如猪脂,溅在桶边如柏烛泪。此精不禁,真元竭矣。"古代医家治疗糖尿病肾病的经验丰富，非常重视治肾。

邵朝弟教授的芪苓消肿汤是基于古人的经验，结合现代观点组方而成，由《辨证录》中的"决水汤"和六味地黄丸两方加减化裁而来，该方遵《素问·至真要人论》"诸湿肿满，皆属于脾"和《景岳全书·肿胀》中"凡水肿等证，乃脾、肺、肾三脏相干之病。盖水为至阴，故其本在肾；水化于气，故其标在肺；水唯畏土，故其制在脾"之旨，又收"瘀血化水，亦发水肿，是血病而兼水也"之用，达到补肾健脾、益气活血、行水消肿的目的。临床观察表明，芪苓消肿汤具有气、血、水同治的功效，在临床上治疗糖尿病肾病Ⅳ期脾肾气虚、血瘀水停证，效果理想。

糖皮质激素用于肾病，可降低毛细血管通透性而减少尿蛋白的漏出。目前发现具有糖皮质激素样作用的养阴中药有生地黄、熟地黄、知母、龟甲等，它们主要通过影响肝细胞对糖皮质激素的代谢，抑制激素的降解或兴奋下丘脑-垂体-肾上腺轴（HPA轴）等途径达到类糖皮质激素样的作用。邵朝弟教授在方中加入生地黄、知母亦考虑了上述原因。

参 考 文 献

曹秋实，李成银，巴元明.邵朝弟治疗糖尿病肾病Ⅳ期临床经验[J].湖北中医杂志，2012，34（1）：26-27.

尿路感染——补益脾肾，清利湿热

邵朝弟教授临床精于辨证，用药精简，经多年的临床观察与探索，自拟泌感方治疗尿路感染取得明显疗效，现介绍其经验如下。

1 病因病机

尿路感染，是指各种病原微生物在尿路中生长繁殖所致的尿路感染性疾病，目前西医主要使用抗生素治疗，超过半数患者治疗后仍持续有细菌尿或经常复发，有的还会进展为慢性肾脏病，且许多抗生素本身就有潜在肾毒性，长期使用还会出现病菌的耐药性。尿路感染属中医学"淋证"范畴，邵朝弟教授认为急性者主要归属"热淋"，慢性者主要归属"劳淋"。

《济生方·淋闭论治》云："此由饮酒房劳，或动役冒热，或饮冷逐热，或散石发动，热结下焦，遂成淋闭。"此即说明淋证的发病主要由湿热所致，其湿热可来源于外感，亦可因饮食不节而内生。巢元方在《诸病源候论》中对淋证的病机进行了高度概括，他指出"诸淋者，由肾虚而膀胱热故也"。

邵朝弟教授在总结前人经验的基础上结合自己的临证观察提出了"脾肾亏虚，膀胱湿热"（简要概括为"肾虚湿热"）这一病机。肾主水，维持机体水液代谢；膀胱乃州都之官，有储尿与排尿的功能。二者脏腑相关，经脉络属，共主水道，司决渎。脾为土脏，主运化水液。凡外感湿热、饮食不节、情志失调、禀赋不足或劳伤久病等均可损伤脾肾，脾虚则土不制水，肾虚则水无所主，湿邪流注膀胱，导致膀胱气化不利，湿邪留恋，日久化热，形成湿热胶着，如油裹面之象，缠绵难愈。湿热交蒸，耗气伤阴，正气受损，外邪乘虚而入。

邵朝弟教授认为，西医用抗生素治疗尿路感染之所以经常复发，主要是因为抗生素只能抑制或杀灭病原微生物，而在中医看来，抗生素为寒凉之品，引起尿路感染的病原微生物为湿热之邪，抗生素针对病原微生物就相当于针对湿热之邪，使用抗生素后病原微生物得到了暂时的控制，即湿热之邪暂时被祛除，但病原微生物的生长环境没有改变，即机体产生湿热的源头未得到治理，当停药之后病原微生物就容易再次感染。而中医紧抓其病机，从脾肾着手以治本，兼以祛除膀胱湿热而治标，标本同治以彻底清除体内湿热之邪，恢复机体脏腑正常的生理功能。

2　治疗原则

实则清利，虚则补益，是治疗淋证的基本大法。邵朝弟教授在多年的临床观察中体会到，尿路感染出现单纯的实证和虚证者很少，绝大多数是呈现虚实夹杂之证，即肾虚湿热证，故其治疗原则为"补益脾肾，清利湿热"。肾为先天之本，脾为后天之本，先天可以滋养后天，后天又可以充养先天，补益脾肾可以培补一身之正气，增强机体抗御外邪的能力，正所谓"正气存内，邪不可干"。此外，邵朝弟教授强调因其湿热缠绵，用药需轻灵，忌骤补急泻，补脾益肾药不可滋腻而碍胃以助邪，清热利湿药勿得苦寒而败胃而伤正。临床务必守法守方，循序渐进，方能奏得全功。

3　临床用药

3.1　主方分析　邵朝弟教授临床治疗尿路感染主要选用自拟泌感方加减。其自拟泌感方由生地黄、山药、山茱萸、茯苓、泽泻、瞿麦、萹蓄、蒲公英、乌药、益智仁组成，是取成方六味地黄丸、八正散、缩泉丸加减化裁而成。方中生地黄、山药、山茱萸补益脾肾，恢复正气，是为治本；茯苓、泽泻淡渗利湿，茯苓治脾，泽泻治肾，此二味药从源头治湿，并佐制补益药以防其滋腻；瞿麦、萹蓄、蒲公英清热利湿通淋，是为治标，直接祛除湿热之邪，此三味药均是植物茎叶之品，苦寒之性较轻，无伤脾败胃之虞；《素问·灵兰秘典论》曰："膀胱者，州都之官，津液藏焉，气化则能出矣。"乌药、益智仁温肾固精，助膀胱之气化，膀胱气化复常，小便自然通利矣。另此二味药置于诸甘寒、苦寒药中可防其冰伏湿热。如此全方补泻兼施以调其虚实，寒热并用以和其阴阳，标本同治以正本清源。诸药合用共奏健脾补肾、清热利湿之效。

3.2　药物加减　小便赤涩、灼热疼痛者，加淡竹叶、川木通、甘草梢以成导赤散而清心泻火;小腹坠胀者,取补中益气汤之意加黄芪、桔梗、升麻以提升中气;腰酸痛者,加用菟丝子、续断、杜仲、枸杞子以补益肝肾,强筋健骨;恶寒怕冷者,加用温阳之品,如肉苁蓉、巴戟天、淫羊藿。邵朝弟教授于临床上很少用附子、肉桂,因其大辛大热,易动火伤阴,于肾虚湿热之证不合,而仙茅、淫羊藿、巴戟天、肉苁蓉等温而不燥,与诸甘寒养阴之药配伍,补阴益阳之力相得益彰;五心烦热,面色潮红者,属阴虚火旺,加知母、黄柏以取知柏地黄汤之意而滋阴降火;有血尿者,将生地黄改为生地黄炭,并加白茅根、茜草以加强凉血止血之功;有蛋白尿者,加水陆二仙丹(金樱子、芡实)以收涩精微;素体气虚、易感冒者,加玉屏风散(黄芪、白术、防风)以益气固表,增强体质。余者临证加减,多能取得满意的疗效。

4 病案举例

张某,女,54岁,2012年7月4日初诊。主诉:反复尿频、尿急5年,加重1个月。患者于5年前无明显诱因出现尿频、尿急症状,服用诺氟沙星胶囊后好转,其后反复发作,服用抗生素只能暂时控制症状,每当劳累及感冒时必发,苦不堪言,1个月前患者因外出旅游症状明显加重,中段清洁尿培养示细菌数为$5.42×10^5$/mL,静脉使用抗生素(左氧氟沙星)后症状有所改善,7月2日复查中段清洁尿培养,结果提示细菌数为$4.12×10^5$/mL。刻诊:尿频、尿急,无尿痛,腰部酸痛,夜尿2次,大便尚可,纳食差,睡眠欠佳。舌质红、苔黄腻,脉沉细。尿常规示尿沉渣白细胞计数135.2/μL。

《素问·阴阳应象大论》:"年四十,而阴气自半也。"该女性患者年过半百,肾阴亏虚,加之体弱久病,脾肾双亏,故可见腰部酸痛、纳食差;脾肾亏虚则湿热之邪留恋,外邪亦乘虚而入,以致膀胱气化不利而发为尿频、尿急,尿培养阳性,舌脉佐证。西医诊断为尿路感染,中医诊断为淋证(劳淋),证属脾肾亏虚,膀胱湿热。治宜补益脾肾,清热利湿。拟用泌感方加减。处方:生地黄、茯苓、山药、山茱萸、瞿麦、萹蓄、蒲公英、合欢皮、续断各15 g,乌药、益智仁各10 g。3剂,水煎服,每日1剂,早晚空腹温服。

二诊（2012年7月6日）：患者诉服药后尿频、尿急症状较前稍有好转，夜尿2次，纳食、睡眠可，大便正常，舌质红、苔根部黄腻，脉沉细。中段清洁尿培养示细菌数为 2.13×10^5/mL，尿常规示尿沉渣白细胞计数为 $108.4/\mu$L。效不更方，守前方7剂继服。

三诊（2012年7月13日）：患者诉服药后尿频、尿急症状明显好转，余症基本消失，舌质红、苔根部稍黄腻，脉沉细。中段清洁尿培养示细菌数为 1.13×10^4/mL，尿常规示尿沉渣白细胞计数为 $34.2/\mu$L。其后偶有复发，在前方基础上根据临床症状做相应调整，巩固治疗半年而愈，多次复查尿培养及尿常规，结果均为阴性。前段时间患者旅游归来，特来看望邵朝弟教授，诉停药半年以来未曾复发。

参 考 文 献

巴元明，夏晶.邵朝弟运用"泌感方"治疗泌尿系统感染经验[J].新中医，2014,46(2):29-30.

巴元明治疗男性不育症肾气阴两虚型的经验

1 不育症的病因病机

中医学认为，男性生育功能有赖于脏腑、气血、经络有机协调、相互平衡的功能作用。男性不育症，中医又称为"无子""无嗣"，是由于肾气虚损，阴精不足，无以生精、养精，肾中精气化生无源所导致的男性生育功能减退（即现代医学所说的精子数量减少、精子活力降低或伴精液质量异常），而影响男性生育功能的疾病。

男性生殖以"肾"为主的理论首先在《黄帝内经》中提出。《素问·上古天真论》中云："二八，肾气盛，天癸至，精气溢泻，阴阳和，故能有子。"《素问·六节藏象论》亦有云："肾者，主蛰，封藏之本，精之处也。"故肾藏精、主生殖，为先天之本，内藏元阴元阳，为人体生长发育生殖之所在。肾藏精，精化气，肾精足则肾气充，肾精亏则肾气衰。肾精肾气充盈到一定程度则产生天癸，天癸得以维持正常生殖功能。男性不育症多由先天不足，饮食内伤，房事过度导致肾气虚损阴精不足所致。这些因素使生殖之源不足，表现为产生的精子数量少、精子活力低下，故男性不育多归于肾。所以男性不育的病机主要是肾气亏虚、阴精不足，治则当以补益肾气、滋肾填精为主。

巴元明教授自拟经验方参芪地黄衍宗汤，将参芪地黄汤、五子衍宗丸两方合用，并随症加减而成。其中参芪地黄汤是在六味地黄丸的基础上加入黄芪、党参二味，而六味地黄丸最早源自医圣张仲景的《伤寒杂病论》中的"金匮肾气丸"。五子衍宗丸则最早记载于道教的《道藏·悬解录》，书中的五子守仙方是五子衍宗丸的雏形。两方合用，并随症加减，具有补益肾气、滋肾填精的功效，使肾气健旺、精血充实而生殖能力增强，达到治疗男性不育症的目的。

2 病案举例

郑某，男，29 岁，已婚。2011 年 9 月 14 日初诊。

患者结婚 2 年,未采取任何避孕措施,其妻(妇科检查未见异常)一直未怀孕。2011 年 7 月检查发现精液异常,遂就诊。现症见间断尿频、尿急,畏寒,易疲劳,精神较差,纳稍差,眠可,大便可。

体检:患者神志清楚,精神欠佳,形体消瘦,舌质淡红、苔白,脉细。

辅助检查:2011 年 7 月 26 日精液及精子质量检查示颜色灰白,精液量 3.00 mL,pH 7.20,液化时间 20 min,稀释比 1∶1.00,未排精天数 4 天,黏稠度一般;检测精子总数 202 个,活动精子总数 13 个,精子密度 $12.78×10^6/mL$,精子活动率 6.44%,A 级(快速向前运动)0、B 级(慢速或呆滞向前运动)1.49%、C 级(非向前运动)4.95%、D 级(不动)93.56%。

诊断:男性不育症。证属肾气阴两虚型。

治法:补益肾气、滋肾填精。

参芪地黄衍宗汤加减。处方:黄芪 30 g,党参 15 g,菟丝子 15 g,枸杞子 15 g,覆盆子 15 g,五味子 15 g,车前子 15 g,知母 12 g,黄柏 12 g,熟地黄 15 g,山药 15 g,山茱萸 12 g,茯苓 15 g,牡丹皮 15 g,泽泻 10 g,黄精 15 g,韭菜子 10 g。14 剂,水煎服,每日 1 剂,分两次服。另加西洋参片 10 g,14 剂,泡水服,每日 1 剂。

二诊(2011 年 9 月 29 日):患者诉服上方后精神较前明显好转,尿频、尿急好转,畏寒、易疲劳症状减轻,纳可,眠可,大便偏稀。舌质淡红、苔白,脉细。9 月 21 日再次查精液及精子质量,结果提示颜色灰白,精液量 3.0 mL,pH 7.0,液化时间 20 min,稀释比 1∶1.00,未排精天数 6 天,黏稠度一般;检测精子总数 264 个,活动精子总数 74 个,精子密度 $33.40×10^6/mL$,精子活动率 28.03%,A 级(快速向前运动)18.18%、B 级(慢速或呆滞向前运动)9.09%、C 级(非向前运动)0.76%、D 级(不动)71.97%。处方:守上方 14 剂。

2012 年 2 月 19 日其妻子已确诊怀孕。

3　讨论

自拟经验方参芪地黄衍宗汤以黄芪、党参为君药,有形之精血生于无形之气,故重用黄芪、党参使气旺精实。菟丝子、枸杞子、覆盆子、五味子、车前子为臣药,此为五子衍宗丸原方,五子皆为植物种仁,味厚质润,性平偏温,既能滋补阴血,又善于补益肾气。菟丝子温补肾阳,鼓舞肾气以提高生精功能;枸杞子补益肾阴,为化生精血提供物质基础;覆盆子、五味子性味偏酸,固肾摄精,有养精蓄锐之意;车前子泻肾之虚火,疏利肾气,使补而不滞。知母、黄柏、熟地黄、山药、山茱萸、茯苓、牡丹皮、泽泻、黄精、西洋参为佐药,知母、黄柏加强了滋肾阴、清相火的作用,熟地黄滋补肾阴,山药、山茱萸滋补肝脾,辅助滋补肾阴,又"脾为后天之本""肝肾同源",从而使三阴并补;茯苓、泽泻利水渗湿,牡丹皮清泻肝火,与补药相配,意在补中寓泻,以使全方补而不腻,共奏滋阴补肾之效。黄精性味甘平,为滋腻纯厚之品,有补阴填精之功。西洋参归心、肺、肾三经,有补元气、益肺阴、清虚火、养胃、生津止渴等作用,其在此发挥补元气、益阴生津的作用。韭菜子又名"起阳草",为方中使药,性温,味辛、甘,入肾经,补益肾气,温阳固精,引诸药入肾。

现代医学认为,生殖系统的生长发育受内分泌系统所支配,其对肾脏的研究证实了中医所说的肾有类似于西医所说的下丘脑-垂体-性腺轴的作用。所以,肾精肾气的盛衰实际上体现了机体主要的内分泌功能状态及体质状况,当然也决定了生育能力的强弱。药理研究也表明,补肾药有类性激素作用,含锌量高,对大鼠垂体-性腺轴的影响显著,有调节内分泌的作用,能促进睾丸发育、增高睾酮水平、兴奋性功能、促进精液分泌,对改善睾丸曲细精管及损害的间质细胞功能均有一定效果,同时能增加大鼠附睾精子数量、活动率、活力,使配对雌鼠怀孕率明显提高。本案中所用黄芪、党参、西洋参可增强精子线粒体活性,提高精子三磷酸腺苷含量,改善精子的活动率与活力。菟丝子、枸杞子有雄性激素及促性腺激素的作用,能提高精子的运动能力和膜功能,对精子生成和发育均有促进作用。熟地黄、五味子增强性腺功能,车前子提高脊髓的兴奋性反射功能,精浆中锌、锰缺乏,故可采用锌、锰含量较高的黄精。

参 考 文 献

李婷,曹秋实,巴元明.巴元明治疗男性不育症肾气阴两虚型的经验[J].湖北中医杂志,2012,34(11):30-31.

慢性肾衰竭——补虚泻实，升降有序

邵朝弟教授勤耕杏林五十余载，遍览经典，博采众方，遵古而不泥古，擅用经方，并在经方基础上化裁自拟经验方治疗各类肾病。以下主要阐释并分析邵朝弟教授运用自拟肾衰方治疗慢性肾衰竭的临证经验，仅供同道参考。

1 组方依据

慢性肾衰竭是指各种原发性或继发性慢性肾脏病所致进行性肾功能损害所出现的一系列症状或代谢紊乱组成的临床综合征。慢性肾衰竭属于中医学的"关格""虚劳""溺毒"等范畴。邵朝弟教授认为本病根本病机为本虚标实，而在诸多虚实错杂证型中以脾肾气虚、湿浊内阻证为主。多项大样本病例回顾性研究也表明，本虚证以脾肾虚衰为主，标证以湿浊为常见。

肾为先天之本，五脏之本，寓元阴元阳，藏精主骨生髓，主水，司开阖；脾为后天之本，气血生化之源，气机升降枢纽，主运化，两脏相互资生。邵朝弟教授指出慢性肾衰竭主要是肾病及脾，或脾肾同病，其本在肾，但与脾胃关系密切。肾虚则气化开阖失常，脾虚则运化功能失司，水液不能正常输布，清阳不升而受阻，浊毒不降而上逆，停聚体内，壅滞三焦，形成多种病证：水湿泛溢肌肤而为水肿；湿为阴邪，其性重浊黏滞，易困脾阳，阻滞中焦则食少纳呆、脘腹痞满、恶心呕吐；升降失常，清气不升，精微不能归藏而下泄，出现蛋白尿；脾胃虚损日久，水谷精微不能吸收，气血化生乏源，可见面色无华、乏力等贫血症状；肾气虚则精不生髓，骨失所养，出现肾性骨病。

基于上述病机特点，邵朝弟教授在经方基础上结合多年临证经验总结，整理出肾衰方，用于治疗慢性肾衰竭之脾肾气虚、湿浊内阻证。

2 方药组成

慢性肾衰竭脾肾气虚、湿浊内阻证患者多见腰膝酸软、神疲乏力、少气懒言、身重困倦、食少纳呆、脘腹胀满、恶心呕吐、口中黏腻、舌淡苔腻或边有齿痕、脉沉细。邵朝弟教授自拟肾衰方药物组成主要为黄芪、党参、生地黄、当归、山茱萸、山药、白术、茯苓、陈皮、法半夏、制大黄。

肾衰方经六君子汤、六味地黄汤、归脾汤、当归补血汤等经方化裁而成，方中重用黄芪为君药，取其补气以扶正祛邪之功效。以党参、生地黄共为臣药，党参益气健脾以培补后天；生地黄补肾以充养先天。以当归、山茱萸、山药、白术、茯苓、陈皮、法半夏、制大黄为佐药，当归补血活血，与黄芪合用益气养血、化生气血；山茱萸、山药补肾气，益肾精；白术、茯苓健脾化湿；陈皮理气健脾和胃，法半夏降逆止呕，二药合用，法半夏得陈皮之助，则气顺而湿浊自降，化湿之力尤胜，陈皮得法半夏之辅，则湿浊除而气自畅，理气和胃之功更著。制大黄去菀陈莝、通腑泄浊。全方诸药合用，祛邪而不伤正，扶正而不敛邪，共奏健脾补肾、益气养血、化湿泄浊之功，具有补虚泻实、升降有序之效。

随症加减：颜面、眼睑水肿者加姜皮、桑白皮、茯苓皮等；下肢肿甚者选加车前子、猪苓、益母草、赤小豆、王不留行、木香等；腰背酸痛者加杜仲、续断等；眩晕耳鸣、腰膝酸软者加女贞子、墨旱莲、枸杞子等；畏寒肢冷者加淫羊藿、仙茅、补骨脂等；恶心呕吐者加黄连、紫苏叶等；皮肤瘙痒者加牡丹皮、赤芍、地肤子等；表虚易感者加防风等；尿频、尿急、尿痛者加瞿麦、萹蓄、蒲公英、乌药、益智仁等；血尿酸高者加威灵仙、决明子等；蛋白尿者酌加金樱子、芡实、萆薢、补骨脂、乌梅等；血尿者酌加白茅根、茜草、地榆炭、槐角炭、小蓟等。

3 典型病案

杨某，男，67岁。因"发现血尿酸水平升高10年，血肌酐水平升高3年"于2012年10月11日入院。患者10年前踝关节、足第一跖趾关节红肿疼痛，至当地医院就诊，查肾功能示血尿酸水平升高，诊断为痛风性关节炎，予抗炎镇痛等对症治疗，症状缓解，其后上述症状反复发作；3年前体检发现血肌酐水平升高，入住当地医院，诊断为慢性肾衰竭，予以护肾排毒及对症支持治疗，后病情进展缓慢。近1周来患者神疲乏力明显，皮肤瘙痒，纳食少，睡眠差，舌质淡红、苔白腻，脉沉。入院查肾功能：尿素氮11.7 mmol/L，肌酐433.8 μmol/L，尿酸586.3

μmol/L。给予排毒、促进尿酸排泄、改善肾脏循环等治疗,同时用肾衰方加减治疗。处方:黄芪30 g,当归10 g,生地黄15 g,党参15 g,山药15 g,山茱萸10 g,茯苓15 g,白术10 g,陈皮10 g,法半夏10 g,制大黄5 g,赤芍10 g,牡丹皮10 g,地肤子15 g,决明子15 g,怀牛膝15 g,合欢皮15 g。7剂后患者诉皮肤瘙痒、睡眠差情况明显好转,继守上方3剂,患者诉乏力、身痒、睡眠差基本好转,现腰痛,故上方去赤芍、牡丹皮、地肤子,加续断15 g。出院复查肾功能:尿素氮10.1 mmol/L,肌酐296.4 μmol/L,尿酸501.5 μmol/L。患者后于门诊接受中西医结合巩固治疗,病情稳定。

4 讨论

国际肾脏病学会统计,慢性肾脏病的年发病率为2‰～3‰,尿毒症的年发病率为(100～150)/10^6,且患者人数呈逐年增多趋势。慢性肾衰竭从肾功能不全代偿期至终末期肾衰竭,病情不断进展变化,严重影响患者的生活质量,病死率较高。目前尚无特效疗法,替代治疗和肾脏移植是治疗该病的重要手段。因此,中医治疗慢性肾衰竭具有重要的意义及独特优势。

慢性肾衰竭病机总属本虚标实,脾肾气虚、湿浊内阻证尤为如此。此时,欲补脾肾虚衰,益气之品容易壅滞气机,养阴之药则滋腻碍胃,患者多虚不受补,故邵朝弟教授临证时,常先调理脾胃,补肾之中加用健脾益气、和胃泄浊之品,以顾护胃气、通腑泄浊,攻补兼施,补虚不留寇,祛邪不伤正,从而使纳化常、出入调,清气升、浊毒降,湿浊得以运化,气血生化有源,同时精微化而气血生,阴精内藏,有助于肾之气化。慢性肾衰竭虽病程缠绵,病机复杂,但运用中医辨证施治,便可执简驭繁,达到满意疗效。

参 考 文 献

余昇昇,巴元明.邵朝弟自拟肾衰方临证经验浅析[J].湖北中医杂志,2014,36(10):22-23.

邵朝弟治疗乳糜尿临床经验总结

乳糜尿是指乳糜池内的乳糜反流到肾蒂淋巴管内,使肾盂破溃后形成淋巴肾盂瘘,乳糜混入肾盂内尿液,使尿液混浊如乳汁,或似米泔水、豆浆,外观呈不同程度的乳白色的一种病症。目前西医多采用外科手术治疗,疗效不甚确切,且复发率高。邵朝弟教授通过多年中医临床实践,对乳糜尿的治疗有独到方法和经验,在控制或延缓病情发展方面有较好的作用。介绍如下。

1 病因病机

邵朝弟教授认为乳糜尿属中医学"尿浊""白浊"范畴;乳糜血尿为"浊""赤白浊"或"尿血";如伴有排尿疼痛,则为"膏淋"。《丹溪心法》记载:"真元不足,下焦虚寒,小便白浊……凝如膏糊。"《景岳全书》云:"有浊在溺者,其色白如泔浆。"

乳糜尿的发生与脾肾二脏关系最为密切。《灵枢·口问》中曰:"中气不足,溲便为之变。"《诸病源候论》载:"膏淋者,淋而有肥,状似膏,故谓之膏淋,亦曰肉淋,此肾虚不能制于肥液,故与小便俱出也。""诸淋者,由肾虚而膀胱热故也。"邵朝弟教授认为,乳糜尿初起多为湿热之邪壅滞于膀胱,耗伤气分,致气机不利,清浊不分,脂液失于制约而妄行,溢于肾与膀胱,从尿道而失,故小便混浊如乳汁、米泔水样,甚者成脂膏样。若病情迁延日久则导致正气耗损,脾肾两虚。脾为生化之源,肾为藏精之所。脾气虚弱,运化失职,水谷精微反为湿浊,下注膀胱则溺如泔浆;久则及肾,使肾失封藏,肾关不固,脾肾两虚,统摄无权,不能分清泌浊,而致精微下泄,清浊不分,下经膀胱,故小便混浊,如乳汁或脂膏,发为尿浊。正如《医学心悟》曰:"浊之因有二种,一由肾虚败精流注;一由湿热渗入膀胱。肾气虚,补肾之中必兼利水,盖肾经有二窍,溺窍开则精窍闭也。湿热者,导湿之中必兼理脾,盖土旺则能胜湿,且土坚凝则水自澄清也。"

2 辨证论治

邵朝弟教授提出乳糜尿的病位在脾肾,表现在小便,病性是虚实夹杂,病势是由实转虚。在辨证上,早期以湿热标实为主;病久脾肾亏虚,后期为虚实互相夹杂。临床所见多为久病虚证,若有实证者,也为虚中夹实。故早期治疗应以清利湿热为主,久病虚实夹杂者以补气健脾、滋阴补肾为主,佐以清利湿热,并临证加减。临床常见以下 3 种证型。

2.1 湿热内蕴证 其特点以小便色白夹有脂块、浮油,尿道灼热感,尿频、尿急、尿痛为主,伴身重疲乏,口中黏腻,不思饮食,大便不爽,舌质红,舌苔黄厚腻,脉弦滑。治则清利湿热、分清泌浊,方以八正散加减。药用车前子、瞿麦、萹蓄、蒲公英、栀子、甘草梢、知母、黄柏、草薢。

2.2 脾气虚弱证 其特点为小便色白且有胶冻样凝块,伴有神疲乏力,少气懒言,不思饮食,大便溏泄,舌质淡、苔薄白,脉沉细或细弱无力。治则补气健脾、分清泌浊,方以补中益气汤合参苓白术散加减。药用黄芪、党参、白术、茯苓、山药、陈皮、熟地黄、砂仁、草薢。

2.3 肾阴亏虚证 其特点为小便赤白相兼,伴有形体消瘦,腰膝酸软,手足心热,口干心烦,头晕耳鸣,舌质红、苔薄黄,脉细数。治则滋阴补肾、分清泌浊,方以知柏地黄汤合二至丸加减。药用知母、黄柏、生地黄、山药、山茱萸、茯苓、牡丹皮、泽泻、墨旱莲、女贞子。

3 临证经验

在乳糜尿的治疗上,邵朝弟教授重视标本兼顾、活用药对、药物加减,注重调护,收到了明显的临床效果。

3.1 标本兼顾 湿热之邪常为本病的病因,故邵朝弟教授强调治疗早期以清热化湿为主,兼顾正气,使邪有出路,并慎用收敛之品,以免闭门留寇,反为其害。后期以健脾补肾为主,兼以祛邪。本病临床多见虚实夹杂之证,故治疗时当分清虚实,标本兼顾,灵活辨证,随证施治,达到祛邪而固本的目的。

3.2 活用药对 邵朝弟教授善用药对,把性味相近或功能相似的两种药物配合同用,相辅而行,互相发挥其特长,从而增强其药效。如黄芪配党参,瞿麦配萹蓄,白茅根配茜草,乌药配益智仁,金樱子配芡实,墨旱莲配女贞子等。

另外,将功能不同或性味相反的药物合用,寒热并用,补泻兼施,相反相成,以适应复杂的病证。例如,黄芪配知母,黄芪补气佳,但性甘温,而知母的寒凉之性能防黄芪之甘温,起滋阴作用;又如,熟地黄配砂仁,砂仁能防熟地黄之滋腻碍胃。

3.3 药物加减 对于湿热内蕴证,注重区分是湿重于热、还是热重于湿,因两者治疗重点有所不同。湿重于热、舌苔厚腻明显者加用草果、知母、苍术、薏苡仁、法半夏、陈皮等;热重于湿者加用知母、黄柏、蒲公英等。伴有血尿者加白茅根、茜草、仙鹤草、地榆炭、槐角炭;伴有蛋白尿者加金樱子、芡实;伴有尿频、尿急、尿痛症状者加瞿麦、萹蓄、蒲公英;伴有小腹坠胀者加乌药、益智仁;腰痛明显者加续断、杜仲。

3.4 注重调护 重视饮食与生活调摄可以缩短疗程,提高疗效。由于乳糜尿常常由劳累、感冒或高脂饮食等诱发,因此应忌食或少吃肥甘厚味、酒醴之品,避免过度劳累,宜进行适宜的体能锻炼,增强机体的抗病能力。邵朝弟教授认为在药物治疗的基础上注意上述生活细节,可以缩短疗程,提高疗效。

4 病案举例

王某,女,65岁,于2012年9月10日初诊。主诉:反复小便混浊、色如米泔水3年余,腰痛加重1个月。患者3年前出现小便混浊、眼睑水肿,查尿常规示蛋白(＋＋＋),抗感染治疗后症状缓解,未予复查。其后每因劳累、进食油腻而诱发。1个月前患者因小便混浊、腰痛加重,于我院就诊,查乳糜尿,试验阳性,尿常规示蛋白(＋＋＋＋)、隐血(＋)。现小便混浊、色如米泔水,腰部酸痛,下腹坠胀,偶有尿急、尿道灼热感,夜尿3次。舌质红,苔白,脉沉。患者久病,损伤脾肾之气,脾虚不能升清,谷气下流,精微下注;肾虚,失于封藏而精气不固,下泄尿中而成乳糜尿、蛋白尿。证属脾肾两虚,治应补益脾肾、分清泌浊,拟方如下:生地黄炭15 g,茯苓15 g,山药15 g,山茱萸15 g,金樱子15 g,芡实30 g,黄芪30 g,知母10 g,续断15 g,草薢15 g,乌药10 g,益智仁10 g。7剂,水煎服,每日1剂,分早晚两次服。2012年9月17日二诊,患者小便混浊、腰部酸痛均明显好转,下腹坠胀、尿急、尿道灼热感减轻。效不更方,守上方继服 7 剂。2012 年 9 月 24 日三诊,患者诉上述症状均好转。守上方继服,随访 2 个月未复发。

参 考 文 献

李婷,李鸣,谢立寒,等.邵朝弟治疗乳糜尿临床经验总结[J].湖北中医药大学学报,2013,15(3):63-64.

分心木及其配伍在肾病临床的应用

分心木又名胡桃衣、胡桃夹、胡桃膜，是胡桃果核内的木质隔膜，呈薄片状，多弯曲、破碎而不整齐；表面为淡棕色至棕褐色，或棕黑色，略有光泽；质脆，易折断，气味微苦。大部分人一般不知其临床价值，在食用胡桃的过程中通常把它当作垃圾丢弃。笔者通过临床观察发现，将分心木与其他药物配伍治疗各种肾病，疗效颇佳。现将分心木在肾病临床中的应用体会介绍如下。

1 尿路感染

尿路感染是由多种病原体入侵泌尿系统引起的尿路炎症，细菌是尿路感染中最常见的病原体，其中多为大肠杆菌。本病女性多于男性，尤以育龄妇女常见。典型临床症状为尿频、尿急、尿痛等。

案1：熊某，女，42岁，于2009年9月3日就诊。患者诉4年前发现血尿，当时有尿频、尿急等不适，曾在中南医院确诊为腺性膀胱炎。现症见尿道灼热感，尿频、尿急，偶有下腹坠胀感，无尿痛，未见肉眼血尿，无腰痛。大便日1行、质软成形。无药物过敏史。舌质红、苔白腻，脉短数。尿常规示隐血（＋＋），蛋白（±）。诊断：尿路感染（证属尿湿热下注）。处方：生地黄15 g，通草15 g，生甘草10 g，淡竹叶12 g，车前子15 g，炒萹蓄15 g，炒栀子15 g，滑石15 g，藕节15 g，蒲黄10 g，五味子15 g，败酱草15 g，太子参15 g，麦冬15 g，分心木10 g，金樱子15 g。水煎服，每日1剂，分2次服。服7剂后，患者复诊诉尿频、尿急症状较前好转，尿道口仍有蚁行感，余未诉特殊不适。尿常规示隐血（＋）。嘱续服原方14剂，后随访至今未见复发。

2 慢性肾炎

慢性肾炎是以蛋白尿、血尿、高血压、水肿，伴随缓慢进展的慢性肾功能减退为临床特点的一组肾小球疾病。由于病情迁延，部分患者病变可呈急性加重性进展，故治疗较困难，预后也较差。

案 2:王某,女,36 岁,于 2009 年 5 月 24 日就诊。患者诉 1 年前体检发现蛋白尿,曾在外院行肾穿刺诊断为局灶增生性肾炎,一直服用肾炎康复片和依那普利片等。尿蛋白仍波动在(+)～(+++)间。现症见乏力,恶心欲吐,头晕,腰酸,口干喜饮,时有眼睑水肿,尿中泡沫多,夜尿多,双下肢不肿。舌质淡、苔薄,脉沉细。尿常规示蛋白(++)。诊断为慢性肾炎(局灶增生性肾炎),证属气阴两虚型。处方:黄芪 15 g,太子参 15 g,法半夏 12 g,陈皮 12 g,麦冬 15 g,猪苓 15 g,玄参 12 g,生地黄 15 g,牡丹皮 15 g,山药 15 g,山茱萸 15 g,茯苓 15 g,分心木 15 g,防风 15 g,白术 15 g。水煎服,每日 1 剂,分 2 次服。服 7 剂后,患者恶心欲吐和头晕感消失,仍觉乏力、腰酸,偶有眼睑水肿(晨起时明显),尿中泡沫多。尿常规示蛋白(++)。处方:原方去法半夏、陈皮、猪苓,加穿山龙 15 g,黄芪加至 30 g,分心木加至 20 g,7 剂,水煎服,每日 1 剂,分 2 次服。7 日后复诊,患者诉诸症好转,尿常规示蛋白(+)。嘱续服上方 1 个月后,患者来诊未诉不适,尿常规示蛋白尿消失。随访至今未见复发。

3 慢性肾衰竭

慢性肾衰竭是指由各种原因造成的慢性进行性肾实质损害,从而出现以代谢性酸中毒及多系统受累为主要表现的临床症候群。

案 3:雷某,男,77 岁,于 2009 年 7 月 23 日就诊。就诊前在外院查肾功能示肌酐 226 μmol/L。诊断为慢性肾衰竭氮质血症期。患者来诊时诉两周来疲乏无力,久坐后觉腰部少许酸痛不适,双下肢近踝关节处轻度水肿。尿常规示隐血(+),蛋白(+)。舌质淡、苔薄,脉沉细。诊断:慢性肾衰竭(证属气阴不足)。处方:黄芪 15 g,防风 10 g,白术 15 g,沙参 15 g,麦冬 15 g,五味子 10 g,生地黄 15 g,牡丹皮 15 g,山药 15 g,山茱萸 12 g,茯苓 15 g,熟大黄(另包)10 g,黄精 15 g,淫羊藿 15 g,分心木 15 g,猪苓 15 g。水煎服,每日 1 剂,分 2 次服。服 14 剂后,患者下肢水肿消失,疲乏感好转,腰部仍觉酸痛,纳寐可,夜尿 1～2 次,大便日 1 行、质稀。尿常规示血尿(±),蛋白(+)。嘱续服原方 14 剂,半个月后患者复查肾功能示肌酐 181.8 μmol/L,尿素氮 15.98 mmol/L,尿常规未见异常。

嘱续服原方,随访至今患者病情稳定。

4 讨论

分心木始载于《山西中药志》:"利尿清热。治淋病尿血,暑热泻痢。"《本草再新》中记载:"分心木,味苦涩,性平,无毒。入脾、肾二经,健脾固肾。"《中药材手册》对分心木的记载有"治遗溺,崩中下血"。《天津中草药》中记载分心木有"固涩收敛,治遗精、尿频、带下"之功。

现代医学认为,各种感染及其他各种致病因素可引起机体的免疫反应,形成免疫复合物,这些免疫复合物容易沉积在肾小球基底膜,继而造成肾小球基底膜受损。现代药理实验也显示,分心木对枯草芽孢杆菌、金黄色葡萄球菌、大肠杆菌等有明显的抑制作用。同时分心木含有大量的化学成分,包括多糖、氨基酸、蛋白质、生物碱、黄酮类挥发油、微量元素等。分心木治疗肾病,是否具有减少或清除体内免疫复合物,减轻或修复肾小球基底膜损害的作用,有待进一步研究。

参 考 文 献

金龙,巴元明,李鸣.分心木及其配伍在肾病临床的应用[J].湖北中医杂志,2010,32(4):60-61.

肾结石——实则通利，虚则补益，标本兼顾

肾结石是指一些晶体物质（如钙、草酸、尿酸、胱氨酸等）和有机物质（如基质 A、T-H(Tamm-Horsfall)蛋白、酸性黏多糖等）在泌尿系统中的异常聚集，为最常见的尿路结石。临床症状常以腰痛，或尿频、尿急、尿涩痛，或血尿，或尿中排出砂石为主要表现。西药治疗对于急性发作期解痉、抗感染疗效较好，但对于病情严重及易复发患者须采取外科手术治疗，虽可暂时去除结石，但易损伤肾脏。

1　病因病机

肾结石属中医学"石淋""血淋"等范畴。《证治要诀》云："石淋，溺中有砂石之状，其溺于盆也有声，此即是精气结成砂石，以溺俱出。"《金匮要略》云："淋家不可发汗，发汗则必便血。"《诸病源候论》云："诸淋者，由肾虚而膀胱热故也。"结合古代医家论述，邵朝弟教授认为，本病多由下焦湿热，或气滞血瘀，或脾肾气虚，或肾阴不足所致。下焦湿热证多由外感湿热之邪，或饮食不节，嗜食肥甘厚味，湿热内生，移行下焦，蕴结于肾与膀胱，尿液煎熬日久为石。气滞血瘀证多由忧思气结，气滞湿聚血停，湿浊郁而化热，燔灼尿液为石。脾肾气虚证由先天脾肾不足，或清利法运用日久，损伤肾阳，使阳虚而失于温煦，气虚而推动乏力，而致结石锢结。肾阴不足证多因七情过激化火，损伤肾阴，或房劳耗精，阴虚而生内热，煎熬尿液，日久结石，越结越甚，不通则痛，故可见腰痛；下焦气化不利，则小便涩痛；热伤血络，血溢脉外，则见尿血。

邵朝弟教授同时指出，本病的演变规律初多为湿热蕴结下焦，或气郁化火，日久伤及肾阴，继而阴损及阳；或治疗过用清利之品，损伤脾肾阳气，出现正虚邪实的症状。本病早期以实证为主，后期以虚实夹杂为主。下焦湿热为基本病机，病位在膀胱，与脾、肾、肝诸脏密切相关。

2　治则治法

邵朝弟教授认为，下焦湿热、煎液为石虽为本病的主要病因，但肾的气化功

能在肾结石的病变过程中起着重要作用。肾主气化，调节水液代谢，分清别浊，肾阳旺盛，肾之开阖、蒸化有序，则浊中之清上升于肺而输布全身，清中之浊下注膀胱而排出体外，湿热无以蕴结，则结石无法形成。若肾气不足，气化无力，尿液不能正常宣泄于外而内停，久则沉积为石；又肾虚而膀胱气化不利，砂石滞留水道，锢结不化。故治疗本病无论虚实，都应顾护肾气，临床上重攻补兼施，禁一味用清热通淋之品。邵朝弟教授认为，正气充足，气化有力，则可气行血畅石出。邵朝弟教授借鉴《医略六书》中"湿热蕴蓄膀胱，其气不得施化而结成砂石，故小便涩痛，淋沥不止焉。石韦通淋、涤小肠之结热；葵子滑窍，利膀胱之壅塞；瞿麦清心通淋闭；滑石通窍化砂石；车前子清热利水而快小便也。为散，白汤调下，使热结顿化，则砂石自消而小便如其常度，安有涩痛胀闷、淋沥不止之患乎？此清窍通淋之剂，为砂淋胀闷涩痛之专方"，常以石韦散、六味地黄汤、四君子汤、失笑散加减治疗，取石韦散清热利湿、通淋排石，六味地黄汤滋阴清热，四君子汤健脾补肾，失笑散活血通淋。基本方药：金钱草、滑石（先煎）各 30 g，石韦、冬葵子、鸡内金、海金沙各 15 g，川牛膝、乌药各 12 g。尿道灼热涩痛者，加蒲公英、珍珠草以清热利湿通淋；有血尿者，邵朝弟教授不单纯使用收涩之品，而要清热凉血止血，常用白茅根、大蓟、小蓟、藕节等；腰腹胀痛明显者，加陈皮、乌药以行气除胀止痛；结石锢结难移而体质较强者，加穿山甲、桃仁以通关散结；血瘀明显者，加赤芍、蒲黄以活血化瘀；兼见阳虚者，加肉桂、淫羊藿以温阳益气；阴虚者，加生地黄、女贞子、枸杞子以滋阴降火；湿热重者，加知母、黄柏以清热利湿；若兼见神疲乏力、便溏纳呆等气虚证者，加黄芪、党参以益气通淋。邵朝弟教授从导致证候的基本病机出发，病证兼顾，药有精专，使诸多患者的临床症状缓解、消失。

辨证论治是中医之精髓，亦是中医立足之本。邵朝弟教授认为，实则通利，虚则补益，标本兼顾为治疗肾结石的基本原则。病之早期多属实证，实则治其标，治以清热利湿、通淋排石、活血化瘀；病之后期则属虚实夹杂之证，应标本兼治，在清热利湿通淋的同时，补益脾肾以攻补兼施。总之，邵朝弟教授认为，治疗本病，应辨证论治，精专用药，方能取得较好的疗效。

3 典型病例

徐某,男,36岁,2008年12月10日初诊。因左侧腰痛3天来门诊就诊。症见左侧腰痛,尿频、尿急、尿痛,伴肉眼血尿,口干,纳差,大便调。查体:血压130/80 mmHg,神清,精神欠佳,心肺(一),舌质红、苔黄,脉滑数。尿常规示红细胞(＋＋＋),白细胞(＋)。B超检查示左侧肾盂可见 0.4 cm×0.4 cm 的结石。西医诊断:肾结石。中医诊断:石淋(下焦湿热)。治以清热利湿、通淋排石,药用:金钱草、滑石(先煎)各 30 g,木通、车前子、萹蓄、石韦、鸡内金、海金沙、白茅根各 15 g,川牛膝、乌药各 12 g,甘草 9 g。

服药 2 剂后复诊,患者诉腰痛减轻,尿频、尿急、尿痛明显好转。继续以上方加减 10 剂后,排出结石 1 粒。尿常规正常,随访 1 年未复发。

参 考 文 献

李鸣,巴元明,何伟,等.邵朝弟诊治肾结石的经验[J].湖北中医杂志,2010,32(7):29-30.

巴元明治疗慢性肾病常用药对拾撷

药对，又称对药，是临床常用的相对固定的两味或三味药的配伍组合，是连接中药单方与方剂的桥梁。药对看似构成简单，但绝非几味药功效的简单相加。

1 煅龙骨-煅牡蛎镇静安神、益肾固精

《神农本草经》中龙骨、牡蛎均为上品。龙骨，干涩性平，镇惊安神，平肝潜阳，收敛固涩。清代名家张锡纯云："龙骨，质最粘涩，具有翕收之力，故能收敛元气，镇安精神，固涩滑脱。"牡蛎，咸涩微寒，重镇安神，潜阳补阴，软坚散结。《海药本草》谓："主男子遗精，虚劳乏损，补肾正气，止盗汗，去烦热，治伤寒热痰，能补养安神，治孩子惊痫。"《本草求真》言："功与牡蛎相同，但牡蛎咸涩入肾，有软坚化痰清热之功，此属甘涩入肝，有收敛止脱、镇惊安魄之妙，如徐之才所谓涩可止脱，龙骨牡蛎之属。"二者功效互补，常相须为用，协同增效，共奏镇静安神、益肾固精之功。

肾藏精，精属阴；肾主水，水属阴；肾应冬，冬属阴，故巴元明教授认为"肾病多虚，阴虚多见"，临床上在治疗肾病时，尤其重视滋阴固肾药的加减应用。且此二药合用时，多采其煅制品，以加强其固肾收敛涩精之功。临床多用此药对治疗肾虚所致的失眠多梦、烦躁易醒、心神不安等，肾虚不固所致滑脱诸证，如遗精、滑精、盗汗、尿频、遗尿等。巴元明教授在长期的临床运用中还发现二者合用，基于其益肾固涩之功，可固摄精微物质外泄，有减少蛋白尿的作用，临证加减屡收显效。常用剂量为煅龙骨 30 g，煅牡蛎 30 g。

2 墨旱莲-女贞子补肝益肾、滋阴止血

墨旱莲与女贞子相配，来源于明代《扶寿精方》，原名"女贞丹"，女贞子冬至日采，墨旱莲夏至日采，合而用之，故名曰"二至丸"。二至丸具有补益肝肾、滋阴止血、壮筋骨、乌须发之功效。墨旱莲甘酸，性寒，有滋补肝肾、凉血止血之

效,《本草正义》称其"入肾补阴而生长毛发,又能入血,为凉血止血之品"。女贞子甘苦,性凉,有滋补肝肾、乌须明目之功,《本草经疏》谓:"此药气味俱阴,正入肾除热补精之要品。"《本草备要》谓其"益肝肾,安五脏,强腰膝,明耳目,乌须发,补风虚,除百病"。二者均归肝、肾经,同为清凉平补之品,合而用之,滋而不腻,清中有补,补而不滞,共奏补肝益肾、滋阴止血之功。

巴元明教授常用此药对治疗慢性肾小球肾炎、肾病综合征、紫癜性肾炎、慢性肾衰竭等肾病出现血尿者,亦用其治疗肾虚之白发、脱发、目暗不明、腰痛等。现代研究表明,此二药相伍还具有保肝降酶、抗肝纤维化的作用。肝藏血,肾藏精,精血同生,肝肾同源,两者相互资生,互相转化,且在五行上为母子相生关系,常同盛同衰,一脏受损久之必致肝肾两虚。巴元明教授在治疗乙型肝炎病毒相关性肾小球肾炎时亦喜用此药对,以达到肝肾同治的目的,收效颇好。常用剂量为墨旱莲 15 g,女贞子 15 g。

3 当归-熟大黄补血活血、通腑泄浊

当归性温,苦泄温通,甘补辛散,既能补血,又能活血,兼有润肠通便之功。明代张景岳《本草正》言:"当归,其味甘而重,故专能补血,其气轻而辛,故又能行血,补中有动,行中有补,诚血中之气药,亦血中之圣药也。"现代药理学研究表明,当归可防治肾缺血再灌注损伤,对肾脏有一定的保护作用,同时可促进机体造血功能,增强机体免疫力,还有一定的利尿、抗炎之效。

大黄味苦性寒,具泻下解毒、凉血逐瘀之功。大黄有多种炮制品,巴元明教授平素多选用熟大黄,以缓和其泻下之力,防其峻烈之性伤及正气,也可减轻腹痛等胃肠道不良反应,同时增强其活血化瘀之功。现代研究表明,大黄有改善肾脏血流,降低血液中肌酐、尿素氮水平,促进毒素排出体外,保护残余肾功能的作用。二药相配,寒温并用,补中有泻,泻中有补,共奏补血活血、通腑泄浊之功。

巴元明教授总结多年的临床经验,认为慢性肾衰竭属中医学"水肿""虚劳""关格""腰痛"等范畴,其病机总以脾肾亏虚为本、湿浊瘀毒为标。根据"急则治

其标、缓则治其本"的原则,在健脾益肾的基础上,尤其重视祛邪泄浊之法的运用,正所谓"邪去则正安"。故临床上巴元明教授常将此药对用于治疗急、慢性肾衰竭之肌酐、尿素氮水平升高,在改善肾脏血流的同时,亦可促进机体代谢产物随二便排出。肾病多迁延不愈,日久脾肾俱虚,肾之开阖失司,脾之运化失常,致清阳不升,浊邪不降,浊毒泛溢于肌肤,加之气血运行不畅,脉络瘀阻,肌肤失养,风从内生,从而多出现皮肤瘙痒不适。故巴元明教授在治疗慢性肾衰竭尿毒症期见皮肤瘙痒者亦喜用此药对,瘙痒严重时常合用地肤子、赤芍、牡丹皮以加强祛风止痒、清热凉血之功,使血行而风灭。常用剂量为当归 10 g,熟大黄 6 g。临床上根据患者大便情况,熟大黄最大剂量可为 20 g。

4　威灵仙-土茯苓-败酱草清热化瘀、排毒除痹

威灵仙性温,可祛风湿,通络止痛。《药品化义》言:"灵仙,性猛急,善走而不守,宣通十二经络。主治风、湿、痰壅滞经络中,致成痛风走注,骨节疼痛,或肿,或麻木。"现代研究表明,威灵仙能显著降低血尿酸水平,而且可能减轻结晶沉积,同时威灵仙有极强的抗炎作用,因而能有效地保护肾脏。土茯苓性平,具有祛湿解毒、通利关节的功效。《本草正义》言:"土茯苓,利湿去热,能入络,搜剔湿热之蕴毒。"现代研究表明,土茯苓所含落新妇苷有抗炎、利尿、抗痛风性关节炎的作用。败酱草性微寒,清热解毒,消痈排脓,祛瘀止痛。《本草正义》谓:"此草有陈腐气,故以败酱得名。能清热泄结,利水消肿,破瘀排脓。唯宜于实热之体。"三药合用,使湿热得清、瘀血得化、浊毒得排、痹痛得除。

近年来,随着人们生活水平的提高和饮食结构的改变,我国高尿酸血症患病率上升趋势明显。"湿、热、痰、瘀"为诱发该病的几个关键因素,故在治疗此类疾病时尤重视祛除诱因而固本。临床多用此药对治疗尿酸性肾病、痛风性关节炎、慢性肾炎等证属湿热蕴结者。常用剂量为威灵仙 10 g,土茯苓 15 g,败酱草 15 g。用于治疗急性期痛风性关节炎时,多合用车前子、决明子、川牛膝等,以加强活血利尿之功,促进尿酸排泄。

5　玄参-麦冬滋阴凉血,利咽生津

玄参,味甘、苦、咸,性微寒,入肺、胃、肾经,可滋阴凉血、解毒利咽。《本草

纲目》谓其"滋阴降火,解斑毒,利咽喉,通小便血滞"。麦冬,味甘、微苦,性微寒,入心、肺、胃经,可养阴生津,润肺清心。《本草择要纲目》谓其"补髓通肾气,滑泽肌体之对剂也"。两药合用,肺肾同治,共奏滋阴凉血、利咽生津之功。

《证治准绳·杂病》云:"肺金者,肾水之母,谓之连脏……肺有损伤,妄行之血,若气逆上者,既为呕血矣;气不逆者如之何? 不从水逆下降入于胞中耶,其热亦直抵肾与膀胱可知也。"《灵枢·经脉》曰:"肾足少阴之脉……其直者从肾上贯肝膈,入肺中,循喉咙,挟舌本。"故巴元明教授认为,肺肾互为母子关系,且咽属肾所主,喉为肺之门户,故外邪入侵多易循经犯肾,而肾病日久,子病及母,亦可致肺阴虚损,最终出现一系列肺肾两虚之症候。肺、肾二经又皆通于咽喉,故玄参、麦冬二药合用,即可除咽喉之邪,又可滋养肾水,以达壮水制火之功,使肺金清则肾水安。巴元明教授在治疗 IgA 肾病伴咽喉不适者时,尤喜用此药对,亦用其治疗其他各种慢性肾脏病出现咽干、咽痛者,每每用之,皆收显效。常用剂量为玄参 10 g,麦冬 10 g。

6 半枝莲-白花蛇舌草上下得清,去除热毒

半枝莲味辛、微苦,性平,有清热解毒、利水消肿之效。现代药理学研究表明,半枝莲有解热、抗菌、抗病毒、增加肾脏动脉血流量的作用,也有祛痰平喘的功效。白花蛇舌草微苦、甘,性寒,能清热解毒、利湿通淋。《福建中草药》记载:"白花蛇舌草一两,水煎服,可治疗尿道炎、痢疾。"现代药理学研究表明,白花蛇舌草中所含的有效成分白花蛇舌草总黄酮,具有明显的抗炎、抗菌、调节免疫的作用。二药皆为治疗下焦热毒之要药,合而用之,上下得清,热毒去而不伤正。常用剂量为半枝莲 10 g,白花蛇舌草 10 g。

淋证的基本病机以脾肾亏虚为本,湿热蕴结膀胱为标,正如《诸病源候论》所云:"诸淋者,由肾虚而膀胱热故也。"清热利湿之法的合理运用是治疗本病的关键,故临床用药多选药性平和之甘寒清利之品,祛邪而不伤正,使邪去而正安。

参 考 文 献

王甜甜,石铖,巴元明.巴元明治疗慢性肾病常用药对拾撷[J].湖北中医药大学学报,2017,19(4):114-116.

健脾益肾，益气养血，通腑泄浊治疗慢性肾衰竭

慢性肾衰竭(CRF)是慢性肾功能衰竭的简称，指各种原发性或继发性慢性肾脏病所致进行性肾功能损害所出现的一系列症状或代谢紊乱组成的临床综合征。本病目前尚无特效疗法，肾移植或血液净化疗法是治疗本病的重要手段，但由于条件限制及费用昂贵而难以普及。中医药疗法对本病有独特的治疗优势，其通过辨证论治从整体把握疾病治疗，并根据患者病情变化适时调整用药，减轻患者不适症状，在一定程度上改善了疾病预后，提高了患者的生活质量。

1 病因病机

邵朝弟教授认为 CRF 属于中医学"水肿""虚劳""关格""腰痛"等范畴，多由各种慢性肾脏病反复不愈、迁延日久引起。邵朝弟教授通过长期的临床实践积累总结认为，CRF 患者虽病情、症候错综复杂，但究其病机，不外乎正虚邪实，即以脾肾两虚为本、湿浊瘀毒为标。

肾为先天之本，元气之根，藏精主骨生髓，主水，司开阖；脾为后天之本，气血生化之源，主运化，合肌肉，主四肢。《景岳全书》曰："是以水谷之海，本赖先天为之主，而精血之海，又必赖后天为之资。"这说明了脾肾两脏相互滋生、互根互用的关系。两者不仅在生理上相互依赖，在病理上亦同盛同衰。肾病迁延日久，必损及于脾，脾虚日久，亦损及于肾，而终致脾肾两虚，到病程中后期亦可进一步损及心、肝、肺诸脏，而出现一系列虚损之症。CRF 患者因病程缠绵、迁延不愈，普遍存在气血亏虚，因脾为气血生化之源，故邵朝弟教授在临床上尤其重视在补肾固本的基础上养护脾胃，以求脾肾同治，以脾治肾，使气血生化有源，而肾气得以恢复。本病由于脾肾皆损、肾虚而不能正常化气行水，使水湿内停机体，而出现水肿、少尿等症；脾虚而运化不利，使气血化生匮乏，气机升降失司，致清阳不升，浊毒不降，毒素停聚体内，壅滞于三焦或泛溢肌肤，则可见乏

力、头晕、恶心呕吐、皮肤瘙痒等症。邵朝弟教授认为,湿、浊、瘀、毒既是本病之标,又是导致 CRF 进行性发展的重要病理因素,故祛除上述病理因素是治疗本病的关键所在,临床上强调在健脾益肾的基础上祛湿泄浊,使邪去正安。基于上述病因病机特点,邵朝弟教授在古方的基础上结合多年的临床经验自拟肾衰1号汤,临床主要用于治疗 CRF 之气血亏虚、湿浊内阻证,疗效显著。

2 组方用药

2.1 组方来源及依据分析 邵朝弟教授认为 CRF 气血亏虚、湿浊内阻证主要出现于病程的中后期,此时患者由于本病反复发作、病程缠绵,多形成气血阴阳俱虚的证候,多见头晕、乏力、畏寒肢冷、五心烦热、口干咽燥、腰膝酸软、恶心呕吐、食少纳呆、肢体困重,或伴夜尿清长、大便干结、脘腹胀满、口中黏腻、舌暗苔厚腻或边有齿痕,脉沉细。

邵朝弟教授自拟肾衰1号汤取《内外伤辨惑论》中"当归补血汤"和《太平惠民和剂局方》中"二陈汤"加减化裁而成。"当归补血汤"原方组成为黄芪一两、当归二钱,主治"肌热,燥热,困渴引饮,目赤面红,昼夜不息,其脉洪大而虚,重按全无",证属血虚发热,由阴血亏虚,浮阳外越而致。原方中黄芪与当归用量比为5:1,重用黄芪旨在取其量大力宏,以急固行将散亡之阳气,而非单纯补气生血。邵朝弟教授认为 CRF 患者之气血亏虚多由病程迁延日久或长期饮食不节致脾胃虚损所致,故调整二者剂量为黄芪 30 g、当归 10 g,主要取其补气生血之功。《太平惠民和剂局方》中"二陈汤",主要由半夏(汤洗七次)、橘红各五两,白茯苓三两,甘草(炙)一两半组成(其用法中还包含生姜、乌梅),主治湿痰证。"脾为生痰之源""百病皆由痰作祟",脾虚易生湿,而湿性黏腻,易壅滞三焦,困遏下元,致浊毒内蕴,而脾不健运,又易聚湿成痰,故邵朝弟教授认为,祛除湿浊瘀毒是治疗 CRF 的关键,遂取半夏、茯苓、橘红,择其健脾理气、燥湿化痰、降逆止呕之功,其中橘红以陈皮代替,并加制大黄、淫羊藿,合黄芪、当归,共同组成肾衰1号汤。

全方以黄芪、当归为君药,因"气能生血""气为血之帅",故重用黄芪补益脾肾之气,以裕生血之源,合当归补血活血,使气旺血生。以制大黄、陈皮、法半夏为臣药,其中大黄苦寒,《神农本草经》谓其"荡涤肠胃,推陈致新,通利水谷,调中化食,安和五脏",方中取其通腑泄浊之功;陈皮理气健脾和胃,法半夏降逆止呕,二药合用,法半夏得陈皮之助,则气顺而痰自消,化痰湿之力尤胜,陈皮得法半夏之辅,则痰除而气自下,理气和胃之功更著;以淫羊藿、茯苓为佐药,淫羊藿温肾阳,温而不燥,可防止大黄苦寒太过,茯苓健脾渗湿,使湿去脾旺,痰无所生。诸药同用,共奏健脾益肾、益气养血、通腑泄浊之功,全方祛邪而不伤正,扶正而不敛邪。

2.2　随症加减　纳差、腹胀明显者,加炒谷芽、炒麦芽、神曲;腹胀痞满、大便干少者,加枳实、厚朴;反酸、嗳气者,加黄连、吴茱萸、广木香;血尿明显者,加藕节、白茅根、茜草;蛋白尿明显者,加金樱子、芡实、萆薢;颜面、眼睑水肿者,加姜皮、茯苓皮;双下肢水肿者,加猪苓、泽泻、益母草;皮肤瘙痒者,加赤芍、牡丹皮、地肤子;腰膝酸软者,加怀牛膝、续断、杜仲;睡眠较差者,加夜交藤、合欢皮、酸枣仁;易感冒者,加白术、防风;五心烦热者,加黄柏、知母;口干咽燥者,加玄参、麦冬、甘草、桔梗;尿频、尿急明显者,加瞿麦、蒲公英、萹蓄;血压过高、头晕头痛者,加天麻、钩藤、决明子。

3　验案举例

患者,男,45 岁。2015 年 4 月 29 日初诊。因血肌酐水平升高 1 年余就诊。患者 1 年前无明显诱因出现双下肢水肿,于当地医院住院治疗,测血压达 190/105 mmHg(1 mmHg＝0.133 kPa),查肾功能示肌酐 189 μmol/L。其间予以改善循环、护肾排毒、利尿、降压等对症治疗,症状缓解,肌酐水平降至 152 μmol/L。出院后间断服药治疗,水肿仍反复发作。现患者特求中医治疗,慕名前来求诊。刻诊:头晕,乏力,偶感气短,易困倦,时感腹胀,食后反酸,小便泡沫多,大便日 1 行,质稍干,夜寐尚可。双下肢水肿,午后明显。舌质暗红、苔黄腻,脉沉细。复查肾功能示尿素 12.88 μmol/L,肌酐 337 μmol/L。尿常规示隐血(＋),蛋白(＋＋＋)。中医诊断:水肿,证属脾肾亏虚,浊毒内蕴证。治当健脾益肾，益气养血，通腑泄浊，方用肾衰 1 号汤加减。处方：黄芪 30 g，当归 10 g，陈皮 10 g，法半夏 6 g，制大黄 5 g，茯苓 15 g，淫羊藿 10 g，黄连 6 g，吴茱萸 3 g，猪苓 15 g，益母草 20 g，金樱子 15 g，芡实 30 g。7 剂，水煎服。二诊（2015 年 5 月 6 日）：患者诉头晕、乏力较前明显好转，偶有反酸，仍感腹胀，小便可见泡沫，大便通畅，午后双下肢水肿，但较前缓解。舌质暗、苔薄黄微腻，脉沉细。尿常规示隐血（＋），蛋白（＋＋）。中药守上方，加厚朴 10 g、枳实 10 g、萆薢 15 g，继服 14 剂。三诊（2015 年 5 月 20 日）：患者诉诸症皆有减轻，精神较前明显好转，无反酸，双下肢水肿减轻，余可。舌质暗、苔薄黄，脉沉细。尿常规示隐血（±），蛋白（＋）。守上方去黄连、吴茱萸，继服 14 剂。四诊（2015 年 6 月 3 日）：患者未诉特殊不适，二便可，纳眠可，双下肢不肿。舌质暗、苔薄黄，脉细。肾功能：尿素 9.78 μmol/L，肌酐 212 μmol/L。尿常规示隐血（＋），蛋白（＋）。守上方，去厚朴、枳实，加茜草 15 g、白茅根 15 g，继服 14 剂以巩固疗效。后门诊随访半年余，患者血肌酐水平一直控制在 200～250 μmol/L，就诊以来不仅临床症状得到改善，血肌酐水平亦明显下降。

按：《诸病源候论》云："水病者，由脾肾俱虚故也。肾虚不能宣通水气，脾虚又不能制水，故水气盈溢，渗液皮肤，流遍四肢，所以通身肿也。"《类证治裁》云："诸血皆统于脾。"脾为气血生化之源，是人体气机升降的枢纽，全身脏腑气血均需通过脾胃之升清降浊功能而斡旋其中。本案患者肾病迁延，脾肾兼虚，脾虚则气血生化乏源，气血匮乏，不能濡养周身则见乏力，无以上充头目则发头晕；脾虚又易生湿，湿邪困阻中焦，致水谷运化不利，则可见腹胀；脾胃相为表里，脾气不升，胃气不降，浊毒上逆则见反酸等不适。肾藏精，主水，司开阖，且脾肾互生互用，肾虚则气化不利，开阖失司，水液外泄，加之脾虚湿盛，困遏于肌肤，终而发为水肿；然脾肾气虚，加之水气凌心，故又可见气短。邵朝弟教授认为本案患者治当以健脾益肾、益气养血为本，祛湿泄浊为标，故以肾衰 1 号汤为基础方，加用猪苓利水渗湿，益母草活血利水，以加强利水消肿之功，加用金樱子、芡实以益肾固精，黄连、吴茱萸降逆和胃。二诊时，患者乏力、头晕较前好转，为脾气始复之表现，但仍感腹胀，故加用少量枳实、厚朴以燥湿行气，萆薢以加强利湿泄浊之功。三诊时,患者诸症均减,水肿基本消除,此乃脾气得健,肾气得固,湿浊渐去之征兆,此时万不可盲目停药,应继服巩固疗效。四诊时,患者正气得复,气血得充,诸症皆除,肾功能亦可见明显好转,正所谓药证合拍,效如应桴。

参 考 文 献

王甜甜,巴元明.邵朝弟运用"肾衰1号汤"治疗慢性肾衰竭经验[J].中医药导报,2017,23(18):43-44.

肾积水——固本培元，以补代通

肾积水是泌尿系统常见病之一，主要由结石、肿瘤、前列腺增生或输尿管发育畸形等因素，导致肾盏和肾盂扩张，形成尿液滞留，因早期无明显症状而未受重视，导致积水进一步加重，引起肾实质萎缩，肾功能减退，严重者导致肾衰竭。目前，西医治疗一般根据尿路梗阻的部位及原因，采用肾引流及手术的方法，但存在对肾脏及邻近脏器的损伤、术中或术后出血、严重感染等并发症，而且存在治疗不彻底、易复发等弊端。

1 病因病机

根据临床症状，肾积水可归属于中医学"蓄水""肾积""肾水""淋证""癃闭""腰痛"等范畴。多为先天禀赋不足，肾气素虚，尿道狭窄；外感湿热之邪，或饮食不节，损伤脾胃，使水湿不化，湿郁化热，下注肾与膀胱，壅滞溺窍，致气化受阻；情志不畅致肝气郁结，气机郁滞，血行不畅，瘀血凝结，或瘀阻与湿热互结，阻于尿道，使水之下源不通，水蓄积聚；又久病体虚、劳累过度、年老体弱，气虚无以运化水液、通行血脉，遂湿浊内生，瘀血内结，或手术伤肾，导致肾之阴阳失衡，命门火衰，气化失司，水湿停于肾内，聚而为患。同时水寒之气停蓄于内更伤阳气，加重病情的发展。《素问·水热穴论》云："肾者，胃之关也，关门不利，故聚水而从其类也。"《景岳全书·肿胀》云："阳旺则气化而水即为精，阳衰则气不化而精即为水。"本病位在肾和膀胱，与肝、脾密切相关。病机总属本虚标实。本虚主要是肾气亏虚；标实主要是湿热、气滞、瘀阻，标本之间可相互影响、相互转化。病情初始以邪实为主，进而出现虚实夹杂、寒热并存之象。

2 治法方药

肾为先天之本，水火之脏，在调节体内水液方面起着极其重要的作用。肾气充足，开阖蒸化有序，尿液运行畅通无阻；若肾气不足，气化乏力，阳虚无以蒸化水液，则尿浊郁积，阻于尿道，使水之下源不通，聚水成积，积于肾而致肾积水。因本病多本虚标实兼夹出现,故临证宜顾护肾气,攻补兼施,而不可一味使用寒凉利水之品,犯虚虚实实之误;须以补益肾气之剂,固本培元,以补代通,使机体重新恢复平衡,肾之阳气充盈,则蒸腾气化有力,积水方能出焉。

临床上,常用萆薢分清饮加减治疗肾积水。该方由黄芪、茯苓、萆薢、石菖蒲、乌药、益智仁、车前子、川牛膝等组成。《素问·阴阳应象大论》云:"形不足者,温之以气。"黄芪性甘,微温,培补元气而利水,气足则邪不可干;茯苓健脾利水渗湿,其药性平和,利水而不伤正;萆薢利湿清热、化浊分清,石菖蒲芳香通窍而除湿浊,二者配伍,其利湿化浊之功更著;乌药行气止痛、温肾祛寒,益智仁补肾助阳、固精缩尿,二者合用,暖肾以助气化,行气血以利水,乃"塞因塞用"之意;车前子利水渗湿,利水而不伤阴;所谓"病水者亦未尝不病血",故用川牛膝活血化瘀、利尿通淋,引诸药下行直达病所,同时还能改善肾脏血液循环及损伤局部的水肿、炎症、粘连。全方扶正而不敛邪,利水而不伤正,共奏益气健脾、补肾利水之功,使肾气得复,气化得行,水道通利而积水自消。

随症加减:有结石者,加金钱草、海金沙、鸡内金以通淋化石;有肿瘤者,加海藻、昆布以消瘰散结;有感染者,加土茯苓、败酱草、蒲公英、白花蛇舌草等以清热解毒;有血尿者,加白茅根、茜草、小蓟、仙鹤草、女贞子、墨旱莲等以止血;偏于湿热者,加萹蓄、瞿麦以清热利湿;偏气滞者,加木香、川楝子等以行气;偏血瘀者,加丹参、川芎、益母草等以活血化瘀;阳虚重者,加巴戟天、肉苁蓉以补肾阳、益精血;气不足者,加党参、太子参以增强益气扶正之功;兼阴虚者,加知母、黄柏以滋肾阴、清相火;兼腰痛者,加杜仲、续断以强筋骨止痛。

3 典型病例

患者,男,70岁,2014年11月5日初诊。患者有左肾结石病史8年,5年前在外院行经皮肾镜取石手术,术后残留一小结石(大小具体不详)。2周前患者因腰部酸痛、胀痛前往某院诊治,泌尿系统彩超示左肾结石(0.45 cm×0.60 cm)、左肾积水(2.1 cm×2.6 cm),尿常规检查结果提示隐血(+),红细胞57/μL,肾功能正常。其因考虑年龄较大,又有高血压、糖尿病等基础疾病,遂求治于邵朝弟教授，以行中药保守治疗。刻诊：腰部酸痛、胀痛，神疲乏力，畏寒怕冷，小便清长，夜尿频多，纳寐一般，大便溏，舌质淡胖、苔白，脉沉细。左肾叩击痛阳性。西医诊断：左肾结石并积水。中医诊断：石淋，证属肾气亏虚，气化不利。治法：益气健脾、补肾利水。处方：黄芪 15 g，茯苓 15 g，萆薢 10 g，石菖蒲 15 g，乌药 15 g，益智仁 10 g，车前子 15 g，川牛膝 10 g，金钱草 15 g，鸡内金 10 g，生地黄炭 15 g，茜草 10 g，木香 10 g，续断 10 g。14 剂，水煎服，每日 1 剂，分 2 次服。

2014 年 11 月 19 日二诊：患者诉腰部酸痛好转，夜尿次数减少，精神好转，仍畏寒肢冷，舌质淡、苔白，脉沉细。复查 B 超示左侧输尿管上段结石（0.45 cm×0.55 cm），左肾积水（0.7 cm×0.9 cm）。尿液分析（一）。守上方去生地黄炭、茜草，加巴戟天 15 g，杜仲 15 g，继服 14 剂。

2014 年 12 月 3 日三诊：患者诉左侧少腹隐隐作痛，畏寒好转，余可，舌质淡、苔薄白，脉沉。复查肾彩超示积水消失，左侧输尿管结石（0.40 cm×0.50 cm）。守上方加当归 10 g，继服 14 剂。

2014 年 12 月 17 日四诊：患者无明显不适，舌质淡红、苔薄白，脉沉，复查肾彩超示结石消失。守上方继服 7 剂善后。

按：本案为久病体弱，耗伤肾气，加之手术，更损肾气，使命火不足，脾失健运，水气不化，寒水内生，又气化无力，尿浊沉积，结石增大，阻于尿道，遂致积水。故予以萆薢分清饮加减以益气健脾、补肾利水。方中金钱草利尿通淋，鸡内金化坚消食而运脾，与金钱草相配有消石排石、运脾利水之效；加生地黄炭、茜草滋阴养血止血；木香健脾行气止痛；续断续伤止痛。二诊时，结石下移，积水渐消，血尿已止，故去生地黄炭、茜草，加巴戟天、杜仲以增强温肾暖脾、扶阳制水之力。三诊时，结石渐溶，积水已消，故加当归活血止痛，以松弛输尿管血管平滑肌，促石排出。四诊时，患者结石消，病已愈，遂守方巩固疗效。

参 考 文 献

丁霜，巴元明，胡锦庆，等.邵朝弟治疗肾积水经验[J].中国中医药信息杂志,2017,24(8):115-117.

草果知母汤巧治慢性肾衰竭之"寒证"

慢性肾衰竭为各种慢性肾脏病持续进展的共同结局,而中医药治疗慢性肾衰竭在提高患者生活质量、延长生存期、保护残存肾功能等方面均有相当的优势,并逐渐得到国内外医学界的认同。临床多用草果知母汤辨治慢性肾衰竭,效果显著。

1 草果知母汤解析

草果知母汤源出《温病条辨·中焦篇》湿温第 76 条:"背寒,胸中痞结,疟来日晏,邪渐入阴,草果知母汤主之。"症见背寒,疟来渐晏,饮水少腹如坠,脘中痞结不舒,其病机为久积烦劳,未病先虚,阳气先已馁弱,伏邪不肯解散而病。草果知母汤组成为草果一钱五分,知母二钱,半夏三钱,厚朴二钱,黄芩一钱五分,乌梅一钱五分,天花粉一钱五分,姜汁五匙(冲)。方中草果辛温燥烈以燥太阴之湿,厚朴、半夏、姜汁助草果散寒湿,开痞结;乌梅、黄芩清肝胆热,知母、天花粉生津止渴,一组药配合,温、热并治,也即叶天士所谓两和太阴、阳明法。全方从脾胃入手,苦辛、寒热平调,以恢复脾胃气机转枢功能为要旨,是条畅脾胃气机的代表方剂,具有协调脏腑气机,清浊化湿以驱除痰、火、瘀、风等病理因素之功效。临床应用草果知母汤既湿浊与郁热并治,又肝胆同脾胃两调,可用于中焦湿热兼肝胆与脾胃失调的诸多内伤杂病。

2 对草果知母汤的认识和运用

慢性肾衰竭基本病机在脾肾两虚,湿浊潴留,日久呈虚实夹杂、寒热互见之势。此时湿浊的产生,当责之于肾与脾功能的异常。《诸病源候论·水肿病诸候》谓:"肾者主水,脾胃俱主土,土性克水。脾与胃合,相为表里。胃为水谷之海,今胃虚不能传化水气,使水气渗溢经络,浸渍腑脏。脾得水湿之气,加之则病,脾病则不能制水,故水气独归于肾。"可见脾气亏虚,湿热内阻为其病机的一个中间环节。慢性肾衰竭患者脾肾虚衰与湿浊瘀滞常相兼出现,治疗时不能纯补脾肾，而要注重其气机升降，疏畅气机，以化湿浊，从而改善临床症状，促进有毒物质的排出，延缓病程进展。草果知母汤功可清浊化湿，协调脏腑气机，甚合其旨，临床上可广泛应用于慢性肾衰竭的治疗中。运用时，在草果知母汤的基础上去天花粉、乌梅、姜汁，并加茯苓，取其健脾淡渗利湿，助草果、知母调理脾之阴阳，并可利水渗湿；黄芩清热燥湿，既可助知母坚脾之阴，又可清热燥湿，使原方变得更适合于脾胃亏虚、湿热内阻之病机。

3 验案举例

3.1 病案1 盛某，男，43岁，2015年4月25日初诊。主诉腰背痛3年，加重伴眩晕2个月。患者于3年前无明显诱因出现腰背不舒、强痛，活动不受限，曾以"腰椎病"治疗（具体用药不详），未见好转。近2个月腰背疼痛加重，伴头晕，偶有胸闷。未做特殊处理，今来我院就诊。就诊时腰背强痛，头晕目眩，胸闷不舒。腹部胀满，午后加重。口干口苦，不欲多饮。自诉手足心热，后背怕冷，暮春时节仍着数件毛衣及厚夹克。大便溏，小便短赤，无尿频、尿急。双下肢不肿。双肾区叩击痛（一）。舌质红，苔白厚黏腻，脉弦滑。尿常规示蛋白（＋＋）。肾功能：肌酐265 μmol/L，尿素氮16.9 mmol/L，尿酸520 μmol/L。双肾彩超未见异常。西医诊断：慢性肾衰竭。中医诊断：腰痛，痰浊阻络型。脾虚失运，水湿内停，痰浊上泛。痰湿内生，湿邪阻滞，气机不畅，阳气不能达表，卫外失于温煦，故有恶寒；水停痰阻，气机不畅，阳郁不宣，腰背部经气不利，故有强痛不舒；脾虚则纳运失职，清阳不升，浊阴不降，加之湿阻中州，浊气上蒙清窍，故有眩晕；体内水湿久留，浊聚中焦，脾胃呆滞，故有腹部胀满。水湿内停，津不上承，故有口渴。法当清浊化湿，调理脾胃，使气机升降有序，三焦气机通畅，机体水液代谢得以恢复正常。方拟草果知母汤加减：草果10 g，知母15 g，半夏20 g，厚朴20 g，黄芩10 g，黄连10 g，陈皮10 g，甘草5 g，党参5 g，生姜10片，云苓15 g，大黄6 g。7剂，水煎服，每日1剂，分两次服。

二诊（2015年5月4日）：患者诉服上方后腹部胀满症状明显缓解，胸闷、头晕、手足心热有所减轻，仍腰背疼痛，恶寒，口干口苦，大便溏，小便短赤。舌质红,苔白厚腻,脉弦滑。尿常规示蛋白(＋)。效不更方,继用上方7剂。

三诊(2015年5月11日):患者诉诸症减,腰背强痛明显缓解,恶寒症状好转,穿着可与常人相同。大便溏,小便可。舌质红,苔黏腻较前减轻,脉弦。尿常规示蛋白(＋)，肾功能:肌酐 245 μmol/L,尿素氮 12 mmol/L,尿酸 480 μmol/L。水湿已去,不可更服温燥,继用补中益气汤以补脾益气。脾胃恢复升降之职,则使气化正常,湿浊自去;中焦重获运化之功,以防水湿重聚,清阳复陷。并取东垣"甘寒泻火"之意,于方中稍加知母、黄柏,处方:黄芪、党参各 15 g,炒白术、炙甘草、当归、陈皮各 10 g,升麻、柴胡、知母各 6 g,黄柏 10 g,7剂。

四诊(2015年5月18日):患者诸症均减,偶有便溏。舌质红,苔薄白,脉弦。尿常规示蛋白(＋)。继服上方巩固。

3.2 病案2 高某,女,45岁。2015年7月27日初诊。主诉乏力2年余,加重伴痞满呕恶月余。患者于2年前因倦怠乏力在武汉市某医院就诊,实验室检查提示血肌酐水平升高(具体不详),尿蛋白(＋＋),住院并给予降压、护肾等对症支持治疗,好转出院。后乏力症状反复出现,尿蛋白持续(＋＋),患者于该医院门诊坚持服药治疗,肾功能未进一步恶化。2个月前,患者无明显诱因倦怠乏力症状加重,伴痞满纳差,恶心欲吐,遂来我院就诊,就诊时倦怠乏力,痞满呕恶,胸闷腹胀。诉无汗,体力劳作后仍不能出汗。甚恶风,后背时时发冷,于夏天仍着长袖上衣及长裤,系丝巾护住裸露皮肤,因诊室空调开放而不敢入。口渴不欲饮,夜间加重。小便量少色黄,有泡沫,双下肢不肿。体瘦,舌质红,苔白厚腻,脉弦细。尿常规示尿蛋白(＋＋),肾功能:肌酐 285 μmol/L,尿素氮15.3 mmol/L。西医诊断:慢性肾衰竭。中医诊断:虚劳,脾肾亏虚型。脾肾亏虚,湿浊内蕴。脾为湿困,又脾主肌肉,故见乏力;脾失健运,致水湿滞留,浊邪壅塞三焦,影响脾胃功能,出现痞满呕恶,胸闷腹胀;水湿内停,津不上承,故有口渴而不欲多饮;湿浊内停,阻碍气机,致使阳气不能达表,卫外失于温煦,故有恶风、背寒;水湿内停,气机郁滞,津液无法向外舒布,故见无汗。法当清浊化湿,以图恢复脾胃气机转枢,条畅气机。方拟草果知母汤加减:草果 10 g,知母 15 g,半夏 20 g,厚朴 20 g,黄芩 10 g,黄连 10 g,陈皮 10 g,甘草 6 g,茯苓 15 g,大黄 6

g。7 剂,水煎服,每日 1 剂,分两次服。

二诊(2015 年 8 月 3 日):患者诉服上方后痞满呕恶略减,偶有乏力,食后腹胀,仍诉恶风、背寒,无汗。小便量少,色黄。舌质红,苔白厚腻,脉弦细。尿常规示蛋白(＋＋)。继用上方 7 剂。

三诊(2015 年 8 月 10 日):患者诉四肢、后背、胸腹可出薄汗,汗出后背寒、恶风症状减轻,敢穿短袖及裙装出门。患者倦怠乏力、痞满呕恶、胸闷腹胀等症状俱减。舌质红,厚腻苔得化,口渴症状明显缓解。尿常规示蛋白(＋＋),肾功能:肌酐 232 $\mu mol/L$,尿素氮 12.3 mmol/L。因患者体瘦,舌红溲黄,虑其湿郁日久,化热伤及肾阴,故继用知柏地黄丸加减滋补肾阴,以善其后。处方:知母 10 g,黄柏 10 g,生地黄 15 g,泽泻 10 g,茯苓 15 g,山药 15 g,山茱萸 15 g,女贞子 15 g,墨旱莲 15 g,砂仁 10 g,陈皮 10 g。14 剂。

四诊(2015 年 8 月 24 日):患者诸症均减,无恶风、背寒,活动后可自然出汗。舌质红,苔薄白,脉弦。尿常规示蛋白(＋)。继服上方治疗。患者多次就诊,病情逐渐好转。

按:慢性肾衰竭患者肾气虚衰,脾阳不温,复加湿浊瘀毒停聚中焦,脾运胃纳功能失司,升清降浊失常,谷不生精,气血生化乏源而致气血阴阳俱虚,诸脏失养,变证丛生。邵朝弟教授认为治疗慢性肾衰竭的关键是在扶助正气、健脾补肾的基础上祛湿泄浊,恢复脾胃气机转枢,使出入调、清气升、浊者降,湿浊得以运化,生化有源,精微化而气血生,阴精内藏,这样有助于肾之气化。

值得注意的是,以上两则病案中患者均出现了"后背时时发冷""后背怕冷"等症状,这与《温病条辨》中草果知母汤证"背寒"的描述极为符合。究其"背寒"机制,清代温病学家杨栗山曾于《伤寒瘟疫条辨》中指出:"凡温病,杂气热郁三焦,表里阻隔,阴阳不通,身体痛,骨节痛,以及头痛项强,发热恶寒恶风,目痛鼻干不眠,胁痛耳聋,寒热而呕,一切表证状类伤寒,实非风寒外感之邪,通宣清热解郁以疏利之……里气一清,表气自透而外证悉乎矣。故温病凡见表证,皆里证郁滞浮越于外也。"可见湿浊内停,气机郁滞,致使阳气不能达表,卫外失于温煦,故有"背寒"表现。《灵素节注类编》分析《素问·刺疟》"足太阳之疟,令人腰痛头重,寒从背起,先寒后热,熇熇喝喝然,热止汗出难已"的症状机制时,认为足太阳经脉自足由背上头,故腰痛、头重、寒从背起。然风寒在太阳必头痛,今不痛而但重者,正因湿邪所闭,阳郁不伸,故先背寒;其邪本在阳经,阳郁极则发热而熇熇喝喝者,遏闷不达也,故虽热止汗出,而病难已,为阴湿所闭也。似也可进一步解释此处"背寒"症状出现的病机。从上述病案可知,临床与"背寒"并见的还有"恶风""恶寒"等表现,同时可见口渴不欲饮、舌苔厚腻等湿浊内蕴证候。表寒和湿证同时出现,可判断病机为湿邪所闭,阳郁不伸,卫外失温。故知病案中出现的"无汗恶风"不同于葛根汤证之"中风表实",治疗时须注意,勿作为表邪看待。

4　体会

慢性肾衰竭病程较长,病机复杂,在疾病进展的不同阶段临床表现各异。邵朝弟教授运用草果知母汤治疗慢性肾衰竭,把握病机,辨证使用,且随症灵活加减,效验无数。临证中见慢性肾衰竭患者舌苔白厚,或黄白相兼而厚,满布舌面,干如积粉,或黏腻,舌质红赤者,即可考虑用此方。运用时也应注意祛湿泄浊之法当中病即止,使邪去正安,切不可太过,以防伤正。

参 考 文 献

王闻婧,巴元明,丁霓.邵朝弟运用草果知母汤辨治慢性肾功能衰竭验案举隅[J].中华中医药杂志,2017,32(7):3018-3020.

承前启后拟药对，灵活运用养肾脏

药对，又称对药，是指在临床上由相对固定的两味中药组成的方剂，是中药复方配伍中最基本、最简单和最常见的用药组方形式。其配伍符合中医学"七情和合"理论和组合原则，具备复方的基本主治功能和疗效，可以通过揭示药对配伍规律阐明复方配伍的科学性。这种配伍形式，可发挥中药协同增效或配伍减毒等作用，它包含着中药配伍中的相须、相使、相畏、相反等作用，颇有临床价值。

1　僵蚕配蝉蜕

此药对主要用于因慢性肾小球肾炎、肾病综合征、紫癜性肾炎、肾功能不全等肾病出现蛋白尿、血尿患者。风邪为百病之长，风邪在肾系疾病的发生和发展中起着重要的作用。风邪侵犯机体，气机壅遏，三焦气化不利，导致肺、脾、肾三脏功能失调，肺失宣降，肾失封藏，脾失升清，均可致精气下泄而出现蛋白尿。同时，《诸病源候论》云："风邪入于少阴则尿血。"风邪入里伤肾，肾络受损，则血液外泄，发为血尿。故在针对蛋白尿、血尿等的治疗中，尤为重视风邪的影响。

僵蚕性平，味辛咸，功善熄风止痉、祛风止痒、化痰散结；蝉蜕又名蝉衣，其性寒，味甘，功在发散风热，祛风止痉。二者相须为用，既能祛外风以解表，又能熄内风以解痉。李东垣云："肾肝之病同一治，为俱在下焦，非风药引经不可也。"故二药相伍用于治疗肾性蛋白尿、血尿，直中病机，疗效颇佳。现代研究表明，蝉蜕、僵蚕能够明显改善系膜增生性肾炎模型大鼠肾脏的病理情况，抑制大鼠肾脏组织中 Toll 样受体 4 的表达，减轻炎症反应，从不同程度减少蛋白尿，升高血浆白蛋白水平，改善脂质代谢，保护肾脏。同时，二药皆具祛风止痒之效，慢性肾脏病患者出现皮肤瘙痒时，亦喜用此药对。另外，虫类药善行攻窜，疏逐搜剔，通达经络，肾病迁延不愈、久病入络者亦多用之。常用剂量：僵蚕 10 g，蝉蜕 6 g。

2 益智仁配乌药

此药对常用于因慢性肾炎、慢性肾功能不全、尿路综合征、尿路感染等肾病出现夜尿多、尿频、尿急、遗尿等症属下元虚寒者。肾主水,司开阖,有主持和调节人体津液代谢的作用,与膀胱互为络属,相为表里。《素问·灵兰秘典论》云:"膀胱者,州都之官,津液藏焉,气化则能出矣。"小便乃津液之余,小便之排泄与潴留,乃膀胱气化所司,又全赖于肾阳温养。肾气充足,温煦膀胱,则水液代谢正常;若肾气不足,下元虚冷,膀胱气化制约失司,则会引起夜尿频多、尿频、尿急、遗尿等"多尿"症状。故而临证时,凡因下焦虚寒所引起的膀胱气化失常的病证,均遵循《黄帝内经》"治病必求其本"的治疗原则,从肾气求本,多采用温补肾阳、固摄小便的方法。

此二药相配应用来源于《魏氏家藏方》之缩泉丸(又称固真丹)。益智仁、乌药辛温入肾,均归脾、肾经。益智仁,补肾助阳,固精缩尿,《本草拾遗》云:"治遗精虚漏,小便余沥,益气安神,补不足,利三焦,调诸气,夜多小便者。"乌药调气散寒,能除膀胱肾间寒气,并缩尿止遗。《本草纲目》云:"止小便频数及白浊。"二药合用,使下焦得温,膀胱气化复常,共奏补肾缩尿之功。现代药理学研究表明,益智仁、乌药的作用机制可能是通过改善衰老大鼠肾脏功能,增强水通道蛋白 2 的表达;提高神经内分泌功能,增加醛固酮和抗利尿激素的分泌,使肾小管和集合管对水的通透性升高,对水、钠的重吸收增加,从而使尿液浓缩,尿量减少。常用剂量:益智仁 10 g,乌药 10 g。

3 薏苡仁配玉米须

此药对主要用于治疗肾性水肿。《景岳全书·肿胀》指出:"凡水肿等证,乃脾、肺、肾三脏相干之病。盖水为至阴,故其本在肾;水化于气,故其标在肺;水唯畏土,故其制在脾。今肺虚则气不化精而化水,脾虚则土不制水而反克,肾虚则水无所主而妄行。"水肿一病,与脾、肺、肾相关,虽关键在肾,但临证不忘脾。《素问·至真要大论》云:"诸湿肿满,皆属于脾。"湿邪困脾,或脾阳不足,不能游溢精气及散精于肺,致水谷不化,水液停滞,而成水肿。故治疗水肿时,尤重视健脾利水之功,此乃寓"培土制水"之意。

薏苡仁,性甘淡,味微寒,健脾利水渗湿。《本草纲目》云:"薏苡仁,阳明药也,能健脾益肾……土能胜水除湿,故泄泻、水肿用之。"《本草新编》曰:"薏仁最善利水,又不损耗真阴之气,凡湿盛在下体者,最宜用之,视病之轻重,准用药之多寡,则阴阳不伤,而湿病易去。"玉米须,性味甘平,功在利水消肿,与薏苡仁相使为用加强利水之效。二者药性平和,补虚不恋邪,泻实不伤正,二者同用,可健脾利水、清热除湿,达到良好的治疗效果。此外,二者均是食疗佳品,具有丰富的营养价值,能够增强机体免疫力,降低血压、血糖、血脂水平。常用剂量:薏苡仁 15 g,玉米须 15 g。

4 枸杞子配菊花

常用此药对治疗视力减退、两眼昏花、视物不清、眼干涩、夜盲,甚或失明等症状。巴元明教授认为糖尿病肾病、高血压肾病、慢性肾衰竭等慢性肾脏病,病久耗气伤津,致精血亏虚,不能上荣于目,使目失所养,故发本病,与肝肾密切相关。《素问·金匮真言论》云:"开窍于目,藏精于肝。"《灵枢·脉度》又指出:"肝气通于目,肝和则目能辨五色矣。"以上说明肝脏的精气通于目窍,视力的强弱和肝是有直接关系的。同时《素问·五脏生成》认为"肝受血而能视",亦即视力与肝血的调节功能有关,如肝血不足,目失所养,就会出现两眼干涩,视力减退或夜盲。在五行理论中,肝属木,肾属水,水能生木,即肝为肾之子,肾为肝之母,母脏病变会影响到子脏。又肝藏血,肾藏精,精与血相互为用,相互滋生,故有肝肾同源、肝肾同治之说。正如《仁斋直指方》指出:"肝肾之气充,则精彩光明,肝肾之气乏,则昏蒙晕眩。"

枸杞子性味甘平,归肝、肾经,功宜滋补肝肾,益精明目。其主要成分枸杞多糖具有调节免疫、抗衰老、降血脂、降血糖、护肝、抗疲劳、降血压等作用。菊花性微寒,味辛、甘、苦,归肝、肺经,善清利头目,宣散肝经之热,平肝明目。二药合用,共奏滋肾养肝、清肝明目之功。现代研究表明,枸杞子、菊花可以延缓大鼠视网膜神经节细胞层及外核层细胞衰减,从而延缓老年性视力衰退。常用剂量:枸杞子 15 g,菊花 10 g。

5 知母配黄柏

此药对主要用于阴虚火旺型肾病患者。肾为先天之本,藏真阴而寓元阳,为精之处、气之根,是人体的重要脏器之一,故五脏之阴气,非此不能滋,五脏之阳气,非此不能发。所以肾宜封藏,不宜耗泄,故肾病多虚。《格致余论》云:"夫以阴气之成,止供给得三十年之视听言动,已先亏矣。"《素问·阴阳应象大论》曰:"年四十,而阴气自半也,起居衰矣。"肾藏精,精属阴;肾主水,水属阴;肾应冬,冬属阴,故"肾病多虚,阴虚多见",所以在治疗肾病时,注重调节阴阳平衡,在基础方上多加滋阴药。正如《静香楼医案》云:"阴不足者,阳必上亢而内燔。欲阳之降,必滋其阴,徒恃清凉无益也。"

知母苦甘而寒,归肺、胃、肾经,能滋阴润燥,益肾水而滋肾燥,行于下而泻相火。知母之辛苦寒凉,下则润肾燥而滋阴。黄柏苦寒坚阴,归肾、膀胱经,功善泻相火、退骨蒸。二者相配,阴能生,阳火能降,阴阳恢复平衡。此药对亦可用于久服激素等温燥之品的患者。常用剂量:知母 10 g,黄柏 15 g。

尿路结石合并积水——清热利湿，行气活血

尿路结石合并积水是泌尿系统常见疾病之一，多因患者尿路结石症状不明显而未被重视，不能得到及时诊断治疗，或者治疗不当，梗阻未解除，而致患者病情进一步发展，导致肾积水。长期的、严重的肾积水得不到解除，可引起肾功能减退，甚至衰竭，后果严重。目前，西医并没有完全有效的药物可以治疗肾积水，而广泛应用的微创外科技术亦存在操作复杂、费用高、治疗不彻底、对肾组织有损伤、复发率高等弊端。临床上，中医药常可发挥"简、便、廉、验"的优点，其作用温和平缓、安全可靠、性价比高，值得临床研究及推广。

1 病因病机

尿路结石合并积水在中医学中属于"石淋""血淋""腰痛""蓄水""肾积""肾水"等范畴。临床以小便频数、短涩、滴沥刺痛、欲出未尽，小腹拘急引痛，腰痛，尿出砂石等为特征。本病病因主要责于外感湿热，饮食不节，情志不遂，素体虚弱或劳欲体倦，结石失治、误治5个方面。外感湿热之邪，或因饮食不节，平素嗜食辛辣肥甘厚腻之品，积湿生热，致湿热蕴结下焦，气化受阻，煎熬尿液成石，阻于尿道，造成积水。情志不遂，致肝气郁结，气机阻滞，使水湿内停，瘀血凝结，或气郁化火，气火郁于下焦，燔灼尿液为石，若瘀阻长时间存在，又可造成结石不断增大，加重积水，形成恶性循环。素体虚弱或劳欲体倦，正气亏耗，气虚而推动无力，使湿聚血停，而致结石、积水。若结石失治、误治，日久不愈，耗伤肾气，致气化失权，不能温化水饮，而使水湿停聚更甚，积水成灾。正如《景岳全书·肿胀》云："阳旺则气化而水即为精，阳衰则气不化而精即为水。"《诸病源候论》中曰："诸淋者，由肾虚而膀胱热故也……肾虚则小便数，膀胱热则水下涩，数而且涩，则淋沥不宣，故谓之为淋。"《中藏经》云："砂淋者……此由肾气弱……虚伤真气，邪热渐强，结聚而成砂。"故巴元明教授指出，本病的基本病机为湿热下注，气滞血瘀，正虚水停。本病初起多实，久则多为正虚或虚实夹杂。

病变性质为本虚标实。本虚为肾气不足,气化失职;标实为湿热蕴结,气滞血瘀。

2　遣方用药

根据本病的病因病机特点,结合长期的临床用药经验自拟排石利水汤。基本方药:金钱草、鸡内金、石韦、黄芪、三棱、茯苓、炒白术、猪苓、泽泻、桂枝等。其中金钱草味甘淡,性微寒,功具清热利湿、利尿通淋,同时还具有抗炎、碱化尿液、抗氧化的药理作用;鸡内金化坚消食而运脾,与金钱草相配有消石排石、运脾利水之效;石韦味苦甘,性微寒,功善利水通淋、凉血止血。黄芪、茯苓、炒白术三者补气健脾兼能利水,正气足则能驱邪外出,促进结石的排出,同时黄芪、炒白术为甘温之品,能防苦寒伤胃;三棱行气活血、消积止痛,具有松弛肾血管平滑肌和抗炎、抗凝血的作用。猪苓利水渗湿,养阴以复肾之虚,与茯苓、泽泻相配增强利水之功,而无伤阴之弊;桂枝通阳化气,助膀胱气化而利小便,兼以解表。茯苓、猪苓、泽泻、白术、桂枝五味药乃《伤寒论》中五苓散之组成,旨在增强肾与膀胱气化功能,使蓄水自除。诸药合用共奏清热利湿、行气活血、益气利水之功,使湿热清、瘀阻除、气化有权;结石排、积水消,水道通畅,诸症得愈。

随症加减:湿热重者,加黄柏、知母、苍术;气滞重者,加木香、乌药、川楝子;偏于血瘀者,加王不留行、川芎、川牛膝;偏于气虚者,加党参,黄芪加量;腰痛甚者,加续断、杜仲、桑寄生;积水重者,加车前子、冬葵子、赤小豆;见血尿者,加三七粉、蒲黄、白茅根、茜草;有感染者,加金银花、蒲公英、瞿麦、败酱草。巴元明教授还指出,当患者出现肾绞痛时,应积极予以西医解痉止痛治疗;重度肾积水时,保肾治疗是关键,必要时行手术治疗,避免造成肾脏损伤。

3　病案举例

张某,女,33岁。2015年3月4日初诊。主诉:间断右侧腰部疼痛1个月余,再发加重1天。患者1个月前无明显诱因出现右侧腰部疼痛,时隐时现,未予重视,未予特殊治疗,1天前工作时突发右侧腰部剧痛难忍,持续约1 h,于湖北省中医院急诊治疗,查肾彩超示右侧输尿管上段结石(0.6 cm×0.5 cm)并扩张,右肾积水(1.4 cm×1.7 cm);尿液分析示隐血(＋＋),白细胞酶(＋＋),红细胞167/μL,白细胞218/μL。予以山莨菪碱(654-2)解痉止痛、头孢类抗感染后,疼痛缓解。今为求中医治疗,遂来就诊。现症见右侧腰部时有刺痛、胀痛感,小便频数不利,偶有尿道不适感,纳寐尚可,大便日1行,质可。舌质暗红,苔中间及根部黄腻,脉弦数。既往体健。查体:右肾叩击痛(＋)。西医诊断为右侧输尿管上段结石伴右肾积水;中医诊断为石淋。方药:金钱草30 g,黄芪15 g,三棱10 g,鸡内金10 g,石韦12 g,黄柏10 g,茯苓30 g,车前子15 g,木香10 g,炒白术10 g,桂枝5 g,猪苓10 g,泽泻10 g,蒲公英10 g,白茅根15 g,茜草10 g,续断10 g。14剂,水煎服,每日1剂,分2次服。另予以双氯芬酸钠栓备用,疼痛难忍时用之。同时嘱患者饮食清淡,多饮水,多做跳跃运动。

二诊:患者诉诸症减轻,舌质红,苔薄黄,脉数。复查B超示右肾少量积液,右侧输尿管上段结石(0.4 cm×0.5 cm)。尿液分析(－)。守上方去蒲公英、白茅根、茜草、续断,加瞿麦15 g、萹蓄15 g,黄芪用量改为30 g,加党参15 g,又进21剂。

三诊:患者诉无明显不适,舌质淡红,苔薄白,脉数。复查肾彩超,结果提示结石、积水消失,尿液分析(－)。守上方去黄柏,继服14剂。

按:《诸病源候论·淋病诸候》云:"石淋者,淋而出石也,肾主水,水结则化为石,故肾容沙石。肾虚为热所乘,热则成淋。"本案患者初诊时湿热之邪较重,湿与热结于下焦,炼液为石,瘀积水道,阻滞气机,不通则痛,则腰部刺痛、胀痛;肾气亏虚,膀胱气化不利,则尿频;湿热灼伤肾络,则尿血。故予以自拟排石利水汤清热利湿、行气活血、益气利水。方中加黄柏以加强清利湿热之功,加车前子利水通淋而不伤阴,木香行气止痛,蒲公英、白茅根、茜草清热凉血止血,续断续伤止痛。二诊时湿热渐尽,结石渐溶,积水渐消,血尿已止,故去蒲公英、白茅根、茜草、续断,加瞿麦、萹蓄以增强利尿通淋之功,黄芪加倍,再加党参扶正祛邪,一鼓作气,攻城拔寨,无坚不摧。三诊时湿热已清,结石已除,积水已消,故去黄柏苦寒伤胃之品,继服以巩固治疗。

4　体会

中医药治疗尿路结石合并积水有着悠久的历史和独特的疗效,尤其是对于一些单发或小颗粒结石造成的轻、中度肾积水者,从整体出发,综合调理,可从根本上消除积水,排出结石,防止复发,避免手术对肾脏的损伤。治疗该病时应注重鼓舞正气。正气振奋,则气血运行通畅;肾气盛,则膀胱气化蒸腾有节,开阖有度,浊阴出于下窍,尿液运行畅通无阻,结石、积水无所聚。临床用药时辨证施治,注重清热利湿益气并重、行气活血化瘀并行,溶石排石利水兼顾,故疗效满意。

参 考 文 献

丁霈,王闻婧,巴元明.巴元明治疗尿路结石合并积水经验[J].湖北中医药大学学报,2016,18(2):100-102.

尿路结石——清热利湿益气并重，行气活血化瘀并行，溶石排石利水兼顾

尿路结石发作时主要表现为腰腹绞痛且痛及前阴，面色苍白，全身冷汗，恶心呕吐，可伴有发热、小便涩痛频急或有排尿中断的情况，可见肉眼血尿或小便有砂石排出。该病属于中医学"腰痛""腹痛""淋证"等范畴，典型表现以"石淋"多见。《证治要诀》云："石淋，溺中有砂石之状，其溺于盆也有声，此即是精气结成砂石，与溺俱出。"其指出了结石的形成原因。

1　洞悉病机，不拘于古

历代诸多医家认为肾虚湿热是尿路结石形成的原因。《中藏经》道："虚伤真气，邪热渐强，结聚而成砂；又如以水煮盐，火大水小，盐渐成石之类。"《金匮要略心典》亦云："淋病有数证，云小便如粟状者，即后世所谓石淋是也。乃膀胱为火热燔灼，水液结为滓质，犹海水煎熬而成咸碱也。"《诸病源候论》曰："诸淋者，由肾虚而膀胱热故也……石淋者，淋而出石也。肾主水，水结则化为石，故肾容沙石。肾虚为热所乘，热则成淋。"上述医家均认为热结膀胱、湿热胶着、清浊不分、水液凝聚而成石。

巴元明教授博览群书，在继承先贤的学术思想上发挥创新，对该病形成了独特的认知体系，并提出"下焦湿热、气滞血瘀、正虚水停"是尿路结石形成的病因病机。外感湿邪入里化热，或外感热邪与体内湿邪胶着，又或恣食肥甘厚味致湿热内生，湿与热结移行下焦，湿热蕴结于肾，熏蒸膀胱，燔灼津液，使津失邪滞，炼而为石。再者，情志不遂可导致气机郁滞，素来体虚亦可使气机运行不畅，气机郁滞则血流缓慢，滞而成瘀；或跌仆损伤，局部气滞血瘀，导致水液运行缓慢或停滞，水瘀互结、瘀浊锢结不化，胶着成石；或瘀久生热，瘀热互结，凝聚为石。另有因先天禀赋虚弱或后天失养，或年老体衰，或邪气攻伐，所致正气亏虚。肾主水，肾气亏虚，则膀胱气化失司，浊中之清不能上输于肺；脾气亏虚，则

水津输布异常,清中之浊不能下注膀胱,水液留滞下焦,使浊阴聚集,日久成石。

2 辨证透彻,病机相关

根据尿路结石形成的原因,巴元明教授认为该病的主要证型有三,即下焦湿热型、气滞血瘀型和正虚水停型,三者之间既可相互影响又可相互转化,亦可多种兼夹。下焦湿热,湿热之邪与正气交争,病情迁延不愈,久之邪盛伤正而致正气亏虚;或失治、误治损伤正气而使正气亏虚。肾主脏腑气化,肾气亏虚,肾精不足,不能化生肾阴、肾阳,从而不能推动和激发肺的功能正常运行,亦可导致肺气亏虚。脾主运化,脾气亏虚不能摄纳水谷精微,濡养肺脏,肺脏失养故而肺气亏虚。肺为气之主,肺气亏虚时全身气机运行不畅,无力推动血行,气滞则血瘀,从而转化为气滞血瘀型。肺主行水,其宣发和肃降的功能可以推动和调节全身津液的输布和排泄;脾主运化水饮,能上输水津于肺,下注水津至膀胱,四布水津濡养脏腑,居中焦使水津同脾胃之气上腾下达;肾主水,肾气能促进参与津液代谢的脏腑保持正常的生理功能,肾气的蒸化作用亦参与尿液的生成,故肺、脾、肾三脏气虚均能影响水液的运化,最终导致正虚水停。气滞血瘀表现为气机郁滞、血液瘀滞,然"血为气之母",血能养气,正常运行的血液可以不断地为气的生成和功能活动提供物质基础,血富则气旺,血虚则气弱,血瘀则气化生无源,表现为气虚,气虚亦即正虚。气能行津,气机郁滞则不能正常推动和调控津液的输布和运行,致使水液停滞;又气能摄津,气机郁滞,不能正常调控津液的排泄,使体内津液蓄积而不能及时布散,亦至水液停滞,此即气滞血瘀可以导致正虚水停。另外,气机久郁可以化火,血瘀日久从而蕴热;气郁及血瘀均能造成津液停滞,失去正常生理功能的津液聚而成湿,湿与热结,移行下焦,证型即转变为下焦湿热型。

正虚水停表现为正气亏虚,水湿停滞。正气亏虚可以是脏腑阴虚,阴虚火旺燔灼停津,湿与热结,熏蒸膀胱,发为下焦湿热证。正气包括元气、宗气、营气、卫气,宗气虚则不能促进心脏推动血液运行,血滞则瘀。卫气虚则其温养全身的功能减弱,血寒则瘀。元气由肾所藏的先天之精所化生,其通过三焦流行于全身,元气亏虚,则气不能发挥其正常的推动作用,气行不畅,气虚而滞。营气有化生血液和营养全身的作用,营气虚则血液化生匮乏,不能发挥正常的濡养作用,影响机体生理功能的正常发挥,使气的生成和运行受阻,气行不畅,气虚而滞,由此正虚水停型又可转化为气滞血瘀型。

3 法不效众,另辟蹊径

《张氏医通》记载:"石淋者……宜清其积热,涤其砂石。"张璐主张治疗石淋当以清热利湿、消石通淋为法。《金匮翼·诸淋》则指出:"夫散热利小便,只能治热淋、血淋而已,其膏、石、沙淋,必须开郁行气,破血滋阴方可也。"而尤怡认为治疗淋病单用清热利湿之法不能奏效,需行气、活血、滋阴多法与之并用才能显效。

在尿路结石的治疗上,巴元明教授创新性地提出"清热利湿益气并重,行气活血化瘀并行,溶石排石利水兼顾"的治疗原则,其理念虽与尤怡有异曲同工之妙,亦提倡清热利湿、行气活血化瘀之法,但实则更胜一筹,在其治则中尚见"益气"之法。行气乃促进气机的正常运行,益气却重在补益。益气又分为补益肺气、补益脾气和补益肾气 3 种,巴元明教授认为肾为先天之本,脾胃为后天之本,资助后天可以弥补先天,即通过补益脾胃而达到充养肾脏的目的;而肺又为气之主,通过补益肺气可以蓄养元气,故其补益之法重在肺脾,意在"以后天养先天",且其提法三法并重、三法并行、三管齐下,不仅针对结石的成因进行治疗,而且将治未病的思想融入其中,针对其他有可能出现的证型适当用药,既病防变。

当然,治则应当遵循辨证论治的原则,以对症治疗为主。巴元明教授认为该病主要有下焦湿热、气滞血瘀、正虚水停 3 种证型,清热利湿、活血化瘀、益气利水分别是与证型相对应的治则。然冰冻三尺非一日之寒,有形的结石亦非短时间内就能形成的,在尿路结石致病中,结石既是身体功能失衡的病理产物,又是导致病情进展的原因,而溶石排石实质上是针对病因的治则,有治病求本之意,故溶石排石的治则是基本治则也是必要治则,然后在此基础上针对主要证型对症下药。

4 中西汇通,取长补短

巴元明教授倡导中西医结合、取长补短。他认为在四诊合参的基础上利用现代医学检查手段,不仅突出了中医特色,更有利于明确诊断,所以中西医结合是增强临床疗效的重要途径。在诊治尿路结石时,巴元明教授主张借用现代医学诊疗手段,从结石的大小和位置两个方面区别对待,选择合适的治疗方案。

4.1 首辨结石大小 巴元明教授指出,中药在溶石消石上疗效突出,但结石的大小对疗效和疗程有直接影响,且结石直径较大者多伴有尿路积液,尤其以肾盂和输尿管积液较多,严重者可造成输尿管梗阻,导致当侧输尿管失功。有报道称,在单侧输尿管梗阻的大鼠模型中,大鼠体内活性氧自由基(ROS)增多,使肾脏 ROS 的产生和清除失衡,发展为慢性肾间质纤维化。可见长期肾脏积液会诱导肾间质纤维化的发生,故其建议结石直径超过 2 cm 且积液明显者,采取经皮肾镜取石术;结石直径在 1~2 cm 间伴有明显积液者,行体外冲击波碎石术或经尿道钬激光碎石术;结石直径在 1 cm 以下或伴有少量积液者,建议口服中药治疗,必要时可以借助西医手段治疗。

4.2 次辨结石位置 尿路结石多位于肾脏及输尿管,膀胱结石及尿道结石少见。结石多通过输尿管后排下,一般情况下能通过输尿管三处狭窄的结石,理论上可以顺利通过尿道排出,至于少数结石贴膀胱壁生长或掉入膀胱憩室者,可通过膀胱镜取石。有报道称,重复体外冲击波碎石对兔肾脏有累积性损害,故巴元明教授认为反复肾脏碎石可能对肾功能有潜在影响,建议在没有积液的情况下尽量选择口服中药治疗。当然,疼痛比较明显者亦推荐解痉止痛等西医对症治疗。

5 典型病案

田某,男,47 岁,2016 年 11 月 24 日初诊,因"发现右肾结石 9 年"就诊。患者主诉腰腹部无疼痛,稍觉身软乏力,纳食欠佳,二便调。查体未见异常,舌质淡红,苔薄黄,脉细。患者曾多次行右肾体外超声波碎石术,泌尿系统彩超检查示双肾积水(右肾约 2.3 cm,左肾约 2.3 cm),双肾多发结石(右肾约 1.1 cm,左肾约 0.5 cm);尿液分析示隐血(±),蛋白(+)。中医诊断为石淋(辨证属下焦湿热、脾气亏虚)。治宜清热利湿、理气健脾、排石排水。方用石韦散、五苓散、五皮饮加减。方药:金钱草 30 g,三棱 10 g,鸡内金 10 g,石韦 12 g,黄柏 10 g,车前子 15 g,赤小豆 15 g,益母草 15 g,木香 10 g,炒白术 10 g,陈皮 10 g,桂枝 5 g,猪苓 10 g,泽泻 10 g,大腹皮 10 g,姜皮 10 g,桑白皮 10 g,黄芪 15 g,茯苓 30 g,金樱子 15 g,芡实 30 g。水煎服,14 剂,每日 1 剂,分 2 次服。

2016 年 12 月 15 日二诊:患者诉身软乏力感减轻,纳食较前增加,余无特殊不适。查体未见异常,舌质淡红,苔薄黄,脉细。尿液分析示隐血(+),蛋白(±)。泌尿系统彩超检查示双肾积水(右肾约 2.1 cm,左肾约 1.6 cm)、双肾多发结石(右肾约 0.83 cm,左肾约 0.5 cm)。患者双肾积水均较前减少,右肾结石直径亦缩小,提示治疗有效。但考虑患者病程较长、正气已虚,需扶助正气以助行气利水,守上方,茯苓加量至 50 g,以健脾和胃,并加强利水渗湿作用,水煎服,14 剂。

2017 年 1 月 18 日三诊:患者诉偶有腰痛,身软乏力感不明显,纳食可,查体未见异常,舌质淡红,苔薄黄,脉细。尿液分析示蛋白(±),泌尿系统彩超检查示双肾积水(右肾约 1.9 cm,左肾约 1.3 cm)、双肾多发结石(右肾约 0.9 cm,左肾约 0.45 cm)。患者肾结石较前变小,双肾积水亦进一步减少,提示疗效明显,但其偶有腰痛,守上方加白芍 10 g、生甘草 10 g 以缓急止痛,水煎服,14 剂。

按:巴元明教授认为该患者病程较长,结石阻滞气机,气滞则水停,体内以水湿停滞为主要表现;其身软乏力、纳食欠佳均为脾气亏虚表现,其舌苔薄黄提示有热,但热势尚不明显,故治疗以利湿通淋消石为主,兼以益气行气、活血化瘀。方中金钱草、鸡内金、石韦清热通淋、化石排石,车前子清热利尿通淋,赤小豆利水渗湿,黄柏清热燥湿,三棱破血行气,益母草活血利尿,木香温中行气,金樱子、芡实益肾固精,黄芪除补中益气外亦有利尿之效。因患者双肾积水明显,酌加五皮饮行气化湿利水,加五苓散温阳化气、利水渗湿。其中黄柏清热燥湿,车前子清热利湿,两者合用不仅能增强祛湿之力,而且可制约木香和黄芪的温性,避免助热生邪;三棱、益母草配伍有活血化瘀之效,能消除瘀滞;三棱、木香配伍有行气之功,气行则血行,可以防止瘀血生成,气行则水行,亦可防止水湿停滞;金樱子、芡实重在补肾,肾气充沛则肾阳气化有权,水湿得以温化;芡实、黄芪意在补脾,脾气健运则水液运化有道,水湿得以布散。以上诸药配伍,共奏清热利湿、益气行气、活血化瘀、溶石排石之效,完美诠释了"清热利湿益气并重,行气活血化瘀并行,溶石排石利水兼顾"的治疗原则。

6 跟师受教,领略精髓

古语云"上工治未病",意即防胜于治,故预防尿路结石的生成乃是最佳方案。因此,在日常生活中首先建议在饮食上要谨慎,控制摄入含草酸钙成分的食物(豆类食物和菠菜等),避免草酸钙结石的生成;控制蛋黄、肥肉等食物的摄入,避免磷酸钙结石的生成;限制动物内脏、瘦肉、啤酒等高嘌呤食物的用量,避免尿酸钙结石的生成。多饮水、勤排尿,有利于防止尿液的浓缩,可在一定程度上降低结石形成的概率。适当运动有利于小结石的位置发生改变,促进其排出体外。

在诊断疾病时,积极借用现代医学检查手段,将其精准的结果为我所用,有助于更好地选择治疗方案;懂得取人之长补己之短,中西医结合疗效更为显著。在临证辨证时,首先需辨明疾病的虚实,分清湿热、瘀血、水饮的主次,针对主要病理产物选择恰当的治疗方法。在临证治疗时,以"溶石排石"为基本原则,要以发展的眼光看待疾病的变化,在针对主要证型的治则中可以酌加具有其他功效的药物。"先安未受邪之地",如已知气滞可导致血瘀,可在运用行气药物的同时稍佐活血化瘀药物,防止瘀血的生成。在遣方用药时必须谨慎,避免错用有肾毒性的中药,同时亦不能因为经方中含有小毒的药物而弃用。许多实验已证实,经过配伍,个别有毒的中药在复方制剂中毒性已消失。

最后,希望通过对巴元明教授临床诊治尿路结石经验的总结,进一步增强我们中医人的文化自信,让中医药更好地守护大家的健康。

参 考 文 献

李玉婷,胡刚明,李伟男,等.巴元明治疗泌尿系结石临床经验[J].中国中医基础医学杂志,2019,25(10):1449-1452.

巴元明九法治疗慢性肾炎蛋白尿

1 从肺治

此法用于治疗慢性肾炎蛋白尿伴肺经病变者。肺气虚弱，卫表不固，有自汗恶风、易感冒者，宜益气祛风固表，用玉屏风散加味；肺阴不足，干咳少痰、音哑咽干而痛，或痰中带血、潮热盗汗者，治当益肺养阴，方用麦味地黄汤、竹叶石膏汤等；感受外邪并出现肺失宣降者，宜宣肺祛邪；风寒者宜辛温解表，药用荆防败毒散；风热者宜辛凉解表，药用银翘散；外感进一步发展以致痰热壅肺者，可用贝母瓜蒌散。

2 从肝治

此法用于治疗慢性肾炎蛋白尿患者，常用疏肝法、养肝法、平肝法。若见蛋白尿而情志抑郁、胸胁胀痛、善叹息、月经不调、脉弦等肝郁之证者，治用疏肝法，方如柴胡疏肝散、逍遥散等；若见胁痛、眼目干涩、视物模糊、月经量少，或烦躁潮热等肝血或肝阴不足者，又当养肝血或滋肝阴，方用四物汤加枸杞子、牛膝等，或用杞菊地黄汤加减；若见腰痛膝软、多梦易怒、颜面潮红、舌红少苔、脉细数、血压升高等阴虚阳亢之证者，则当平肝潜阳，方用羚角钩藤汤等加减。

3 从脾治

此法主要用于治疗慢性肾炎蛋白尿属脾气虚弱者。临床表现有面色淡黄、纳差乏力、腹胀痞满、大便稀散、脉象较弱，可用健脾益气法，方如香砂六君子汤、参苓白术散、黄芪大枣汤等。若中气下陷之证明显，见头晕乏力、腹胀下坠、便意频频者，可用健脾升提法，方如补中益气汤。

4 从肾治

此法用于治疗慢性肾炎蛋白尿有肾虚见症者。肾阴虚者见腰膝酸软或痛、五心烦热、咽干口燥、小便黄少、遗精、舌红少苔、脉细或细数等，治宜滋补肾阴，药用六味地黄丸、左归丸；肾阳虚者见腰膝冷痛、畏寒肢冷、小便清长、夜尿频、舌体胖嫩、脉弱等,治宜温补肾阳,药用肾气丸、右归丸;肾气不固或肾精亏损者,表现为肾虚而无明显寒热之象,症见腰膝酸软、尿后余沥、小便清长,治宜益气固肾,药用五子衍宗丸合水陆二仙丹、桑螵蛸散、金锁固精丸;肾阴阳两虚者,既有阴虚见症,又有阳虚见症,治当阴阳双补,可随症加减肾气丸、济生肾气丸等;气阴两虚者倦怠乏力等气虚之象与阴虚同见,当以益气养阴为法,方选参芪地黄汤、大补元煎等。

5 从风治

此法用于治疗慢性肾炎蛋白尿因风邪侵袭而长期不愈或因风邪外袭而加重或复发者。祛风时当辨明兼夹,风寒者当祛风散寒,方如麻黄汤、麻黄附子细辛汤、荆防败毒散之类;风热者当散风热,方如银翘散、桑菊饮等;风湿者取祛风胜湿、升阳益胃法,方如羌活胜湿汤、升阳益胃汤等。

6 清湿热

此法用于治疗慢性肾炎蛋白尿有湿热见症者,症见胸脘痞闷、口苦而黏、口干不欲饮、纳呆便溏、小便深黄,或尿频急而痛,舌质红、苔黄腻,治宜清热利湿,方选三仁汤、黄连温胆汤、八正散等。

7 调气血

此法用于治疗慢性肾炎水肿后蛋白尿迁延不愈、气血两伤无湿热者,症见面色苍白、自汗纳差、神疲肢倦、舌质淡、脉细弱等。治宜气血双补,方选加味十全大补汤加减,由十全大补汤加麦冬、五味子、金樱子、益母草组成。全方具有敛肺补肾、健脾和胃、益气养血之功。

8 活血化瘀

瘀血是慢性肾脏病最常见的兼证,患者即使无明显症状,也可在辨治基础上加用活血化瘀之品。瘀血症状突出者可扶正祛瘀,方用补中益气汤合桂枝茯苓丸或血府逐瘀汤等;如瘀血与水湿相合,湿瘀互结,更使病情缠绵,症见水肿尿少、腰痛固定、舌质暗紫或有瘀斑、瘀点等,可用当归芍药散、桂枝茯苓丸合五苓散、五皮饮治之。

9 收敛固涩

慢性肾炎日久,由于蛋白质的流失,人体正气日渐亏虚,临床上常出现小便清长、频数,尿后余沥未尽,女子带下清稀等症状。故宜在补肾的基础上加用具有收敛作用的药物,如金樱子、芡实、潼蒺藜等。

临证还可选用对消除蛋白尿有一定作用的药物。如气虚者可用黄芪、党参;阳虚者可用巴戟天、补骨脂、菟丝子、淫羊藿、山茱萸;阴虚者可用生地黄、女贞子、墨旱莲、山药、龟板;夹外感表证者可用蝉蜕、紫苏叶;湿困者可用苍术、槟榔、砂仁;湿热者可用石韦、泽泻、白茅根、车前草、薏苡仁;血瘀者用栀子、牛膝、益母草;收敛固涩可用金樱子、芡实、五味子、益智仁、煅牡蛎等。还可辅以食疗,如进食龙眼肉、莲子、枸杞煲、粳米粥等。总之,蛋白尿的中医治疗,须在辨证论治的基础上,依据疾病的阴阳虚实,弄清病位之所在,才能收到较好的效果。

参 考 文 献

李成银,朱玲萍,巴元明.巴元明九法治疗慢性肾炎蛋白尿[J].湖北中医杂志,2009,31(2):26-27.

补脾益气，行气活血治疗肾性水肿

肾性水肿是由于各种原发性或继发性肾病导致体内水钠潴留，引起头面、眼睑、四肢、腹背甚至全身水肿的病证。肾性水肿是以肺、脾、肾功能失调，三焦气化不利为要，脾肾亏虚、气滞血瘀、气血水互结的病理过程。概括地说，其即由气分病致血分瘀，血分瘀致水分肿，水分肿致气分更病的恶性循环过程。

1 历史沿革

肾性水肿归属于中医学"水肿"范畴，此病最早出现在《黄帝内经》中，将本病称为水，并根据不同的症状分为"风水""石水"等。汉代张仲景对水肿做出了更为详细的分类，《金匮要略·水气病脉证并治》中以表里上下为纲将其分为风水、皮水、正水、石水、黄汗；依据五脏以及证候将其分为心水、肝水、肺水、脾水、肾水。

2 病因病机

肾性水肿不外乎外因和内因。外因主要有外感风寒，外感风湿，皮肤疮毒；内因主要有水瘀内阻，内虚体质，饮食失调等。早在《黄帝内经》形成时代，就已经认识到与水肿相关的脏腑是肺、脾、肾以及三焦。《素问·至真要大论》指出："诸湿肿满，皆属于脾。"《素问·水热穴论》指出，"至阴勇而劳甚，则肾汗出，肾汗出逢于风，内不得入于脏腑，外不得越于皮肤，客于玄府，行于皮里，传为胕肿"，"故其本在肾，其末在肺"。《素问·灵兰秘典论》指出："三焦者，决渎之官，水道出焉。"肾性水肿的病机总属本虚标实，肺、脾、肾以及三焦功能失调，属本虚；气、血、水相互瘀结，属标实。气滞、瘀血、水肿三者互为因果。诚如《血证论·汗血》指出水病不离乎血、血病不离乎水。因此，肾性水肿病机的关键在于脾肾虚弱，气滞血瘀。脾肾虚弱，运化水液功能失调，阻滞气机，气停则血停，形成瘀血，无形邪气化为有形实邪，阻滞气机，发为水肿。气、血、水三者相互瘀结，互为因果，缠绵难愈。

3 治则治法

《素问·汤液醪醴论》提出"平治于权衡,去宛陈莝……开鬼门,洁净府"的治疗原则,这一原则一直沿用至今。《仁斋直指方·虚肿方论》中,创用活血利水法治疗瘀血水肿。邵朝弟教授自拟茯苓行水汤,补脾益气、行气活血,临床用于治疗肾性水肿之水瘀内阻证,疗效显著。

4 临床用药

4.1 组方来源及分析 邵朝弟教授认为肾性水肿者气、血、水三者相互瘀结,互为因果,缠绵难愈。症见面部水肿,双下肢水肿,面色黧黑或晦暗,肌肤甲错,腰痛,小便量少,大便不畅,舌质紫暗或有瘀点、瘀斑,苔薄黄或黄腻,脉细涩或沉涩。

邵朝弟教授自拟茯苓行水汤,其主要组成为茯苓 15 g,黄芪 30 g,白术 10 g,益母草 15 g,王不留行 15 g,怀牛膝 15 g,木香 10 g,车前子 15 g,猪苓 15 g,赤小豆 30 g。该方药是由《辨证录》中的"决水汤"加减化裁而来。"决水汤"出自清代陈士铎《辨证录》卷五:"人有水肿既久,遍身手足俱胀,面目亦浮,口不渴而皮毛出水,手按其肤如泥,此真水臌也,乃土气郁塞之甚故耳。大土本克水,何为反致水侮?盖土虚则崩,土崩则淤泥带水而流缓,于是日积月累,下焦阻滞,而水乃上泛。"原方组成为车前子一两、茯苓二两、王不留行五钱、肉桂三分、赤小豆三钱。功在散瘀利水,健脾暖肾,擅利水消肿,用于水肿日久的患者。邵朝弟教授取决水汤行气利水之意,气行则水行,取茯苓、车前子、王不留行、赤小豆,加上黄芪、白术、益母草、怀牛膝、木香、猪苓,共同组成茯苓行水汤。全方以茯苓、黄芪为君药,茯苓甘、淡、平,归心、脾、肾经,有健脾利水渗湿、消肿、宁心安神之功;黄芪甘、微温,归脾、肺经,有健脾补中、利尿消肿之功。两药同用,健脾益气,利水消肿,气行则水行。益母草、王不留行、怀牛膝为臣药,与君药共奏行气利水消肿、活血化瘀之功。白术、木香、车前子、猪苓、赤小豆为佐药。白术甘、温而补气健脾,运化水湿,输布津液;木香辛行苦泄温通,善行脾胃之滞气,行气利水,气行则水行;车前子甘寒而利,利尿通淋;猪苓甘淡渗泄,利水作用强；赤小豆利水消肿，佐助君臣，以达利水渗湿之功。全方补脾益气，行气活血，为气、血、水并治的组方。

4.2 药物加减 腹胀少尿者，加桂枝、大腹皮、厚朴；纳呆便溏者，加党参、炒二芽、山楂等；失眠多梦者，加酸枣仁、合欢花、夜交藤、远志等；气郁气滞者，加陈皮、枳壳、郁金等；瘀血明显者，加丹参、木瓜、泽兰等；水湿郁热、舌苔黄腻者，加知母、黄柏、苍术、薏苡仁、草果等；形寒肢冷者，加桂枝、淫羊藿等；贫血者，加当归、丹参等；目睛干涩者，加女贞子、墨旱莲等；腰痛明显者，加续断、杜仲等；伴蛋白尿者，加金樱子、芡实、玉米须等；伴血尿者，加白茅根、茜草、小蓟、蒲黄炭、地榆炭等。

5 病案举例

尹某，男，45岁，2016年10月19日初诊。主诉：双下肢水肿伴蛋白尿1年余。患者于2016年5月在武汉市某医院住院，诊断为肾病综合征，经对症治疗，水肿一度消退，尿蛋白转阴。其后多次复发双下肢水肿，尿蛋白波动（＋）～（＋＋），肾功能未见异常。现症见头面、双下肢水肿，尿量减少，腰痛，口干口苦，纳少，乏力，易疲劳，小便泡沫多，大便日1次，质可。舌质红，苔黄腻，脉滑。尿常规示蛋白（＋＋）。诊断：水肿，证属脾肾阳虚。治以健脾温肾，行气活血。方用茯苓行水汤合五苓散加减。药用：黄芪30 g，茯苓15 g，车前子15 g，赤小豆15 g，益母草15 g，怀牛膝15 g，木香10 g，猪苓15 g，白术10 g，泽泻15 g，金樱子15 g，芡实30 g，熟地黄15 g，砂仁5 g。7剂，水煎服，每日1剂，分2次服。2016年10月26日二诊，患者面部水肿消退，双下肢轻度水肿，小便量增加，乏力好转。舌质红，苔薄黄，脉滑。尿常规示蛋白（＋）。继以上方为主加减治疗1个月，患者水肿消退，尿蛋白转阴。

6 结语

肾性水肿是以肺、脾、肾功能失调，三焦气化不利为要，脾肾亏虚、气滞血瘀、气血水互结的病理过程。茯苓行水汤是邵朝弟教授的经验方，具有补脾益气、行气活血的功效，该方切中病因病机，标本同治，具有气、血、水并治的特点，临床疗效显著。

参 考 文 献

张婉莹,巴元明.邵朝弟教授运用茯苓行水汤治疗肾性水肿经验[J].世界最新医学信息文摘,2019,19(30):257,259.

邵朝弟辨治慢性肾衰竭经验

慢性肾衰竭（chronic renal failure,CRF）是指慢性肾脏病引起的肾小球滤过率下降及与此相关的代谢紊乱和临床症状组成的综合征，其多呈进行性发展，终末期患者需行肾脏替代治疗或肾移植维持生命。该病西医治疗存在医疗费用昂贵、不良反应众多、肾源严重不足的问题，而运用中医药早期介入不仅疗效显著，而且价格相对低廉。

1 审证求因，明确病机

CRF属中医学"肾风""虚劳""癃闭""关格"等范畴，该病多因"水肿""淋证"等病失治、误治而损伤正气，复感外邪或内生邪毒，致体内正邪相争，正虚邪恋，迁延日久而成。临床表现多样，有水肿、尿血、腰痛、纳差、乏力、恶心、呕吐、面色萎黄、胸闷等。邵朝弟教授认为该病病程较长，证候复杂多变，但归根结底其基本病机为本虚标实。本虚乃以脾肾亏虚为主，亦可涉及心、肺、肝等脏腑，主要表现为气血阴阳的虚损；标实则指水湿、浊毒、瘀血为患。正气亏虚不能运化津液，故而内生水湿，水湿久蕴而成为浊毒，亦有气滞血瘀而成瘀血者。水湿、浊毒、瘀血既为该病的病理产物，又是促使该病进行性加重的病理因素。

2 分阶治疗，攻补有异

邵朝弟教授指出正虚邪实贯穿CRF的始终，疾病的发展阶段不同，治疗方法亦不同。CRF初发乃正气稍虚、邪实有余，治疗以祛邪为要；病程过半，邪正胶着，治当扶正固本，兼以祛邪；疾病后期正气亏虚、邪气亦存，则应全力扶正以祛邪。治疗疾病当分轻重缓急，在急性发病期或在慢性迁延期病情突然加重时，当以治疗标实证为主，待病情稳定后再转以补益之法固本，否则水湿、浊毒、瘀血等病理产物会进一步壅堵气机，使水液循行之通路闭塞，水湿为患更甚，邪无出路则诱发水肿、饮证等疾病，或脉络闭阻导致积聚、癥瘕或出血等症状的出现，使病情更为复杂。病情稳定期病理产物不甚明显，主要表现在脏器虚损方面,则适合益气补肾、调理脾胃以固本培元。

3 以肾为本,重视脾胃

邵朝弟教授认为该病病位在肾,但与脾胃关系尤为密切。肾藏精,为先天之本,脾胃为气血化生之源,乃为后天之本。脾胃摄纳水谷精微以濡养肾脏,使肾精化生有源、肾气充沛,继而保证其生理功能的实现;而脾胃升降有序、分清降浊功能的正常运行又有赖于肾气和肾阴、肾阳的资助和调节;再者,肾主水、脾主运化,津液的正常输布需两者相互协调才能实现,可以说肾和脾胃在功能上相辅相成,在病理上相互影响。虽然CRF病本在肾,但古语有云:"平人之常气禀于胃,胃者平人之常气也,人无胃气曰逆,逆者死。"故邵朝弟教授十分重视脾胃功能,一直遵循"补后天以实先天"的治疗原则。《景岳全书》亦言:"是以水谷之海,本赖先天为之主,而精血之海,又必赖后天为之资。故人之自生至老,凡先天之有不足者,但得后天培养之力,则补天之功亦可居其强半。"此法虽不直接补肾而实则亦治肾矣。临床上以气虚为主者,邵朝弟教授常用四君子汤、参苓白术散等健脾益气,以血虚为主者则多使用四物汤、归脾汤等益气健脾补血,使气旺血生,补益后天以养先天,达到间接补益肾脏的目的。

4 善用通法,以通为用

4.1 清浊化湿,宣通气机 CRF的基本病机为脾肾亏虚,肾为水脏,脾主运化,肾气亏虚则水湿不能气化,脾气亏虚则水湿无以运化,湿浊中阻,蕴久生热,最终表现为寒热并存、虚实夹杂。邵朝弟教授指出在脾肾亏虚与湿浊、湿热共存的情况下,不能单纯补益脾肾,需清浊化湿以条畅气机,使脾气得以升清、胃气得以降浊,脾胃升降功能正常才能保证气血化生有源。临证多使用草果知母汤加减,方中草果辛温燥湿;厚朴、半夏燥湿化痰、消痞散结;黄芩清热燥湿,亦可制约温药太过以防助阳生热;知母清热泻火、滋阴润燥,不仅可助黄芩清泻余热,而且可以平衡温燥伤阴之弊;茯苓有健脾之功,可利水渗湿。全方寒热互制、燥润互济,湿浊与郁热同治,补益与祛邪并用,以保证脾胃气机条畅,使清阳得升、浊阴得降。

4.2 健脾益肾，通调水道 CRF 患者多伴有水肿的症状，水肿部位可涉及眼睑、颜面、四肢、腰背甚至全身。《景岳全书·肿胀》道："凡水肿等证，乃脾、肺、肾三脏相干之病。盖水为至阴，故其本在肾；水化于气，故其标在肺；水唯畏土，故其制在脾。"邵朝弟教授指出肾性水肿的病机为本虚标实，肺、脾、肾功能虚损乃为本虚，且以脾肾虚损为关键；气、血、水相互瘀结而成标实。治疗时以决水汤合茯苓导水汤化裁，方中车前子、茯苓二药合用补脾利水、标本同治，共为君药。山茱萸补益肝肾，然肝肾同源，补肝实亦补肾；山药补脾益肾，白术健脾益气、燥湿利水，三者助君药健脾补肾以利水湿，乃为臣药。猪苓、赤小豆利水渗湿，益母草、王不留行活血利水，木香行气健脾，是为佐药。诸药合用，脾肾双补，使膀胱气化有权、脾胃运化有道，则水道通调，水湿自除。

4.3 祛湿泄浊，通腑祛邪 《金匮要略》中指出："诸有水者，腰以下肿，当利小便，腰以上肿，当发汗乃愈。"然病久脾肾亏虚明显，不仅水湿不化，亦有浊毒内蕴，该病进展至中后期单用利水之法恐难奏效，邵朝弟教授指出可以用大黄通泄阳明之腑，使水湿和浊毒均从大便排出。大黄首载于《神农本草经》，其有"荡涤肠胃，推陈致新，通利水谷，调中化食，安和五脏"之功，邵朝弟教授对大黄及其炮制品的运用颇有心得。生大黄泻下作用峻猛，通腑泄浊之力较强，对于年轻体壮、正气尚足而湿浊明显的患者，邵朝弟教授以生大黄荡涤肠道，然其味苦性寒，久用易损伤胃气，待湿浊骤减，则改为泻下作用较为缓和的熟大黄，既有泻下导滞之功，又无苦寒伤胃之虞。而对于年老体弱、脾胃虚寒但湿浊不甚者，邵朝弟教授则喜用酒大黄，大黄经黄酒炮制后其泻下作用与生大黄已不能相提并论，且黄酒甘温，不仅可制约大黄苦寒之性，而且可增强其活血化瘀之效，用于此处意在缓慢荡涤肠胃水湿和浊毒，推陈致新之余亦可通经活血，避免正气遭受攻伐。

5 病证结合，中西并重

CRF 可由多种疾病发展而来，早期症状多不明显，但是该病发展到中晚期症状逐渐增多，同时可能合并多种并发症，如高血压、电解质紊乱、肾性贫血、肾性骨病等。邵朝弟教授指出该病早期的治疗以中药健脾益肾为主,肾气充沛、脾气健运则水路通调、气机通畅,故无湿可生、无血可瘀;有高血压者,根据血压情况可辅以中成药或西药降压治疗。该病中期多表现为水肿和消化道症状,脾肾渐虚,气滞水停则生水湿,日久不化而成浊毒,气滞血瘀则为瘀血,一方面需行化湿、泄浊、活血化瘀等对证治疗,另一方面则要补益脾肾以增强正气而达到祛邪的目的;同时应配合西医手段纠正高血压、电解质紊乱及肾性贫血等并发症。到该病终末期,脾肾亏虚不堪,水湿、浊毒、瘀血胶着不化,正虚邪实已久,即使全力健脾补肾,收效亦微,建议患者及时行肾脏替代治疗,如血液透析和腹膜透析,有条件者可考虑肾移植。邵朝弟教授强调中医药治疗早中期 CRF 疗效显著,但随着病情的进展,后期疗效不尽如人意,所以在该病的治疗上有必要中西医结合,优势互补,最大限度地改善患者症状,提高其生活质量。

6 验案举隅

患者陈某,女,45 岁,发现血肌酐水平升高 3 年余。初诊(2016 年 4 月 22 日):患者双下肢水肿,恶心欲吐,纳差,身软乏力,头晕,时有胸闷,夜尿 3～4 次。舌质红,苔薄黄,脉沉。查体:血压 160/100 mmHg,双下肢凹陷性水肿。既往有高血压病史 5 年。肾功能检查提示血肌酐 335 μmol/L,尿素氮 12.8 mmol/L,血尿酸 465 μmol/L;尿常规示隐血(+),蛋白(++)。西医诊断:慢性肾衰竭。中医诊断:虚劳,证属脾肾亏虚,浊邪上犯。治则:益气健脾、利水渗湿。方药:黄芪 30 g,当归 10 g,陈皮 10 g,法半夏 5 g,茯苓 15 g,赤小豆 15 g,车前子 15 g,益母草 15 g,木香 10 g。4 剂,水煎服,每日 1 剂,分 2 次服,每次 200 mL。方中黄芪、当归益气健脾养血,陈皮、法半夏、木香健脾理气燥湿,车前子、茯苓、赤小豆、益母草健脾利水渗湿。患者自觉有效,跟方 10 剂。二诊(2016 年 5 月 9 日):患者双下肢水肿减轻,偶有恶心欲吐,头晕好转,纳食欠佳,仍感疲倦,夜尿 4 次。舌质红,苔薄黄,脉沉。其症状好转,守上方继服 2 周。三诊(2016 年 6 月 22 日):患者双下肢轻度水肿,精神明显好转,纳食增多,无恶心欲吐感,夜尿 3 次。舌质红,苔薄黄,脉沉。肾功能检查提示血肌酐 216

μmol/L,尿素氮 11 mmol/L,血尿酸 433 μmol/L。守上方继服 2 周以巩固疗效。

按：该患者久病,脾肾亏虚,一派水湿困脾之象,脾气亏虚无以运化水湿,水湿困脾,脾失健运则纳差;水湿泛溢肌肤则发为水肿;水气凌心射肺则胸闷;浊邪上犯,胃气上逆,则恶心欲吐;湿邪阻滞,清阳不升则头晕;脾气亏虚不能摄纳水谷精微以濡养四肢则身软乏力;肾气亏虚,膀胱气化失司,水液下趋则夜尿频多。治疗上邵朝弟教授并非直接补肾,而是健脾祛湿,通过补益中焦脾土使其运化有权、水道通畅,则水湿自除,这也是"以通为用"的具体体现。

综上所述,邵朝弟教授在治疗 CRF 时的精髓即为辨证论治。所谓"审证求因"就是通过辨别疾病的证型,探求疾病的病因病机,继而开方用药,属于辨证论治范畴。"分阶治疗"从表面上看是根据疾病的不同阶段拟定不同的治疗方案,而实质上疾病的不同阶段有着正邪消长的变化,其本质也是通过辨别正邪的虚实拟定治则,亦属于辨证论治范畴。"以肾为本,重视脾胃""以通为用"均是根据 CRF 的疾病特点拟定的总治则,属于辨病论治范畴。该病的本质就是肾虚邪实,故治疗上以补肾为本;然肾为先天之本,脾胃为后天之本,后天可以滋养先天,故脾胃的作用不能小觑;另脾胃生理功能的正常运行,有赖于中焦的气机宣通、水道通调,其实质亦是通过辨证论治达到维持脾胃生理功能的目的。最后,"病证结合、中西并重"不仅强调要把辨证论治和辨病论治相结合,而且提倡取西医之长为我所用以增强治疗效果,改善患者生活质量。

参 考 文 献

巴元明,李玉婷.邵朝弟辨治慢性肾功能衰竭经验[J].中华中医药杂志,2019,34(1):159-161.

从肾论治人流术后月经过少的探讨

月经过少是指月经周期正常,经量明显少于既往,不足 2 日,甚或点滴即净。目前医学界一致认为月经量少于 20 mL 为月经过少。现今随着人们对恋爱、道德、婚姻等观念的改变,意外妊娠及重复流产的发生率均持续上升。有报道显示,国内人流术(又称"人工流产术")后并发症的发生率约为 0.94%,其中以月经过少的发生率最高,已达 33%。现阶段西医治疗人流术后月经过少多通过口服雌激素和孕激素来建立人工周期,促进子宫内膜的修复,但疗效并不显著,且长期大量使用人工激素可诱发其他多种疾病,而运用中医药治疗人流术后月经过少不仅没有上述弊端,而且有着坚实的理论基础和理想的临床疗效。

1 月经来潮与肾和胞宫的关系

中医学认为,月经正常来潮与"肾""天癸""冲任""胞宫"的功能密切相关,是脏腑、经络、气血协调作用在胞宫的生理功能的共同体现。《素问·上古天真论》记载:"女子十岁,肾气盛,齿更发长;二十,而天癸至,任脉通,太冲脉盛,月事以时下,故有子……七七,任脉虚,太冲脉衰少,天癸竭,地道不通,故形坏而无子也。"这说明月经的来潮与天癸关系密切,而天癸是促进月经产生的重要物质。《血证论》曰:"故行经也,必天癸之水至于胞中,而后冲任之血应之,亦至胞中,于是月事乃下。"唐宗海在此书中明确指出天癸和冲任之血共同作用于胞宫才能产生月经,故天癸、冲任、胞宫三者之中如有一个功能异常均可导致月经失调。而天癸由肾所化生,是肾精及肾气充盈到一定程度的产物,冲任二脉则均起于胞宫,故肾和胞宫的功能正常,才能保证月经的正常来潮。

2 人流术导致月经过少的病机

2.1 西医机制
现代医学认为,人流术时使用的负压吸引或器械搔刮均可造成子宫内膜损伤,使子宫内膜变薄,甚至损伤子宫内膜的基底层,导致瘢痕的形成或宫腔粘连,进而引起慢性炎症;或者因宫腔感染而使子宫内膜无法增生变厚,从而导致经量减少。同时,手术可能使子宫内膜上的性激素受体严重受损,致受体数量明显减少,继而影响子宫内膜周期性变化而出现"月经不调"。另外,异常终止妊娠会打乱下丘脑-垂体-性腺轴的平衡,出现正负反馈失调,使体内激素水平紊乱,破坏子宫内膜的周期性变化,进而出现月经过少甚至闭经。

2.2　中医病机　人流术属中医学"堕胎""小产"范畴。《女科撮要》云:"小产如生采,破其皮壳,断自根蒂,岂不重于大产?"《妇科玉尺》亦言:"是知正产者,正如果中栗熟,其壳自开,两无所损。半产者,则犹之采斫新栗,碎其肤壳,损其皮膜,然后取得其实。"以上说明非正常地终止妊娠对女性的身体损伤很大。人流术时,外因(器械搔刮、负压吸引)损伤胞宫,使胞络受损,血溢脉外,致营血亏虚,冲任血海匮乏,又血海未能充盈,致经行量少,此乃血虚所致。术中感受寒邪,然寒性凝滞,致血液凝结阻滞不通,冲任受阻;或手术损伤胞宫,导致胞宫阴阳失调,进而督脉气血不充,致使全身阴阳失调,胞宫失煦,经血不得畅行,故而经行量少,此谓血寒所致。《素问·缪刺论》记载"人有所堕坠,恶血留内",术后余血未尽,瘀血内阻,冲任阻滞,血海满溢失常,经血不畅,致经行量少,则为血瘀所致。情志因素对月经的影响亦很明显,患者对手术普遍存有恐惧感,《素问·阴阳应象大论》有云"恐伤肾",可见恐惧可以导致肾气紊乱,肾的闭藏功能失职,肾精流失,导致肾精不足,不能进一步促进天癸的产生和血液的化生,从而造成月经过少。另有一部分患者因人流术后情志抑郁导致月经过少,正如傅青主在《傅青主女科》中所言:"夫经水出诸肾,而肝为肾之子,肝郁则肾亦郁矣",其从子病及母的角度说明肝气郁结可致肾气郁闭,精失所藏,肾精亏虚,故而月经过少。

3　从肾论治月经过少的理论依据

3.1　肾与胞宫的生理联系　胞宫是产生和排出经血的器官,所以月经的来潮与胞宫的生理功能密不可分,而肾与胞宫在功能上和经络上均有密切联系。

肾与胞宫在功能上的联系体现在以下几个方面。首先,肾为先天之本,肾藏精,是人体生长、发育和生殖的根本。肾主生殖,而胞宫的全部功能体现为生殖功能,可见肾与胞宫的功能是一致的,其中月经的正常来潮是胞宫具有生殖功能的前提。其次,肾精可化为肾气,肾气亦能促进肾精的化生,肾精充盈到一定程度产生天癸,其在肾气的濡养下逐渐充实,并促成胞宫经、孕、产、育生理功能的实现,可见肾的生理功能正常是保证胞宫生理功能实现的先决条件,亦即保证月经正常来潮的先决条件。再者,肾精为肾所封藏,精能生血,血能生精,精血同源,肾精亦是血液化生的根源,其为胞宫的行经、胎孕提供物质基础,所以肾的生理功能正常也是保证胞宫生理功能实现的必要条件,亦是保证月经正常来潮的必要条件。故肾的生理功能正常与否决定着月经是否正常来潮。

肾与胞宫在经络上亦有着密切联系。《素问·奇病论》云"胞络者,系于肾",提示肾与胞宫有经络上的直接联系。除此之外,肾与胞宫还有着间接联系。冲脉、任脉、督脉三者皆起于胞中,冲脉蓄溢十二经之血,故胞宫得以泄溢经血、孕育胎儿;任脉为"阴脉之海",一身阴经之血通过任脉汇聚于胞宫,妊养胎儿;督脉为"阳脉之海",督脉行于身后,任脉行于身前,两者交会于龈交,起到沟通阴阳、调摄气血、运行肾气的作用,从而维持胞宫正常的生理活动。肾脉与冲脉下行支相并而行,与任脉交于"关元",与督脉一同"贯脊属肾",所以说肾脉通过冲脉、任脉、督脉三脉与胞宫有着密切的联系。而经脉是运行气血、沟通联系脏腑肢节的通路,肾通过肾脉调控冲脉、任脉、督脉三脉的气血盛衰,影响胞宫的生理功能,决定月经是否正常来潮。

3.2　肾与胞宫的病理联系　从月经产生的条件来看,人流术后胞宫受损,血溢脉外,胞脉空虚,需肾精生成新的血液充盈胞脉,肾精化血必消耗肾中所藏之精,虽后天水谷精微可不断充养先天之精来维持肾中所藏之精,但因手术时失血较多,在短时间内其病理性消耗肾精的速度快于肾精的生成速度,故肾精在短时间内急剧减少,肾精不充、肾气不足,不能持续生成新的血液,以致血液化生无源,不能正常为胞宫提供行经的物质基础。另外,肾精不能充盈,肾气亦亏虚,势必使天癸化生减少,故可导致经量减少或月经后期;更有甚者,天癸匮乏,有如无源之水,月经无从化生而停止来潮。再者,肾为五脏六腑之大主,肾阴、肾阳能资助、协调一身脏腑之阴阳，而肾阴、肾阳皆为肾气所化生，肾气又由肾精气化而来，人流术后气随血失，胞宫气血俱损，阴阳平衡失调，需肾精化气以平衡胞宫阴阳，由此亦可导致肾精的亏乏。

从病机上来讲，人流术后血虚者可因消耗肾精化气生血充盈血脉而导致肾精亏虚；血寒者督脉气血不充，亦可消耗肾精化生肾气来濡养督脉；而瘀血阻滞者为血寒所致和气滞所致，前者需消耗肾精化生肾阳以保证机体的温煦功能来缓解血寒所致的瘀滞，后者则需通过消耗肾精化生肾气来推动血脉的运行以消除瘀滞；而因手术恐惧者，"恐伤肾"亦可导致肾精亏虚，肝郁者又因母病及子使肾失所藏、肾精流失而至肾精亏虚，以上诸多病因均可导致或进一步加重肾精亏虚。

4 讨论

月经是否能正常来潮取决于肾的生理功能是否正常，虽说胞宫为人流术后月经过少的原发病位，但实质上亦损伤肾，导致肾精亏虚，因此治疗上可以通过补益肾精使肾精充沛，继而天癸充盛，血海充盈，冲任气血通畅，胞宫得养，月经则可正常而至，所以治疗原则当以补肾填精为法。现代中药药理学研究亦表明，补肾的中药大多具有促进性腺的功能，其中菟丝子就具有雌激素样作用，可兴奋下丘脑-垂体-性腺轴，使子宫质量增加、阴道上皮角化，进一步说明补肾可以调节性腺功能，故而通过补肾来治疗人流术后月经过少有着深厚的中医理论基础和强有力的中药药理学证据的支撑，该法有望改善甚至治愈人流术后月经过少的症状，避免给育龄妇女带来身心伤害。

现阶段仍有很多人在治疗该病时首选西医，认为其简单方便，但实际效果却不甚理想，失治、误治后月经过少可进一步转化为闭经，不仅对患者身心健康有害，而且可能会造成家庭矛盾，影响社会和谐。在此，希望通过阐述月经产生的机制，从生理和病理两个方面论述肾与胞宫的关系，明确肾精在月经来潮中的主导地位，强调补肾填精在治疗中的重要性及必要性，将此方法及时推广运用于临床，达到减少甚至避免闭经等后遗症发生的目的。

参 考 文 献

巴元明,李玉婷.从肾论治人流术后月经过少的探讨[J].中国中医基础医学杂志,2018,24(12):1680-1682.

邵朝弟教授运用大黄治疗慢性
肾衰竭的临床思辨经验

邵朝弟教授毕生勤耕杏林，深谙《神农本草经》《伤寒论》，临床善于用经方辨治慢性肾衰竭。

1 慢性肾衰竭病机及治法的认识

1.1 病因复合，病机多变，脾肾亏虚，浊瘀蕴结 慢性肾衰竭（chronic renal failure，CRF）为各种慢性肾脏病持续进展的共同结局。它是以代谢产物潴留，水、电解质代谢紊乱及酸碱平衡失调和全身各系统症状为表现的一种临床综合征。中医学中没有"慢性肾衰竭"这一名称的明确记载，但依其不同的临床表现，可分属中医学"水肿""虚劳""关格""癃闭""腰痛"等病的范畴。邵朝弟教授认为本病的病位主要在肾脏，是以肾系为中心的多脏腑损伤疾病。随着病情的发展，常累及脾胃、三焦、肝、心、肺等脏腑，导致五脏六腑气血阴阳俱虚，其中脾肾亏虚是发病的根本，浊瘀蕴结是发病的关键。此病是本虚标实，肾虚之气化失调，脾虚之运化无权，湿浊瘀毒壅滞为患，日久不愈，深而入络导致脉络瘀阻，血脉不利成瘀。湿浊瘀血等病邪既是脏腑功能减退的病理产物，又反过来阻碍气机升降，导致浊毒停留体内，进而导致肾功能进一步恶化。如此本虚标实相互影响，最终形成恶性循环，这也是本病持续发展的根本原因。诸多医家也认为，慢性肾衰竭患者脾肾虚衰与湿浊瘀滞常相兼出现。

1.2 补脾固肾，益气养阴，祛湿泄浊，重在通腑 针对慢性肾衰竭瘀浊毒间夹、本虚标实的病机特点，邵朝弟教授四诊合参提出治疗慢性肾衰竭两大法则：补脾固肾，益气养阴；祛湿泄浊，重在通腑。分清标本缓急，急则治其标，缓则治其本。根据临床表现不同，或以补气养阴为先，或以解毒泄浊为急，主次虽有不同，然主要治疗法则不变。对于本虚方面，历代医家认为阳气的盛衰在肾病的发生中占有主导地位，然而邵朝弟教授在多年的临床实践中总结认为，肾病初期固然以阳虚多见,但病之后期,阴虚才是肾病发生和发展的重要原因,并提出"肾病多虚,阴虚多见"的观点。邵朝弟教授每以参芪地黄汤加减,气阴复则阳气自复。对于标实方面,邵朝弟教授提出"固护胃气,通腑泄浊"的理论,主张内外合治,注重大黄的使用。邵朝弟教授认为通腑泄浊是治疗慢性肾衰竭的关键。在扶助正气、健脾补肾的基础上祛湿泄浊通腑。邵朝弟教授常用温胆汤化裁加大黄为基本方,尤其善于使用大黄。这与众多名老中医治疗肾衰竭的方法一致。

2　中药大黄治疗慢性肾衰竭的认识

2.1　邵朝弟教授对大黄功效的认识　邵朝弟教授使用大黄,宗于《神农本草经》:"味苦寒。主下瘀血,血闭,寒热,破癥瘕积聚,留饮宿食,荡涤肠胃,推陈致新,通利水谷,调中化食,安和五脏。"邵朝弟教授认为大黄善走力猛,直走肠胃,善泻除有形积热,同时入肝、心、心包经,泻血分之伏火、瘀滞,有祛瘀通经、凉血止血之功。邵朝弟教授临证,紧抓脾肾亏虚之本及浊毒瘀血蕴结之标的病机,以及浊毒瘀血弥漫三焦这一关键,以利湿泄浊、解毒化瘀、滋肾健脾、益气补血为法则,在辨证论治的基础上,灵活运用大黄改善患者的疾病状况,降低血液中肌酐、尿素氮水平,提高患者的生活质量。邵朝弟教授指出,慢性肾衰竭者久病入血,大黄对于慢性肾衰竭的实证、热证无论在气分、血分均宜。

2.2　根据临床需要使用不同的大黄炮制品　大黄常规炮制品包括生大黄、熟大黄、酒大黄、大黄炭四种。生大黄泻下力强,长于泄浊通便;熟大黄泻下力缓,长于祛湿活血;酒大黄专于活血祛瘀;大黄炭长于凉血止血。邵朝弟教授认为通腑泄浊是治疗慢性肾衰竭的关键,需在扶助正气、健脾补肾的基础上祛湿泄浊通腑。大黄为"大苦大寒,性禀直遂,长于下通"之品,需从小剂量开始,避免因泻下无度而使脾胃受损。在通腑方面,邵朝弟教授特别强调辨证论治:对于湿热蕴结者,用熟大黄;对于气血亏虚者,用当归、何首乌、黄芪等,加用酒大黄,达到气足血润、大便自通的效果;对于呕吐,甚至大便带血者,多给连苏饮配合大黄炭,清热止呕,凉血止血。邵朝弟教授宗《黄帝内经》中"不治已病治未病"的观点,对于初期慢性肾衰竭患者症状不明显时,在健脾补肾、益气补血的基础上,酌情选用熟大黄,或小剂量生大黄泄浊解毒、活血化瘀。这样开通三焦,使湿去浊孤,免生瘀毒。对于慢性肾衰竭晚期患者,浊毒瘀血明显,病情深重,此期重在活血化瘀,邵朝弟教授常用酒大黄,兼顾患者身体衰败之势。

2.3 根据临床需要使用大黄的不同剂量及不同给药方式 邵朝弟教授使用大黄一般从小剂量用起,以患者每日排1～2次稀软便为度,做到"泻而不利,稀而不溏"。初期喜用熟大黄,用后大便若仍然干燥难解,可适量使用生大黄,或增大大黄用量。常用剂量为生大黄 3～6 g,熟大黄 6～10 g,酒大黄 8～15 g,大黄炭 3～10 g。邵朝弟教授常告诫学生,治疗慢性肾衰竭时通腑至关重要,但不要以为"大黄是治疗尿毒症的专药",不能一味用大黄攻下通腑,应结合患者实际情况辨证施治,有其证用其方,治病求本,才能达到理想的治疗效果。对于病情危重、大便干结及住院患者,邵朝弟教授常结合中药保留灌肠治疗,常用灌肠方为生大黄 6 g、牡蛎 30 g、当归 15 g,水煎至 200 mL 左右,保留灌肠,大便顺畅后改为酒大黄 10 g 灌肠,临床疗效明显。对大黄等中药保留灌肠治疗慢性肾衰竭的 Meta 分析发现,用以大黄为主的中药保留灌肠治疗慢性肾衰竭效果显著,能有效改善患者肾功能,减轻恶心、呕吐、便秘等症状。

2.4 注重大黄的煎煮时间 传统认为大黄需要后下,因其煎煮时间的长短而产生不同的功效。但邵朝弟教授在临床上对于热毒甚、阳明腑结的慢性肾衰竭患者,才将生大黄后下,且嘱咐不宜煎煮过久,以 10 min 左右为宜,取大黄泻火排毒的功效。而对于腑结不甚的慢性肾衰竭患者,每用熟大黄,或者酒大黄,与其他药同煎,取大黄活血化瘀兼顾通腑的作用。

3 邵朝弟教授治疗慢性肾衰竭常用方药

邵朝弟教授认为中药处方不可能面面俱到,要发挥中医长处,抓住主要矛盾,逐层解决。慢性肾衰竭患者本虚标实,在健脾补肾的同时,针对湿热、瘀毒、水饮辨证施治,这样才能收到理想效果。邵朝弟教授结合慢性肾衰竭患者的病理特点及多年临床用药经验,组成治疗慢性肾衰竭的经验方——肾衰 1 号汤:

黄芪 12 g,党参 15 g,生地黄 12 g,山茱萸 10 g,山药 15 g,当归 10 g,陈皮 10 g,法半夏 8 g,大黄 5 g,茯苓 15 g,淫羊藿 10 g。根据临床需要,选用大黄的不同炮制品(分为生大黄、熟大黄、酒大黄、大黄炭),临床剂量为 6～15 g。组方选药思路:①首重辨证论治,根据慢性肾衰竭本虚标实的病因病机,立补脾益肾,祛瘀泄浊两大治则;②善用大黄,重在通腑泄浊,乃宗《神农本草经》谓大黄"荡涤肠胃,推陈致新……安和五脏";③辨病与辨证结合,肾病日久,肾精亏损,肾主骨生髓,则骨失精之养,以六味地黄丸为基础滋阴补肾。本方为邵朝弟教授自拟方,由六味地黄丸、《内外伤辨惑论》中"当归补血汤"和《太平惠民和剂局方》中"二陈汤"化裁而来。组方以健脾益肾、补气活血药为主,重在健脾益气,恢复中焦,标本兼顾,寓补于泻,以达补肾健脾、通腑泄浊、行瘀解毒之功。每用大黄,或以生大黄解毒泄浊为主,或取酒大黄以活血行瘀,或用熟大黄以泄浊祛瘀兼顾。

4 疗效评价

邵朝弟教授认为,大黄虽然为峻猛的泻下药,但因为其有荡涤诸腑,入气分、血分的特点,故作为治疗慢性肾衰竭的首选药。通过改变大黄炮制方法,煎煮时间、给药途径和药物剂量,可发挥大黄的多重功效,改善症状,恢复生化指标,延缓慢性肾脏病的进展。经过多年临床验证,邵朝弟教授临床使用肾衰 1 号汤、含大黄中药灌肠等一系列中医药疗法,在改善患者生活质量,降低血肌酐、尿素氮水平等方面收到了良好的效果。巴元明教授曾随师观察治疗慢性肾衰竭患者 50 余例,全部使用肾衰 1 号汤加减治疗,并酌情选用不同的大黄炮制品,观察 3 个月后,血肌酐水平为 315～658 $\mu mol/L$ 的 40 例患者中,33 例出现不同程度的血肌酐水平下降,总有效率达 82.5%,患者大便通畅,症状得到不同程度的改善。有 4 例同时给予保留灌肠治疗,血肌酐水平下降得更加明显。

5 典型病例

刘某,男,55 岁。2013 年 5 月 13 日初诊。发现血肌酐水平升高 3 年余,恶心、纳差 1 个月。患者诉 10 年前发现无症状性镜下少量血尿、蛋白尿,曾间断行中药治疗,疗效不显。3 年前体检发现肾功能不全,血肌酐水平逐渐升高。1个月前开始出现乏力、恶心、纳差,伴有轻度头晕、心慌、胸闷,睡眠差,双下肢不肿,大便干结,小便量可。舌质暗淡,舌下瘀筋,苔黄腻,脉沉细。尿常规示蛋白（＋＋）。肾功能:尿素氮 18.9 mmol/L,肌酐 385 μmol/L。血常规示血红蛋白98 g/L。诊断为慢性肾衰竭,辨证为脾肾亏虚、湿毒瘀阻。方用肾衰 1 号汤加减。方药:黄芪 12 g,党参 15 g,生地黄 12 g,山茱萸 10 g,山药 15 g,当归 10 g,陈皮 10 g,法半夏 8 g,熟大黄 6 g,茯苓 15 g,砂仁 3 g。7 剂,水煎服,每日 1 剂,分两次温服。二诊:患者诉乏力、恶心症状减轻,大便通。守上方加淫羊藿 10 g、酒大黄 10 g。7 剂,煎服法同前。使用肾衰 1 号汤加减治疗 2 个月后,患者食欲、乏力症状明细好转,复查肾功能:尿素氮 10.3 mmol/L,肌酐 179 μmol/L。病情较前改善,继续巩固治疗。

参 考 文 献

巴元明,胡刚明.邵朝弟教授运用大黄治疗慢性肾衰竭的临床思辨经验[J].时珍国医国药,2018,29(11):2763-2764.

充肾气通血脉，新用炙甘草汤加减辨治肾病

炙甘草汤出自《伤寒论》第177条（"伤寒，脉结代，心动悸，炙甘草汤主之"），又名复脉汤，由炙甘草、生姜、人参、生地黄、桂枝、阿胶、麦冬、胡麻仁、大枣组成。方中炙甘草味甘，善入中焦，具益气补中之功；生地黄甘寒质润，长于养肝肾之阴，又配人参、大枣以补气滋阴，使气血生化有源，以复脉之本；麦冬、阿胶、胡麻仁养心阴，滋心液，以复脉之体；更加桂枝、生姜辛温走散，温阳通脉，使滋阴而无滞结之患。诸药合用，滋阴而不损阳，通阳而不伤阴，共奏滋阴养血、益气温阳之功。本方气血阴阳俱补，尤以充肾气通血脉之功为佳，适用于肾病气阴两虚证。

炙甘草汤去生姜、人参、桂枝、大枣，加白芍，即吴鞠通《温病条辨》之加减复脉汤。加减复脉汤为治疗下焦温病的著名方剂，专以救阴液为主。全方共奏滋阴养精、生津润燥之功。"形不足者温之以气，精不足者补之以味"，故临床实践中加减复脉汤在补益肾阴肾精上有着独特的疗效。

由炙甘草汤研制而成的九味维肾膏，同时由加减复脉汤研制而成的六味维肾膏，在临床肾病中使用范围颇广。九味维肾膏以炙甘草汤（复脉汤）为基础，少佐蜂蜜，经湖北省中医院药事部制剂室熬制成膏方制剂，方中药有九味，用于补肾，剂型为膏剂，故名九味维肾膏；六味维肾膏同理而得名。

1 失眠

张某，男，47岁。2014年7月15日初诊。主诉：失眠1年。患者近1年来入睡困难，醒后难以入眠，夜尿清长，2～3次，伴有乏力、气短、腰膝酸软、耳鸣，纳食尚可，大便偏干。舌质红，苔薄白，脉细。患者拒服中药汤剂，遂予以九味维肾膏口服。3周后复诊，患者诉睡眠有所改善，夜尿1次，精神好转，大便日行1～2次，成形。继予九味维肾膏治疗。1个月后复诊，睡眠质量明显提高，二便调。继予九味维肾膏巩固治疗。

按:患者肾阴虚,无以上承于心,心失所养,心神不安,故见失眠;腰为肾之府,肾主骨,开窍于耳,肾阴虚,滋润不足,形体官窍失养,故见腰膝酸软、耳鸣;肾气虚,固摄无权,可见夜尿次数多,夜尿清长;肾主纳气,肾气虚,肾失摄纳,可见乏力、气短。舌脉从证。予以九味维肾膏,滋阴养血,益气通阳,使心神得养、肾气得固、血脉得通。

2 慢性肾脏病

邱某,男,75岁。2015年4月14日初诊。主诉:发现蛋白尿13年,肾功能不全近1年。患者于2002年体检时发现蛋白尿,未予重视,未规范治疗。2014年体检时查肾功能:尿素氮10.1 mmol/L,血肌酐156 μmol/L。遂于武汉市某医院住院治疗,诊断为慢性肾脏病3期,予以改善肾脏血液循环、护肾排毒等治疗。2015年3月9日查肾功能:尿素氮14.69 mmol/L,血肌酐172.9 μmol/L,尿酸464.4 μmol/L。近1个月患者自觉乏力明显,双下肢中度水肿,遂来本院就诊。就诊时患者双下肢水肿、乏力、纳差,夜尿2~3次,大便偏干。唇、甲色淡,舌质淡,苔少,脉细。尿液分析:隐血(+),蛋白(+++),红细胞30.3/μL。处理:中医予以九味维肾膏口服,西医予以控制血压、降尿酸、利尿等常规治疗。半个月后复诊,患者乏力好转,双下肢水肿减轻,纳食一般,夜尿3次,大便调。尿液分析:蛋白(+++)。肾功能:尿素氮8.8 mmol/L,血肌酐133 μmol/L,尿酸370 μmol/L。处理:效不更方,治疗同上。

按:患者脾气虚则运化无力,水谷精微化生不足,机体失养,故可见乏力、纳差;脾气虚则水精失布,肾气虚则气化不利,开阖失司,水液潴留,泛溢肌肤,故可见双下肢水肿、蛋白尿;血虚则见唇、甲色淡,舌质淡。法当益气温阳,滋阴补血。九味维肾膏中,党参、炙甘草、大枣益气健脾,助气血生化之源,培补后天以助先天;桂枝甘温,既可温脾阳以助运水,又可温肾阳、逐寒邪以助膀胱气化,配生姜温通血脉,促进水液代谢;生地黄、阿胶、麦冬、胡麻仁补血养阴。

3 非典型膜性肾病

吴某,女,47岁。2014年6月18日初诊。主诉:确诊为非典型膜性肾病2

个多月。患者 2 个多月前无明显诱因出现颜面及双下肢水肿,于武汉市某医院就诊,尿常规示隐血(+),蛋白(+++),行肾脏穿刺活检示非典型膜性肾病。予以足量激素治疗,出院时颜面及双下肢无水肿,尿常规示隐血(+),蛋白(++)。2014 年 6 月 6 日查 24 h 尿蛋白定量示 1539 mg。近 2 周,患者反复口腔溃疡,遂来本院就诊。就诊时患者每日口服激素 6 粒,诉眼干、口干,舌两侧溃疡,夜寐差,尿中泡沫多,大便日行 2 次,不成形。舌尖红,少苔,脉沉。尿常规示隐血(+),蛋白(++)。予以六味维肾膏口服。1 个月后复诊,患者每日口服激素 6 粒+他克莫司 1 片,每天 3 次,诉眼干、口干症状减轻,仍舌两侧溃疡,夜寐欠佳,二便可。尿常规示隐血(±),蛋白(+++);血脂:总胆固醇 6.16 mmol/L,甘油三酯 1.84 mmol/L。肾功能正常。继予六味维肾膏口服。1 个月后复诊,患者每日口服激素 6 粒+他克莫司 1 片,每天 2 次,诉偶有口干,口腔溃疡减轻,夜寐尚可,二便调。尿常规示隐血(±),蛋白(+),红细胞 41.0/μL。效不更方,继予六味维肾膏口服。

按:糖皮质激素久用易耗气伤阴。肝开窍于目,心开窍于舌,心肝阴虚,精液无以上承濡养头面,可见眼干、口干、舌两侧溃疡;肝肾同源,肝阴虚可致肾阴虚,肾阴虚相火妄动,阳不入阴,可见夜寐差。故予六味维肾膏,益气滋阴。炙甘草补气生血,养心健脾;生地黄、胡麻仁入肝、肾经,滋养肝肾;阿胶、麦冬善养肺阴,养血滋阴;白芍酸寒敛阴,与甘草相伍,又有酸甘化阴之功。

4 尿路感染

罗某,女,57 岁。2015 年 3 月 3 日初诊。主诉:反复尿频、尿急半年余。2014 年 9 月 16 日患者因劳累后出现尿频、尿急、尿痛,于当地医院查尿常规示隐血(+),白细胞 387.9/μL,红细胞 57.1/μL,予以口服消炎药治疗,症状减轻。其后尿频、尿急症状反复发作。就诊时患者尿频、尿急,无尿痛,无小便灼热感,乏力,口干,大便调。舌质淡红,苔少,脉细。尿常规示蛋白(±),白细胞酶(+++),白细胞 200/μL。予以诺氟沙星胶囊抗感染治疗,并以六味维肾膏益气滋阴。复诊时尿检阴性,再予六味维肾膏巩固治疗。随访半年,未再复发。

按：《黄帝内经》曰："年四十，而阴气自半也，起居衰矣。"患者为中老年女性，年过半百，阴气自半，阴虚可见口干，气虚则可见乏力；膀胱气化无权，肾失开阖，可见尿频、尿急。予六味维肾膏滋阴养血，益气生津。炙甘草补气生血，养心健脾；生地黄、胡麻仁入肾经，滋养肝肾；阿胶、麦冬善养肺阴，与生地黄、胡麻仁相合，奏"金水相生"之效；白芍酸寒敛阴，与甘草相伍，又有酸甘化阴之功。病证相投，正气复则邪不可干。

5 讨论

5.1 炙甘草汤治疗肾病的理论基础 仲景制方，均以《黄帝内经》《难经》二经为则。《伤寒论》第177条："伤寒，脉结代，心动悸，炙甘草汤主之。"关于脉结代，《难经·十一难》曰："经言脉不满五十动而一止，一脏无气者，何脏也？然，人吸者随阴入，呼者因阳出。今吸不能至肾，至肝而还，故知一脏无气者，肾气先尽也。"之所以五十动而一止，是因为吸气不能深达入肾部，肾不纳气，说明肾气虚矣。导致脉结代并不独为心气虚，肾气虚是其根本。故炙甘草汤用于治疗脉结代，并不单单是因为其可以补益心气，还因为其亦可补肾。此外，心肾同属少阴经，为水火之脏，肾阴在肾阳的鼓动作用下化为肾气，上升济心，心火在心阴的凉润作用下化为心气，下行助肾。二者之间的水火升降相济，维持着两脏的阴阳平衡。一脏的病变会引起另一脏的阴阳失衡。然肾阳为一身阳气之本，"五脏之阳气，非此不能发"；肾阴为一身阴气之源，"五脏之阴气，非此不能滋"，当心气虚时，通过补肾可收到事半功倍的效果。另外，张锡纯在《医学衷中参西录》中指出："炙甘草汤之用意，原以补助肾中之气化，俾其壮旺上升，与心中之气化相济救为要着。至其滋补心血，则犹方中兼治之副作用也，犹此方中所缓图者也。"炙甘草汤中，用生地黄一斤，为群方之冠，《珍珠囊》云生地黄可"凉血，生血，补肾水真阴"，由此可见，炙甘草汤具有补肾之功。

5.2 炙甘草汤是气血阴阳俱补、五脏同调之方 炙甘草汤中，炙甘草补气生血，养心益脾；生地黄滋养肝肾之阴，充脉养心；人参补益心脾肺之气，兼补肾气；阿胶、麦冬、胡麻仁、大枣甘润养血滋阴；桂枝、生姜温阳通脉。炙甘草汤乃辛温助阳之品与甘寒养阴之味相配伍,体现酸甘化阴、辛甘化阳之效,使阳生阴长、阴中求阳、阳中求阴,共补气血阴阳、同调五脏。

5.3 对经方的继承和创新 炙甘草汤是仲景方中突出的滋阴剂,为后世滋阴学派开一法门。巴元明教授认为肾病多虚,阴虚多见,故炙甘草汤在肾脏病的治疗中也占据一席之地。然而对经方的创新不应仅仅体现在应用范围,也当体现在剂型、剂量等方面。随着社会的发展,人们的生活节奏越来越快,传统中药汤剂的服用方法对许多患者来说甚是麻烦,而膏方凭借其服用方便、便于携带等优势,颇受患者青睐。膏方是一种兼具滋补、防病及治病等作用的中药内服制剂。膏方在人体内吸收慢,停留时间长,具有药物浓度高、药效稳定的优点,是中药传统剂型中最适用于治疗慢性病的剂型,而肾病多为慢性病,因此九味维肾膏和六味维肾膏在肾病中的应用,不仅给部分肾病患者提供了新的治疗方法,而且大大提高了患者的依从性,从而提高了治病的效果。

参 考 文 献

巴元明,倪慧敏.炙甘草汤加减的临床新用[J].辽宁中医杂志,2016,43(4):832-833.

尿路感染——善用药对，清热利湿，药简力宏

药对并非两味药物的随机组合，也并非两种药物药效的单纯相加，而是历代医家积累临证用药经验的升华，具有紧扣病机、功用专一、药简力宏、疗效确切等特点。其组成简单却配伍取效明确，是连接中药和方剂的重要桥梁，体现了中医遣方用药的特色优势，具有内在的组合变化规律与丰富奥妙的科学内涵，是中药配伍应用中的基本形式，也是复杂方剂组成的基础。《神农本草经》指出：“药有阴阳配合，子母兄弟，根茎花实，草石骨肉，有单行者，有相须者，有相使者，有相畏者，有相恶者，有相反者，有相杀者。凡此七情，合和视之，当用相须、相使者良，勿用相恶、相反者。如有毒，宜制，可用相畏、相杀者，不尔，勿合用也。”

尿路感染属中医学“淋证”范畴。淋证为湿热之邪蕴结膀胱所致。如《素问玄机原病式》中说云淋乃“热客膀胱，郁结不能渗泄故也”。《诸病源候论》也云：“诸淋者，由肾虚而膀胱热故也。”淋证虽由多种因素引起，但主要责之于湿热蕴结。膀胱位于下焦，各种因素如外阴不洁、房事不当、湿热邪毒直接侵犯，尤其是现代人常过食辛辣刺激、肥甘厚味之物，导致湿热内生，下注膀胱，出现尿频、尿痛。《景岳全书》云：“淋之初病，则无不由乎热剧，无容辨矣。”故在治疗“淋证”时，清热利湿解毒之法是关键，而合理准确地运用药对，则能使淋证的治疗效如桴鼓，立竿见影。

1 白头翁配秦皮

此药对来源于《伤寒论》的白头翁汤，用于治疗以小便涩痛、淋漓不宜、小腹胀满疼痛、脉弦为突出表现的尿路感染患者，病属中医学“气淋”“热淋”范畴，情志不遂，肝气郁结，膀胱气滞，或气郁化火，气火郁于膀胱，导致淋证。白头翁证常兼肝火、湿毒和气滞，凡此三者，互结之证皆可用。巴元明教授认为肝经火热既可以下迫大肠并发后阴之热利，也可下迫膀胱并发前阴之热淋，二者病位相

近,病机相同,故可同法施治,即所谓异病同治。白头翁苦寒降泄,能清热解毒、凉血止痢,尤善于清下焦湿热及血分热毒,《本草备药》谓白头翁"有风反静,无风则摇",其善入血分而息肝风。秦皮苦涩而寒,归肝、胆、大肠经,能清热燥湿、收涩、明目,有入肝凉肝之性。二药配伍常用于治疗肝经火热下迫,湿热互结膀胱所致的气淋。现代药理学研究表明,白头翁、秦皮均有抗病原微生物、抗炎镇痛等作用,能增强巨噬细胞的吞噬能力及机体免疫功能。临床上,巴元明教授常在基础方上加用白头翁 10 g、秦皮 10 g。

2 生地榆配生槐角

此药对主要用于治疗以尿灼热、尿中带血或夹有血块为突出表现的尿路感染患者,病属中医学"血淋"范畴。《诸病源候论》中记载:"血淋者,是热淋之甚者,则尿血,谓之血淋。"淋乃前阴之疾,足厥阴肝经循阴器,绕腹里,肝经湿热循经下行,湿热蕴结下焦,热灼血络,迫血妄行,故见小便涩痛有血。生地榆味酸、苦,性微寒,归肝、大肠经,凉血清热力专,直入下焦凉血泻热。《本草纲目》中言:"地榆,除下焦热,治大小便血证。"生槐角味苦,性寒,归肝、大肠经,直入肝经血分,清泻血分之湿热。《本草经疏》中记载:"槐为苦寒纯阴之药,为凉血要品,故能除一切热,散一切结,清一切火。"二药均入肝经,清利肝经湿热,凉血止血,治疗热灼血络所致的血淋,能迅速缓解尿频、尿急、尿痛、尿道灼热等尿道刺激症状,并有明显的解毒、抑菌、抗炎作用。现代药理学体外抑菌试验表明,地榆对多种细菌均有强大的抗菌效能,同时有研究表明槐角浸膏在治疗尿路感染方面疗效明显。临床上,常在基础方上加用生地榆 10 g、生槐角 10 g。

3 土茯苓配败酱草

此药对主要用于治疗以尿道口瘙痒、尿时淋漓刺痛等以热毒为突出表现的尿路感染患者,病属中医学"热淋"范畴,多因外阴不洁,秽浊毒邪从下侵入机体,上犯膀胱,久则酿成湿热,导致淋证。土茯苓味甘、淡,性平,归肝、胃、脾经,甘则能健脾养胃,调和营卫,淡则能渗湿除毒而利关节,用之既能利水通淋除湿、凉血解毒杀虫,又不损伤正气,有祛邪而不伤正之妙用,是治淋良药。《滇南本草》言其"治五淋白浊,兼治杨梅疮毒、丹毒"。败酱草味辛、苦,性微寒,归胃、大肠、肝经,能清热解毒、消痈排脓、祛瘀止痛。《本草正义》中记载:"此草有陈腐气,故以败酱得名。能清热泄结,利水消肿,破瘀排脓。唯宜于实热之体。"二药合用,共奏清热利湿解毒之功,污秽浊毒之邪祛则尿道刺激症状亦缓解。现代药理学研究表明土茯苓具有利尿、镇痛、抗癌、免疫抑制作用,并对多种细菌有抑制作用,抑菌范围广,抑菌活性强。败酱草能增强网状细胞和白细胞的吞噬能力,促进抗体形成及提高血清溶菌酶的水平,从而达到抗菌消炎的目的。临床上,常在基础方上加用土茯苓 10 g、败酱草 10 g。

4 萹蓄配瞿麦

此药对来源于八正散,且为该方之君药,用于治疗以尿中夹有砂石,排尿涩痛,或排尿突然中断,尿道窘迫疼痛,少腹拘急为突出表现的尿路感染,病属中医学"石淋""热淋"范畴,乃湿热久蕴,熬尿成石,遂致淋证。《医略六书》有言:"瞿麦清热利水道,木通降火利小水,萹蓄泻膀胱积水……此泻热通窍之剂,为热结溺闭之专方。"萹蓄味苦、性微寒,入膀胱经,有利水通淋、杀虫止痒之功,《滇南本草》言其"利小便,治五淋白浊,热淋,瘀精涩闭关窍"。瞿麦味苦、性寒,入心、小肠、膀胱经,有利水通淋、活血通经之功,《神农本草经》言其主"小便不通"。二药均能清利下焦湿热、利湿通淋,常相须为用,治疗湿热蕴结膀胱,甚则湿热久蕴煎熬尿液致砂石结聚,尿路疼痛较甚者。现代药理学研究表明二药均有显著的利湿作用,能增加尿内钾、钠的排出,并对葡萄球菌、铜绿假单胞菌、皮肤真菌均有抑制作用。临床上,常在基础方上加用萹蓄 10 g、瞿麦 10 g。

5 验案举例

王某,女,65 岁。2015 年 7 月 28 日初诊。因"尿频、尿急 1 周"就诊。患者 1 周来自觉尿频、尿急,尿道口灼热胀痛,小腹坠胀,纳食可,夜寐欠佳,入睡困难,易醒,多梦,大便时干时稀。一般可,血压 135/70 mmHg,舌质淡红,苔微黄腻,脉细。既往史:高血压病史 20 余年;2009 年曾行心脏搭桥手术;左肾结石病史近 1 年;反复尿路感染病史,每次发时自服消炎药,症状反复;血糖升高史;乙肝病史,未治疗。尿液分析示白细胞酶(＋＋＋),白细胞 317.5/μL。患者为老年女性,脾肾亏虚,湿热之邪乘虚而入,蕴结下焦,出现尿频、尿急之症。中医诊断为淋证,属肾阴亏虚、下焦湿热证,治以滋阴补肾,清热利湿。处方:知母 10 g,黄柏 15 g,生地黄 15 g,山药 20 g,山茱萸 10 g,牡丹皮 15 g,泽泻 10 g,茯苓 15 g,川牛膝 15 g,穿山龙 12 g,败酱草 10 g,土茯苓 10 g,黄芪 15 g,党参 15 g,7 剂,水煎服,每日 1 剂。二诊:患者诉服药后尿频、尿急等症状明显减轻,偶有小腹坠胀,纳食一般,夜寐欠佳,大便尚可。舌质淡红,苔白,脉细。尿液分析示白细胞酶(±)。处方:中药守上方加瞿麦 10 g、萹蓄 10 g,7 剂,水煎服,每日 1 剂。三诊:患者诉上述症状基本消失,余无特殊不适。舌质淡红,苔白,脉细。尿检阴性。处方:效不更方,继服上方 14 剂,继续巩固治疗半个月,定期复查,尿检均为阴性。本案患者为老年女性,肾气不足,本虚,然其又有湿热浊毒壅于下焦,标实,属虚实夹杂。紧抓其病机,既从脾肾着手以治本,又兼祛除膀胱湿热浊毒而治标,标本同治以彻底清除体内湿热浊毒之邪,恢复机体脏腑正常的生理功能。

6　结语

尿路感染好发于育龄女性、老年女性及免疫功能低下、尿路畸形者。使用敏感抗生素治疗往往为西医首选治疗方案,但疾病常易反复发作。抗生素多为苦寒之品,久用易伤人体阳气,阳虚则气化无力,湿热之邪留恋机体,使病情迁延不愈。中药治疗不以杀菌为手段,主要是通过清利湿热兼养阴、祛邪而不伤正来达到治愈疾病的目的,具有作用持久、不良反应小、无耐药性等优势。药对平和,将其运用于治疗尿路感染,既传承经典,又不拘泥于古,显示了其在增强疗效、防止西药治疗带来的副作用、改善症状及提高患者生活质量等方面的独特优势。

参 考 文 献

万君,巴元明.巴元明治疗尿路感染常用药对浅析[J].辽宁中医杂志,2016,43(6):1150-1152.

梅国强运用四土汤治疗紫癜验案 2 则

梅国强是国医大师,第三、四批全国老中医药专家学术经验继承工作指导老师,全国知名的伤寒大家;他临床擅长六经辨证,结合卫气营血及三焦辨证,灵活运用经方。

1　四土汤介绍

四土汤为梅国强教授临床经验方,该方清热解毒祛湿、活络化瘀,方用土茯苓、土大黄、土牛膝、土贝母。土茯苓味淡、甘,性平,清热除湿,泄浊解毒,通利关节,为君药。土大黄味苦,性寒,清热泻下,止血,解毒杀虫,为臣药。土牛膝味甘、微苦、微酸,性寒,活血祛瘀,泻火解毒,利尿通淋,另该药可"破血坠胎",孕妇忌用。土贝母味苦,性凉,归心、肺经,清热化痰,散结拔毒。土牛膝及土贝母二者佐助该方活血祛瘀、化痰、散结、通淋之功,均为佐药。四药共奏清热解毒、利湿泄浊通淋、凉血活血止血、消肿散结之功。

2　病案介绍

案 1:吴某,男,12 岁。初诊:下肢散发紫癜 10 余天。现病史:10 多天前患儿双下肢始发紫癜,于某医院就诊,诊断为过敏性紫癜,予泼尼松治疗,就诊时泼尼松已减量至 25 mg/d。刻下:下肢仍有散发紫癜,伴有瘙痒、流涕,无打喷嚏,盗汗,眠差,脉缓,苔白厚、质鲜红,面色萎黄,精神欠佳。处方:土茯苓 10 g,土牛膝 6 g,苍术 6 g,土贝母 6 g,忍冬藤 10 g,丝瓜络 10 g,荷叶 10 g,丹参 8 g,黄柏 6 g,赤芍 6 g,牡丹皮 6 g,土大黄 8 g,当归 6 g,浮小麦 15 g,苍耳子 6 g。7 剂。

二诊:患儿近日突然停服泼尼松 3 天,近 2 天双下肢紫斑增多,无瘙痒,盗汗减轻,眼胀,昨晚双下肢疼痛,脉缓,舌质红、苔白厚。守上方去苍耳子,加紫草 6 g、大青叶 6 g。7 剂。

三诊:患儿双下肢未再发新紫癜,陈旧紫癜吸收较好,舌质绛、苔白厚,鼻塞。守上方 7 剂。

四诊:患儿双下肢仍未见新发紫癜,伴有瘙痒,纳可,鼻塞,脉缓,苔白厚。守上方,另土茯苓加至 15 g、土大黄加至 10 g,7 剂。

五诊:患儿双膝关节及以下紫癜明显吸收,尿常规已正常,脉缓,苔白厚。守上方继服。随访 2 个月,患儿未新发紫癜,陈旧紫癜已吸收。

按:本案患儿舌质鲜红、苔白厚,非温病中所述燥热伤络之象,故梅国强教授辨证为湿热伤络之证,予四土汤加味清热解毒祛湿、活络化瘀。其中土茯苓清热祛湿、泄浊解毒,引为君药;土大黄、荷叶清热解毒止血,苍耳子清热解毒止痒,赤芍、牡丹皮、丹参凉血活血止血,忍冬藤、丝瓜络消瘀散结,诸药共为臣药;土贝母、土牛膝佐助其活血祛瘀、化痰、散结、通淋之功,苍术、黄柏加强清热解毒之功,引为佐药;当归活血化瘀,浮小麦敛汗止汗,共为使药。二诊时患儿诉突停激素后双下肢疼痛,或紫癜加重,故加用紫草、大青叶清热解毒、凉血止血消斑,另患儿诉已无瘙痒,故停用苍耳子,后续治疗同前,不再赘述。

案 2:余某,女,9 岁。初诊:双下肢散发紫癜 1 个月。患儿于 1 个月前出现精神不振,家长发现其双下肢皮肤紫癜,于当地医院就诊,诊断为血小板减少性紫癜(具体血小板计数不详),予以泼尼松治疗。刻下:精神差,面色萎黄,周身皮肤仍有散发紫癜,大小不等,饮食正常,夜尿 2 次,大便自调,脉缓,舌质绛、苔白厚润。此时泼尼松已减量至 20 mg/d,血常规示血小板计数为 $56×10^9$/L。处方:苍术 6 g,黄柏 6 g,土茯苓 10 g,土牛膝 6 g,土大黄 10 g,土贝母 6 g,金刚藤 10 g,忍冬藤 10 g,丹参 10 g,赤芍 6 g,牡丹皮 6 g,丝瓜络 10 g,荷叶 10 g,红景天 8 g,大青叶 6 g,当归 6 g,川芎 3 g,黄芪 8 g。14 剂。

二诊:患儿紫癜明显减少,泼尼松递减至 5 mg/d,复查血常规示血小板计数为 $102×10^9$/L,精神、面色见好,舌脉同前,再予上方 14 剂。

三诊:患儿自觉症状不明显,血小板计数为 $207×10^9$/L,泼尼松减至 2.5 mg/d,予上方 56 剂。

后续随访,停用泼尼松,无明显症状,复查血小板计数均正常,再予丸剂一料,巩固疗效。

按：本案患儿舌质绛、苔白厚润，非温病中所述燥热伤络之象，故梅国强教授辨证为湿热伤络之证，予四土汤加味清热解毒祛湿、活络化瘀。大体方义同前，不再赘述。

3 小结

紫癜，中医学统称其为"瘀"，发瘀在温病中常见，多属热邪深入营血，燥热伤络，亦有阴瘀（属寒）虚瘀，总在虚实间分门别类可也。梅国强教授辨证上述2例发瘀病例均为湿热伤络，如何鉴别是燥热伤络还是湿热伤络？叶天士在《温热论》中云："再论其热传营，舌色必绛，绛，深红色也。初传绛色中兼黄白色，此气分之邪未尽也，泄卫透营，两和可也。"梅国强教授据此并结合多年临床探索，对杂病之舌绛提出以下认识：舌绛虽与营血有关，但非温病之热邪入营可比（如发热夜甚、谵语等），而热伤血络，潜伏于内，易被忽视，故清热解毒，透邪宁络，乃其重心，而非清营凉血。若是湿热之邪，叶天士论述的"若白苔绛底者，湿遏热伏也，当先泄湿透热"更为精要。梅国强教授认为此论可直接用于杂病，即于清热解毒祛湿之中，结合透邪宁络之法，于是可将叶天士前后二论一气贯通。故湿热发瘀，乃湿热毒邪伤于表皮之血络。湿热伤络，致病甚广，必须结合具体病情而论。若心烦、入睡较慢，加栀子炭清心除烦安眠；若血小板恢复正常，可去大青叶，加太子参、茯苓、焦白术健脾益气；若饮食不佳，加佩兰、藿香芳香醒脾。

参 考 文 献

刘静琰，巴元明.梅国强运用四土汤治疗紫癜验案2则[J].湖北中医杂志，2019,41(6):27-28.

以肾为本、平调阴阳治疗弱精子症

弱精子症，是指精液参数中前向运动的精子(A 级和 B 级)占比小于 50％ 或 A 级运动的精子占比小于 25％ 的病症，又称为精子活力低下。究其原因，多由生殖道或生殖腺体的急慢性感染、精液液化异常、自身免疫力差、内分泌失调、微量元素及染色体异常等因素引起。弱精子症患者由于精子活力下降，精子质量较差，精子与卵子结合能力降低，或精卵无法实现最优结合，导致夫妻受孕概率降低。巴元明教授临床运用地黄汤加减补肾、平调阴阳，辨证与辨病相结合，随证化裁治疗各种肾病，其对男性弱精子症有着深刻的认识并取得了良好的疗效。

1　以肾为本

弱精子症属中医学"艰嗣""无子""精薄""精冷"范畴。对本病的病因病机，历代医家虽有不同认识，但多以肾虚为主，主张以肾为本辨证论治。《黄帝内经》曾提出男子以肾为轴心、以先天之精为中心的生殖学说，指出肾所藏精气充足、阴阳和谐，是男子具备正常生育能力的生理基础。如《素问·上古天真论》云："丈夫……二八，肾气盛，天癸至，精气溢泻，阴阳和，故能有子……七八，肝气衰，筋不能动，天癸竭，精少，肾脏衰，形体皆极……而无子耳。"这充分说明只有肾中精气充足，精子才能上行与卵子结合(阴阳和)，"故能有子"。肾为先天之本，亦为男子之本。肾藏精，主生殖，肾气的盛衰、肾精的盈亏，在男性的生殖繁衍过程中起着主导作用。肾精即肾中所藏的有形精微物质，肾气由肾精化生，是维持生命活动的基本动力。肾精充足，则天癸盛，人体性功能及生殖功能正常；肾气旺盛，则精虫活泼灵动，精子的活力高。补肾填精药物治疗男性弱精子症向来为历代医家所重视，是改善生殖功能、治疗弱精子症的根本大法。现代药理学研究显示，补肾填精药物可影响精子的发生、发育、成熟及储存等环节，从而直接或间接促进精子生成和提高精子活力。

2 "平调阴阳"是关键

《素问·生气通天论》中有"阴平阳秘，精神乃治"，说明了阴阳和谐的重要性。人体生理活动的基本规律可概括为阴精（物质）与阳气（功能）的矛盾运动。属阴的物质与属阳的功能之间的关系，就是这种对立统一关系的体现。尽管疾病的发生、发展变化万千，但究其原因，多归于阴阳平衡失调。按照《黄帝内经》对事物阴阳属性的划分，肾精与肾气相比，肾"精"有形，以藏为贵，是男子生殖繁衍的物质基础；肾"气"无形，以动为常，化生万物，为肾"精"提供生机与动能，故肾精属阴、肾气属阳。张景岳在《类经附翼·真阴论》中云："故物之生也生于阳，物之成也成于阴，此所谓元阴元阳，亦曰真精真气也。"肾阴滋润、凝聚、寒凉，阴虚则内热，或相火亢盛，灼煎津液，可见精液量少、黏稠、液化异常；肾阳温煦、推动、温暖，阳虚则寒内生，可见精液清冷、临事不坚、失精；二者均使精子活力减弱，存活率下降，给生殖繁衍带来困难。故阴阳平衡在维持生殖功能上起着重要作用，治疗当以平调阴阳为关键，达到阴平阳秘、治病求本的目的。

3 "阴中求阳、阳中求阴"的用药特色

《景岳全书》中云："善补阳者，必于阴中求阳，则阳得阴助而生化无穷；善补阴者，必于阳中求阴，则阴得阳升而泉源不竭。"其阐述了实现阴阳平和的具体方法。同时，还必须辨证明确，分清阴阳虚弱的先后及主次关系，是阳虚在前还是阴虚在前，是阳虚为重还是阴虚为重，这是确定"阳中求阴，阴中求阳"的关键。结合肾病多虚、阴虚多见的病机特点，临床治疗弱精子症多以知母、黄柏、生地黄、山药、山茱萸、枸杞子、女贞子、墨旱莲等补肾养阴药物为主，配以菟丝子、覆盆子、韭菜子等补阳不伤阴之子类药物，使阴有所化，阳有所生；阴药借阳药之温运，以制其凝滞，使之滋而不腻，不碍生化之机；阳药借阴药之寒凉，以制其辛热，使之温而不燥，不耗阴伤津。同时子类药物乃物之子，按功能类比，能毓生命，促精子形成，这无疑对增强精子活力有很大帮助。

4 验案举隅

患者唐某，男，32岁，2015年8月25日初诊。因"结婚3年未育"就诊。患

者结婚 3 年未育,自诉偶感易疲劳,余未诉特殊不适。查体一般可,血压 120/70 mmHg,舌质淡红,苔白,脉细。2015 年 7 月 12 日在外院辅检结果:A 级精子 7.73％、B 级精子 7.73％、C 级精子 7.49％、D 级精子 77.05％;精子活动率 22.95％,正常形态精子率 2.0％。患者为青年男性,劳倦过度,饮食失节,耗伤肾之气血阴阳。肾病多虚,阴虚多见,阴虚火旺,扰动精室,使精子的生成及生存遭到破坏,最终使精子活动率下降。中医诊断为艰嗣,证属肾阴亏虚,治以滋阴降火、补肾填精。处方:川牛膝 15 g,牡丹皮 10 g,泽泻 10 g,茯苓 15 g,生地黄 15 g,山药 20 g,山茱萸 10 g,知母 10 g,黄柏 15 g,穿山龙 12 g,黄芪 15 g,党参 15 g,车前子 15 g,枸杞子 15 g,覆盆子 10 g,五味子 10 g,菟丝子 10 g,韭菜子 10 g,14 剂。二诊:患者未诉特殊不适。查体一般可,血压 105/70 mmHg,舌质淡红,苔白,脉细。2015 年 9 月 3 日辅检:前向运动精子(PR)4.44％、非前向运动精子(NP)9.17％、不动精子(IM)86.39％,精子活动率 13.61％。处方:守上方加陈皮 10 g、法半夏 10 g,21 剂。其后继续治疗 2 个月,随症加减用药,2015 年 11 月 24 日再次复诊时患者未诉特殊不适,精子报告示前向运动精子(PR)19.08％、非前向运动精子(NP)17.54％、不动精子(IM)63.38％,精子存活率 77％。

按:肾为先天之本,元阴元阳之根,肾气充沛,精血旺盛,则精液充足,精虫活泼灵动;肾精亏损,则精液化生乏源,精虫活力降低。现代人由于生活节奏快,工作压力大,精神紧张,常致"阳常有余,阴常不足"而出现肾阴亏虚、阴虚火旺的证候,中医在治疗本证时主要从补肾着手,以知母、黄柏补阴秘阳,使阳有所贮,而自归藏矣;生地黄、山药、山茱萸健脾滋肾摄精,三阴并补,以补肾为主;牡丹皮、泽泻、茯苓渗湿利水,使肾中虚火从下窍排出;菟丝子、枸杞子、覆盆子、五味子补肾阳、益肾精以固精止遗,四子相配,既能益精,又能涩精,阴阳并补,补涩兼施。韭菜子性温、味辛甘,入肾经,补益肾气,温阳固精,引诸药入肾。《景岳全书发挥·卷四》云"古人用补肾之药,必兼利水,泻其无形之火也",故配以车前子导膀胱水邪,泻而通之,泄有形之邪浊,涩中兼通,补而不滞。诸药合用,取补肾填精、阴阳和谐之意,既有补益又有清利,补中有泄,泄中有补,治病捷效。

参考文献

万君,巴元明.巴元明治疗弱精症经验浅析[J].湖北中医杂志,2017,39(2):20-21.

立足《本草纲目》浅析肾系病证用药特点

中国明代著名医药学家李时珍竭尽毕生精力，潜心研究医药学，历时近30年完成了不朽巨著《本草纲目》。这部鸿篇巨著对促进中医药及其他科学的发展，产生了深远的影响。《本草纲目》医药并举，既是一部伟大的医药学巨著，又是研究自然科学、文学等多学科的重要典籍。以下介绍《本草纲目》中具有治疗水肿、癃闭、淋证、阳痿、遗精、早泄、尿浊等功效的药物，并分析其规律，借以指导临床，提高疗效。

1 药物

在阅读《本草纲目》的过程中，我们将在药物功效及主治中出现水肿、癃闭、淋证、阳痿、遗精、早泄、尿浊等归属肾系病证字样的药物进行了总结，基本反映了《本草纲目》中治疗肾系病证常用药物的概貌，共计180余味药。将大部分药物按照《本草纲目》的分类方法介绍如下。

草部：黄芪、人参、茺蔚、当归、葳蕤（玉竹）、肉苁蓉、锁阳、巴戟天、白薇、远志、淫羊藿、徐长卿、仙茅、紫草、胡黄连、黄芩、龙胆、秦艽、白茅根、防风、延胡索、蛇床、恶实、牡丹、蠡实、木香、胡芦巴、益智、补骨脂、郁金、苎麻、大蓟、小蓟、马兰、香薷、荆芥、益母草、刘寄奴草、狼牙草、麻黄、地黄、牛膝、瞿麦、葶苈、大黄、淡竹叶、龙葵、地肤子、海金沙、车前子、虎杖、青黛、甘遂、草薢、射干、菟丝子、覆盆子、牵牛子、茜草、防己、通草、石斛、石韦。

木部：木兰、秦皮、沉香、槐花、厚朴、皂荚、栀子、山茱萸、茯苓、猪苓、郁李、女贞子、枸杞、牡荆、紫荆、琥珀、竹、榆。

土部：梁上尘、白瓷器。

谷部：胡麻、大麻、小麦、大麦、薏苡仁、罂子粟、赤小豆、青小豆。

果部：槟榔、安石榴、银杏、胡桃、秦椒、胡椒、甘蔗、芡实、莲实、藕节、慈姑、葡萄。

鳞部：龙骨、吊、蛇蜕、鲤鱼、石首鱼、乌贼鱼、黄颡鱼、鳢鱼。

兽部：豕、黄明胶、鹿角胶、象、鹿茸、乳腐、豪猪。

禽部：鹜、鸡、雀、鹊、雉。

虫部：露蜂房、螳螂桑、蜗牛、僵蚕、原蚕、蚯蚓、蝎、蛙、蝼蛄、衣鱼、蛞蝓。

介部：蜗螺、牡蛎、田螺、石决明、海蛤、贝子、淡菜、蛤蜊。

菜部：韭子、葱、地耳、莱菔、芜菁、胡荽、水芹、怀香、香薷、鸡肠草、苋、苦菜、莴苣、蒲公英、蕨、薇、龙须菜、薯蓣、甘薯、茄、壶卢、苦瓠、冬瓜、胡瓜、石莼。

水部：浆水。

金石部：水银粉、铅、白石英、矾石、硝石、雌黄、滑石、五色石脂、朴硝、凝水石、浮石、阳起石、戎盐、石燕、菩萨石。

2 体会

《本草纲目》基本代表和涵盖了明代以前的本草学成就，因此，对其用药规律进行探索，对提高临床疗效、拓宽辨证论治思路有重要意义。通过对上述中药的性味功效进行复习，可以看出《本草纲目》中的药物治疗肾系病证具有以下特点。

2.1 培土制水，注重调理脾胃

"邪之所凑，其气必虚""肾常不足"，故本虚是肾系病证发病的基础，且多由其他脏腑病久不愈累及肾而来，久病必虚。肾为先天之本，脾为后天之本，两者相辅相成，共同完成精微物质的生化及封藏。《本草纲目》所选治疗肾系病证的药物，药味多为甘味，药性则有寒有温。甘味入脾，可益气生津，顾护脾胃，以免苦寒败胃伤阴；寒以清热，以祛伤正之邪；温以助阳，以暖后天脾土。如草部之黄芪、人参、白茅根、当归、大蓟、小蓟、海金沙、淡竹叶，菜部之胡瓜、石莼、龙须菜、水芹、薯蓣，果部之银杏、胡桃、芡实、莲实等皆为味甘之品，体现了祛邪扶正、顾护胃气、培土制水的学术思想。《素问·玉机真脏论》云："五脏者皆禀气于胃，胃者，五脏之本也。"又有"得谷则昌，绝谷则亡"，说明胃气的强弱直接决定着疾病的转归，胃气之盛衰直接关系人体的生命活动。脾胃气机条畅，升降之枢得复，脾主升，胃主降，一升一降保持机体出入动态平衡,从而改善临床症状,提高消化吸收功能,促进有毒物质排出。

2.2 气血同治,注重标本兼顾 草部药物是治疗肾系病证的主力军,其中黄芩、淡竹叶、石韦等药以入气分为主,而海金沙、瞿麦、小蓟、牛膝等药以入血分为主,治疗时以祛邪为主,注重清解气分和血分的热毒,但并不排斥扶正,如菟丝子、肉苁蓉、牛膝、当归等,药多补益。《本草纲目》言益母草"活血、破血、调经、解毒",与牛膝合用,化瘀血生新血,且善活血利水,利而不伤阴。可见《本草纲目》所选药物在治疗肾系病证时,气血同治,注重标本兼顾。肾系病证迁延日久,"久病入络",必有瘀滞;久病多虚,正气不足,气无以帅血,也进一步加重瘀血。如《血证论》云:"水火气血,固是对子,然亦互相维系。"以上说明瘀血既是疾病变化中的必然产物,又是导致病情加重的病理因素,因此理气活血化瘀、扶正祛邪兼顾为肾系病证的重要治法。临床用药需分清寒热,注意气血关系,在使用活血药时常配伍补气行气药,使气旺则血行,活血而不伤正。

2.3 攻补兼施,善用血肉有情之品 虫类药物补之则谓其为"血肉有情之物",攻之则谓其为"虫蚁搜剔之能",其独特的治疗效果是草木药物所达不到的。历代医家认为肾系病证多病程冗长,迁延难愈,"久病在肾""久病入络",日久则肾气不固,气血津液运化失常,水湿、浊毒、瘀血等邪气阻遏,而成本虚标实之证。清代叶天士曾经说过:"病久则邪风混处其间,草木不能见其效,当以虫蚁疏络逐邪。"《本草纲目》中所选治疗肾系病证的虫类药物药性大多偏辛咸,辛能通络,咸能软坚,因而具有搜风剔络、活血化瘀、祛风利湿、益肾固本等功效。例如,蚯蚓性咸寒降泄,又善走窜,可清热通络、利尿降压,是治疗肾病综合征的首选。又如,蝉蜕药性清灵而微凉,具有祛风清热、宣肺解痉的功效;僵蚕辛、咸,平,能疏风清热、解毒利咽,二药合用对慢性肾炎合并上呼吸道感染具有很好的疗效。因虫类药物大多有小毒,药性峻烈,临床上应用此类药物时应根据患者病情、体质和季节灵活确定,适当配伍养阴生津、柔肝养血之品,攻补兼施。同时还应注意中病即止,尤其是活血化瘀作用较强的药物,应以祛邪而不伤正为治疗目的。

2.4　寓医于食，注重药食结合　中药禀天地精华之气，与人类共生共存。药食同源是中药学的特征之一，因而历代医家都非常重视饮食疗法在治疗中的作用，如《素问·脏气法时论》云："毒药攻邪，五谷为养，五果为助，五畜为益，五菜为充，气味合而服之，以补精益气。"明代医学家李时珍尤其推崇寓医于食，药食结合。他曾在《本草纲目》中写道："轩辕氏出，教以烹饪，制为方剂，而后民始得遂养生之道。"他认为将能食用的药物与具有药用价值的食物配伍在一起，既取药物之性，又用食物之味，食借药力，药助食威，相辅相成，相得益彰。同时多味食物配合，或相须为用，或相使而行，或寒温并用，或补泻同施，七情合和，其效倍增。这些认识即使在医学高度发达的今天，仍不失其指导意义。在以上治疗肾系病证的药物中，谷部之小麦、大麦、赤小豆，果部之甘蔗、芡实、银杏、葡萄，菜部之韭子、葱、莴苣、莱菔、水芹，禽部之鸡、雀、鹊，兽部之豕、象、鹿角胶、黄明胶，虫部之原蚕、露蜂房、蝎，鳞部之鲤鱼、龙骨、蛇蜕，介部之牡蛎、田螺、石决明，水部之浆水等，皆可食用。临床上，若根据食物不同的性、味和患者的体质及个人喜好运用，对提高疗效、增加患者的依从性、改善患者的生活质量，均有较大的作用。

2.5　用药方法灵活多样　丰富多彩的传统疗法是中医药的特色所在，内服药可治疗体表的疾病，外用药亦可治疗内在疾病。在肾系病证的治法上，李时珍主张采用灵活多样的方法，重视内服外治综合疗法。《本草纲目》中记载治疗肾系病证的内服法有煎汁灌服（水芹治小便淋痛、出血）、汤汁送服（阳起石制丸，米汤送服治滑精）、烧灰冲服（发灰醋汤调服治尿血）、同粥服（鸡肠草治小便频数）、制成丸服（雌黄、干姜蒸饼糊丸治小便不禁）等；外用法有贴脐（莴苣菜贴脐治小便不通）、外涂（滑石粉加车前汁涂脐周治小便不通）、外熨（葱白锉细炒过，熨小腹，治小便闭胀）、外灸（葱白调醋灸治大、小便闭）等。这些疗法至今在临床上仍有很大的参考价值和指导意义，而且收到了良好效果。

综上所述，我们不难发现，李时珍对内科疾病的辨证施方给药，不仅宗祖方，而且更重创新。《本草纲目》所录治疗肾系病证的方药具有简、便、廉、验等特点，其既代表了明代以前治疗肾系病证的用药风格，也包含了李时珍对肾系病证独特的认识及用药特点,熟悉其常用药物并探索其用药规律,对于现代内科学临床提高疗效、开启科研思路、博采众长、指导实践,均具有重要意义。

参 考 文 献

巴元明,万君.立足《本草纲目》浅析肾系病证用药特点[J].时珍国医国药,2016,27(10):2474-2475.

运用补肾活血法治疗环磷酰胺所致
药物性闭经验案 1 则

巴元明教授在长期的临床实践中，逐步形成了其独具特色的学术思想和临床经验。笔者有幸跟师学习，受益匪浅，现将巴元明教授运用补肾活血法治疗药物性闭经的验案 1 则整理如下。

《黄帝内经》以"女子不月"首载"闭经"，其后医籍上又有"月事不来""经水不通""血枯"等中医病名的出现。现代医学将女子年逾 16 周岁月经尚未来潮，或月经来潮后又中断 6 个月以上者，称为"闭经"。前者是原发性闭经，后者则为继发性闭经，继发性闭经的发病率约占闭经的 95％。而药物性闭经顾名思义是因为使用药物而导致的闭经，其属于继发性闭经的范畴。环磷酰胺（CTX）为细胞毒药物，其最初是作为抗肿瘤药物应用于临床，因人体内肝细胞微粒体可使其羟化成具有烷化作用的物质，从而赋予了其较强的免疫抑制作用，故后来将其广泛用于免疫相关性肾病和结缔组织疾病的治疗。国外资料显示，女性长期使用 CTX 静脉冲击治疗时的闭经率为 45％，而口服给药治疗时的闭经率则高达 71％。亦有报道称，闭经的风险与使用 CTX 的女性患者的年龄呈正相关，30 岁以下的女性患闭经的风险为 10％，而 40 岁以上女性患闭经的风险则高达 60％。动物实验表明，长期使用 CTX 可升高动物的血清黄体生成素（LH）和卵泡刺激素（FSH）水平，降低动物的血清雌激素水平，使经量明显减少，严重者可出现闭经。目前已证实 CTX 的活性代谢物对卵泡的毒性作用是通过其与 DNA、细胞内酶及蛋白质发生交联而产生的，其能减少初级卵泡和次级卵泡的数量，从而使卵巢丧失排卵功能，引起闭经与不孕。虽然目前临床上常使用激素替代疗法来治疗继发性闭经，其有可能通过改善生殖器官萎缩等使患者月经周期规律，但也可能导致子宫内膜增生，诱发子宫内膜癌、乳腺癌及卒中等疾病，而且临床有效率亦不理想，因此急需安全有效的中医手段干预治疗，以避免或减少闭经给育龄女性患者带来的困扰。

1 医案分析

杨某,女,44岁,2015年11月4日初诊。主诉:停经半年。患者于2014年12月体检发现蛋白尿,在襄阳市中医医院确诊为"IgA肾病",行环磷酰胺静脉冲击治疗(1.0 g,每月1次,连续6次),并行甲泼尼龙琥珀酸钠静脉注射治疗(每月1次,连续3个月,后改为口服泼尼松片),于2015年4月9日月经来潮后(第4次环磷酰胺静脉冲击治疗后)即停经,有高血压、糖耐量异常病史,既往月经规律。辅助检查:襄阳市中医医院2015年5月4日性激素全套检查结果示卵泡刺激素(FSH)99.15 mIU/mL(绝经期16.74～113.59 mIU/mL),黄体生成素(LH)92.5 mIU/mL(排卵期19.18～103.03 mIU/mL,绝经期10.87～58.64 mIU/mL),雌二醇(E_2)22 pg/mL(卵泡期27～122 pg/mL,绝经期小于40 pg/mL),孕酮0.14 ng/mL(绝经期0.1～1.8 ng/mL),睾酮0.01 ng/mL(女性0.1～0.75 ng/mL);2015年6月4日子宫、附件彩超结果示子宫、附件未见明显异常(子宫切面内径约4.0 cm×3.6 cm×3.5 cm,内膜厚度约0.5 cm)。初诊:患者诉小便有少许泡沫,腰部酸软、偶有刺痛感,纳食可,大便调,夜眠安。舌质暗,苔薄白,舌下络脉迂曲明显,脉沉细。查体:心、肺、腹部未见异常体征,双肾区无叩击痛,双下肢无水肿。辅助检查:2015年11月3日襄阳市中医医院尿常规示隐血(＋＋＋),蛋白质(＋);24 h尿蛋白定量273.62 mg;性激素全套结果示FSH 98.36 mIU/mL,LH 40.01 mIU/mL,E_2 45 pg/mL,提示FSH、LH水平均较前下降,E_2水平较前上升;子宫、附件彩超提示子宫较前明显缩小(子宫切面内径约2.9 cm×2.7 cm×2.9 cm)。中医诊断:闭经(肾虚血瘀型)。西医诊断:药物性闭经。治法:补肾填精、活血化瘀。处方:熟地黄20 g,山药15 g,山茱萸12 g,菟丝子30 g,枸杞子30 g,芡实30 g,杜仲15 g,桑寄生15 g,怀牛膝15 g,党参20 g,黄芪20 g,茯苓15 g,淫羊藿15 g,丹参15 g,川芎12 g,三七3 g,仙鹤草15 g,甘草10 g。15剂,每日1剂,水煎服,每日2次,每次200 mL。药物服完后患者未及时复诊而自行跟方。

二诊(2016年3月2日):患者诉小便泡沫少,腰部酸软感减轻,腰部刺痛感消失，纳食可，大便调，夜眠安，月经未来潮。舌质暗，苔薄白，舌下络脉迂曲，脉沉。查体：心、肺、腹部未见异常体征。患者腰部刺痛感消失，但其舌下络脉仍迂曲，考虑其仍有瘀血阻滞的情况，守上方加用水蛭 3 g 活血化瘀，黄芪加量至 30 g 加强益气作用以助行血。15 剂，每日 1 剂，水煎服。患者自觉有效，继续跟方。

三诊（2016 年 6 月 8 日）：患者小便泡沫少，腰部酸软感不明显，纳食可，大便调，夜眠安，月经仍未来潮。舌质暗，苔薄白，舌下络脉迂曲较前好转，脉沉。查体：心、肺、腹部未见异常体征。辅助检查：2016 年 6 月 7 日襄阳市中医医院 24 h 尿蛋白定量 233.48 mg。患者 24 h 尿蛋白较前稍减少，其腰部酸软感不明显，守上方去杜仲、桑寄生等补肾强腰之品，其余药物不变。15 剂，水煎服。患者继续跟方。

四诊（2016 年 9 月 8 日）：患者月初出现少量暗红色阴道出血，2 天即消失，无腹痛及腰痛，纳食可，小便泡沫不明显，大便调，夜眠安。舌质稍暗，苔薄白，舌下络脉迂曲进一步好转，脉沉。查体：心、肺、腹部未见异常体征。患者月初曾有少量阴道出血，建议患者复查子宫、附件彩超。患者症状较前好转，舌下络脉迂曲亦明显缓解，效不更方，守方继服 15 剂。嘱患者月经来潮时务必就诊以更换药方。

五诊（2016 年 12 月 16 日）：患者诉连续 4 个月均有少量阴道出血，色暗红，量少，无腰痛及腹痛，纳食可，小便泡沫不明显，大便调，夜眠安。舌质稍暗，苔薄白，舌下络脉稍迂曲，脉沉。查体：心、肺、腹部未见异常体征。辅助检查：2016 年 12 月 15 日襄阳市中医医院子宫、附件彩超检查示子宫轮廓清晰，形态大小正常，切面内径约 4.6 cm×2.6 cm×3.7 cm。目前排除子宫肌瘤导致的出血，考虑为少量月经来潮。

按：患者既往月经规律，在使用环磷酰胺静脉冲击治疗 4 次后月经推迟来潮，经量明显减少并出现停经现象，其先后两次查性激素全套，检查结果均提示异常，其子宫亦曾一度萎缩。由于患者有蛋白尿及血尿，巴元明教授认为应予补肾固涩药物治疗，同时考虑其因药邪损伤肾脏，肾精亏虚，天癸化生无源，加用补肾填精药物,而其舌质及舌下络脉辨证为瘀血阻滞,故辅以活血化瘀。患者口服中药以参芪地黄汤为基础方,方中熟地黄补血滋阴、益精填髓,为君药。山茱萸、山药补肾涩精;菟丝子、枸杞子滋补肝肾、益肾固精;芡实补脾益肾固精,共助君药益肾填精。杜仲、桑寄生、怀牛膝补益肝肾;党参、黄芪、茯苓补脾益气、生津养血,肝肾同源,上药共用可养血生精,亦为臣药。淫羊藿温补肾阳,以防滋阴药物太过伤阳,是为佐助。丹参活血祛瘀,有通经之效;川芎活血行气,气行则血行;三七能散瘀止血;仙鹤草收敛止血,亦能补虚,是为佐助。甘草补脾益气、调和诸药,乃为使药。诸药共用能补肾填精,益气养血,活血化瘀。气旺血生,精血同源,肾气充沛,肾精充足,血脉通畅,天癸渐充盈,则月经可来潮。二诊时患者舌诊仍提示瘀血明显,故加用水蛭破血通经、逐瘀消癥,该药用在此处可谓一举两得,既能消除瘀滞,又有通经之效。众所周知,气行则血行,气滞则血瘀,故巴元明教授在此加大黄芪的剂量,意在气行带动血行,防治瘀滞进一步加重。三诊时患者腰部酸痛症状不明显,故而去掉补肾强腰之品,但鉴于患者因用药导致肾精亏损,继续使用补肾填精的药物。四诊时患者诉见少量阴道出血,但导致阴道出血的病因诸多,需要进一步鉴别,故建议患者行妇科相关检查,尤其是子宫、附件彩超,以排除子宫肌瘤或恶性肿瘤,但患者一直未及时复诊。五诊时患者诉连续 4 个月均有少量阴道出血,子宫、附件彩超排除了子宫肌瘤的可能,结合其子宫大小恢复正常,未看到明确的占位性病变,故考虑连续少量阴道出血为月经来潮。患者治疗已近 1 年,疗效初显。

2 讨论

月经来潮与肾和胞宫关系密切,而肾与胞宫的功能亦息息相关。首先,肾为先天之本,肾藏精,是人体生长、发育和生殖的根本。肾主生殖,而生殖功能是胞宫全部功能的具体体现,故肾与胞宫的功能具有一致性。其次,肾精为肾气化生的本源,肾精可化为肾气,肾气充足时可充养先天之精而进一步促进肾精的化生,肾精充盈到一定程度则产生天癸,而其在肾气的濡养下逐渐充实,并促成胞宫经、孕、产、育生理功能的实现,可见肾的生理功能正常是保证胞宫生理功能实现的先决条件。再者,肾精为肾所封藏,精能生血,血能生精,精血同源,肾精亦是血液化生的根源,其为胞宫的行经、胎孕提供物质基础,所以肾的生理功能正常也是保证胞宫生理功能实现的必要条件。因此,影响肾和胞宫生理功能的一切原因均可影响月经来潮。

药物性闭经为现代医学名词,导致闭经的药物 CTX 对于人体而言应为外邪,其为致病的直接原因。药邪直接损伤胞宫,胞宫受损可导致其生理功能紊乱,直接影响月经的来潮。受损胞宫需要大量的血液来濡养以促进其生理功能的恢复,然精血同源,消耗肾精以化生血液必然会导致肾精亏虚、精血不足,进而使冲任血海亏乏、气血化生无源,不仅不能持续生成血液以濡养胞脉,导致胞宫无血而下致闭经,而且亦能因肾精不足、天癸不充,不能使月经来潮而导致闭经。《景岳全书》云"五脏之伤,穷必及肾",意思就是他脏受损可以累及肾脏,在此则指胞宫受损波及肾脏,最终导致肾精亏虚。药邪通过直接损伤胞宫及间接损伤肾精两种方式致病,最终导致肾精亏虚。另外,药物可直接损伤脏器,正气遭药邪攻伐而亏虚,机体生理功能低下而导致气机失调,气滞则血瘀,瘀血阻络又进一步加重气滞,阻碍脏腑功能的修复;同时,瘀阻胞脉,继而会影响肾阳的鼓动、肾阴的滋养、肾气的生化,从而加重肾虚。由此可见,CTX 导致的药物性闭经的病因为药邪本身,而其病机为虚实夹杂,虚指肾精亏虚,实则为瘀血阻络,故该病的治则当为补肾活血。

随着人们用药安全意识的提高,中医药在疾病治疗中发挥越来越重要的作用,当然,更为重要的是中医药治疗的有效性。现代医学研究证实,补肾活血法能降低血清 FSH、LH 水平,升高 E_2 水平,调整下丘脑-垂体-卵巢轴,促进卵泡发育,改善卵巢血供,保护卵巢剩余组织,延缓卵巢功能衰退,从而延缓闭经的发生。故将补肾活血法应用于 CTX 所致的药物性闭经的治疗,有着坚实的理论基础和明确的中药药理学证据。在此,希望通过此法的推广,让更多的药物性闭经患者得到及时有效的治疗,解除身心痛苦,维持家庭和睦及稳定。

参 考 文 献

李玉婷,胡刚明,巴元明.巴元明运用补肾活血法治疗"环磷酰胺"所致药物性闭经验案 1 则[J].中医药导报,2019,25(5):136-138.

邵朝弟运用补络补管汤治疗肾系疾病验案举隅

补络补管汤出自张锡纯《医学衷中参西录》，由龙骨、牡蛎、山茱萸、三七组成。方中龙骨、牡蛎收敛固涩、止血散结，山茱萸补益肝肾、收敛固涩，三七活血化瘀、通络止血。全方止血而不留瘀，活血而不妄行，共奏收敛止血、祛瘀通络之功，主要用于治疗咳血吐血久不愈者。邵朝弟教授勤耕杏林 50 余载，学验俱丰，善古方新用，在长期临床实践中运用此方加味治疗诸多肾系疾病而获良效。

1 肾虚湿热之血尿案

患者，女，32 岁，2015 年 6 月 3 日初诊。1 年前，患者因剧烈运动后出现腰骶部不适伴肉眼血尿，于当地医院查尿常规示隐血（＋＋＋）、蛋白（＋）、红细胞 82.8/μL，予对症治疗后好转。2 个月前患者因感冒再次出现鲜红色肉眼血尿，至某院住院治疗，诊断为"慢性肾炎"，予以护肾、改善循环等对症治疗后稍有缓解，出院后一直于该院门诊口服中药治疗，效果欠佳，尿隐血（＋＋～＋＋＋）。刻诊：腰酸，小便色深，偶有尿频、尿急，夜尿 3 次，大便日行 1 次、成形，纳差，夜寐欠佳，舌质红，苔根黄腻，脉细。尿常规示隐血（＋＋＋），蛋白（±），白细胞酶（＋），红细胞 122.9/μL。西医诊断：慢性肾炎。中医诊断：尿血。证属肾虚湿热。治拟滋阴补肾、凉血止血。药用：煅牡蛎（先煎）30 g，煅龙骨（先煎）30 g，山茱萸 30 g，三七（研末冲服）10 g，生地黄炭 15 g，茯苓 15 g，山药 15 g，茜草 15 g，白茅根 30 g，杜仲 15 g。7 剂，每日 1 剂，水煎服。

2015 年 6 月 10 日二诊：患者腰酸较前缓解，小便色正常，偶有尿频、尿急，夜尿 1～2 次，大便日行 1 次、成形，纳食一般，夜寐尚可，舌质红，苔薄黄，脉细。尿常规示隐血（＋＋），蛋白（±），白细胞酶（±），红细胞 73.3/μL。守上方加蒲公英 15 g，继服 14 剂。

2015 年 6 月 24 日三诊：患者诉无特殊不适，二便调，夜寐可，舌质淡红，苔薄，脉细。尿常规示隐血（±）。守上方继服 14 剂后尿检转阴。患者随诊至今，每守方加减,尿隐血一直控制良好(一~±)。

按:邵朝弟教授认为,引起血尿的原因众多,但总归肾之脉络受损,故肾之亏虚为血尿发生的核心所在。本案患者肾病日久,耗损精液,致肾之精气亏虚,虚热内生,加之湿邪停滞,合而煎灼肾络,使血溢脉外,随尿而出,发为血尿。治当滋阴益肾、补其伤络、凉血止血,清其内火且宁其血热,使肾络得安。故治以补络补管汤加减。以补络补管汤原方收敛固涩,补其伤络;其中龙骨、牡蛎均采其煅制之品,以加强固肾收敛之功;加生地黄炭滋阴益肾、养血止血;茯苓、山药健脾渗湿、滋肾益精,充后天之气以滋先天之本;白茅根、茜草清热凉血止血,合三七活血止血而不留瘀;少佐甘温之杜仲补肝肾、强腰膝,且制他药寒凉之性。二诊时患者仍有尿频、尿急,故加蒲公英清热解毒、利尿通淋,以除膀胱之热。数周后,患者血尿愈,诸症除,尿检转阴,正所谓机制相合,药中肯綮,故应手而效。

2 脾肾亏虚之遗精案

患者,男,25岁,未婚,2015年12月2日初诊。患者近1年遗精严重,多为无梦而遗,1周少则2次,多则5次。自诉平素作息不规律,喜暴饮暴食,且既往有手淫史数年,曾自服六味地黄丸而效不佳。刻诊:精神欠佳,记忆力减退,肢软乏力,纳食尚可,夜间入睡困难,夜尿频,大便溏、日2行,舌质暗红,苔薄白,脉沉细。诊断:遗精。证属脾肾亏虚,精关不固。治拟健脾益气、固肾敛精。药用:煅龙骨(先煎)30 g,煅牡蛎(先煎)30 g,山茱萸30 g,三七(研末冲服)10 g,党参15 g,茯苓15 g,白术10 g,炙甘草6 g,金樱子15 g,芡实30 g,莲须6 g。7剂,每日1剂,水煎服。

2015年12月9日二诊:患者诉服药后遗精2次,精神明显好转,肢软乏力,纳可,睡眠好转,夜尿次数较前减少,每晚3次,大便日1行、质偏稀,舌脉同前。守上方加韭菜子10 g,菟丝子10 g,继服14剂。

2015年12月23日三诊:患者诉半个月来遗精1次,精神可,偶感乏力,纳眠可,夜尿1次,大便正常,舌质淡红,苔薄白,脉细。守上方继服14剂以巩固疗效。

按：肾为先天之本，脾为后天之本，二者互滋互用。本案患者平素饮食不节，脾胃虚弱，加之既往有手淫史数年，日久暗耗肾精，终致脾肾两虚。脾气虚则运化失常，固摄失权，肾气虚则封藏无力，精液自泄而出。邵朝弟教授认为，本案治疗需在益肾固精的基础上加以益气健脾之品，以防虚不受补，一旦脾气得健，肾气乃充，精泄自止。故全方以补络补管汤为主方，取其收涩敛精之功；佐四君子汤以益气健脾，且易人参为党参平补脾气，合三七活血通络，补而不滞；金樱子、芡实固精益肾；莲须涩精止遗。诸药合用，健脾益气、固肾敛精。二诊时加少许韭菜子、菟丝子以温肾固精，加强止遗之效。药证相符，故效而彰。

3　肾阴亏虚之过敏性紫癜性肾炎案

患者，男，25岁，2015年7月15日初诊。1年前，患者因高热数日出现双下肢红疹，于当地医院查尿常规示隐血（＋＋），红细胞56.7/μL，诊断为"过敏性紫癜性肾炎"，予口服裸花紫珠片、百令胶囊等中成药治疗，效果不佳。刻诊：头昏，乏力，活动后多汗，夜间盗汗，多梦，双下肢可见散在红疹，瘙痒难忍，舌质红，苔黄腻，脉沉细。尿常规示隐血（＋＋），红细胞62.9/μL。西医诊断：过敏性紫癜性肾炎。中医诊断：肌衄、尿血。证属肾阴亏虚，湿热蕴结。治拟滋阴补肾降火、清热利湿止血。药用：煅牡蛎（先煎）30 g，煅龙骨（先煎）30 g，山茱萸30 g，三七（研末冲服）10 g，赤芍15 g，牡丹皮10 g，地肤子15 g，地榆炭15 g，仙鹤草30 g，黄芩10 g，苍术10 g。7剂，每日1剂，水煎服。

2015年7月22日二诊：患者诉双下肢红疹较前减少，瘙痒减轻，偶感头昏、乏力，余同前，舌质红，苔薄黄，脉沉细。尿常规示隐血（＋）。守上方继服14剂。

2015年8月5日三诊：患者诉双下肢红疹明显减少，呈暗红色点状消退迹象，无瘙痒，余未诉特殊不适，舌质红，苔薄黄，脉细。尿常规示隐血（±）。守上方去黄芩、苍术，继服28剂后尿检转阴。随诊近1年来，紫癜未再复发，尿检一直为阴性。

按:本案初起因热毒炽盛,迫血妄行,致血溢脉外,外犯肌肤则见紫癜;循经犯肾损其肾络,则见血尿。邵朝弟教授认为,本案患者自发病起症状即控制不佳,随后反复发作,迁延不愈,日久必耗伤气血,致肾气阴两虚。肾气虚则封藏无力,故尿中红细胞日久不消;肾阴虚则虚热内生,热灼肾络,见血尿不止;湿热之邪搏结气血,郁蒸肌肤,灼伤脉络则频发紫癜。治当滋阴补肾降火以清虚热,清热利湿止血以宁血络。方用补络补管汤活血止血、敛汗安神;加赤芍、牡丹皮、地肤子以清热除湿、散邪止痒;地榆炭、仙鹤草收敛止血、凉血解毒;黄芩、苍术寒温相配,祛风泻热除湿。诸药合用,虚热得降,热毒得清,故肌衄除、血尿止、络脉安。药证合拍,故收桴鼓之效。

4 结语

根据邵朝弟教授的长期观察,临床运用补络补管汤可治疗多种原因所致血尿。对外邪侵犯之急性发作期,应先祛邪而后固本,以防闭门留寇之嫌,待外邪去后可复用此方。《金匮要略注》曰:"五脏六腑之血,全赖脾气统摄。"邵朝弟教授在运用此方治疗血尿时,尤其注重调摄脾胃,喜用茯苓、山药、白术、黄芪等平补脾气之品,使脾肾互滋互用。治疗肾虚遗精时,邵朝弟教授极少加用大温大补之品,而多选药性平和之莲须、金樱子、芡实、覆盆子、韭菜子、菟丝子等以益肾敛精。对过敏性紫癜性肾炎,邵朝弟教授在培元固本的基础上,重视活血化瘀药的运用,所谓"瘀血不去,新血不生",而血出难止,故多选牡丹皮、赤芍、益母草、丹参等活血通络之品,合三七通络止血而不留瘀。邵朝弟教授强调,临床在运用补络补管汤时,应分清标本虚实,亦勿重其主证而忽略兼证,每于主方基础上加减时,须做到选方有源、加减有据、药证相符,方能事半功倍。

参 考 文 献

巴元明,王甜甜.邵朝弟运用补络补管汤治疗肾系疾病验案举隅[J].中国中医药信息杂志,2017,24(11):104-106.

邵朝弟运用归脾汤治疗肾病验案举隅

归脾汤来源于宋代严用和的《济生方》，方由人参、白术、黄芪、茯苓、酸枣仁、木香、龙眼肉、甘草8味药组成，主治"思虑过度，劳伤心脾，健忘怔忡"。明代薛立斋的《校注妇人良方》在原方中增加了当归、远志2味药物，沿用至今，现人参多以党参代替。方中以黄芪、党参、白术、甘草之甘温补脾益气；以酸枣仁、茯苓、远志宁心安神，龙眼肉、当归补血养心安神；以木香行气舒脾，使补气血之药补而不滞，更能发挥其补益之功。该方为心脾同治之方，重点在治脾；气血并补，重点在补气，气为血之帅，气旺则血生。全方刚柔相济，佐使合宜，平正稳妥，不仅是中医药经典名方，也是临床补益剂的代表方，很受后世医家推崇，在临床各科被广泛应用，疗效显著。

1　慢性肾炎

顾某，女，36岁，2015年9月23日初诊。

主诉：反复尿血2年。

患者2年前因感冒、咽痛后出现血尿，于外院就诊，诊断为"IgA肾病"，予以对症治疗，感冒症状好转，仍有血尿。其后多处就诊，疗效不佳，血尿反复发作。现症见神疲乏力，纳差，夜尿3次，大便尚可，舌质淡红，苔白，脉沉细。

尿检：隐血（＋＋＋），蛋白（＋），红细胞77.2/μL。

西医诊断：慢性肾炎。

中医诊断：尿血。

辨证属脾肾亏虚、气不摄血，治宜健脾补肾、益气摄血，方用归脾汤加减。

处方：党参15 g，黄芪30 g，白术10 g，茯苓15 g，酸枣仁15 g，当归10 g，木香10 g，生地黄炭15 g，山药15 g，山茱萸15 g。7剂，常法煎服。

2015年10月16日二诊：患者诉服药后，精神明显好转，体力逐渐恢复，夜尿1～2次，纳食一般，舌质淡红，苔薄白，脉细。尿检：隐血（＋＋）。中药：守上方加地榆炭 10 g、槐角炭 10 g、小蓟 15 g、蒲黄炭 10 g。14 剂。

2015 年 11 月 2 日三诊:患者未诉特殊不适,舌质淡红,苔薄白,脉细。尿检:隐血(±)。中药守上方继续服用 14 剂。后继以上方加减治疗 2 个多月,尿检均阴性。

按:《类证治裁》云:"诸血皆统于脾。"全身脏腑之气血需通过脾胃之升清降浊功能斡旋于其中,人之气血方行其道。久病中气不足,无力固涩血之运行,血不循经,顺势而下,发为尿血。故本案中以归脾汤健脾益气摄血为主方,加用山药、山茱萸健脾补肾,后天养先天,先后天并补,使脾之统血、肾之封藏固涩之功更好地发挥作用。久病气虚血瘀,郁而化热,阴阳气血失调,故二诊时在扶正固本的基础上加用地榆炭、槐角炭、小蓟、蒲黄炭凉血活血止血,扶正与祛邪兼顾,寓攻于补中。

2 肾病综合征

杜某,男,30 岁,2015 年 1 月 7 日初诊。

主诉:发现蛋白尿近 15 年。

患者于 2000 年无明显诱因出现小便泡沫多,查尿蛋白(＋＋＋),于外院诊断为"肾病综合征",予以激素治疗约 1 年,其后尿检转阴,激素逐渐减量至停药。2014 年患者不慎受凉后,肾病综合征复发,查尿蛋白(＋＋),对症治疗后未见明显缓解,其后尿蛋白波动在(＋)~(＋＋),现为求进一步诊治,遂来就诊。现症见全身乏力,易疲劳,手足心多汗,腰部酸软,双下肢无水肿,纳食可,小便有泡沫,大便质稀,舌质淡红,苔白,边有齿痕,脉细。

尿检:蛋白(＋)。

西医诊断:肾病综合征。

中医诊断:尿浊。

辨证属脾肾亏虚,治宜健脾益气、补肾固精,方用归脾汤加减。

处方:党参 15 g,黄芪 30 g,白术 10 g,茯苓 15 g,酸枣仁 15 g,当归 10 g,木香 10 g,浮小麦 15 g。7 剂,常法煎服。

2015年1月14日二诊：患者诉仍易汗出、倦怠乏力、腰酸，但较前稍减轻，余无特殊不适，舌质淡红，苔白，脉细。尿检：蛋白（＋）。中药守上方加金樱子15 g，芡实20 g。14剂。

2015年1月28日三诊：患者诉前症均减轻，舌质淡红，苔薄白，脉细。尿检：蛋白（±）。中药守上方继续服用14剂。后继以上方加减治疗2个多月，尿检均阴性。

按：邵朝弟教授指出，尿浊一证，多为脾肾亏损所致。肾为先天之本，脾为后天之本，两者相辅相成，共同完成精微物质的生化及封藏。脾虚不能升清，谷气下流，精微下注；肾虚封藏失司，肾气失固，精微下泄则形成蛋白尿。故本案中以归脾汤为主方，健脾益气、补肾固精，初诊加用浮小麦补虚止汗，二诊加用金樱子、芡实益肾健脾、收敛固摄。治疗上遵循"先天生后天，后天养先天"的理论基础，重视调补脾肾以治本。患者经上方治疗后，营养状况转好，精神状态逐渐恢复，免疫功能亦有不同程度的改善，且此类患者经长期中医健脾益气治疗，脾胃气旺，正气充足，偶有感冒、发热亦不易复发。

3 糖尿病肾病

吴某，女，53岁，2010年7月20日初诊。

主诉：间断口干多饮8年、双下肢水肿伴乏力1年。

患者于2002年无明显诱因出现口干多饮，于外院查血糖升高，诊断为2型糖尿病，予以口服格列本脲、二甲双胍降糖治疗，血糖控制欠佳。2009年患者无明显诱因出现双下肢水肿伴乏力，查尿蛋白（＋＋），24 h尿蛋白定量为250 mg，诊断为"糖尿病肾病"，对症治疗后未见明显缓解，其后双下肢水肿反复发作，尿蛋白波动在（＋）～（＋＋），现为求进一步诊治，遂来就诊。现症见双下肢水肿，全身乏力，面色萎黄，食欲欠佳，小便有泡沫，大便质稀，舌质淡红，苔薄白，脉细。

尿检：蛋白（＋＋）。

西医诊断：糖尿病肾病。

中医诊断:水肿。

辨证属脾虚水停,治宜健脾益气、利水消肿,方用归脾汤加减。

处方:党参 15 g,黄芪 30 g,白术 10 g,茯苓 15 g,酸枣仁 15 g,当归 10 g,木香 10 g,猪苓 15 g,芡实 20 g,车前子 10 g。7 剂,常法煎服。

西药降糖、护肾排毒等基础治疗暂不变。

2010 年 7 月 27 日二诊:患者诉服药后双下肢水肿较前减轻,精神好转,体力恢复,余无特殊不适,舌质淡红,苔白,脉细。尿检:蛋白(+)。中药守上方加金樱子 15 g,14 剂。

2010 年 8 月 10 日三诊:患者未诉特殊不适,舌质淡红,苔薄白,脉细。尿检:蛋白(±)。中药守上方继续服用 14 剂。其后定期复查,继以上方加减巩固治疗 3 个月,患者双下肢水肿未再发,尿检转阴。

按:糖尿病肾病是糖尿病最常见的慢性并发症,是与糖代谢异常有关的肾小球硬化性疾病,以蛋白尿、水肿、肾功能不全等为主要临床表现。《圣济总录》中云:"消渴病久,肾气受伤,肾主水,肾气虚衰,气化失常,开阖不利,能为水肿"。脾气亏虚,升降失司,则水津失布,以致水湿停滞体内,泛于肌表则发生水肿;水为阴邪,易伤阳气,日久肾阳亏虚,脾失温养,则水湿壅盛而水肿更甚。故邵朝弟教授认为糖尿病肾病的根本病机和始动环节在于"脾虚",且在疾病发展的各个时期无论有无脾虚,都应该积极健脾,使气血生化有源,以充养后天之本,才能达到脾肾同治、治病求本的目的,即《黄帝内经》中所谓的"有者求之,无者求之"。故临证治疗应着眼于"从脾论治",通过"补脾气"可以降低血糖,减轻高血糖引起的肾小球高滤过状态,降低尿蛋白水平。

4 慢性肾衰竭之肾性贫血

张某,男,60 岁,2013 年 9 月 13 日初诊。

主诉:发现血肌酐水平升高 1 年。

患者 1 年前因心肌缺血于外院治疗,查血肌酐水平升高至 154 $\mu mol/L$,诊断为"慢性肾脏病 3 期",予以护肾排毒等治疗后疗效不佳。其后于多处就诊服中药治疗,血肌酐水平逐渐上升,最高达 218 μmol/L。现为求进一步诊治,遂来就诊。现症见全身乏力,易疲劳,偶有头晕,少气懒言,食欲下降,口唇色淡,腰部酸软,双下肢无水肿,大便质稀,舌质淡红,苔薄,脉沉。

尿检:蛋白(++)。肾功能:尿素氮 17.7 mmol/L,肌酐 184 μmol/L。血常规:红细胞 2.94×10^{12}/L,血红蛋白 82 g/L。

西医诊断:慢性肾脏病 3 期,肾性贫血。

中医诊断:虚劳。

辨证属脾肾亏虚,治宜健脾益气、旺气生血,方用归脾汤加减。

处方:党参 15 g,黄芪 30 g,白术 10 g,茯苓 15 g,酸枣仁 15 g,当归 10 g,木香 10 g,萆薢 15 g,怀牛膝 15 g,制大黄 5 g。7 剂,常法煎服。

2013 年 9 月 20 日二诊:患者诉乏力、腰酸等症状减轻,夜眠欠佳,余无特殊不适,舌质淡红,苔白,脉细。尿检:蛋白(+)。中药守上方加夜交藤 15 g、合欢皮 15 g,14 剂。

2013 年 10 月 4 日三诊:患者诉上述诸症均明显好转,未诉特殊不适,舌质淡红,苔薄白,脉细。尿检:蛋白(+)。肾功能:尿素氮 14.5 mmol/L,肌酐 134 μmol/L。血常规:红细胞 3.42×10^{12}/L,血红蛋白 92 g/L。中药守上方继续服用 14 剂。其后定期复查,继续服药巩固治疗半年,患者病情稳定并逐渐好转。

按:肾性贫血系慢性肾衰竭常见并发症之一,严重威胁慢性肾衰竭患者的生命和生活质量。《灵枢·决气》指出:"中焦受气,取汁变化而赤,是谓血。"脾胃乃水谷之海,气血生化之源,而肾病日久,必会累及后天脾胃。中医学认为,肾主骨藏精,为先天之本;脾主运化水谷精微,为后天之本。脾需肾阳温煦,方可运化水谷,化生气血;肾精亦赖脾所运化之水谷精微予以滋养,故肾病血虚治当守此两脏。自古有虚不受补之说,中药汤剂需要经脾胃吸收方可发挥作用,本案中以归脾汤为主方,健脾益气、旺气生血,初诊加用萆薢、制大黄利湿祛浊降肌酐,怀牛膝补肝肾、强筋骨、活血通经;二诊加用夜交藤、合欢皮养血安神。诸药合用,以中医气血阴阳辨证施治,针对肾性贫血的诸多成因,进行阴阳调节、补肾健脾、养血滋阴、祛邪扶正、攻补兼施等,从而达到治疗慢性肾衰竭所致肾性贫血的目的。

5　结语

"邪之所凑,其气必虚""肾常不足",故本虚是肾病发病的基础,且肾病多由其他脏腑病久不愈累及肾而来,久病必虚。《景岳全书》曰:"是以水谷之海,本赖先天为之主,而精血之海,又必赖后天为之资。故人之自生至老,凡先天之有不足者,但得后天培养之力,则补天之功亦可居其强半。"故邵朝弟教授临床用药重视养"后天"以充"先天",以归脾汤为主方,健脾以化生气血,先后天并补,从而保证肾气的充沛,使其闭藏之功更好地发挥作用,同时根据患者症状随症加减,所加药物必求精简,既能治疗兼症,又不与主方相悖,全方配伍严谨,疗效显著。

参 考 文 献

巴元明,万君.邵朝弟运用归脾汤治疗肾病验案举隅[J].江苏中医药,2016,48(2):51-53.

肺脾肝肾同调，气血水同治治疗特发性水肿

特发性水肿是临床常见疾病，又称"功能性水肿""周期性水肿"等，是指排除心、肝、肾等器质性病变，以体重增加及全身水肿为特征的一组水钠代谢紊乱综合征。其发病原因不明，多见于 20～50 岁育龄妇女，常与体位、情绪、月经、季节及劳累有关，一般认为是由内分泌功能失调和直立体位反应异常所致。临床表现以双下肢凹陷性水肿多见，患者常自觉四肢末端有胀满感，同时伴有腹胀、胸闷等症状，可自行消退，但易反复。实验室检查多无异常，西医治疗常限制钠盐摄入，运用利尿剂、改善毛细血管通透性药物、改善自主神经功能紊乱药物、醋酸甲羟孕酮片等治疗，其疗效不稳定，停药后易复发。中医药在治疗特发性水肿方面有着不可比拟的优势。

1 病名沿革

特发性水肿属中医学"水肿""气肿""肤胀"范畴。《黄帝内经》最先对水肿进行了全面系统的阐述，详细探讨了"风水""石水""涌水""水胀"等常见水肿病证的发病机制、特点及治疗原则。《金匮要略·水气病脉证并治》以表里上下为纲，将水肿分为风水、皮水、正水、石水、黄汗五型，又根据五脏发病的机制及证候将水肿分为心水、肝水、肺水、脾水、肾水五型。《灵枢·水胀》亦对水肿的症状进行了详细描述："水始起也，目窠上微肿，如新卧起之状，其颈脉动，时咳，阴股间寒，足胫肿，腹乃大，其水已成矣。以手按其腹，随手而起，如裹水之状，此其候也。"可见在《黄帝内经》成书的时代，对水肿病已有明确的认识。

2 病因病机

特发性水肿的病因主要责之于外感风寒、水湿之邪，疮毒内犯，情志不遂，饮食劳倦，素体虚弱等方面。水肿的病机总属本虚标实，本虚者与肺、脾、肾功能失调相关，而以脾肾虚损为主；标实者以气、血、水相互瘀结为主。《素问·经脉别论》云："饮入于胃，游溢精气……上归于肺，通调水道，下输膀胱。水精四

布，五经并行。"《景岳全书·肿胀》亦云："凡水肿等证，乃脾、肺、肾三脏相干之病。盖水为至阴，故其本在肾；水化于气，故其标在肺；水唯畏土，故其制在脾。今肺虚则气不化精而化水，脾虚则土不制水而反克，肾虚则水无所主而妄行。"可见中医理论认为水肿的发生与脾、肺、肾三脏水液代谢失调有关，肺为水之上源，肺气郁闭，宣降失常，水液不能正常输布至全身，发为水肿；脾为土脏，中焦决渎之官，《素问·至真要大论》曰："诸湿肿满，皆属于脾。"脾虚不能制水，水气盈盈，可致通身肿胀。肾主水，"肾者，胃之关也，关门不利，故聚水而从其类也，上下溢于皮肤，故为胕肿"，可见肾的蒸腾气化作用主宰着整个水液代谢，肺、脾、肾三脏水液代谢功能失调，导致水肿的发生。特发性水肿的病因病机虽与一般水肿相似，但有区别。特发性水肿以育龄妇女居多，且与月经周期密切相关，妇科素有女子以肝为先之论，故特发性水肿除依赖肺之肃降、脾之健运、肾之温煦外，亦依赖肝气之条畅。肝脏气机条达则脾运强健，水精四布，五经并行；肝气郁结，枢机不利，则脾失健运，三焦气化功能失常，水液不能下输膀胱，水湿内停，水液泛溢肌肤发为水肿。本病病位在肝、肺、脾、肾四脏，肝失疏泄，肺失宣降，脾失转运，肾失开阖，三焦气化不利，而致气滞、血瘀、水湿内停，发为水肿。气为血之帅，气滞则血瘀，"血不利则为水"，又"病血者未尝不病水，病水者亦未尝不病血"，可见气、血、水互为因果，交互为病，发为水肿，缠绵难愈。

3 治疗原则

在特发性水肿的发病过程中，肝失疏泄，肺失宣降，脾失转运，肾失开阖，而致气滞、血瘀、水湿内停为其发病根本，故在治疗过程中，以活血行气、健脾化湿、利水消肿为基本治疗原则，通过邵朝弟教授自拟利水消肿汤治疗特发性水肿，从而达到治病求本的目的。

4 临床用药

4.1 主方分析 自拟利水消肿汤乃邵朝弟教授自拟经验方，由五皮饮与决水汤相合加减而得，其药方组成为桑白皮、茯苓皮、姜皮、大腹皮、陈皮、车前子、茯苓、王不留行、赤小豆等。方中桑白皮泻肺降气以清水源，令水自下趋，源清流洁,具有镇咳、祛痰、平喘、抗炎等作用;茯苓皮、姜皮、大腹皮、陈皮均入中焦脾经,茯苓皮甘淡性平以实脾利水,从上导下,其主要化学成分有与醛固酮及其他拮抗剂相似的结构,可拮抗醛固酮活性,升高尿液中 Na^+、K^+ 含量,有明显的利尿作用;姜皮辛凉解散,宣发胃阳以散水;大腹皮辛温下气宽中,行气利水消肿;陈皮理气和胃,醒脾化湿;茯苓、车前子清热利尿,健脾渗湿利水而不伤阴;赤小豆性善下行,能通气、健脾胃,亦能活血利水;王不留行入血分,善通利血脉,活血利水。方中五皮饮以渗湿利水见长,得决水汤健脾活血利水之功,则其利水作用更胜。诸药合用,相得益彰,使气得行,郁得解,血得活,脾得运,肾得温,肿得消,而水自行矣,共奏消肿之功。纵观全方,具有活血行气、健脾化湿、利水消肿之效。

4.2 药物加减 胁肋胀痛、心烦易怒者,加柴胡、枳壳、青皮以疏肝理气;月经不调而瘀血甚者,加桃仁、红花、香附以化瘀行气调经;水肿兼腹泻者,加薏苡仁、山药、炒白术以健脾止泻;腹满如鼓者,加厚朴、龙葵、丹参等;神疲乏力、纳呆者,加黄芪、党参、炒二芽等;腰痛甚者,加杜仲、续断以补益肝肾;眼睛干涩者,加女贞子、墨旱莲等;形寒肢冷者,加桂枝、淫羊藿等;失眠、健忘者,加酸枣仁、合欢花、夜交藤等;头晕、口苦、目眩者,加龙胆、夏枯草、白芍、川芎以清利肝胆湿热;贫血者,加黄芪、当归、丹参等;面部红热、烦躁者,加龙骨、知母、黄柏以清热除烦;便秘者,加大黄以通腑泄浊。

5 验案举例

梁某,女,44岁,已婚,2014年9月2日初诊。主诉:双下肢肿胀1年余。

初诊:患者于1年前无明显诱因出现双下肢凹陷性水肿,并觉全身有紧绷感,尤以月经前后、活动后明显,在外院多次行血常规、尿常规、肝肾功能、甲状腺功能及腹部彩超、甲状腺彩超等检查,均未见明显异常,诊断为特发性水肿。患者就诊时诉双下肢水肿,口燥,咽干,神疲乏力,纳差,颜面潮红,二便可。舌质淡胖暗,苔薄白,脉弦细。予以自拟利水消肿汤加减,处方:桑白皮10 g,茯苓皮15 g,姜皮10 g,大腹皮10 g,陈皮12 g,车前子12 g,茯苓15 g,王不留行10

g,赤小豆 10 g,黄芪 15 g,党参 15 g,生地黄 15 g,黄柏 10 g,知母 10 g。水煎服,每日 1 剂,分两次温服。

二诊(2014 年 9 月 6 日):患者诉双下肢水肿减轻,神疲乏力、口燥、咽干等症状缓解,舌质淡,苔薄白,脉弦。效不更方,守上方加减 10 剂,诸症相继消失,随访 1 年未复发。

6 体会

特发性水肿是内分泌紊乱引起的水钠代谢紊乱而导致的综合征,属于功能性水肿范畴,自拟利水消肿汤是邵朝弟教授的经验方,具有活血行气、健脾化湿、利水消肿的特点。该方用药精简、安全,标本同治,在临床上用于治疗特发性水肿,疗效显著。邵朝弟教授提出,特发性水肿缠绵难愈,只有综合病因、切中病机,肺、脾、肝、肾同调,气、血、水同治,方可奏得全功。

参 考 文 献

胡锦庆,巴元明,丁霈,等.邵朝弟运用自拟利水消肿汤治疗特发性水肿经验[J].辽宁中医杂志,2010,43(11):2200-2208.

尿路结石合并积水——分清虚实，攻补兼施

1 病案2则

案1：王某，男，32岁，2014年9月2日初诊。主诉：左肾结石2年，伴左肾积水3天。患者2年前因左侧腰部剧烈疼痛，前往当地社区医院就诊，确诊为左肾结石（具体大小不详）。但未规律治疗，未定期复查，间断服用尿石通、排石颗粒、枸橼酸氢钾钠颗粒等药物治疗。3天前因食辛辣、酒炙后，突发左侧腰部绞痛，于当地某医院就诊，查肾脏彩超示左肾结石（0.6 cm×0.7 cm），左肾中度积水（3.1 cm），予以解痉镇痛、抗感染治疗，效果欠佳。为求中医治疗，遂来就诊。现症见左侧腰部胀痛、时有刺痛感，尿频、尿急，尿道灼热感，无明显肉眼血尿，纳寐一般，大便溏滞不爽，舌质红，苔黄腻，脉弦数。9月2日尿常规示隐血（＋），红细胞 81.2/μL，白细胞 107.6/μL。查体：左肾叩击痛（＋）。诊断为石淋，证属湿热下注，法当清热利湿、利水通淋。拟方如下：金钱草15 g，海金沙15 g，鸡内金10 g，牡蛎10 g，石韦10 g，萹蓄10 g，瞿麦10 g，车前子10 g，白芍10 g，廷胡索10 g，小蓟15 g。14剂，水煎服。

二诊：患者诉腰痛明显减轻，无小便频数不适，舌质红，苔黄，脉弦数。肾脏彩超检查示左侧输尿管上段结石（0.6 cm×0.6 cm），左肾轻度积水（1.2 cm），尿检呈阴性。守上方去小蓟，加续断10 g。14剂，水煎服。

三诊：患者诉腰部偶有隐痛，余可，舌质红，苔薄黄，脉数。肾脏彩超检查示左侧输尿管中段结石（0.4 cm×0.5 cm），左肾已无积水，尿检呈阴性。守上方继进28剂。

四诊：患者诉无特殊不适，舌质淡红，苔薄，脉数。复查肾脏彩超示结石消失。继续服用上方7剂。

按：患者平素饮食不节，损伤脾胃，运化失常，积湿生热，流注下焦，燔灼尿液为石，阻于尿道，故成积水。正如严用和《济生方·淋闭论治》云："此由饮酒

房劳,或动役冒热,或饮冷逐热,或散石发动,热结下焦,遂成淋闭。"方中金钱草、海金沙为君药,具有清热利湿、利尿通淋之功,同时二者还具有抑制草酸钙结石形成、增加输尿管蠕动频率、扩张输尿管、促进尿路结石排出、抗炎抑菌的功效。石韦、萹蓄、瞿麦、车前子为臣药,加强利尿通淋之功,且车前子利水而不伤阴。佐以鸡内金化坚消食,张锡纯谓其可消化瓷石钢铁之物,牡蛎软坚散结,此二药与通淋诸药相配有溶石排石之效;白芍、延胡索行气活血、缓急止痛;小蓟凉血止血。诸药合用,共奏清热利湿、利尿通淋之功。二诊时患者已无尿血,仍有腰痛,故去小蓟,加续断以增强止痛之功。三诊时患者湿热渐去,结石下移,故效不更方。四诊时,湿热清,结石除,继服以资巩固。

案2:金某,男,61岁,2015年7月15日初诊。主诉:发现右肾结石伴积水3个多月。3个多月前患者体检时发现右肾结石(0.5 cm×0.6 cm)伴积水(1.7 cm),前往某医院行保守治疗,效果欠佳,经介绍求治于邵朝弟教授。现症见腰部酸痛、膝部酸软,倦怠无力,食欲不振,小便频数而清,夜尿尤多,大便偏稀,舌质淡,苔白,脉细弱。既往右肾结石20余年,曾多次行碎石、取石术治疗。2015年7月15日在我院门诊就诊,肾脏彩超检查示右肾结石(0.55 cm×0.6 cm),右肾积水(2.1 cm),尿检正常,肾功能正常。诊断为石淋,证属脾肾气虚,法当补脾益肾,排石利水。拟方如下:黄芪30 g,生地黄15 g,山茱萸10 g,山药15 g,茯苓15 g,金钱草15 g,鸡内金15 g,川牛膝15 g,桂枝10 g,益智仁10 g,乌药10 g,炙甘草8 g。21剂,水煎服。

二诊:患者诉仍有腰痛,余症减轻,舌质淡,苔白,脉细弱。肾脏彩超检查示右肾结石(0.5 cm×0.5 cm),右肾少量积水(0.9 cm)。守上方加炒杜仲15 g。继服21剂。

三诊:患者诉偶有腰酸,剧烈运动后右腹股沟处有刺痛感,舌质淡,苔白,脉细。肾脏彩超检查示右侧输尿管中段结石(0.4 cm×0.5 cm)。守上方加萹蓄、瞿麦各10 g。继服28剂。

四诊:患者诉3天前突发剧烈少腹痛,继而排出绿豆大小沙石状物,复查肾脏彩超示结石消失。继续服用上方7剂。

按：患者病情迁延不愈，正气亏耗，加上多次手术大伤肾气，致气化无权，尿浊郁结，水府失司，积湿蓄水，而致结石、积水。正如《景岳全书·肿胀》云："阳旺则气化而水即为精，阳衰则气不化而精即为水。"方中黄芪培补正气、健脾利水，为君药，正气足则能促石排出，同时黄芪还具有减轻炎症反应、改善微循环、减轻冲击波造成的肾氧化损伤等药理作用。生地黄、山茱萸滋阴补肾，具有免疫调节、抗炎镇痛之功。佐以山药补肾健脾；茯苓利水渗湿健脾，可防滋腻碍胃；乌药行气止痛、温肾祛寒，益智仁补肾助阳、固精缩尿，二者合用，暖肾以助气化，行气血以利水，乃塞因塞用之妙。金钱草利尿通淋；鸡内金健脾消食、消化瘀积，与金钱草为伍具有消石排石之功；川牛膝活血化瘀、利水通淋，引药下行。炙甘草调和诸药而为使药。诸药合用共奏补脾益肾、排石利水之功。二诊时，加炒杜仲以增强补肝肾、止腰痛之功。三诊时，肾气复，鼓动有力，结石下移，积水渐消，加萹蓄、瞿麦以加强利水通淋之功。四诊时，诸症已愈，继服巩固治疗。

2 讨论

尿路结石合并积水属中医学"石淋""腰痛"等范畴。目前西医主要采用体外冲击波碎石术、经皮肾镜取石术、输尿管镜取石术等治疗方法，但存在着损伤肾脏、结石残留率和复发率高等弊端。因此，中医药治疗本病的优势凸显出来，其具有疗效确切、无手术创伤、保护肾脏、防止复发等优点。邵朝弟教授指出本病早期以实证为主，后期多为正虚或虚实夹杂之证，临证时应分清虚实，攻补兼施。治疗时常在清利的同时，加入活血化瘀之品，以改善损伤部位的气血流通，使有效药物到达病所。同时应注重预防结石的复发，结石、积水消失后，不宜立即中断治疗，需继续服药一段时间以巩固疗效。

参 考 文 献

巴元明，丁霑，万君，等.邵朝弟治疗尿路结石合并积水验案 2 则[J].湖北中医杂志，2016,38(11):21-23.

从五脏辨治过敏性紫癜性肾炎

过敏性紫癜性肾炎是一组以过敏反应所致的广泛性毛细血管炎为主要病理基础的临床综合征,包括皮肤紫癜、关节痛、腹痛、便血及肾小球肾炎等,多有细菌、病毒等感染史或与鱼、虾类等过敏有关。其主要诊断标准:皮肤紫癜等肾外表现;有肾损害的临床表现如血尿、蛋白尿、高血压、肾衰竭;肾活检表现为系膜增生、免疫球蛋白 A(IgA)在系膜区沉积。本病属中医学"葡萄疫""尿血""肌衄""虚劳"等范畴,是以皮疹、紫斑、血尿、蛋白尿为中心证候的综合性病证,单纯西药对症治疗效果欠佳。邵朝弟教授在治疗紫癜性肾炎上积累了丰富的经验,尤其擅长运用脏腑相关理论立足五脏辨治紫癜性肾炎。

1 病因分析

紫癜性肾炎在发病初起阶段多由风热邪气入里化火化热,热毒炽盛,或湿热相搏,导致血热妄行,血从肌肤、腠理溢出脉外,瘀积于肌肤之间;后期因风湿热毒夹瘀损伤脏腑经络,出现肝肾阴血不足,虚火内炽,尿血反复不愈,或肾精失固,精微下泄等虚实夹杂之证,或因长期反复尿血、衄血,以致血虚阴伤或阴损及阳,脾肾两虚,发展为气虚不摄、血溢脉外、气血两虚之虚劳证。

在同样的外界条件下,有的人发病而有的人不发病,邵朝弟教授经过长期的临床观察与探索,总结出本病发病的主要原因在于患者先天禀赋不足,后天调摄失当,形成肾阴亏损、肺脾气虚、心肝火旺的体质,这种内热体质最易受风热毒邪侵袭,导致内外合邪而为病。

2 病机阐述

临床运用脏腑相关理论立足五脏辨治紫癜性肾炎。其具体病机从五脏论述如下。

2.1 肝(肝阴不足,火热横逆) 肝属木,性条达,主疏泄,木生于水而生火,故肝体阴而用阳。无论是素体阴虚之内热,还是肝郁化生之实火,皆可导致肝之体阴受损而阳用偏盛,肝阳旺则疏泄太过,在本病发病过程中具体表现有以下四点。

一者,肝阳上犯,木反侮金。夫肺之宣发原以赖肝之疏泄,今肝疏泄太过,导致肺宣发过度,而肺开窍于鼻,主皮毛,肺宣发过度则腠理皮毛常开,风热毒邪乘虚从鼻、皮毛入侵机体,内外合邪而发病。

二者,肝火上炎,母病及子。肝木生心火,木旺则火更炎,母子同病,火毒炽盛。又心主血脉,肝主血海,是以心肝火毒侵入血脉,灼伤血络,血溢脉外,发为紫癜。

三者,肝气横逆,木乘脾土。肝藏血,脾统血,原本肝之疏泄有助于脾之健运,脾气健运则阴血化生有源,阴血化生又归藏于肝,如此肝木得养而不致亢盛。今肝疏泄太过,克伐脾土,脾气受损,阴血化生乏源,肝木失养而肝阳妄动。脾气虚损则脾不统血,肝阳妄动则肝失藏血,最终发为肌衄。

四者,相火下扰,子盗母气。肝之疏泄原以济肾之封藏,今肝疏泄太过,肝火下竭肾水,耗伤肾气,损伤肾络,导致肾失封藏,精微不固,发为血尿、蛋白尿。

2.2　心(心火亢盛,迫血妄行)　真火生于命门,寄居相府,上系于心。《素问·上古天真论》云:"恬淡虚无,真气从之,精神内守,病安从来。"所以正常机体应是离虚坎满。若劳心劳神,思欲太过,时常引动真火,耗伤真水,则坎愈虚而离愈满,如此,心火亢盛,迫血妄行,发为鼻衄、肌衄、血尿、便血等。

2.3　脾(脾气受损,精微不摄)　土为万物之母,万物土中生,亦最终化归于土。故五脏六腑之疾都会波及脾,先天禀赋不足、后天饮食失节、素体情志不遂、四时防护失常均可损伤脾胃。脾虚则统摄无力,精微外泄,发为鼻衄、肌衄、血尿、蛋白尿、便血等。

2.4　肺(肺卫不固,毒邪外袭)　《灵枢·本藏》云:"卫气者,所以温分肉,充皮肤,肥腠理,司开阖者也……卫气和则分肉解利,皮肤调柔,腠理致密矣。"素体肺卫亏虚,腠理不固,易受外邪侵袭。又西医治疗本病常予糖皮质激素及免疫抑制剂,在一定程度上抑制了患者的免疫功能,即损伤了肺卫的防御作用,表现为患者反复易感,而感冒又容易导致本病反复发作,缠绵难愈。

2.5　肾(肾气亏虚,封藏失职)　《景岳全书》提出"五脏之伤,穷必及肾"。故心肝之火旺,肺脾之气虚,合并外邪侵袭,久必伤肾,导致肾气亏损。《素问·六节藏象论》云:"肾者,主蛰,封藏之本,精之处也。"肾气亏虚,则封藏失职,精微不固,外溢发为血尿、蛋白尿。

《灵枢·营卫生会》云:"营出于中焦,卫出于下焦。"是故卫气之生成有赖于肾之精气充足,若肾气不足,则卫气化生乏源,久之形成肺肾两虚。卫表不固,肾气不实,外邪侵袭,肾损及肾。

3　分型论治

3.1　心肝火旺,内外合邪　症见起病急骤,皮肤突发紫癜,色鲜红,呈斑丘疹样,大小、形态不一,可融合成片。可伴有发热,微恶风寒,心烦,口干口苦,咽喉红肿疼痛,鼻衄,血尿,便血等,舌质红或有芒刺,苔薄黄或厚黄,脉数或浮数。

治法:清热凉血解毒,疏风散热利咽。方剂:犀角地黄汤合小蓟饮子、解毒利咽汤加减。药用:水牛角、生地黄、牡丹皮、赤芍、玄参、小蓟、白茅根、茜草、金银花、连翘、桔梗等。临证加减:皮肤瘙痒者,加白鲜皮、地肤子;腹痛者,加木香、白芍;便血者,加地榆炭、槐角炭。

3.2　肝肾不足,阴虚内热　症见腰痛乏力,下肢酸软,夜间咽干,潮热盗汗,兼有皮肤发斑,或尿浊,鼻衄,舌质红,苔黄,脉细数。

治法:滋阴清热,凉血止血。方剂:知柏地黄汤合二至丸加减。药用:生地黄、茯苓、山药、山茱萸、牡丹皮、知母、黄柏、女贞子、墨旱莲、沙参、麦冬、怀牛膝等。临证加减:低热者,加青蒿、地骨皮;盗汗者,加浮小麦、五味子、仙鹤草;尿血者,易生地黄为生地黄炭,加白茅根、茜草、仙鹤草;尿浊者,加金樱子、芡实。

3.3　脾肾亏虚,气不摄血　症见反复肌衄,劳累则发,神疲乏力,气短汗出,纳少便溏,尿中泡沫多且久聚不消,舌质暗淡,边有齿痕,苔白,脉细或沉细。

治法:健脾补肾,收敛固摄。方剂:参芪地黄汤合水陆二仙丹加减。药用:熟地黄、茯苓、山药、山茱萸、黄芪、党参、知母、金樱子、芡实、砂仁、当归、仙鹤草等。临证加减:口干咽燥者,加玄参、石斛、玉竹;腰膝酸痛者,加杜仲、续断、怀牛膝。

3.4 肺肾两虚,卫外不固 症见反复易感,恶风寒,咽喉不适,动辄汗出喘气,小便频多,或颜面水肿,或尿血,舌质淡红,苔白,脉细无力或沉细。

治法:补益肺肾,扶正固表。方剂:都气丸合玉屏风散加减。药用:熟地黄、茯苓、山药、山茱萸、五味子、砂仁、黄芪、白术、防风、菟丝子、桔梗、甘草等。临证加减:自汗者,加煅龙骨、煅牡蛎、浮小麦;颜面水肿者,加杏仁、茯苓皮、桑白皮。

4 验案举例

苏某,男,26岁,2012年9月12日初诊。主诉:双下肢红疹间断发作2年,发现血尿2年。

2010年8月,患者因感冒后出现双下肢多个针尖样出血点,在武汉市某医院查尿常规示隐血(＋＋＋)、蛋白(＋＋＋),诊断为"过敏性紫癜性肾炎"。经激素联合免疫抑制剂、护肾及对症支持治疗,症状有所好转。2012年3月,患者因反复易感及扁桃体发炎行扁桃体摘除术,术后患者仍易感冒,双下肢紫癜时有发作,尿隐血、尿蛋白持续存在。刻诊:双下肢红疹散布,色鲜红,神疲乏力,口干,咽红咽痛,晨起口苦,纳食可,夜间心烦,睡不安神,梦多,小便色黄,大便尚可。舌质红绛,苔黄,脉弦细数。尿常规:隐血(＋＋＋)、蛋白(＋＋)。

西医诊断为紫癜性肾炎,归属中医学"尿血""肌衄"范畴,辨证为心肝火旺,内外合邪,兼气阴两虚。治以清热凉血解毒,疏风散热利咽,处方:生地黄15 g、玄参15 g、牡丹皮10 g、赤芍10 g、金银花10 g、连翘10 g、桔梗10 g、小蓟15 g、白茅根30 g、茜草15 g、半枝莲15 g、蒲公英15 g,3剂。

二诊:患者诉服药后咽红、咽痛消失,口苦、心烦好转,下肢红疹减少,余症同前,舌质红绛,苔薄黄,脉弦细数。尿常规:隐血(＋＋)、蛋白(＋＋)。守上方去金银花、连翘、桔梗,加山药15 g、金樱子15 g、芡实30 g。7剂。

三诊:患者诉口干、口苦好转,无心烦,红疹基本消退,仍神疲乏力,睡不安神,多梦,舌质红,苔薄白,脉弦细略数。尿常规:隐血(＋＋)、蛋白(＋)。守方进 21 剂。

四诊:患者诉夜间咽干,多梦,乏力,易感冒,舌质红,苔薄白,脉弦细。尿常规:隐血(+)、蛋白(±)。处方:生地黄炭 15 g,茯苓 15 g,山药 15 g,山茱萸 15 g,黄芪 15 g,知母 10 g,党参 10 g,白茅根 30 g,茜草 15 g,仙鹤草 15 g,金樱子 15 g,芡实 30 g,酸枣仁 15 g,白术 12 g,防风 6 g。7 剂。

五诊:患者诉上述症状明显好转,舌质红,苔白,脉细。尿常规:隐血(±)、蛋白(±)。守四诊方进 28 剂巩固治疗。

后以四诊方随症加减巩固治疗半年,定期尿常规检查示蛋白转阴,偶有隐血(+),症状未见反复,很少感冒。

按:患者初诊时因外感导致病情加重,内外合邪,火毒壅盛,治以内清外散,3 剂火热即消大半,外邪亦退。故二诊时去疏风散热、利咽解毒之药,加收涩之品以固护精微,共进 28 剂而火毒消、斑疹退、尿血减,至此,实邪已去,正气待复。遂改投参芪地黄汤合玉屏风散、水路二仙丹加减治疗,四诊时患者邪气已消,故易生地黄为生地黄炭以加强止血之功,全方益气养阴、扶正固表、护肾摄精,从根本上改善患者体质而奏全功。

5 小结

邵朝弟教授总结出肾阴亏损、肺脾气虚、心肝火旺体质之人,易感受外毒侵袭,内外合邪而发为紫癜性肾炎。治疗上先祛除火毒之邪,再培补虚损之正气,灵活运用脏腑相关理论调和五脏之间的关系,正本清源,故能取得很好的疗效。

参 考 文 献

夏晶,李天娥,巴元明.邵朝弟从五脏辨治过敏性紫癜肾炎[J].时珍国医国药,2014,25(11):2777-2778.

扶正祛邪治疗肾性贫血经验

肾性贫血是慢性肾衰竭（CRF）常见的并发症之一，当肌酐清除率下降至 30 mL/min 时，血红蛋白水平开始下降。随着残存肾功能的恶化，贫血不断加重；严重贫血可诱发各种心脑血管疾病，这是影响患者生活质量的主要原因之一。因此，积极纠正肾性贫血对治疗 CRF 具有重要意义。目前治疗肾性贫血主要是应用促红细胞生成素（EPO）及铁剂等，但疗效并不满意。中医学在该领域有着较大的发掘潜力。

1 病因病机

肾性贫血属中医学"虚劳"范畴，常表现为本虚标实，虚实夹杂，以脾肾亏虚为本、湿浊瘀血为标。

1.1 脾肾亏虚为本 脾胃乃水谷之海，气血生化之源。《灵枢·决气》指出："中焦受气，取汁变化而赤，是谓血。"《景岳全书》曰："血者水谷之精也，源源而来，而实生化于脾。"肾病日久，必累及后天脾胃。脾气不足，无力运化，必致营气亏乏，气血生化无源。

肾藏精，精生髓，精髓乃生血之本。《类经》有"精足则血足"，《张氏医通》认为"血之源头在乎肾"。肾病患者肾元虚衰，肾藏精生髓功能受损，精的化气化血功能减弱，故见贫血；又肾阴不足，累及肝阴，使肝主疏泄藏血功能失调，不能辅助脾肾生血，亦可加重贫血。

1.2 湿浊瘀血为标 湿浊瘀血是肾病的病理产物，同时又弥漫三焦，阻滞气机，阻碍生血。首先，慢性肾脏病患者先后天之气皆亏耗不足，既可致瘀，又可被瘀所遏。瘀血不去，新血不生，可因瘀致虚。其次，"湿喜归脾者，以其同气相感故也"（《临证指南医案》）。肾为水脏，为水之下源，水液代谢失职可成湿，故湿之所成亦与脾肾二脏密切相关。湿邪弥漫黏滞，湿瘀互结，反困脾土，致生血乏源。此外，肾虚开阖失司，尿泄不畅，溺毒难以从尿排泄，日久耗伤气血，亦可致新血难生而引发贫血。瘀、湿、浊三者互结,弥漫三焦,阻碍生血之道,又可耗伤周身正气。故邵朝弟教授认为,肾性贫血与脾肾虚弱、气不生血密切相关。此外,湿瘀互结、新血不生是肾性贫血的又一原因;严重者,浊毒上逆,致恶心、呕吐,进食困难,脾胃生化无源,各种因素交织在一起,使贫血进一步加重。

2 辨证论治

肾性贫血的基本病机为脾肾亏虚、湿浊瘀血壅阻,故治以补益脾肾、祛湿化瘀为主。但在补益的同时,应重视整体,兼顾祛邪。

2.1 脾肾亏虚 症见面色萎黄,皮肤干枯,唇爪无华,头晕耳鸣,少气懒言,腰膝酸软,倦怠乏力,食欲下降,腹胀便溏,口唇色淡,尿少水肿,舌质淡,苔薄白,脉沉弱无力。治以健脾温肾、补气养血。方用肾衰 1 号汤(邵朝弟教授自拟方)加减:黄芪、当归、党参、地黄、山药、山茱萸、茯苓、牡丹皮、白术、陈皮、法半夏、制大黄、淫羊藿等。

2.2 肝肾阴虚 症见面色晦暗,头晕耳鸣,口干咽燥,目睛干涩或视物模糊,渴喜凉饮,五心烦热,全身乏力,腰膝酸软,大便干结,尿少色黄,舌质淡红,无苔,脉沉细或弦细。治以滋肾养肝、育阴生血。方用六味地黄汤合四物汤加减:生地黄、山药、茯苓、山茱萸、泽泻、当归、芍药、川芎、川楝子、沙参、枸杞子、麦冬、紫河车等。

2.3 浊瘀互结 症见面色晦暗,倦怠乏力,气短懒言,腰酸腿软,口淡不渴,纳差便溏或尿少水肿,胸腹痞闷,恶心呕吐,皮肤瘙痒,肢体困重,头重昏蒙,口唇爪甲紫暗,舌质暗红,有瘀点、齿痕,苔白腻,脉沉细涩。治以祛湿泄浊、化瘀生新。方用桃红四物汤加减:桃仁、红花、当归、白芍、生地黄、川芎、党参、黄芪、茯苓、泽泻、大黄、丹参、益母草等。

3 典型病例

患者,男,31 岁,2010 年 1 月 24 日初诊。3 年前,患者体检发现尿蛋白(++)、尿隐血(++)、肌酐 320 μmol/L,尿酸 455 μmol/L。自觉全身乏力,怕冷。此后一直口服中药治疗,但未见明显好转,近 1 个月出现全身水肿。症见颜面部及双下肢中度水肿,食欲欠佳,夜尿 2 次,舌质红,苔薄黄,脉沉。查尿常规示蛋白(＋＋＋),隐血(＋)。肾功能:尿素氮 20.7 mmol/L,肌酐 490 μmol/L,尿酸 498 μmol/L。血常规:红细胞 2.94×10^{12}/L,血红蛋白 82 g/L。西医诊断:慢性肾衰竭,肾性贫血。中医诊断:虚劳(脾肾两虚,湿浊内阻)。治以健脾补肾,祛湿泄浊。处方:黄芪 30 g,当归 10 g,陈皮 10 g,法半夏 6 g,竹茹 10 g,党参 15 g,白术 10 g,茯苓 15 g,车前子 15 g,益母草 15 g,牛膝 15 g,姜皮 5 g,制大黄 5 g,赤小豆 15 g,猪苓 15 g,淫羊藿 15 g。每日 1 剂,水煎服,分两次服。

服药 7 剂后,患者仍乏力,晨起干呕及纳食好转,尿中泡沫多,舌质淡红,苔薄黄,脉沉。复查尿常规:隐血(＋),蛋白(＋＋＋)。血常规:红细胞 3.26×10^{12}/L,血红蛋白 90 g/L。守上方加金樱子 10 g、芡实 10 g,以益肾固精。

继服 7 剂后,患者乏力减轻,无干呕,夜尿 3 次,舌质淡红,苔薄黄,脉沉。复查尿常规:隐血(＋),蛋白(＋＋)。肾功能:尿素氮 15.9 mmol/L,肌酐 418 μmol/L,尿酸 432 μmol/L。血常规:红细胞 3.42×10^{12}/L,血红蛋白 92 g/L。守上方继服 7 剂。此后患者多次就诊,病情逐渐好转,血常规恢复正常。

4 讨论

4.1 重视湿浊瘀血　湿浊瘀血是肾病的病理产物,又是加重肾性贫血的因素之一。湿浊瘀血壅滞三焦,阻滞气机,致气滞血瘀,更加重贫血。故在扶正的同时,不应忽视化浊祛瘀。浊毒上犯明显时,尤应排毒降浊化瘀。

4.2 灵活用药　扶正为肾性贫血的主要治法,即健脾补肾。但又不可一味滋补,若重用熟地黄、阿胶等滋腻碍胃之品,反不利于生血,故应佐以陈皮、佛手、香橼等理气和胃之品。另外,阿胶、龟甲胶、鹿角胶等虽对改善贫血有益,但因有升高尿素氮、肌酐水平之虞,故应注意氮负荷的增加,并及时监测肾功能。此外,黄芪、党参、太子参、西洋参均为常用补气生血之药,尤其黄芪、党参是补气生血之要药。

4.3 中西医结合　现代医学认为,引起肾性贫血的常见原因有人体内EPO绝对或相对不足,以及尿毒症毒素对骨髓的抑制、红细胞生成物质(如铁、叶酸、蛋白质等)缺乏、红细胞生存时间缩短、肾性贫血者凝血机制紊乱等。因此,邵朝弟教授推荐治疗肾性贫血宜中西医结合,轻中度贫血可单用中医药治疗,中重度贫血应根据患者实际情况合理使用 EPO 及补充铁剂、叶酸、维生素等。中药的作用除改善肾功能和纠正贫血外,还能减少 EPO 的用量,进而减少其引起的高血压等不良反应。

参 考 文 献

罗俊华,巴元明.邵朝弟治疗肾性贫血经验[J].中国中医药信息杂志,2015,22(1):109-110.

保护肾气，攻补兼施治疗尿路结石

尿路结石，是肾结石、输尿管结石、膀胱结石和尿道结石的总称，为很常见的泌尿外科疾病。临床症状以腰腹部绞痛，或血尿，或尿频、尿急、尿痛，或尿中排出砂石为主要表现。结石急性发作时西药治疗在解痉、抗感染方面效果较好，对于病情严重的患者采取手术治疗，但是手术治疗后可能存在结石残余和复发的问题，更严重者造成肾脏不可逆的损伤。尿路结石的治疗，不仅要为患者解除病痛，更要保护肾脏功能。中医药治疗尿路结石具有安全无创伤、不良反应小和疗效显著等优点，目前已被众多尿路结石患者所接受。

1　病因病机

本病属中医学"石淋""血淋"等范畴。巢元方在《诸病源候论》中指出："诸淋者，由肾虚而膀胱热故也。"他同时对诸淋各自不同的病机特征也进行了探讨，如"石淋者，淋而出石也，肾主水，水结则化为石，故肾容砂石，肾虚为热所乘""血淋者……其热甚者，血则散失其常经，溢渗入胞，而成血淋也"。《中藏经》云："砂淋者……此由肾气弱……虚伤真气，邪热渐强，结聚而成砂。又如以水煮盐，火大水少，盐渐成石之类。谓肾者水也，咸归于肾，水消于下，虚热日甚，煎结而成，此非一时而作也。"邵朝弟教授认为，尿路结石的成因，可归结为外感湿热、饮食不当、情志失调、禀赋不足或劳伤久病四个方面。外感湿热之邪，从下侵入机体，上犯膀胱及肾，湿热蕴结下焦，熬尿成石；饮食方面，经常饮用含砂石的水易致结石形成，或多食辛热肥甘之品，或嗜酒太过，积湿生热，湿热客于下焦，煎熬尿液成石；情志失调，肝气郁结，气滞湿聚血停，或气郁化火，气火郁于膀胱，化热伤阴燔灼尿液为石；先天禀赋不足或劳伤久病以致脾肾不足或肾阴亏虚，若脾肾不足，则正气虚损，肾与膀胱易受外邪侵犯，若肾阴亏虚，则生内热，日久煎熬尿液成石。砂石客于肾，腰为肾之府，不通则痛，故可见腰痛；膀胱湿热，灼伤血络，迫血妄行，血随尿出，以致小便涩痛有血。其基本病机为湿热蕴结下焦,肾与膀胱气化不利,熬尿成石。病位在膀胱与肾,与肝脾相关联,肾虚为本、膀胱湿热为标,属本虚标实。

本病早期以实证为主,后期以虚实夹杂为主。实则治其标,治以清热利湿、排石通淋、活血止痛;虚实夹杂则应标本兼顾,在清热利湿、排石通淋的同时,更强调保护正气,即补益脾肾以保护肾脏功能。

2 治法方药

邵朝弟教授自拟排石汤,基本方药:金钱草、海金沙、鸡内金、滑石、冬葵子、牡蛎、白芍、甘草、延胡索、石韦等。全方具有清热利湿、排石通淋、活血止痛之功,主治尿路结石。金钱草、海金沙利尿通淋排石,同时还具有抑菌、抗炎的药理作用;鸡内金、牡蛎软坚散结,具有溶石作用,使结石的体积缩小,大的结石分解为小的结石,利于排出;石韦清利膀胱而通淋,兼可止血;冬葵子、滑石甘寒清热,质滑利窍,清热利湿,通淋滑窍而排石;白芍、甘草、延胡索,此三药合用具有活血、缓急止痛之功。结合近代药理学研究,诸药合用能缓解输尿管紧张度,使之扩张,增加输尿管蠕动频率,配伍溶石药物,佐以濡润管壁之剂,加之利尿的作用,使结石易于排出。有血尿者,常用药对白茅根、茜草,同时可根据具体情况加用不同的止血药,如可加生地黄炭、小蓟、白茅根凉血止血,加女贞子、墨旱莲滋阴止血,加花蕊石、三七粉、蒲黄炭活血止血,加藕节、地榆炭、槐角炭、仙鹤草收敛止血;有感染者,加用蒲公英、白花蛇舌草、鱼腥草、半边莲等清热解毒、利湿通淋;有积水者,常加用怀牛膝、车前子,以怀牛膝善下行之性利水通淋,配伍车前子利小便之功,使积水得以排出,也可用五苓散加减以利水渗湿,化气行水。

尿路结石的治疗要注意结石的大小、形状以及结石的部位,这些因素都会影响结石的排出。此外,结石梗阻及各种治疗,如体外冲击波碎石术所引起的感染、输尿管平滑肌痉挛、输尿管黏膜水肿等因素,也会影响结石的排出。同时,应注意用药安全,避免使用肾毒性药物。结石排出后,不能立即停药,应再巩固治疗一段时间。尿路结石的治疗不能仅满足于取石和排石,应重视预防结石的复发。平时注意均衡饮水，饮水量要上午、下午、晚上平均分布，若伴有积水，多饮水可能会加重积水，则另当别论。平素养成良好的生活和饮食习惯，少食辛热肥甘之品，少饮酒，少食高草酸食物，尿酸结石患者禁食高嘌呤食物。平时合理运动，比如适当进行直立踮脚跳跃运动等，可帮助结石排出，若患者有血尿或出血量多时，应避免剧烈运动。

3　典型病例

刘某，男，20岁。2013年10月2日初诊。

初诊：患者于10天前无明显诱因出现左侧腰部绞痛，伴肉眼血尿，休息一夜后好转，昨日腰痛再发，伴肉眼血尿，至下午好转。就诊时左侧腰部疼痛，尿色不深，纳眠欠佳。舌质红，苔薄黄，脉沉。既往体健。今日在我院行B超检查示左肾积水(2.3 cm)伴左侧输尿管上段扩张，双肾结石(左肾0.3 cm，右肾0.3 cm)，尿常规示隐血(＋＋)、尿蛋白(±)。诊断为"双肾结石，左肾积水"，予以自拟排石汤加减。处方：金钱草15 g，海金沙15 g，鸡内金10 g，冬葵子15 g，怀牛膝15 g，车前子10 g，白芍15 g，甘草5 g，延胡索10 g，白茅根30 g，茜草15 g，续断15 g，牡蛎15 g。水煎服，每日1剂，分两次服，连服3天。

二诊(2013年10月7日)：患者诉服中药后尿量增多，腰痛减轻。舌质红，苔薄黄，脉沉。尿常规示隐血(＋＋＋)。泌尿系统轴位CT平扫考虑左侧输尿管下端膀胱入口处结石。处方：守上方去续断，加瞿麦15 g、萹蓄15 g、蒲公英15 g、地榆炭15 g，加强利水通淋、止血之效。水煎服，每日1剂，分两次服，连服7天。

三诊(2013年10月14日)：患者诉夜间时有尿频，眠欠佳。舌质红，苔薄黄，脉沉。尿检转阴。复查B超示左肾小结石(0.2 cm)。处方：守上方，续服7剂。

4　体会

尿路结石是临床常见病、多发病，其成因与体质、生活环境、饮食习惯、代谢紊乱等因素有关，目前治疗手段较多，尽管可以采用体外冲击波碎石术或手术治疗,但其患病率和复发率都很高。中医药治疗尿路结石具有独特的优势,尤其是针对一些单发或小颗粒结石、尿路梗阻不严重者。中医药治疗不仅可以避免手术对身体尤其是对肾实质的损伤,而且可以更有效地促进感染灶的消除、肾积水的排出,保护肾脏功能。邵朝弟教授治疗本病,注重保护肾气,攻补兼施,只有正气充足,肾主气化有力,肾之开阖蒸化有序,才能气行血畅,使结石无法形成。邵朝弟教授自拟排石汤根据临床上患者的具体情况随症灵活加减,用药精专、安全,不仅能减轻患者痛苦,同时对于控制感染、消除血尿和积水、解除梗阻、改善肾脏功能均有较好的疗效。在治疗的同时,重视本病的预防,注意日常防护,良好的生活和饮食习惯对预防结石复发有着重要作用。

参 考 文 献

巴元明,林晓媛.邵朝弟治疗泌尿系结石的经验[J].辽宁中医杂志,2014,41(12):2542-2543.

肺脾肾同调，气血水同治辨治肾性水肿

肾性水肿是各种原发性或继发性肾病导致体内水钠潴留，引起头面、眼睑、四肢、腹背甚至全身水肿的病证。其特点为水肿首先发生在组织疏松部位，且多伴有肾病相关症状，如血尿、蛋白尿、高血压等。颜面水肿以晨起时明显，下肢水肿则常于下午加重。

1　病名沿革

肾性水肿归属于中医学"水胀""水气""水肿"等范畴，早在《黄帝内经》中就有关于水肿的记载。《灵枢·水胀》云："水始起也，目窠上微肿，如新卧起之状……足胫肿，腹乃大，其水已成矣。"其论述与现代医学肾性水肿相合。张仲景的《金匮要略·水气病脉证并治》将水肿分为风水、皮水、正水、石水、黄汗以及心水、肝水、肺水、脾水、肾水等。至巢元方《诸病源候论·水肿病诸候》，开始将"水肿"作为各种水病的总称。

2　病因病机

肾性水肿的病因包括外因和内因。外因有风邪袭表、外感水湿及疮毒内犯等；内因有饮食不节、情志失调和体虚劳倦等。诚如《景岳全书·肿胀》指出："凡水肿等证，乃脾、肺、肾三脏相干之病。盖水为至阴，故其本在肾；水化于气，故其标在肺；水唯畏土，故其制在脾。今肺虚则气不化精而化水，脾虚则土不制水而反克，肾虚则水无所主而妄行。"又如《诸病源候论·水肿病诸候》云："夫水肿病者，皆由荣卫痞涩，肾脾虚弱所为。"其病机总属本虚标实，本虚者与肺、脾、肾功能失调相关，而以脾肾虚损为重点；标实者以气、血、水相互瘀结为主。故其关键在于脾肾亏虚、气滞血瘀。脾肾亏虚，水液传输运化失职，致水湿内停，阻滞气机，又气为血之帅，气滞则血瘀；又"病血者未尝不病水，病水者亦未尝不病血""血不利则为水"，气、血、水互为因果，交互为病，发为水肿，缠绵难愈。

3　治则治法

《素问·汤液醪醴论》提出"平治于权衡，去菀陈莝……开鬼门，洁净府"的水肿治则,该治则一直沿用至今。张仲景在《金匮要略》中又提出:"诸有水者,腰以下肿,当利小便,腰以上肿,当发汗乃愈。"后世医家辨治水肿时在此基础上多有发挥,结合肾性水肿脾肾亏虚、气滞血瘀的基本病机特点,提出健脾益肾、行气活血、利尿消肿为治疗肾性水肿的基本方法。

4 辨证论治

多法行水汤乃邵朝弟教授根据茯苓导水汤和决水汤相合加减而成的自拟经验方,是邵朝弟教授辨治肾性水肿常用的基本方,其方药组成为茯苓、车前子、山药、山茱萸、白术、猪苓、赤小豆、益母草、王不留行、木香。方中以茯苓、车前子共为君药,茯苓、车前子健脾利水,二药合用旨在补虚治本;以白术、山药、山茱萸为臣药,助君药益气健脾,又滋补肝肾;以猪苓、赤小豆、益母草、王不留行、木香为佐药,猪苓利水渗湿,赤小豆、益母草、王不留行活血利水,木香行气利水。诸药合用,共奏健脾益肾、行气活血、利水消肿之效,同时具有利水不伤阴之功。方中包括健脾利水、活血利水、行气利水等治法,多法联用,快速消肿。

邵朝弟教授临证时亦针对本病复杂多变的病因病机提出了多种行水消肿方法,如宣肺利水、健脾利水、滋肾利水、益气利水、温阳利水、育阴利水、行气利水、活血利水等。

4.1 肺闭脾虚,风水泛滥 症见眼睑及颜面水肿,继则四肢及全身皆肿,起病迅速,可伴恶寒、发热等表证,舌质红,苔薄,脉浮。治法:疏风宣肺,健脾利水。方用多法行水汤合越婢加术汤或五皮饮加减。

4.2 脾肾气虚,水湿浸渍 症见下肢甚则全身水肿,身体困重,神疲乏力,小便泡沫多,大便溏薄,舌质淡红,苔白腻,脉沉缓。治法:益气补肾,运脾行水。方用多法行水汤合加减地黄汤或参苓白术散加减。

4.3 气阴两虚,湿热蕴结 症见下肢水肿,午后为甚,少气乏力,或易感冒,手足心热,口干不欲饮,舌质红,苔少,脉沉细。治法:益气养阴,清热利水。方用多法行水汤合参芪地黄汤或猪苓汤加减。

4.4 肝肾阴虚,瘀水互结 症见水肿延久不退,以下肢为主,按之没指,目睛干涩，头晕耳鸣，腰膝酸软，大便干结，舌质暗红，少苔，脉沉弦。治法：滋阴补肾，活血利水。方用多法行水汤合知柏地黄汤或一贯煎加减。

随症加减：眼睑、颜面水肿者，加陈皮、姜皮、桑白皮、玉米须等；腹满如鼓者，加大腹皮、厚朴、龙葵、丹参等；胸闷喘咳者，加杏仁、桔梗等；神疲乏力、纳呆者，加黄芪、党参、炒二芽等；眼睛干涩者，加女贞子、墨旱莲等；形寒肢冷者，加桂枝、淫羊藿等；失眠者，加酸枣仁、合欢花等；水湿郁热、舌苔黄腻者，加苍术、黄柏、知母、草果等；贫血者，加黄芪、当归、丹参等；伴血尿者，加白茅根、茜草、小蓟、蒲黄炭、藕节、地榆炭、槐角炭、仙鹤草等；伴蛋白尿者加金樱子、芡实、黄芪、萆薢等。

5　讨论

水肿是肾病常见的症状之一，可出现在多种肾病的各个阶段。肾性水肿的病理机制比较复杂，西医治疗有一定的疗效，但副作用较大，且部分患者水肿较顽固，治疗有难度。临床实践证明，中医药治疗肾性水肿疗效不错，其优势在于调整恢复机体对水液代谢的自调能力，所以肿退不易反复，且副作用少。

肾性水肿发病以肺、脾、肾功能失调，三焦气化不利为要，其为脾肾亏虚，气滞血瘀，气、血、水互结的病理过程。概括地说，即是气分病致血分瘀，血分瘀致水分肿，水分肿致气分更病的恶性循环过程。邵朝弟教授自拟多法行水汤益肾健脾、行气活血、利水消肿，其切中病机，综合病因，达到标本兼顾、肺脾肾同调、气血水同治的目的，具有多方法、多层次、多位点的思辨特点，临床疗效满意。

6　验案举例

史某，男，44岁，2013年6月14日初诊。主诉：双下肢水肿伴蛋白尿6个多月。患者于2013年2月23日在上海市某医院住院，行肾穿刺活检示局灶节段性肾小球硬化。经对症治疗，水肿持续不退，尿蛋白波动于（＋）～（＋＋），肾功能未见异常。现症见双下肢轻度水肿，精神差，易疲劳，上肢关节疼痛，小便泡沫多，大便日1次，不成形。舌质淡红，苔白，脉沉。尿常规示蛋白（＋）。诊断：水肿，证属脾肾气虚、水湿浸渍。治以益气补肾，运脾行水。方用多法行水汤合加减地黄汤加减。处方:生地黄 15 g,茯苓 15 g,山药 15 g,山茱萸 15 g,白术 10 g,猪苓 15 g,车前子 15 g,赤小豆 15 g,益母草 10 g,木香 10 g,黄芪 30 g,金樱子 15 g,芡实 30 g,萆薢 15 g。6 月 24 日复诊,患者双下肢水肿基本消退,精神好转,小便可见泡沫,大便溏薄。舌质淡红,苔白,脉沉。尿常规示蛋白(+)。继以上方为主加减治疗 1 个月,患者水肿消退,尿蛋白转阴。

参 考 文 献

巴元明,余昇昇.邵朝弟运用多法行水汤辨治肾性水肿经验[J].辽宁中医杂志,2015,42(1):40-41.

立足脏腑相关理论辨治慢性肾衰竭性呕吐

慢性肾衰竭是慢性肾脏病进行性进展引起肾单位和肾功能不可逆性丧失，导致以代谢产物和毒物潴留，水、电解质平衡紊乱和酸碱代谢失调以及内分泌失调为特征的临床综合征。慢性肾衰竭后期患者常常出现恶心、呕吐，属中医学"关格""呕吐"等范畴。邵朝弟教授深谙《金匮要略》脏腑相关理论，临床善于运用脏腑相关理论辨治慢性肾衰竭性呕吐。

1 病因分析

慢性肾衰竭病程较长，久病耗伤脏腑阴阳，脾胃受损，则中焦气机升降失常，湿浊壅塞。脾肾阳气受损，则水液代谢失常，水饮内停上泛；肝肾阴虚，虚火灼伤胃阴，致使胃气上逆。患者饱受疾病之苦，多有情志不遂、肝郁气滞的现象，而这些负面情绪又会加重患者病情，如肝胆郁滞，横逆脾胃，导致胃气上逆等均能引起恶心、呕吐。因此，慢性肾衰竭性呕吐的病因主要为湿浊壅塞、水饮内停、情志不畅和虚火内灼。

2 病机阐述

临床运用脏腑相关理论立足肾膀胱、脾胃、肝胆等相关脏腑辨治慢性肾衰竭性呕吐，关于其具体病机论述如下。

2.1 肾与膀胱（气化失司，水湿内停） 《素问·逆调论》曰："肾者水脏，主津液。"《素问·灵兰秘典论》云："膀胱者，州都之官，津液藏焉，气化则能出矣。"肾与膀胱同居下焦，通过气化蒸腾作用调节水液的代谢。若气化失司，则藏于膀胱的津液得不到有效转化，其中精微不能被蒸腾上达而再次利用，浊邪不能排出体外，使水湿停聚下焦，日久上犯脾胃，是为水湿侮土，出现恶心、呕吐清水痰涎，甚至饮水即吐之症，此即《素问·水热穴论》所言："肾者，胃之关也，关门不利，故聚水而从其类也。"

2.2 脾与胃（脾胃气虚，升降失常） 脾胃同居中焦，一主升清，一主降浊，为全身气机升降的枢纽。《临证指南医案·脾胃》云:"脾宜升则健,胃宜降则和。"若脾胃亏虚,则升降失常,水谷不化,聚而生湿化痰,浊邪郁于中焦,反过来又会困阻脾胃,进一步导致脾胃升降失职。如此,浊邪不得下降反而上逆,发为呕吐。

中焦湿浊壅塞,脾土受困,可逆向阻滞肝之疏泄,导致肝郁气滞,形成土壅木郁之态。肝气郁滞,木性不得条达,必然形成上述横犯脾胃、上侮肺金之病机,引起浊气上逆,发为呕恶。

2.3 肝与胆(肝胆郁滞,木气横逆) 肝胆五行同属于木,木性喜条达而恶抑郁。正常情况下,脾胃运化之功有赖于肝胆疏泄之力,是为木能疏土。若肝胆郁滞,横犯中焦脾胃,导致脾胃运化失常,升降失司,则水谷不能化生精微,使清气不升,浊气不降,壅塞中焦而出现脘腹胀满、纳差,久之,郁滞之木气挟浊气上逆而出现口干、口苦、恶心、呕吐等症。

肝木从左升发,肺金从右肃降,形成龙虎回环之势。若木郁化火,木火刑金,就会导致肺金肃降不及,又肺与大肠相表里,大肠传化糟粕之功需借助肺金肃降之气,今肺不肃降,必然导致大肠传导失职,如此,则浊邪糟粕郁阻肠道,腑气不通,逆向引起胃气不降而出现恶心、呕吐。

3 分型论治

3.1 脾胃不和,湿浊中阻 症见口干、口苦、口中黏腻,脘腹胀满,恶心呕吐,食少纳呆,身重困倦,舌苔白腻或黄腻,脉滑或沉。

治法:辛开苦降,调和脾胃。方剂:半夏泻心汤合温胆汤加减。药用:半夏、黄连、黄芩、吴茱萸、干姜、枳实、竹茹、陈皮、茯苓、紫苏叶、大黄等。临证加减:湿毒较重,出现皮肤瘙痒者,加地肤子、白鲜皮、土茯苓、牡丹皮等;脘腹胀满甚者,加厚朴、大腹皮、白豆蔻等;水肿甚者,合五苓散加减。

邵朝弟教授认为中焦湿邪内蕴,可因患者的体质、饮食等诸多因素而寒化或热化,方中半夏、干姜、吴茱萸温化水湿,黄连、黄芩清热燥湿,临证随症调整辛温药与苦寒药的用量,达到辛开苦降、寒温并用的目的,顺应中焦脾胃之性,则湿浊之邪更容易清除。枳实、陈皮、紫苏叶条畅气机,疏肝和胃,增强竹茹、半夏等药止呕之效。

大黄是治疗慢性肾衰竭的一味重要经验药。《神农本草经》言其"荡涤肠胃，推陈致新，通利水谷，调中化食，安和五脏"。慢性肾衰竭患者毒素停于体内，壅塞肠胃，是为湿浊之邪，大黄荡涤肠胃，推陈致新，是祛除湿浊之邪的良药。邵朝弟教授临证遇到湿浊较轻、脾胃虚寒、年高体弱者，用酒大黄，从小剂量开始，酌情加量，取其通经活血、推陈致新之效，缓慢荡涤肠胃之浊邪，又不致攻伐正气。遇年轻体实、正气尚足、湿浊较重之人，开始用生大黄，取其通腑泄浊之力，荡涤浊邪，待湿浊已减，再改用熟大黄缓进。现代药理学研究亦证明大黄能有效促进肾脏对毒素的排泄。

全方旨在恢复脾胃升降的气机，使得清气上升、浊气下降，则中焦自通，呕恶自除。

3.2 肝胆郁滞，木气横逆 症见口干、口苦，胸胁满闷，呕吐苦水、痰涎，或腹痛、腹泻，舌质红，苔黄厚，脉弦。

治法：疏肝利胆，降逆和胃。方剂：小柴胡汤合黄连温胆汤加减。药用：柴胡、黄芩、半夏、陈皮、枳实、竹茹、茯苓、黄连、紫苏叶、白芍、甘草。临证加减：肝气郁滞重者，加香附、佛手、川楝子；腹痛、腹泻者，加木香、白术、防风等。

方中柴胡、枳实、陈皮、紫苏叶、白芍疏肝理气兼以柔肝；陈皮、半夏、黄连、黄芩、竹茹降逆和胃；茯苓、甘草固护脾胃之气。如此，木气得畅，胃气得降，呕吐自止。

3.3 脾肾阳虚，水湿上泛 症见食少纳呆，脘腹胀满，泛吐清水，甚则饮水即吐，腰膝酸冷，双下肢水肿，大便稀溏，舌质淡，有齿痕，苔白，脉沉细。

治法：温肾健脾，化气行水。方剂：济生肾气丸合五苓散加减。药用：熟地黄、山药、山茱萸、茯苓、泽泻、猪苓、车前子、怀牛膝、白术、桂枝、干姜、吴茱萸、甘草。临证加减：腰膝酸冷疼痛者，加杜仲、续断、淫羊藿、巴戟天等；大便清稀泄泻者，加肉豆蔻、补骨脂、苍术等；纳差明显者，加砂仁、炒二芽、神曲。

方中桂枝、甘草辛甘化肾阳以助肾之气化，干姜、甘草辛甘化脾阳以助脾之运化，再配伍熟地黄、山药、山茱萸、白术等补脾益肾之药以恢复脾肾之阳气，是为治本;猪苓、茯苓、泽泻、车前子、怀牛膝等导水湿从小便而去,吴茱萸温中散寒、降逆止呕,是为治标。如此,标本兼治,正气恢复,浊气下行,呕吐亦止。

3.4 肝肾阴亏,虚火上灼 症见干呕频作,或胃脘嘈杂、泛吐酸苦,腰膝酸软,五心烦热,舌红少苔,脉弦细数。

治法:滋阴清热,补益肝肾。方剂:一贯煎合六味地黄丸加减。药用:生地黄、当归、枸杞子、沙参、麦冬、川楝子、山药、山茱萸、茯苓、白芍、竹茹等。临证加减:耳鸣眩晕、头痛目赤者,加夏枯草、菊花、石决明等;大便干结者,加生何首乌、火麻仁、大黄;肾性贫血者,加黄芪、当归等。

肝肾阴虚,则肝生虚热灼伤胃阴,导致胃气不降而出现胃脘嘈杂、频繁干呕。一贯煎、六味地黄丸主要滋养肝肾之阴,然方中沙参、麦冬可滋肺胃之阴,山药善补脾阴,当归、白芍、枸杞子可养心肝之阴血,如此,五脏之阴均能得到滋养,再助以川楝子疏肝泻热、竹茹和胃止呕,使得阴复热退,干呕自消。

4 验案举例

杨某,女,36 岁,2013 年 4 月 24 日初诊。主诉:发现血肌酐水平升高 5 年余,呕吐 2 周。

患者于 2008 年初体检发现血肌酐水平轻度升高,于武汉市某医院住院,经护肾排毒、降血压、改善循环等治疗,血肌酐水平无明显下降,出院后间断至门诊治疗,多次复查肾功能提示血肌酐水平缓慢上升。2 周前,患者出现恶心、呕吐,呕吐物为胃内容物,当地医院查肾功能示尿素氮 23.6 mmol/L,肌酐 624 μmol/L,建议住院准备行血液透析治疗,患者惧怕透析,遂求诊于邵朝弟教授。刻诊:恶心、呕吐,呕吐物为胃内容物,食少纳呆,脘腹胀满,口干不欲饮水,小便尚可,大便干结,舌质红,苔黄厚腻,脉滑数。尿常规:蛋白(++)。

西医诊断为慢性肾衰竭;中医诊断为关格,证属脾胃不和,湿浊中阻。病机为脾胃气机升降失调,导致水湿内停,痰浊上泛;治当辛开苦降,调和脾胃。方用温胆汤合半夏泻心汤加减。处方:枳实 15 g,竹茹 10 g,陈皮 10 g,姜半夏 10 g,茯苓 15 g,白术 10 g,车前子 10 g,干姜 5 g,黄芩 10 g,黄连 8 g,紫苏叶 10 g,

生大黄 6 g,炒二芽各 15 g。7 剂,水煎温服,每日 1 剂,分 2 次服。

考虑患者呕吐正当,恐药不得入,遂予以处方:黄连 10 g,紫苏叶 6 g。10 剂备用,嘱患者以 1000 mL 水浓煎至 150 mL,每呕吐时便频频呷服,待呕吐好转,再服上方。

二诊:患者诉呕吐次数减少,余症同前。复查肾功能:尿素氮 20.3 mmol/L,肌酐 594.3 μmol/L。尿常规:蛋白(＋＋)。守前方,14 剂。

三诊:患者诉呕吐明显好转,偶有恶心,脘腹胀满及纳食稍有好转,口不干,大便通畅,舌质淡红,苔白腻,脉细滑。复查肾功能:尿素氮 16.6 mmol/L,肌酐 445.8 μmol/L。尿常规:蛋白(＋)。处方:枳实 15 g,竹茹 10 g,陈皮 10 g,姜半夏 10 g,茯苓 15 g,白术 10 g,车前子 10 g,党参 15 g,干姜 6 g,黄连 5 g,紫苏叶 10 g,炒二芽各 15 g,酒大黄 6 g。应患者要求,开出处方 28 剂。

四诊:患者诉无明显恶心、呕吐,腹胀好转,大便日 2 行,质软,纳食欠佳,舌质淡红,苔白,脉细。复查肾功能:尿素氮 12.6 mmol/L,肌酐 304.2 μmol/L。尿常规:蛋白(＋)。

后以香砂六君子汤、参芪地黄汤随症加减巩固治疗 2 年,患者病情稳定,呕吐未发。

按:慢性肾衰竭性呕吐患者,因胃气上逆,常常药入即吐。邵朝弟教授临证多以连苏饮嘱患者浓煎,频频呷服,待呕吐好转,再服辨证方药。本案患者初诊、二诊之时,病情较重,湿浊壅塞中焦,郁而生痰化热,导致胃气上逆,发为呕吐,邵朝弟教授即以连苏饮开路,续投辛开苦降、清热化痰之剂,方中苦寒药黄芩、黄连、大黄用量大于辛温药半夏、干姜,意在化湿的同时清除郁热。三诊、四诊时,热象已除,湿浊尽显,故去黄芩,减少黄连用量,改生大黄为酒大黄,加大干姜用量,旨在温化水湿,体现了邵朝弟教授临证用药的灵活性。

慢性肾衰竭性呕吐病机复杂,治疗难度大,邵朝弟教授通过多年的临床经验,立足脏腑相关理论来辨治,摸索出了一套行之有效的治疗方案。本文立足于临床,结合邵朝弟教授经验专题讲座,就其临床辨治慢性肾衰竭性呕吐的经验进行了相关总结。

参 考 文 献

巴元明,夏晶.邵朝弟立足脏腑相关理论辨治慢性肾衰竭呕吐[J].中华中医药学刊,2015,33(5):1035-1037.

智齿疼痛——滋补少阴，清泻阳明

阻生的智齿容易引起疼痛，中医传统治法是清胃火、解热毒，不能从根本上解决智齿疼痛。采用补肾的方法治疗牙痛有诸多报道，但却未见有立足经典理论对智齿疼痛的病因病机及防治进行阐述。以下立足《黄帝内经》，着眼于真牙与肾的关系，参考经络理论，从肾入手阐述真牙的萌发机制和智齿疼痛的发病病机，提出"肾气不足，真牙失养"的基本病机和"滋补少阴，清泻阳明"的治疗大法，试提供一种有效的中医方法来治疗智齿疼痛。

1 病机探讨

《素问·宣明五气论》提出"肾主骨"，中医认为肾藏精，精生髓，髓居于骨腔中，以滋养骨骼。又齿为骨之余，故牙齿的生长亦受肾精的充养。《素问·上古天真论》云："女子……三七，肾气平均，故真牙生而长极……丈夫……三八，肾气平均，筋骨劲强，故真牙生而长极。"《中医大辞典》云："真牙，又名智齿。指生长最迟之第三臼齿，俗称尽头牙，亦即今第三磨牙。人发育至一定时期即生此牙。"以上说明真牙即智齿的生长与肾气、肾精有密切的关系。

正常情况下，女子三七、男子三八时，肾精充足，在肾阳的作用下肾气可以源源不断地化生，在肾之精气的充养下真牙可以生出并长极，临床不会出现疼痛等不适。若各种原因导致肾精受损，肾气不能充养真牙，则会出现真牙生而不能长极，即真牙萌出但不能完全长出牙龈，从而长期对牙龈形成刺激，出现智齿冠周炎而引起疼痛。譬如春笋，得雨水滋养后能很快破土而出，若适逢天旱，竹笋未得雨水之滋润，生长受限，虽然能萌芽，亦只能在土中缓慢生长而不能破土长大。再者，肾为阴阳水火之宅，若肾阴亏损，一方面阴不涵阳，虚火上犯；另一方面真牙失于滋养，上犯之虚火侵扰失养之智齿，就会导致智齿牙周肿胀疼痛。

《灵枢·经脉》中的"胃足阳明之脉……入上齿中""大肠手阳明之脉……入

下齿中"，说明阳明经脉入上下齿中。若肾气不能充养真牙，真牙萌出但不能完全长出牙龈，日久又可阻滞阳明经气，使气郁化火，导致阳明火热，进一步加重智齿疼痛。

2　治疗原则

综上，肾气不足，真牙失于充养是智齿疼痛的最根本病机，阳明火热只是加重病情的一个因素。故临床若仅以清泻阳明之法治之，只能在一定程度上缓解病情。从肾入手，采用补肾之法促进智齿生长，使智齿完全长出，即经言之"长极"，能从根本上解决引起疼痛的原因，使疼痛不再复发。合并有阳明火热者，兼用清泻阳明之法。如此，标本兼治，使得肾气充足，阳明气血畅通，智齿疼痛自然消除。

3　临床用药

由上述可知，智齿疼痛之本在肾气不足，而其急性期又与阳明火热密切相关，故临床选方用药当从肾与阳明经脉处着手。《金匮要略》里的金匮肾气丸与《景岳全书》里的玉女煎当为基本方剂。

金匮肾气丸中少量温阳补火药（附子、桂枝）与大量滋阴益精药（生地黄、山药、山茱萸）为伍，旨在阴中求阳，少火生气；佐用泽泻、茯苓、牡丹皮寓泻于补，以泻助补。临床用之温补肾气，充养智齿，使真牙长极，可以从根本上治疗智齿疼痛。

玉女煎原方主治少阴不足、阳明有余之胃热阴虚证。方中使用大剂量生石膏清阳明有余之热，重用熟地黄补少阴不足之阴，二药合用，清火而壮水，标本并图。知母、麦冬养阴清热，怀牛膝引热下行。全方立足少阴与阳明，与智齿疼痛的病机相合，故亦可用于治疗智齿疼痛。

临床上智齿疼痛急性期多伴有阳明火热，故开始宜选用玉女煎，清泻阳明火热以治标，滋养少阴阴精以治本，标本同治以恢复阳明与少阴的平衡。若阳明火毒较重，可酌加黄连、白花蛇舌草、蒲公英等清热解毒药，以尽快清解阳明火毒，火毒退后即减苦寒之品以防伤及脾胃，并酌进滋阴补肾之药。后期待阳明热清、少阴阴复，即可更方为金匮肾气丸以生发肾气，充养真牙，如此，肾气充足，真牙长极，痛从何来？临证偏肾气虚者，可加补骨脂、菟丝子、肉苁蓉等温而不燥之品以生肾气；偏肾阴虚而虚火上犯者，可去附子，改桂枝为肉桂以引火归元，并加怀牛膝以引火下行，加玄参配生地黄启肾水上达以制虚火。

以上内容受启示于《黄帝内经》，运用中医基础理论探讨智齿疼痛的发病机制，希望可以为临床辨治智齿疼痛提供一种新的思路。

参 考 文 献

巴元明，夏晶.立足《黄帝内经》探讨智齿疼痛的辨治[J].中国中医基础医学杂志，2015，21(11)：1370，1400.

肾性蛋白尿——健脾补肾，扶正摄精

邵朝弟教授临床精于辨证，用药精简，在治疗肾性蛋白尿方面积累了丰富的经验，尤其擅长运用水陆地黄汤加减治疗蛋白尿，临床上取得了较好的疗效，现介绍其经验如下。

1 病因病机

脾主统血，肾主藏精。脾统血有赖于脾气的统摄作用，邵朝弟教授认为脾气不仅能统摄血液，也能统摄其他精微物质。若脾失统摄，肾失封藏，精微物质不得固藏而流失，就会发为蛋白尿。因此，各种原因导致的脾气亏虚，肾之阴阳失衡，脾肾固藏不力，为肾系疾病产生蛋白尿的根本原因。邵朝弟教授将这些原因概括为先天禀赋不足、脾肾素虚，后天饮食不节、起居无常、七情过用、劳欲失制、感受外邪而损伤脾肾。

脾肾亏虚，统摄无权，封藏失职，精微外泄是蛋白尿产生的最根本病机。肾为先天之本，脾为后天之本，二者相辅相成，共同完成精微物质的生化及封藏。脾虚则不能升清，谷气下流，精微下注；肾虚则气化失常，封藏失司，精微外泄而形成蛋白尿。

蛋白尿除了与脾肾关系密切外，与其他脏腑亦有一定的联系。如肺卫亏虚，外邪侵袭，毒邪壅于咽喉，循经下犯及肾，损伤肾络，则蛋白尿加重；肝之疏泄原以济肾之封藏，若肝肾阴虚，肝之疏泄失常，导致肾之封藏失司，亦会出现蛋白尿等。

2 治疗原则

《医宗必读》云："夫人之虚，不属于气，即属于血，五脏六腑，莫能外焉。而独举脾肾者，水为万物之元，土为万物之母，二脏安和，一身皆治，百疾不生。"肾水脾土，先天后天，先天可以滋养后天，后天又可以充养先天，补益脾肾可以培补一身之正气，增强机体抵御外邪的能力，正所谓"正气存内，邪不可干"。故邵朝弟教授指出,治疗蛋白尿当以健脾补肾、扶正摄精为基本治疗原则,临证或佐以利咽解毒,或兼以滋养肝肾,或助之益气固表,或并之阴阳双调。总以脾肾为本,紧守先天后天,恢复统摄封藏之职,正本清源以消除蛋白尿。

3 临床用药

3.1 主方分析 邵朝弟教授临床擅用水陆地黄汤化裁治疗蛋白尿。水陆地黄汤由生地黄、山药、山茱萸、茯苓、泽泻、牡丹皮、金樱子、芡实组成,是由六味地黄丸和水陆二仙丹两方合化而成。方中生地黄、山药、山茱萸补益脾肾,培补正气;茯苓、泽泻淡渗利湿;牡丹皮凉血活血;茯苓治脾,泽泻治肾,此二药从源头祛除浊邪,并佐制补益药以防其滋腻;水陆二仙丹出自宋代《洪氏集验方》,其中金樱子,《本草备要》谓其"酸、涩,入脾、肺、肾三经,固精秘气";芡实,《本草纲目》称其"止渴益肾,治小便不禁、遗精、白浊、带下",两药同用,共奏健脾固肾涩精之功。邵朝弟教授将此方用于治疗各种肾病所致的蛋白尿,因其既能健脾补肾扶正,又能收敛固摄精微,契合蛋白尿的病机——脾肾亏虚,精微不摄,在临床上疗效显著。

3.2 药物加减 临床随症加用不同的经验药对。如脾虚较甚者,加黄芪配党参,二者甘温大补脾气,增强脾之统摄功能;苍术配乌梅,苍术最善收敛脾精,配以酸收之乌梅则收涩之力更显著,且乌梅可以佐制苍术之燥以防伤津。肾阴虚火扰者,加黄柏、砂仁,取封髓丹之意,以滋阴降火、收摄浮阳;黄芪配知母,一温一寒,张锡纯《医学衷中参西录》言二药并用,具阳升阴应、云行雨施之妙,善治阴虚内热之证。肾气虚者,加菟丝子、益智仁,以期少少升发肾气,所谓"少火生气"也。肾阳虚者,加用巴戟天、锁阳,并易生地黄为熟地黄,不用桂枝、附子,以其燥热太过,恐伤及肾阴也。毒邪壅于咽喉者,加半枝莲、重楼清解毒邪。热邪扰肺、上不制下者,加黄芩、桑白皮清热以恢复肺之治节。湿热内蕴、清浊不分者,加萆薢、车前子以分清泌浊。这些药对乃邵朝弟教授临证之心得,灵活用之,每有效验。余者,随症加减,亦常获效。

4 验案举例

喻某,女,45 岁,2013 年 3 月 13 日初诊。主诉:发现蛋白尿、血尿 6 个多月。

患者 6 个月前单位体检时发现蛋白尿、血尿,单位医院给予缬沙坦、复方肾炎片治疗 2 个月,效果欠佳,经介绍来邵朝弟教授处求诊。刻诊:神疲乏力,易感冒,小便泡沫多,无尿频、尿急、尿痛,无颜面及双下肢水肿,纳食欠佳,睡眠及大便尚可,舌质红,苔少,脉弦细。尿常规示蛋白(＋＋＋)、隐血(＋)。诊断为尿浊,证属脾肾气阴两虚。治以健脾补肾,滋阴益气。方用:生地黄 15 g,山药 15 g,山茱萸 15 g,茯苓 15 g,泽泻 10 g,牡丹皮 10 g,金樱子 15 g,芡实 30 g,黄芪 15 g,知母 10 g,党参 15 g,苍术 10 g,乌梅 10 g。7 剂。

二诊:患者诉精神好转,仍有乏力,纳食差,舌质红,苔少,脉弦细。尿常规示蛋白(＋＋)、隐血(＋)。守上方加仙鹤草 15 g。14 剂。

三诊:患者诉神疲乏力明显好转,纳食亦较前好转,舌质红,苔薄白,脉细。尿常规示蛋白(＋)、隐血(＋)。调方如下:生地黄 15 g,山药 15 g,山茱萸 15 g,茯苓 15 g,泽泻 10 g,金樱子 15 g,芡实 30 g,黄芪 15 g,知母 10 g,党参 15 g,白术 10 g,防风 10 g,菟丝子 10 g,益智仁 10 g,仙鹤草 15 g。又进 14 剂。

四诊:患者诉无明显不适,舌质红,苔薄白,脉细。尿常规示蛋白(±)、隐血(±)。

后以上方略做加减巩固治疗半年,患者病情稳定,感冒亦很少发生。

按:本案患者初诊之时,一派气阴两虚之象,使用水陆地黄汤加药对黄芪配党参、苍术配乌梅以健脾补肾,益气养阴,用药后患者精神即好转,蛋白尿亦减。二诊时守方加仙鹤草以止血,用药后患者气阴已有恢复之势,蛋白尿减少,然血尿不见好转,是以三诊时去活血之牡丹皮,顺势加用玉屏风散以扶正御邪,加菟丝子、益智仁以升发肾气,如此,全方补气以摄精、扶正以御邪,药后蛋白尿消、血尿减、易感除。巩固治疗半年以防复发。

参考文献

夏晶,李天娥,巴元明.邵朝弟临床应用水陆地黄汤治疗肾性蛋白尿经验[J].中国中医急症,2014,23(5):851-852.

邵朝弟临床运用一贯煎经验

一贯煎出自清代名医魏玉璜的《续名医类案·心胃痛》，是一首滋阴疏肝的名方，临床上广泛用于治疗多种疾病见阴虚肝郁证者。邵朝弟教授秉承丹溪滋阴之风，紧守肝肾同源之旨，临床上善用一贯煎、六味地黄丸等滋养肝肾之阴的名方来治疗一些疑难杂症，取得了理想的效果。

1 主方配伍

一贯煎由生地黄、当归、枸杞子、北沙参、麦冬、川楝子六味药组成。方中重用生地黄为君药，益肾养肝，滋水涵木；枸杞子补肝肾、益精血，当归养血补肝，且养血之中有调血之能，补肝之中寓疏达之力，同为臣药；佐以北沙参、麦冬养阴生津，润燥止渴，清金益胃；川楝子苦寒，疏肝泻热，行气止痛，配入甘寒滋阴养血药物中，既无苦燥伤阴之弊，又可泻肝火而平横逆，为佐使药。诸药合用，使肝体得养而阴血渐复，肝气得疏则诸痛自除。本方在制方上顺应肝体阴用阳之性，并用滋水涵木、清金制木、培土抑木三法；配伍上补中有行，即在大队甘凉柔润药中，少佐苦辛疏泄，滋阴养血而不遏滞气机、疏理肝气又不耗伤阴血。后世医家张山雷在《中风斠诠》中评曰："柳洲此方，虽是从固本丸、集灵膏二方脱化而来，独加一味川楝，以调肝气之横逆，顺其条达之性，是为涵养肝阴第一良药，凡血液不充，络脉窒滞，肝胆不驯，而变生诸病者，皆可用之。"

2 用方要点

邵朝弟教授在多年的临床探索与实践中，总结出临床运用一贯煎的主要依据有三：一者口干，二者大便干结，三者胁肋不适。此三者中任一者再加上舌边红苔少有裂纹，脉弦细数，即为临床上选用一贯煎的指征。

肝藏血，主疏泄，木生于水而生火，故肝体阴而用阳。舌两边主肝，舌边红苔少有裂纹是肝阴亏虚之象，阴虚之脉见细数，脉弦细数亦是肝阴虚损之证。肝之体阴亏虚，则其阳用必将受限，即肝之疏泄功能减弱，而出现包括上述三者在内的一系列症状。具体分析如下。

肝之疏泄能促进脾之健运,若肝之疏泄不及,则木不疏土,导致脾失健运,脾气不升,则津液不能上承,而出现口干之症。

《素问·经脉别论》云:"饮入于胃,游溢精气,上输于脾;脾气散精,上归于肺,通调水道,下输膀胱。水精四布,五经并行。"肝失于疏泄导致脾不能升清,脾不升清则津液不能上归于肺,而肺主宣发肃降,通调水道,且肺与大肠相表里,今脾不能运化津液至肺,则肺亦无津液肃降至大肠,故大肠失于润化而见大便干结。再者,肝失疏泄导致脾不升清,脾气不升则胃气不降,而大肠与胃同属阳明经,张仲景在《伤寒论》中亦将大肠归属胃家,是故胃气不降,则大肠传导受限,大便在肠中燥化太过而干结难解。

肝经贯膈布胁肋,肝阴亏虚,则经脉失养,且肝阴虚又导致其疏泄不及,出现肝气郁结,故临床可见胁肋隐痛、胸胁胀满等不适。

当然,临床上不可拘泥于以上三方面主症,只要辨证为阴虚肝郁者,皆可选用一贯煎加减治疗。也不是凡见此三症而俱施一贯煎,须当辨证,确由肝阴亏虚引起者方可投用之,且临证时随症加减,方能有效。

3 药物加减

邵朝弟教授强调临床上治肝当时刻注意养肝之体,顺肝之用。运用一贯煎时,生地黄剂量须大,一般在20 g以上,川楝子剂量须小,年轻体壮、肝郁重者用8 g,年老体弱、肝郁轻者用6 g。对肝肾阴虚重者,除重用生地黄外,还另加二至丸(女贞子、墨旱莲)以加强滋养肝肾之功;出现潮热盗汗、五心烦热等阴虚火旺者,加用知母、黄柏、地骨皮以滋阴清热退虚火;口干较重者,则加大北沙参、麦冬剂量并加石斛、天花粉以滋养肺胃,生津止渴;口苦者,加龙胆、炒栀子以清心肝之热邪;大便难解者,则加生何首乌、火麻仁、白术、肉苁蓉、熟大黄等,随症选用;胁肋隐痛者,加杭白芍、五味子、生甘草酸收甘缓以养肝止痛;胸胁胀满、喜太息者,加醋柴胡、醋香附、薄荷以疏肝解郁,醋制者,防其劫伤肝阴也;腰膝酸软者,加杜仲、续断、怀牛膝以补肝肾、强筋骨;眼睛干涩、视物模糊者,加菊花、密蒙花、决明子以清肝明目。因慢性肾脏病而出现肝肾阴虚证，有血尿者，加白茅根、茜草以凉血止血；有蛋白尿者，加黄芪、知母、金樱子、芡实以健脾补肾，收涩精微。

邵朝弟教授精于辨证，凡辨证为肝肾阴虚者，临床多以一贯煎为主方，再根据患者症状随症加减，所加药物必求精简，既能治疗兼症，又不与主方相悖，全方配伍严谨，故常常能取得良好的效果。

4 验案举例

王某，女，46岁，2013年3月6日初诊。主诉：反复尿频、尿急伴大便干结4年余。4年前患者因工作劳累而出现尿频、尿急，入院检查未发现明显异常，诊断为"尿路综合征"，多方治疗效果不佳，反复发作。发病不久即出现大便干结难解，需用开塞露方能排出。现症见尿频、尿急，无尿痛，口干，大便干结，每天需用开塞露以助排便，纳食、睡眠尚可。舌质红，苔少，脉弦细微数。

辨证为肝肾阴虚。肝主疏泄，肾主封藏，夫肝之疏泄原以济肾之封藏。本案为女性患者，年近七七，肝阴已亏，肝之疏泄不及，导致肾之封藏失司，膀胱气化不利，而出现尿频、尿急；肝阴亏虚则肝之疏泄功能受限，木不疏土，则脾失健运，脾气不升，津不上承而口干；脾失健运而导致津液不能上归于肺，则肺无津液肃降至大肠而出现大便干结难解。舌脉佐证。故治当滋养肝肾之阴，方选一贯煎加味：生地黄30 g，当归15 g，枸杞子15 g，北沙参12 g，麦冬12 g，川楝子8 g，石斛15 g，生何首乌15 g，火麻仁10 g，醋香附10 g。5剂，水煎服，每日1剂，分2次温服。

二诊（2013年3月11日）：患者诉口干好转，大便可自行解出，仍有尿频、尿急，舌质红，苔少，脉细微数。守上方加覆盆子10 g、金樱子12 g以固肾缩尿。7剂。

三诊（2013年3月18日）：患者诉口干已不明显，大便通畅、日1行，尿频、尿急好转，舌质红，苔薄白，脉细。继用上方7剂以资巩固。

5 体会

肝为五脏六腑之贼，一贯煎通过滋养肝阴而调理肝、肾、肺、脾、大肠等脏腑,恢复脏腑之间的平衡关系。若临床运用得当,往往能获得很好的疗效。现代药理学研究也表明,一贯煎煎剂中含有皂苷、鞣质、植物甾醇三萜类、内酯、香豆素类和黄酮类化合物及人体必需的游离氨基酸和微量元素、多糖,有保肝、抑制肝纤维化、保护胃黏膜、抗溃疡、抗缺氧、抗疲劳、镇痛、镇静、抗炎、抑菌、提高机体免疫力等作用。本文立足于临床,就邵朝弟教授临床运用一贯煎的经验做了相关总结。

参 考 文 献

夏晶,巴元明,李天娥.邵朝弟临床运用一贯煎经验[J].辽宁中医杂志,2014,41(9):1828-1829.

浅析"阴火"的产生

李东垣内伤学说中提出的"阴火"论，源于《素问·调经论》："阴虚生内热奈何……有所劳倦，形气衰少，谷气不盛，上焦不行，下脘不通，胃气热，热气熏胸中，故内热。"《脾胃论·饮食劳倦所伤始为热中论》解释道："若饮食失节，寒温不适，则脾胃乃伤；喜怒忧恐，损耗元气。既脾胃气衰，元气不足，而心火独盛，心火者，阴火也，起于下焦，其系系于心，心不主令，相火代之；相火，下焦包络之火，元气之贼也。火与元气不两立，一胜则一负。脾胃气虚，则下流于肾，阴火得以乘其土位。"这概括地说即是脾胃虚弱上升不能，而反下降，谷气下流而蕴为湿热于下焦，使肾中相火妄动而为"阴火"上冲。李东垣又根据"劳者温之""损者温之"的旨要自制补中益气汤，采取甘温除热法，以甘温药补中益气升阳，又甘以缓急，则脾胃有权，元气兴旺，清气上升，肾水之困自解。丁光迪对于此方的立方本旨概括道：黄芪、人参、甘草补元气，泻火热。白术和胃，陈皮之气味上行，益气而实表。更以当归和营，使阳生而阴长，亦以调和气血。《素问·六元正纪大论》指出："土郁之发……化气乃敷，善为时雨，始生始长，始化始成。"这是指土郁发之后，万物生化才开始正常。以上反映了解土郁的重要性，与李东垣重视脾胃的思想相呼应，亦说明了治疗"阴火"以补中益气为立方准则的合理性，临床上也证明了用补中益气汤治疗内伤发热病的有效性，但后世医家对李东垣"阴火"理论的看法却众说纷纭。

脾胃虚弱上升不能就一定会下降于肾吗？这应当不是绝对的，因为病情当有轻重缓急之分。《景岳全书·虚损》云："虚损之虚，有在阴分，有在阳分，然病在未深，多宜温补；若劳瘵之虚，深在阴中之阴分，多有不宜温补者。然凡治虚证，宜温补者，病多易治，不宜温补者，病多难治。"由此观之，李东垣所谓"阴火"病证以温补治之，病在阳分，病位不深，证轻易治，不足以及肾。而且此证症见寒热间作，气息短促，少气懒言，乏力，甚至气虚下坠，精神萎靡，纳食不香，大便溏薄，每食后欲大便，脉虚苔薄，舌质淡。病中脾胃气虚症状多见，并未见明显的累及肾的症状存在,而言阴火由肾中之火离位而生难免牵强。所以脾胃受损、气血虚弱而发热未必是由"下流于肾,阴火得以乘其土位"导致。

东垣立论认为肾中相火妄动,离位上冲形成"阴火",使得"心不主令,相火代之"和"心火独盛",是以相火妄动为先,带动君火使其不主令并代其主令。而张景岳曰:"凡君火动于上,则相火应于下。"这与李东垣的说法相反。叶显纯认为补中益气汤证虽然有"烦热"和"身热而烦"等症,然皆为或有之症,并非气虚发热必有之象,东垣责之心火独盛尚有待商榷。

临床上此证以脾胃虚弱、中焦气机阻滞、发热为其病机,而李东垣所谓的阴火上冲的说法有所欠妥,那么上焦热从何来? 在《脾胃论·饮食劳倦所伤始为热中论》中,内伤发热的表现为"气高而喘,身热而烦,其脉洪大而头痛,或渴不止,其皮肤不任风寒而生寒热"。《黄帝针经》曰:"气乱于心则烦。"张仲景说:"盖火入于肺则烦,入于肾则躁。俱在于肾者,以道路通于肺母也。大抵烦躁者,皆心火为病。"所以身热而烦应归于心热所致。另有朱丹溪认为相火非元气之贼,因为相火和元气均属阳,性质相同,相火与元气是互相促进的关系,所以"相火唯有神补造化,以为生生不息之运用"。这里的火应该分病火和生理的相火,病火伤津耗气,是李东垣所说的元气之贼,相火裨补造化,是丹溪提到的"曰相火,天火也",所以这里可能是病理的火和生理的相火或者元气的传递,这也说明了为什么是气乱于心则烦而不是火乱于心则烦,但仅仅解释为气乱又忽视了阴火致病的发热,所以笔者认为此病机有二:一个是中焦郁热因火性炎上而传上焦,另一个是脏气相传而使各脏气乱导致气滞发热。当脏腑的生理功能失调时,脏腑间的气机逆乱,导致脏腑寒热的传递,内伤发热的上焦热可能由此而来。正如《素问·气厥论》中云:"脾移热于肝,则为惊衄。肝移热于心,则死。心移热于肺,传为鬲消。"中焦的功能是助脾胃,腐熟运化。其中囊括了肝、胆、脾、胃各脏腑,脾胃虚弱则中焦郁滞化热,脾运不行,肝失疏泄,则肝脾可各有积热。肝热则可见头痛;亦传于心肺,则见身热而烦,气高而喘,渴不止,是为中焦火热上行使中上二焦一派热象,即是《素问·调经论》中所说"胃气热,热气熏胸中,故内热",也反映出了火性炎上的致病特点。总的来说,阴火致病就是肝热传心肺和中焦火热熏炽上焦共同作用的结果。

参 考 文 献

石铖,巴元明.浅析"阴火"的产生[J].湖北中医杂志,2017,39(4):36-37.

血尿——首辨虚实，标本同治，辅以补脾

血尿又称尿血，于张仲景《伤寒杂病论》中最早提出，是以尿液中溢出红细胞为主要表现的临床常见症状，见于多种疾病。血尿又可分为肉眼血尿和镜下血尿，前者是指1 L尿液中有1 mL血液，尿色即可呈现明显洗肉水样或咖啡样，后者是指取新鲜晨尿行沉渣镜检，每高倍镜视野下红细胞个数大于3个。中医学对于血尿的治疗多从正虚邪实两个方面来辨证。邵朝弟教授在治疗血尿的临床实践中，坚持个体化辨证，颇有见地，屡得奇效。

1 病因病机

传统中医理论认为，血尿的病机有"热""湿""瘀""虚"等。邵朝弟教授认为引起血尿的原因不离五脏之变。主要病因责之于热与虚，热有实热、虚热之别，虚不外气虚、阴虚两端；病机多为热伤血络、正虚邪实和气不摄血，但总归于肾络受损。郑平东教授亦认为"因六淫之邪，五脏之伤皆可导致尿血""血尿病因可为标实，可为正虚。其标实者，以风热、湿热、心火为常见；其本虚者，或气阴两伤，或阴虚内热，或气滞血瘀，阳气亏虚失于统摄也可产生血尿。"

2 治法治则

血尿在治疗上首先应辨清虚实。邵朝弟教授指出该病以脾肾亏虚为本，以外邪侵袭为标，宜标本同治，邵朝弟教授还特别指出补脾的重要性。治疗中常佐以活血、止血、镇痛、清热、养阴、利水、解表等方法，灵活运用，辨证施治。

3 验案两则

案1：患者彭某，男，41岁。2015年5月初诊，因间断尿隐血6年余，遂来我院门诊就诊。现病史：患者于2008年体检发现尿隐血（＋＋），其间经多次治疗，症状反复，刻诊：乏力，睡眠差，多梦，尿频，肢冷，体重明显减轻，食生冷后腹痛肠鸣，大便正常，日行1次。其余情况尚可。查体：一般情况可。脉沉，苔薄。辅检：肾功能正常；尿常规示隐血（＋＋）。处方：党参15 g，白术10 g，黄芪30

g,当归 10 g,茯苓 15 g,酸枣仁 15 g,木香 6 g,小蓟 15 g,干姜 5 g,山药 15 g,山茱萸 15 g,生地黄炭 15 g。共 3 剂,每日 1 剂。

复诊:患者诉精神好转,睡眠可,其余情况可。查体:一般情况可。脉沉,苔薄。辅检:尿常规示隐血(＋)。守上方治疗同前。

三诊:患者诉晨起口干,余无特殊不适。查体:一般情况可,脉沉,苔薄。辅检:尿常规示隐血(±)。守上方继续服药治疗,病情稳定。

按:本病属于中医学"血尿"范畴,患者乏力、尿频、肢冷、食生冷后腹痛,睡眠差,体重减轻,脉沉,舌质淡红,苔薄,考虑气阴两虚证,以气虚为主。脾肾气虚致乏力、尿频、肢冷,食生冷后腹痛,体重下降,治宜补肾健脾益气,养阴利水,收敛固摄。上方从邵朝弟教授自拟方参芪地黄汤加减而来,参芪地黄汤以六味地黄丸加党参、黄芪化裁而来。方中酌加白术、酸枣仁、木香、小蓟、干姜。以黄芪、党参、生地黄炭为君药,黄芪健脾益气、利水消肿,党参健脾益气养血,生地黄炭重于收敛止血;山药甘平滋润、补脾滋肾,山茱萸酸温收敛、补养肝肾、涩精固肾;茯苓助山药以健运;酸枣仁养心安神,木香行气,使补而不滞;小蓟凉血止血;干姜补阳生火。

案 2:患者马某,男,46 岁。2015 年 9 月初诊,因乏力、精神差半年,遂来我院门诊就诊。患者诉乏力、精神差、腰痛,大便正常,日行 1 次。查体:一般情况可。脉沉,舌质淡,苔薄腻。辅检:尿常规示隐血(＋＋),蛋白(＋),酮体(±),尿胆原(±),红细胞 77.2/L。处方:党参 15 g,白术 10 g,黄芪 30 g,当归 10 g,茯苓 15 g,酸枣仁 15 g,木香 10 g,小蓟 15 g,蒲黄炭 10 g,藕节 15 g,地榆炭 10 g,槐角炭 10 g。7 剂,每日 1 剂。

二诊:患者诉腰痛、精神差,夜尿 3 次,睡眠欠佳,多梦。余可。查体:一般情况可。脉沉,苔薄黄。辅检:尿常规示隐血(＋)。处理:①基础治疗同前;②守上方,加合欢皮 15 g、夜交藤 15 g、续断 15 g、牛膝 15 g、杜仲 15 g。14 剂。

三诊:患者诉腰痛减轻,精神欠佳,夜尿 2 次,睡眠欠佳,大便正常,小便可。查体:一般情况可。脉沉,舌质淡红,苔薄黄。辅检:尿常规示隐血(＋)。处理:守上方,14 剂。后随诊,病情趋于稳定。

按：本病属于中医学"血尿"范畴，患者以乏力、精神差、腰痛、脉沉、舌质淡红、苔薄腻为主要临床表现，尿检提示有隐血和蛋白，考虑气阴两虚证，以脾气虚和肾阴虚并见，脾虚不能运化水湿，肾虚则不能固摄精微。治宜健脾益气，活血利水。上方为邵朝弟教授自拟方茯苓行水汤，此方由决水汤化裁而来，酌加酸枣仁、小蓟、蒲黄炭、藕节、地榆炭、槐角炭。以黄芪、茯苓为君药，黄芪健脾益气、利水消肿，茯苓淡渗利湿，同用行气，气行则水行。党参健脾益气养血；白术健脾而运化水湿，转输精津，使水津四布；木香理气行水，酸枣仁养心安神，小蓟、蒲黄炭、藕节、地榆炭、槐角炭凉血收敛止血。复诊时加合欢皮、夜交藤宁心安神，续断、杜仲、牛膝补肝肾。

4 临证体会

邵朝弟教授在临床中以个体情况为基准，辨证施治，同病而用不同方。以虚实为基本纲，若本虚而标实，虚以脾肾为主，实以热当先，治疗时分清缓急，辨病与辨证相结合，注重气、血、水在疾病演变过程中的作用。邵朝弟教授特别指出治肾病时，当辅以培补脾土之法，故临床多用黄芪、党参、白术等药，亦取补脾气以摄血之效。

参 考 文 献

石铖,王甜甜,巴元明.邵朝弟治疗血尿验案二则[J].湖北中医杂志,2017,39(1):24-25.

荆楚中医药继承与创新出版工程·

荆楚医学流派名家系列（第一辑）

巴元明

临床与实验研究

补肾祛邪法对 HBeAg 阴性慢性乙型肝炎患者肝纤维化及相关血清细胞因子的影响

【摘要】 目的:探讨补肾祛邪法对 HBeAg 阴性慢性乙型肝炎(CHB)患者肝纤维化及炎症因子的影响。方法:将 120 例 HBeAg 阴性 CHB 患者随机分为研究组和对照组,两组均予以恩替卡韦治疗,同时研究组加用补肾祛邪中药颗粒剂口服,共治疗 48 周。观察两组患者治疗前后血清 ALT、AST、肝纤维化 4 项指标、HBV DNA 及细胞因子 TGF-β1、PDGF-BB、CTGF、VEGF-A 水平。结果:治疗后两组患者 HBV DNA 转阴率、肝功能、凝血功能、肝纤维化指标明显改善,且研究组患者Ⅳ-C、PCⅢ、LN、HA 水平低于同期对照组($P<0.01$);治疗后两组患者血清 TGF-β1、PDGF-BB、CTGF 及 VEGF-A 水平均显著降低,同时,研究组患者血清 TGF-β1、PDGF-BB、CTGF 水平与对照组相比差异有统计学意义($P<0.05$)。结论:补肾祛邪法能有效改善 HBeAg 阴性 CHB 患者肝纤维化症状,其机制了一可能是通过调节与 HSC 活化相关的细胞因子的水平来达到抗肝纤维化的治疗目的。

【关键词】 HBeAg 阴性;肝纤维化;补肾祛邪法;细胞因子

慢性乙型肝炎(CHB)是全球常见的传染性疾病,治愈率低,病程长,严重威胁人类健康。其中 HBeAg 阴性 CHB 患者相较 HBeAg 阳性 CHB 患者具有病情重、病程长、预后差等特点,临床疗效相对欠佳。同时基于其自身特点,HBeAg 阴性 CHB 患者肝纤维化分期常高于 HBeAg 阳性 CHB 患者,更易进展为肝硬化和肝细胞癌。中医药在慢性肝病治疗中对抑制肝纤维化发生和逆转进程等具有独特优势。我们在前期研究中发现,以补肾祛邪法治疗 HBeAg 阴性 CHB 患者,不仅能增强抗病毒效果,改善肝功能,阻止肝纤维化,而且可以很好地改善临床症状,提高患者生活质量,延缓病情进展。在此基础上,本研究进一步观察了补肾祛邪法对 HBeAg 阴性 CHB 患者的抗肝纤维化作用和相关细胞因子的影响，以期探讨其作用机制。

1 资料与方法

1.1 一般资料

本研究所选病例全部为 2014 年 8 月 20 日至 2015 年 4 月 27 日在湖北省中医院肝病科门诊就诊的 HBeAg 阴性 CHB 患者，共 120 例。用随机数字表法将患者分为研究组（A 组）60 例，其中男性 43 例，女性 17 例，平均年龄为（37.9±13.2）岁；对照组（B 组）60 例，其中男性 41 例，女性 19 例，平均年龄为（38.1±13.7）岁。

1.2 诊断标准

1.2.1 西医诊断标准　符合《慢性乙型肝炎防治指南（2010 年版）》诊断标准。既往有乙型肝炎病史或 HBsAg 阳性超过 6 个月，现 HBsAg 和（或）HBV DNA 仍为阳性者，HBeAg 持续阴性，抗-HBe 阳性或阴性，HBV DNA 阳性，丙氨酸转氨酶（ALT）持续或反复异常，或肝组织学检查有肝炎病变。

1.2.2 中医证候诊断标准　参照 2002 年《中药新药临床研究指导原则（试行）》相关原则及前期研究基础制定"肝肾精虚，毒痰瘀阻"的证候标准。

主症：①尿黄；②胁肋疼痛；③脘腹胀满；④腰膝酸软；⑤舌质暗红或有齿印、舌苔黄腻、脉弦细。

次症：①口干口苦；②口干咽燥；③乏力；④纳差；⑤大便溏薄不爽；⑥面色晦暗无华；⑦情绪抑郁；⑧头晕耳鸣；⑨头身困重；⑩肝脾肿大。

具备主症中的任何 2 项及次症中的任何 2 项者，或具备主症中的任何 1 项及次症中的任何 3 项者，或具备次症中的任何 4 项以上者均可辨证为肝肾精虚、毒痰瘀阻证。

1.3 治疗

1.3.1 中医治疗方案　基于补肾祛邪思路，采用地五养肝方（熟地黄 20 g，茵陈 15 g，姜黄 10 g，五味子 12 g，甘草 9 g）补肾以养肝，加叶下珠 10 g、白花蛇舌草 15 g、茯苓 15 g、薏苡仁 15 g、丹参 15 g、莪术 6 g、菟丝子 10 g、桑寄生 10

g,以达解毒祛痰化瘀之效。

1.3.2 分组用药 A组与B组患者均口服恩替卡韦分散片0.5 mg/d,一日一次(空腹)。同时A组患者按中医治疗方案加用中药颗粒剂,分两次(早、晚)温水冲服。共治疗48周。

1.3.3 药物规格 中药颗粒剂由深圳市三九现代中药有限公司提供。恩替卡韦分散片由苏州东瑞制药有限公司提供(国药准字H20100129,每日0.5 mg,口服)。

1.4 观察指标及方法

所有患者分别在治疗前后清晨抽取空腹肘静脉血,检测血常规、肝肾功能、凝血功能、肝纤维化标志物(Ⅲ型前胶原(PCⅢ)、层粘连蛋白(LN)、血清透明质酸(HA)、Ⅳ型胶原蛋白(Ⅳ-C))、HBV DNA定量,以及转化生长因子(TGF)-β1、血小板衍生生长因子BB(PDGF-BB)、结缔组织生长因子(CTGF)、血管内皮生长因子A(VEGF-A)水平。血常规采用LH750全自动细胞计数仪测定。肝功能指标采用全自动生化分析仪及其配套试剂检测。凝血功能采用CA7000型全自动血凝仪检测。肝纤维化标志物(Ⅳ-C、PCⅢ、LN、HA)检测采用放射免疫法。血清HBV DNA定量检测采用PE5700荧光PCR系统和FQ2PCR诊断试剂盒,下限值为1000 copies/mL,取结果绝对值的对数值分析。血清TGF-β1、PDGF-BB、CTGF及VEGF-A采用ELISA法测定,试剂盒均由伊莱瑞特生物科技有限公司提供。

1.5 统计学方法

应用SPSS 22.0软件进行统计学处理。计量资料以$\bar{x}\pm s$表示,组内比较采用配对t检验,组间比较采用单因素方差分析;计数资料比较采用卡方检验。以$P<0.05$为差异有统计学意义。

2 结果

2.1 一般资料

两组患者年龄、性别、体重指数(BMI)、白蛋白(Alb)、凝血酶原时间(PT)

及血小板计数（PLT）比较差异均无统计学意义（$P>0.05$）。见表1。

表1　A、B两组患者治疗前基本资料

组别	年龄/岁	性别（男/女）	BMI/（kg/m²）	Alb/（g/L）	PT/s	PLT/（×10⁹/L）
A组（$n=60$）	37.9±13.2	43/17	25.8±7.03	44.7±10.5	12.2±3.1	149.0±23.4
B组（$n=60$）	38.1±13.7	41/19	26.1±6.96	45.3±9.34	12.3±2.9	155.0±21.7

2.2　疗效评价指标

2.2.1　HBV DNA 转阴情况　治疗48周后，A组患者 HBV DNA 转阴55例（91.7%），B组患者转阴53例（88.3%），治疗后两组患者 HBV DNA 转阴率差异无统计学意义（$P>0.05$）。

2.2.2　血清 ALT、天冬氨酸转氨酶（AST）、PT 变化情况　治疗48周后，两组患者血清 ALT、AST 水平较治疗前明显下降（$P<0.05$），且 A组患者血清 ALT 水平明显低于同期 B组患者（$P<0.05$）。两组患者治疗后 PT 较治疗前有所降低，但差异无统计学意义（$P>0.05$）。见表2。

表2　两组患者治疗前后血清 ALT、AST、PT 变化情况比较

组别	时间	ALT/（U/L）	AST/（U/L）	PT/s
A组（$n=60$）	治疗前	130.8±93.9	110.0±82.7	13.1±2.7
	治疗后	40.6±17.9▲△	40.0±25.1▲	12.2±2.5
B组（$n=60$）	治疗前	128.2±81.2	107.0±69.4	12.6±3.1
	治疗后	58.1±17.6▲	36.0±18.6▲	11.8±2.9

注：与本组治疗前比较，▲$P<0.05$；与 B组治疗后比较，△$P<0.05$。

2.2.3　血清 Ⅳ-C、PCⅢ、LN、HA 变化情况　两组患者治疗前血清 Ⅳ-C、PCⅢ、LN、HA 水平差异无统计学意义（$P>0.05$）。治疗48周后，两组患者血清 Ⅳ-C、PCⅢ、LN、HA 水平均较治疗前显著下降（$P<0.01$），且 A组患者治疗后血清 Ⅳ-C、PCⅢ、LN、HA 水平均低于 B组同期（$P<0.01$）。见表3。

表 3　两组患者治疗前后血清 Ⅳ-C、PCⅢ、LN、HA 变化情况比较

组别	时间	Ⅳ-C/(μg/L)	PCⅢ/(μg/L)	LN/(μg/L)	HA/(μg/L)
A组	治疗前	63.1±22.3	51.6±21.2	99.9±31.5	117.1±64.2
(n=60)	治疗后	30.3±12.9▲▲△△	23.2±11.2▲▲△△	45.1±22.3▲▲△△	63.1±42.9▲▲△△
B组	治疗前	62.3±22.9	55.3±23.1	98.9±37.6	119.3±74.9
(n=60)	治疗后	41.2±20.1▲▲	37.9±13.1▲▲	60.9±29.1▲▲	77.2±29.1▲▲

注:与本组治疗前比较,▲▲ $P<0.01$;与 B 组治疗后比较,△△ $P<0.01$。

2.2.4　血清 TGF-β1、PDGF-BB、CTGF 及 VEGF-A 变化情况　两组患者治疗前血清 TGF-β1、PDGF-BB、CTGF 及 VEGF-A 水平差异均无统计学意义($P>0.05$)。治疗后两组患者血清 TGF-β1、PDGF-BB、CTGF 及 VEGF-A 水平均较治疗前显著降低($P<0.01$),且 A 组患者治疗后血清 TGF-β1、PDGF-BB、CTGF 水平低于 B 组同期($P<0.05$)。见表 4。

表 4　两组患者治疗前后血清细胞因子变化情况比较

组别	时间	TGF-β1 /(pg/mL)	PDGF-BB /(pg/mL)	CTGF /(pg/mL)	VEGF-A /(pg/mL)
A组	治疗前	74.99±35.08	89.56±54.40	2264.08±524.63	100.79±80.14
(n=60)	治疗后	42.71±19.35▲▲△	62.23±19.51▲▲△	1984.15±178.01▲▲△	67.70±26.51▲▲
B组	治疗前	70.04±30.80	90.94±56.09	2295.42±577.68	95.15±66.13
(n=60)	治疗后	60.19±21.55▲▲	72.11±21.94▲▲	2082.91±188.59▲▲	71.79±25.42▲▲

注:与本组治疗前比较,▲▲ $P<0.01$;与 B 组治疗后比较,△ $P<0.05$。

3　讨论

与现代医学相比,中医药在治疗 CHB 时直接针对乙型肝炎病毒的抑制作用不及西药中的抗病毒药物,但中医能从临床症状角度着手,随症变法,很好地改善患者的临床症状,在协助西药增强抗病毒作用的同时,有效阻止或延缓病程进一步发展。中医认为,CHB 的发病起始于湿热毒邪侵袭人体,历代中医沿用茵陈蒿汤、栀子大黄汤等治疗,均立意为清热利湿解毒。然而 HBeAg 阴性 CHB 患者因其自身特点常存在年龄偏大、病程偏长等临床现象,在人体感受湿

热毒邪后，病情迁延不愈，日久则损肝及脾，导致肝失疏泄、血行阻滞，脾失健运、聚液为痰，毒、痰、瘀胶着难解，构成本虚标实的复杂病机。故在治疗上，采用地五养肝方（熟地黄、茵陈、姜黄、五味子、甘草）补肾以养肝，加用叶下珠、白花蛇舌草、茯苓、薏苡仁、丹参、莪术、菟丝子、桑寄生，以达解毒祛痰化瘀之效。从组方角度而言，熟地黄滋阴养血、补肾益精，"以至静之性，以至甘至厚之味，实精血形质中第一品纯厚之药"，故方中重用熟地黄补肾益阴，扶助正气，直指"肝肾精虚"的病机实质；茵陈主治风湿寒热邪气，用于泻太阴、阳明之湿热，二药攻补兼施，共为君药。五味子补五脏、养肾气，以助熟地黄补肾之功；甘草生品微凉，清热解毒，有增强茵陈清热解毒之效，二者共为臣药。姜黄辛温通络、活血化瘀而为佐药。同时加用叶下珠清热利肝，白花蛇舌草清热解毒，茯苓、薏苡仁健脾利湿，丹参、莪术活血化瘀，菟丝子、桑寄生补养肝肾。全方共奏补肾益阴、利湿解毒、祛痰化瘀之效。全方攻补兼施，扶正不碍邪，祛邪不伤正，诸药并用，共奏补肾祛邪之功。本研究也证明了补肾祛邪法治疗 HBeAg 阴性 CHB 患者具有较好效果。研究结果显示，同时使用补肾祛邪法治疗的研究组相较单用恩替卡韦治疗的对照组，ALT、AST 及肝纤维化四项指标的水平降低得更为明显，说明补肾祛邪法在改善肝功能和降低肝纤维化程度方面都有显著优势。

　　肝纤维化是 CHB 发展为肝硬化的重要病理变化，主要表现为肝脏纤维结缔组织增生、细胞外基质过度沉积等。大量研究表明，TGF-β1、PDGF-BB、CTGF 及 VEGF-A 在肝纤维化过程中发挥着重要作用。当机体在各种损伤、致伤因子作用下导致肝脏组织细胞结构受损时，巨噬细胞、血小板、炎症细胞、激活的肝星状细胞（HSC）等均可分泌 PDGF-BB，促使 HSC 明显增多，增多的活化 HSC 再次分泌大量的 TGF-α、TGF-β1、CTGF 等细胞因子，加重肝脏组织的损害程度。随着肝纤维化、肝硬化的不断发展，长期反复的刺激引起肝脏组织变性、坏死；而缺氧环境可刺激 VEGF-A 的足量产生，有利于血管的合成与血管新生，便于肝细胞的新生。本研究结果表明，治疗后随着肝纤维化程度的减轻，血清中各细胞因子水平明显下调。同时，使用补肾祛邪法治疗的治疗组与对照组相比，血清 TGF-β1、PDGF-BB、CTGF 水平明显降低，说明补肾祛邪法可能是通过调节 TGF-β1、PDGF-BB、CTGF、VEGF-A 等与 HSC 活化相关的细胞因子的水平来达到抗肝纤维化的治疗目的。

参 考 文 献

［1］王闻婧,巴元明.补肾驱邪法对 HBeAg 阴性慢性乙型肝炎患者生存质量的影响[J].时珍国医国药,2016,27(10):2441-2443.

［2］罗俊华,巴元明,曹秋实.地五养肝方治疗 HBeAg 阴性慢性乙型肝炎的疗效及肝脏瞬时弹性变化的意义[J].时珍国医国药,2014,25(11):2692-2694.

［3］中华医学会肝病学分会,中华医学会感染病学分会.慢性乙型肝炎防治指南(2010 年版)[J].中华肝脏病杂志,2011,19(1):13-24.

［4］郑筱萸.中药新药临床研究指导原则(试行)[M].北京:中国医药科技出版社,2002.

高频彩超观察天楼解毒消肿散治疗
大鼠糖尿病足的疗效

【摘要】 目的:应用高频彩超探讨天楼解毒消肿散治疗糖尿病足的有效性。方法:SPF 级 SD 大鼠 60 只,随机选取 15 只大鼠作为正常组,普通饲料喂养,其余大鼠采用高脂饲料喂养加链脲佐菌素液腹腔注射制成糖尿病大鼠模型,用烫伤法制备糖尿病足大鼠模型,将造模成功大鼠随机分为模型组、治疗组和对照组。正常组不予任何处理,模型组每日常规清理患肢溃疡部位,治疗组予以天楼解毒消肿散适量直接涂抹于溃疡处,对照组予以如意金黄散适量涂抹于患处或用凡士林调和后摊于纱布上贴患处。每日 1 次,治疗 2 周后,应用高频彩超观察大鼠足背动脉内径、血流动力学改变情况。结果:与正常组比较,模型组大鼠足背动脉内径明显变细($P<0.05$),收缩期峰值流速(v_p)、舒张期血流速度(v_d)、平均血流速度(v_m)均减慢($P<0.05$),阻力指数(RI)增大,搏动指数(PI)减小($P<0.05$);与模型组比较,治疗组及对照组 v_p、v_d、v_m 增快,RI 减小,PI 增大($P<0.05$),且治疗组优于对照组($P<0.05$)。结论:天楼解毒消肿散对糖尿病足有一定疗效,应用高频彩超可观察疗效。

【关键词】 天楼解毒消肿散;糖尿病足;高频彩超;足背动脉

糖尿病足是糖尿病常见的慢性并发症之一,发病率约为 25%,约 85% 的截肢是因为持续足部溃疡。下肢动脉病变引起的局部缺血是糖尿病足的重要发病因素,足背动脉是常累及的血管之一。超声检测足背动脉血流动力学可较为准确地评价糖尿病足肢端局部缺血状况,这对糖尿病足患者治疗方案的制订以及评价预后具有重要意义。天楼解毒消肿散源于民间验方,具有清热解毒、消肿止血之功。天楼解毒消肿散外用能有效改善糖尿病足患者临床症状,缩小溃疡面积,提高糖尿病足溃疡的治愈率。本研究采用高脂饮食联合链脲佐菌素液腹腔注射及烫伤法复制糖尿病足大鼠模型,应用高频彩超检测大鼠足背动脉内径的变化及血流动力学改变,以如意金黄散作为对照判定疗效。

1 材料与方法

1.1 材料及仪器

SPF 级 SD 大鼠 60 只,8~10 周龄,体重(300±25) g,雌雄各半,由华中科技大学实验动物中心提供,动物生产许可证号为 SCXK(鄂)2010-0009。

1.2 药物

天楼解毒消肿散,组成为重楼 1.5 g、拳参 2 g、制天南星 1 g、山柰 1 g、樟脑 0.5 g,由湖北省中医院制剂中心制备(批准文号:鄂药制字 Z20150021)。如意金黄散,由北京同仁堂股份有限公司同仁堂制药厂生产,规格 12 g。链脲佐菌素由北京索莱宝科技有限公司生产(批号:1122F034)。

1.3 仪器

日立阿洛卡 HIVISIONPreirus 彩色多普勒超声仪,L75 探头,频率 5~18 MHz。YLS-5Q 超级控温烫伤仪,由济南益延科技发展有限公司生产。

1.4 动物模型的建立

SPF 级 SD 大鼠 60 只,普通饲料适应性喂养 1 周后,随机选取其中 15 只,采用普通饲料喂养,作为正常组。其余 45 只大鼠以高脂饲料(碳水化合物占 20%,脂肪占 61%,蛋白质占 19%,其中脂肪成分主要是精炼油和蛋黄粉)喂养 1 个月后,禁食 24 h,以 pH 值为 4.2、浓度为 0.1 mmol/L 的枸橼酸-枸橼酸钠缓冲液在 4 ℃条件下,配成 1%链脲佐菌素溶液,按 40 mg/kg 的剂量一次性腹腔注射,随后改为普通饲料喂养,3 天后大鼠出现多饮多尿、背毛污秽且垫料潮湿等,测外周空腹血糖≥16.7 mmol/L,即为糖尿病大鼠造模成功,血糖无变化者补充注射 1 次。造模成功大鼠用普通饲料喂养 1 个月后应用恒温恒压电热烫伤仪在 0.5 kg 压力下,以 80 ℃作用 4 s,在大鼠右后肢足背处造成烫伤,观察烫伤处皮肤,出现苍白、肿胀、破溃等,即为糖尿病足大鼠造模成功。正常组腹腔注射等体积的枸橼酸-枸橼酸钠缓冲液。

1.5 动物分组及给药

造模成功大鼠随机分为模型组、治疗组和对照组,三组均每日清理患肢溃疡部位。模型组不予特殊处理,治疗组予以天楼解毒消肿散直接涂抹于糖尿病足溃疡处,对照组予以如意金黄散适量涂抹于患处或用凡士林调和后摊于纱布上贴患处。治疗组和对照组药物用量均以覆盖整个溃疡面为度,用药后均用无菌纱布包裹患处。伤口每日换药 1 次,治疗 2 周。正常组不予特殊处理。

1.6　大鼠足背动脉超声观察

给药 2 周后,用 10% 水合氯醛腹腔注射(0.4 mL/100 g 体重)以麻醉大鼠,右后肢足背备皮后固定于专用纸板上,置探头于大鼠右后肢足背,观察足背动脉内径、走行及腔内血流情况,采集多普勒频谱时,取样线与血流方向夹角小于 60°。同时连续测 3 个心动周期的足背动脉内径、收缩期峰值流速(v_p)、舒张期血流速度(v_d)、平均血流速度(v_m)、阻力指数(resistent index,RI)、搏动指数(pulsatility index,PI),取均值。

1.7　统计学方法

应用 SPSS 11.5 软件,计量资料均以 $\bar{x} \pm s$ 表示,组间比较采用 t 检验;$P < 0.05$ 为差异有统计学意义。

2　结果

2.1　用药后各组大鼠足背动脉多普勒彩超图(图 1)

正常组大鼠足背动脉,血管走行清晰,管壁较光滑,脉冲多普勒频谱呈规则的三相波;模型组大鼠足背动脉,血管走行弯曲,管腔狭窄,脉冲多普勒频谱呈双相波,v_p 较正常组减慢;治疗组大鼠足背动脉,v_p 较模型组加快;对照组大鼠足背动脉,v_p 较模型组加快,但仍低于治疗组。

2.2　各组大鼠 v_p、v_d、v_m、PI、RI 比较(表 1)

用药 2 周后,与正常组比较,模型组大鼠足背动脉内径变细($P < 0.05$),v_p、v_d、v_m 均减慢($P < 0.05$),PI 减小($P < 0.05$),RI 增大($P < 0.05$);与模型组比较,治疗组及对照组大鼠足背动脉内径变化差异无统计学意义,v_p、v_d、v_m 增快($P < 0.05$),PI 增大($P < 0.05$),RI 减小($P < 0.05$),且治疗组优于对照组($P < 0.05$)。

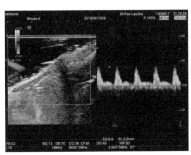 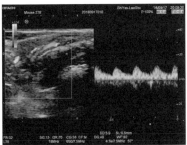

正常组　　　　　　　　　模型组

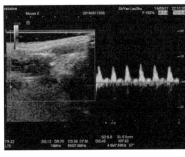 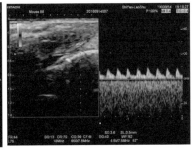

治疗组　　　　　　　　　对照组

看彩图

图1　用药后各组大鼠足背动脉多普勒彩超图

表1　用药后各组大鼠足背动脉彩超变化（$\bar{x}\pm s$）

组别	只数	d/mm	v_p/(cm/s)	v_d/(cm/s)	v_m/(cm/s)	PI	RI
正常组	15	0.81±0.25	19.93±2.33	9.63±1.84	14.44±3.51	0.72±0.18	0.52±0.12
模型组	15	0.43±0.17*	14.01±3.51*	3.13±1.33*	7.21±2.32*	0.63±0.11*	2.05±0.38*
治疗组	15	0.62±0.18	21.14±2.93△	7.42±2.15△	23.68±2.89△	1.14±0.25△	0.72±0.25△
对照组	15	0.55±0.15	15.98±1.92△▲	5.51±3.20△▲	11.44±3.45△▲	0.77±0.20△▲	1.13±0.42△▲

注：与正常组比较，* $P<0.05$；与模型组比较，△ $P<0.05$；与治疗组比较，▲ $P<0.05$。

3　讨论

近年来，随着人们生活水平的提高和社会人口老龄化的加剧，我国糖尿病患者不断增加，发病率高达9.7%。随着病情发展，相继会引起很多并发症，糖尿病足是其中严重的并发症之一，而足背动脉是糖尿病足患者下肢动脉病变中最易受累的血管。临床上，血管造影被认为是诊断足背动脉病变的"金标准"，

临床与实验研究

但其费用较高，并有一定的创伤，导致血管造影在临床上应用受限。近年来，彩色多普勒超声成为诊断 2 型糖尿病足背动脉病变的首选，其具有灵敏度高、检查方便、重复性好、无创伤等优点。Elgzyri T 等报道彩色多普勒超声对足背动脉病变的诊断准确性优于动脉造影。但由于大鼠足背动脉位置表浅，低频率彩色多普勒超声因其局限性，无法看到表浅血管的成像，本实验应用频率为 18 MHz 的高频彩色多普勒仪检测糖尿病足大鼠模型的足背动脉内径及血流动力学指标的变化，以如意金黄散为对照判定天楼解毒消肿散治疗糖尿病足的效果。本实验由同一位高年资彩超医生操作，连续测量三个心动周期，取平均值，同时在操作过程中，避免过度拉伸挤压血管，最大限度地减少了人为误差，保证了实验的准确性。

天楼解毒消肿散源于秦毓常收集的民间验方，全方由 5 味中药组成。其中，重楼清热解毒、消肿止痛，为君药；拳参清热解毒、消肿止血，制天南星燥湿化痰、散结消肿，为臣药；山柰消肿止痛，为佐药；樟脑除湿止痒、消肿止痛，为使药。诸药合用，共奏清热解毒、消肿止血之功。

模型组结果表明，糖尿病足大鼠足背动脉内径变细，血流频谱可见双相波或三相波，v_p、v_d、v_m 较正常组均减慢，PI 减小，RI 增大；与相关报道结果相同。与模型组比较，治疗组及对照组血管内径变化不明显，但 v_p、v_d、v_m 增快，PI 增大，RI 减小，且治疗组较对照组明显。由于大鼠足背动脉内径较细，本次实验高频彩超未能监测足背动脉内-中膜厚度，亦无法观测血管内斑块等情况。

以上结果表明，糖尿病足大鼠足背动脉存在不同程度的血流动力学改变，原因为糖尿病足大鼠足背动脉病变严重时，管腔呈弥漫性狭窄，或近乎闭塞，造成管腔内血流显著减少。天楼解毒消肿散能够明显改善糖尿病足大鼠足背动脉的血流速度、增大 PI、减小 RI，对糖尿病足溃疡具有很好的治疗作用，考虑与其促进血管新生、调节促血管生成因子等因素有关。对于其作用机制我们将在后续的实验中进一步完善。

参 考 文 献

［1］李秋，张海清，陈青，等.严重下肢动脉病变与糖尿病足的相关性研究

[J].中华内分泌代谢杂志,2009,25(6):598-600.

[2] 张昱.2 型糖尿病足溃疡患者临床分析[J].湖南中医药大学学报,2013,33(6):22-23.

[3] 刘小明,许亮,包凌云,等.彩色多普勒超声检测足背动脉评估糖尿病足肢端局部缺血[J].浙江中西医结合杂志,2011,21(4):236-237.

[4] 巴元明,尹红,姚杰,等.天楼解毒消肿散外用治疗糖尿病足 100 例临床观察[J].中医杂志,2016,57(6):496-499.

[5] 李友山,郑琪,冀凌云,等.改良 STZ 法制备糖尿病足溃疡大鼠模型[J].辽宁中医杂志,2016,43(1):158-160.

[6] 韩强,李守伟,柳国斌,等.金黄色葡萄球菌感染糖尿病足大鼠模型的建立及评价[J].天津中医药大学学报,2014,33(3):146-151.

[7] 刘坡,祁少海,舒斌,等.不同深度糖尿病大鼠烫伤模型的制备[J].中华实验外科杂志,2007,24(10):1257-1259,1283.

[8] 闫波,杜家福,许坤.从"五驾马车"谈 2 型糖尿病患者低血糖预防策略[J].中外医学研究,2013,11(6):147-148.

[9] 张继,赵小二,吴慧,等.三维动态增强 MR 血管造影在糖尿病足下肢动脉病变中的应用研究[J].磁共振成像,2014,5(2):126-131.

[10] Bargellini I, Piaggesi A, Cicorelli A, et al. Predictive value of angiographic scores for the integrated management of the ischemic diabetic foot[J]. J Vasc Surg,2013,57(5):1204-1212.

[11] 文达辉,黄涛,田利玲,等.彩色多普勒超声在老年糖尿病患者足背动脉病变诊断中的应用[J].中国医学影像技术,2005,21(6):871-873.

[12] Duan J, Zheng C L, Gao K, et al. Ultrasonography of lower limb vascular angiopathy and plaque formation in type 2 diabetes patients and finding its relevance to the carotid atherosclerotic formation[J]. Pak J Med Sci,2014,30(1):54-58.

[13] Elgzyri T, Ekberg G, Peterson K, et al. Can duplex arterial

ultrasonography reduce unnecessary angiography[J]. J Wound Care,2008,17 (11):497-500.

[14] 牛淑珍,王俊.彩色多普勒超声在 2 型糖尿病患者足背动脉病变中的 应用价值[J].中国现代医生,2015,53(1):49-51.

天楼解毒消肿散对糖尿病足大鼠足背动脉
HIF-1α、VEGF 表达及 MVD 的影响

【摘要】 目的:观察天楼解毒消肿散治疗糖尿病足的可能作用机制。方法:将 60 只大鼠随机分为正常对照组、模型组、天楼解毒消肿散组、莫匹罗星组和如意金黄散组,每组 12 只。除正常对照组外,其余组大鼠采用高脂饲料喂养加链脲佐菌素液腹腔注射制成糖尿病大鼠模型,用烫伤法制成糖尿病足大鼠模型。正常对照组不予以任何处理,模型组每天常规清理患肢溃疡部位,天楼解毒消肿散组予以天楼解毒消肿散直接涂抹于溃疡处,莫匹罗星组予以莫匹罗星软膏外敷,如意金黄散组予以如意金黄散涂抹于患处或用凡士林调和后摊于纱布上贴患处。各组药物用量均以覆盖整个溃疡面为度。每天 1 次。给药 2 周后观察各组大鼠创面一般情况及溃疡面积变化,HE 染色观察各组大鼠足背动脉变化,免疫组化法观察各组大鼠足背动脉缺氧诱导因子 1α(HIF-1α)、血管内皮生长因子(VEGF)表达及微血管密度(MVD)的变化。结果:与模型组比较,天楼解毒消肿散组、莫匹罗星组、如意金黄散组溃疡面积明显减小,且天楼解毒消肿散组疗效最佳($P<0.05$)。与正常对照组比较,模型组大鼠足背动脉 HIF-1α、VEGF 表达及 MVD 明显增高($P<0.05$)。与模型组比较,天楼解毒消肿散组、莫匹罗星组、如意金黄散组大鼠足背动脉 HIF-1α、VEGF 表达及 MVD 较模型组明显增高($P<0.05$),且天楼解毒消肿散组较莫匹罗星组、如意金黄散组增高($P<0.05$)。结论:天楼解毒消肿散能增高糖尿病足大鼠足背动脉 HIF-1α、VEGF 表达及 MVD,可能是其治疗大鼠糖尿病足的机制之一。

【关键词】 糖尿病足;天楼解毒消肿散;足背动脉;缺氧诱导因子 1α;血管内皮生长因子;微血管密度;血管新生

糖尿病足是糖尿病常见的慢性并发症之一,我国有 2‰~25‰ 的糖尿病患者在病程中可并发足部溃疡,并有逐年增加的趋势。糖尿病足病情复杂,可反复发作,严重者会导致截肢或引发脓毒血症而危及生命。天楼解毒消肿散为民

间验方,经前期研究发现,天楼解毒消肿散对金黄色葡萄球菌、大肠杆菌、铜绿假单胞菌具有一定的抑制作用,外用天楼解毒消肿散可显著提高糖尿病足的治愈率,改善症状,缩小溃疡面积。为进一步研究天楼解毒消肿散促进溃疡愈合的机制,我们制备糖尿病足大鼠模型,并通过外用天楼解毒消肿散对大鼠进行干预,观察大鼠足部溃疡面积的变化及大鼠足背动脉缺氧诱导因子 1α(HIF-1α)、血管内皮生长因子(VEGF)表达及微血管密度(MVD)的变化。现将结果报道如下。

1 材料和方法

1.1 动物

SPF 级 SD 大鼠 60 只,体重(300 ± 25) g,雌雄各半,由华中科技大学实验动物中心提供,动物生产许可证号为 SCXK(鄂)2010-0009。

1.2 药物

天楼解毒消肿散,组成为重楼 1.5 g、拳参 2 g、制天南星 1 g、山柰 1 g、樟脑 0.5 g,由湖北省中医院制剂中心制备。如意金黄散,由北京同仁堂股份有限公司同仁堂制药厂生产,规格 12 g,国药准字 Z11020906。莫匹罗星软膏,由中美天津史克制药有限公司生产,规格 6 g,国药准字 H10930064。

1.3 主要试剂及仪器

高脂饲料(碳水化合物占 20%,脂肪占 61%,蛋白质占 19%,其中脂肪成分主要是精炼油和蛋黄粉),由武汉市武昌区春龙实验动物饲料机械经营部加工制作;链脲佐菌素(STZ),由北京索莱宝科技有限公司生产,货号为 1122F034;无水乙醇(货号为 10009218)、二甲苯(货号为 10023418),均由国药集团化学试剂有限公司生产;苏木精(货号为 H9627),由美国 Sigma 公司生产;枸橼酸钠(批号为 F20100127),由国药集团化学试剂有限公司生产;枸橼酸(批号为 20160406),由国药集团化学试剂有限公司生产;免疫组化试剂盒(货号为 PV-9000),由北京中杉金桥生物技术有限公司生产;浓缩型 DAB 试剂盒(货号为 DA1010),由北京索莱宝科技有限公司生产;3%戊巴比妥钠(批号为 57330),由

BIOCAM 公司进口分装;兔抗鼠 HIF-1α 抗体(货号为 20960-1-ap)、兔抗鼠 MVD 抗体(货号为 15331-1-ap),均由武汉三鹰生物技术有限公司生产;兔抗鼠 VEGF 抗体(货号为 sc-7269),由美国 Santa 公司生产。JT-12J 电脑生物组织脱水机、JK-6 生物组织摊烤片机,均由武汉俊杰实业集团有限公司生产;RM 2016 轮转式切片机,由德国 Leica 公司生产;BX53 型生物显微镜,由奥林巴斯公司生产;YLS-5Q 超级控温烫伤仪,由济南益延科技发展有限公司生产;EOS 600D 数码相机,由台湾佳能股份有限公司生产。

1.4 动物模型的建立

60 只大鼠用普通饲料适应性喂养 1 周后,采用随机数字表法选取其中 12 只作为正常对照组,采用普通饲料喂养。其余 48 只大鼠参照文献[5]~[7]建立糖尿病足模型,以高脂饲料喂养 1 个月后,禁食 24 h,用 pH 值为 4.2、浓度为 0.1 mmol/L 的枸橼酸-枸橼酸钠缓冲液在 4 ℃条件下溶解 STZ,配成 1% STZ 溶液,按 40 mg/kg 的剂量一次性腹腔注射,随后改为普通饲料喂养,3 天后大鼠出现多饮多尿、背毛污秽且垫料潮湿等,测外周空腹血糖≥16.7 mmol/L,即为糖尿病大鼠造模成功。造模不成功者再次空腹 12 h 后按 10 mg/kg 的剂量注射 1% STZ 溶液。正常对照组腹腔注射等体积的枸橼酸-枸橼酸钠缓冲液。造模成功的大鼠用普通饲料喂养 1 个月后,以 3% 戊巴比妥钠腹腔注射(30 mg/kg)进行麻醉,应用 YLS-5Q 超级控温烫伤仪在 0.5 kg 压力下,以 80 ℃作用 4 s,在大鼠右后肢足背处造成烫伤,深至皮下,观察烫伤处皮肤,出现苍白、肿胀、破溃等,即为糖尿病足大鼠造模成功。正常对照组不进行特殊处理。

1.5 动物分组及给药

48 只造模成功的大鼠按随机数字表法分为模型组、天楼解毒消肿散组、莫匹罗星组、如意金黄散组,每组 12 只。各组大鼠每天用生理盐水清洗溃疡部位。天楼解毒消肿散组予以天楼解毒消肿散直接涂抹于溃疡处,外用无菌纱布包扎固定;莫匹罗星组予以莫匹罗星软膏外敷,用无菌纱布包扎溃疡局部;如意金黄散组予以如意金黄散涂抹于患处或用凡士林调和后摊于纱布上贴患处;模型组不进行特殊处理。各组用量均以覆盖整个溃疡面为度。每天换药 1 次,给药 2 周。

1.6 观察指标及方法

各组大鼠于治疗后采用随机数字表法抽取 5 只，腹腔注射 3.5％水合氯醛（1 mL/100 g）麻醉大鼠后，在环韧带稍下方，取 2 mm 足背动脉用 4％多聚甲醛固定。

（1）大鼠创面一般情况及溃疡面积：用黑色记号笔沿溃疡边缘画出创面轮廓，用数码相机在多种曝光模式下拍摄创面照片，所有操作均由同一医生完成。将所采集的全部图片导入计算机，应用 Image J 1.46 医学图像分析软件分析。

（2）HE 染色观察大鼠足背动脉内膜、斑块：标本经 4％多聚甲醛固定后，经冲洗、取材、脱水、透明、浸蜡、包埋、切片、贴片等步骤制成组织切片。将石蜡切片脱蜡、水化，并对组织切片进行 HE 染色，用生物显微镜观察足背动脉内膜、斑块等的变化。

（3）免疫组化法检测足背动脉 HIF-1α、VEGF 表达及 MVD：将石蜡切片浸入抗原修复液中，微波抗原修复，滴加配制好的 3％过氧化氢溶液于切片组织上以阻断内源性过氧化物酶，加抗 HIF-1α、VEGF、MVD 一抗后于 4 ℃湿盒中孵育过夜（15 h），按二抗试剂盒说明添加二抗，DAB 显色、苏木精复染、中性树胶封片。采用 Image-Pro Plus 6.0 软件进行测量、分析图中积分光密度（IOD）。

1.7 统计学方法

采用 SPSS 19.0 软件分析数据，计量资料以均值±标准差（$\bar{x} \pm s$）表示，组间比较采用 ANOVA 分析，$P < 0.05$ 为差异有统计学意义。

2 结果

2.1 各组大鼠创面一般情况

正常对照组大鼠足部无溃疡。给药后模型组大鼠足部伤口基底部颜色暗红，几乎看不到肉芽组织，可见明显渗出液，偶有少量渗血，溃疡愈合情况最差，严重者可见足趾断裂。给药后天楼解毒消肿散组大鼠足部溃疡愈合情况最优，伤口几乎完全愈合，无渗出，无红肿，与正常皮肤无明显差异。给药后莫匹罗星组和如意金黄散组大鼠足部溃疡愈合情况一般，不及天楼解毒消肿散组，创面周边可见瘢痕组织,伤口基底部颜色暗红,并可见肉芽组织,伤口表面干燥,未见渗血、渗出液。

2.2 各组大鼠足部溃疡面积比较

由表1可知,与正常对照组比较,模型组溃疡面积明显增大($P<0.05$)。与模型组比较,天楼解毒消肿散组、莫匹罗星组、如意金黄散组溃疡面积明显减小($P<0.05$),且天楼解毒消肿散组溃疡面积最小。

表1 各组大鼠足部溃疡组织中 HIF-1α、VEGF 表达及 MVD、溃疡面积比较($\bar{x}\pm s$)

组别	只数	HIF-1α(IOD)	VEGF(IOD)	MVD(IOD)	溃疡面积/cm²
正常对照组	5	0.01459±0.00242	0.02±0.01	1.55±0.47	0
模型组	5	0.03574±0.00169*	0.17±0.05*	2.48±0.32*	0.76±0.07*
莫匹罗星组	5	0.05447±0.00259△	0.38±0.05△	4.23±0.45△	0.47±0.08△
如意金黄散组	5	0.04560±0.00691△	0.41±0.05△	4.31±0.92△	0.51±0.06△▲
天楼解毒消肿散组	5	0.07194±0.00408△▲#	0.63±0.04△▲#	6.28±0.95△▲#	0.20±0.07△▲#

注:与正常对照组比较,* $P<0.05$;与模型组比较,△ $P<0.05$;与莫匹罗星组比较,▲ $P<0.05$;与如意金黄散组比较,# $P<0.05$。

2.3 各组大鼠足背动脉内膜情况

由图1可知,正常对照组可见足背动脉内膜光滑,管腔未见狭窄,内皮细胞结构正常,单层紧贴内弹力板,内皮细胞、内弹性膜、中层平滑肌细胞均排列整齐,胞质呈嗜酸性红染,细胞核形态正常。模型组足背动脉内可见明显的粥样硬化斑块,管腔呈不规则狭窄,内膜增厚,内皮细胞、内弹性膜、中层平滑肌细胞排列紊乱,血管周围组织可见明显炎症改变。天楼解毒消肿散组较模型组足背动脉病变程度轻,内膜较光滑,未见粥样硬化斑块,脂质沉积及浸润表现不明显,但与正常对照组比较,内皮细胞排列稍有不整齐,细胞核形态不规则。莫匹罗星组、如意金黄散组足背动脉内膜情况介于模型组与天楼解毒消肿散组之间,均未见明显粥样硬化斑块,但血管内膜明显增厚,内皮细胞排列不整齐,内、外皮层分界模糊不清,细胞核形态明显改变,血管周围肌肉可见炎症改变,如意金黄散组血管周围可见明显坏死。

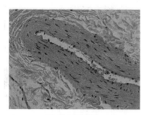
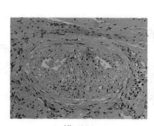
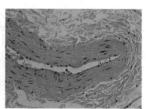

正常对照组　　　　　　　模型组　　　　　　天楼解毒消肿散组

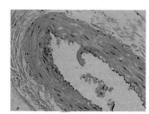
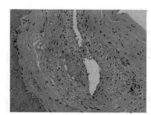

莫匹罗星组　　　　　　　如意金黄散组

图1　各组大鼠足背动脉光镜下改变(×400)

2.4　各组大鼠足背动脉 HIF-1α、VEGF 表达及 MVD 比较

由表1可知,正常对照组大鼠足背动脉中几乎不存在 HIF-1α、VEGF 表达,与正常对照组比较,模型组 HIF-1α、VEGF 表达及 MVD 明显增高($P<$0.05)。与模型组比较,天楼解毒消肿散组、莫匹罗星组、如意金黄散组大鼠足背动脉 HIF-1α、VEGF 表达及 MVD 明显增高($P<0.05$),且天楼解毒消肿散组较莫匹罗星组、如意金黄散组增高($P<0.05$)。各组大鼠足背动脉 HIF-1α、VEGF 表达及 MVD 见图2。

3　讨论

糖尿病足是糖尿病常见并发症之一,归属于中医学"消渴""血痹""脱疽"等范畴,总属本虚标实之证。气阴两虚、痰瘀互结而致热毒腐蚀为糖尿病足发病的基本病因。气虚则无力行血,血脉不通,则瘀血阻滞;阴虚则不能制约阳气,阴虚化热,虚火灼津而致痰热内生。病程日久则损伤脾肾,脾肾阳气不足,寒湿内生,水湿停滞,凝聚为痰。血瘀、痰凝是糖尿病足发生的病理基础及基本病机,代谢产物蓄积而生毒、痰、瘀,进而阻滞、损伤脉络,络中营卫气血津液运行输布及渗化失常,日久脉络瘀阻从而形成坏疽。

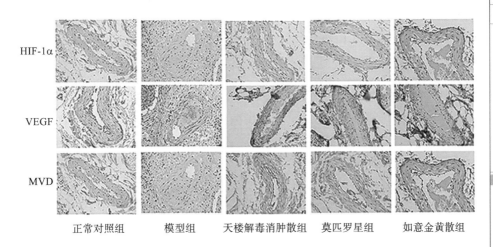

<table>
<tr><td>HIF-1α</td></tr>
<tr><td>VEGF</td></tr>
<tr><td>MVD</td></tr>
<tr><td>正常对照组</td><td>模型组</td><td>天楼解毒消肿散组</td><td>莫匹罗星组</td><td>如意金黄散组</td></tr>
</table>

图 2　各组大鼠足背动脉 HIF-1α、VEGF 表达及 MVD(×400)

　　天楼解毒消肿散是民间验方,由重楼(白蚤休)1.5 g、拳参(红蚤休)2 g、制天南星 1 g、山柰 1 g、樟脑 0.5 g 五味中药组成。方中重楼清热解毒、消肿止痛,为君药;拳参清热解毒、消肿止血,制天南星燥湿化痰、散结消肿,为臣药;山柰消肿止痛,为佐药;樟脑除湿止痒、消肿止痛,为使药。诸药合用,共奏清热解毒、消肿止血之功。

　　糖尿病患者下肢血管病变是糖尿病足发病的主要因素,糖尿病足患者下肢除具有严重缺血缺氧病变外,常伴侧支血管形成能力的不足。因此,改善肢体缺氧状态、促进血管新生、改善并恢复肢体血流是治疗糖尿病足的关键。HIF-1α 是调节体内氧代谢的关键因子,对缺氧细胞起稳定作用。机体在常氧条件下,HIF-1α 中的脯氨酸残基(P402 和 P564)经氧依赖性脯氨酰羟化酶羟化后与希佩尔-林道蛋白结合,其复合物被 E3 泛素-蛋白酶体途径迅速降解,所以正常对照组大鼠足背动脉中 HIF-1α 几乎不表达。而在缺氧条件下,脯氨酸残基的羟化作用受到抑制,HIF-1α 不被降解而在细胞内蓄积进入细胞核,所以缺氧条件下可检测到 HIF-1α 的表达水平升高。HIF-1α 在缺氧反应元件处与缺氧诱导因子 1β(HIF-1β)亚基结合形成二聚体复合物缺氧诱导因子 1(HIF-1),对缺氧时细胞中多种基因如 VEGF 等起到调控作用。VEGF 是与新生血管密切相关的促血管生成因子。MVD 是公认能反映血管生成的指标之一。在糖尿病足患者中，有缺氧→HIF-1α→VEGF 这一调控链存在，VEGF 受 HIF-1α 调控，VEGF 的 5′端具有 VEGF 与 HIF-1 相互作用的缺氧反应元件。VEGF 与 VEGF 受体结合后，通过一系列信号转导，调控血管内皮细胞增生、迁移，形成新的血管。Thangarajah 等研究表明，糖尿病患者出现组织缺血缺氧时，机体不能及时上调 HIF-1α 的表达水平，导致 VEGF 等生长因子不能正常表达，血管新生受阻，持续出现组织循环障碍，使组织缺血缺氧进一步加重而出现坏死。

本研究结果显示，天楼解毒消肿散外用可明显促进糖尿病足大鼠溃疡愈合，糖尿病足大鼠存在高血糖和创伤两个致病因素，正常创伤组织在肢体缺血缺氧后，大量表达 HIF-1α、VEGF，产生代偿性适应，促使缺血肢体形成新生血管，而高血糖状态可能抑制了 HIF-1α、VEGF 的表达，减缓了微血管生成，使模型组大鼠创面愈合困难；天楼解毒消肿散外用能有效上调 HIF-1α、VEGF 表达及增高 MVD，在一定程度上改善了高血糖状态对缺氧正常反应的抑制作用，改善了创面微环境，促进了新生血管生成，从而起到促进创面愈合的作用。

参 考 文 献

［1］王玉珍，许樟荣.第五届国际血管外科暨第一届国际糖尿病血管疾病会议（糖尿病足部分）纪要［J］.中华糖尿病杂志，2005，13（2）：152-153.

［2］Shakil S，Khan A U. Infected foot ulcers in male and female diabetic patients：a clinico-bioinformative study［J］. Ann Clin Microbiol Antimicrob，2010，9：2.

［3］辛绛，杨华.天楼解毒消肿散对皮肤感染动物的实验研究［J］.湖北中医杂志，2015，37（2）：23-24.

［4］巴元明，尹红，姚杰，等.天楼解毒消肿散外用治疗糖尿病足 100 例临床观察［J］.中医杂志，2016，57（6）：496-499.

［5］李友山，郑琪，冀凌云，等.改良 STZ 法制备糖尿病足溃疡大鼠模型［J］.辽宁中医杂志，2016，43（1）：158-160.

［6］韩强，李守伟，柳国斌，等.金黄色葡萄球菌感染糖尿病足大鼠模型的建

立及评价[J].天津中医药大学学报,2014,33(3):146-151.

[7] 刘坡,祁少海,舒斌,等.不同深度糖尿病大鼠烫伤模型的制备[J].中华实验外科杂志,2007,24(10):1257-1259,1283.

[8] 徐叔云,卞如濂,陈修.药理实验方法学[M].3版.北京:人民卫生出版社,2002.

[9] 姜小飞,冉兴无.糖尿病足溃疡面积及体积计算的方法学介绍[J].华西医学,2008,23(1):114-115.

[10] 胡锦庆,巴元明,丁霑,等.基于络病理论探讨糖尿病足溃疡的中医病机及治疗[J].辽宁中医杂志,2017,44(1):51-53.

[11] 陈明卫,李燕萍,唐益忠,等.不同来源和移植途径的自体干细胞治疗糖尿病缺血性下肢血管病变的随机对照研究[J].中华临床医师杂志(电子版),2013,7(14):6418-6423.

[12] Bracken C P,Whitelaw M L,Peet D J. The hypoxia-inducible factors:key transcriptional regulators of hypoxic responses[J]. Cell Mol Life Sci,2003,60(7):1376-1393.

[13] Sergiu-Bogdan C,Kensaku O,Teresa P,et al. Hyperglycemia regulates hypoxia-inducible factor-1α protein stability and function [J]. Diabetes,2004,53(12):3226-3232.

[14] Xia Y,Choi H-K,Lee K. Recent advances in hypoxia-inducible factor (HIF)-1 inhibitors[J]. Eur J Med Chem,2012,49:24-40.

[15] Berchner-Pfannschmidt U,Tug S,Kirsch M,et al. Oxygen-sensing under the influence of nitric oxide[J]. Cell Signal,2010,22(3):349-356.

[16] Shima D T,Gougos A,Miller J W,et al. Cloning and mRNA expression of vascular endothelial growth factor in ischemic retinas of *Macaca fascicularis*[J]. Invest Ophthalmol Vis Sci,1996,37(7):1334-1340.

[17] Zolota V,Gerokosta A,Melachrinou M,et al. Microvessel density, proliferating activity,p53 and bcl-2 expression in in situ ductal carcinoma of

the breast[J]. Anticancer Res,1999,19(4B):3269-3274.

[18] Mace K A,Yu D H,Paydar K Z,et al. Sustained expression of HIF-1α in the diabetic environment promotes angiogenesis and cutaneous wound repair[J]. Wound Repair Regen,2007,15(3):636-645.

[19] Hou N N,Huang N,Han F,et al. Protective effects of adiponectin on uncoupling of glomerular VEGF-NO axis in early streptozotocin-induced type 2 diabetic rats[J]. Int Urol Nephrol,2014,46(10):2045-2051.

[20] Yan H T,Su G F. Expression and significance of HIF-1α and VEGF in rats with diabetic retinopathy[J]. Asian Pac J Trop Med,2014,7(3):237-240.

[21] Thangarajah H,Vial I N,Grogan R H,et al. HIF-1alpha dysfunction in diabetes[J]. Cell Cycle,2010,9(1):75-79.

[22] Lee J W,Bae S H,Jeong J W,et al. Hypoxia-inducible factor (HIF-1)alpha:its protein stability and biological functions[J]. Exp Mol Med,2004,36(1):1-12.

临床与实验研究

天楼解毒消肿散外用治疗
糖尿病足 100 例临床观察

【摘要】 目的:观察天楼解毒消肿散外用治疗糖尿病足的临床疗效及安全性。方法:将 150 例糖尿病足患者随机分为治疗组(100 例)和对照组(50 例)。两组患者均给予降糖、降压、降脂、抗菌等基础治疗,治疗组加用天楼解毒消肿散适量直接涂抹于溃疡处,对照组加用如意金黄散适量涂抹于患处或用凡士林调和后摊于纱布上贴患处。两组均每日 1 次,治疗 4 周。比较两组治疗前后临床症状积分、溃疡面积,评价中医证候疗效。结果:治疗组中医证候疗效总有效率为 91%,对照组为 72%,治疗组明显优于对照组($P<0.05$)。治疗后,两组病灶范围、肿势、发热、疼痛、成脓性质、腐肉生成积分及临床症状总积分均较本组治疗前下降,溃疡面积亦明显下降($P<0.05$),且治疗组优于对照组($P<0.05$)。结论:天楼解毒消肿散外用能有效改善糖尿病足患者的临床症状,缩小溃疡面积,安全性好。

【关键词】 糖尿病足;天楼解毒消肿散;足部溃疡

糖尿病足(diabetic foot,DF)是指由糖尿病引起的与下肢远端神经异常和不同程度周围血管病变相关的足部溃疡、感染和(或)深层组织破坏。轻者发生溃疡,行走艰难,非常痛苦;重者甚至可能失去足或下肢。我国有 2%~25% 的糖尿病患者在病程中可并发足部溃疡,并有逐年增加的趋势。本研究采用天楼解毒消肿散外用治疗糖尿病足,现总结如下。

1 临床资料

1.1 诊断标准及中医辨证标准

糖尿病西医诊断标准参照 2013 年美国糖尿病协会(ADA)糖尿病诊疗指南。糖尿病足诊断标准参照《糖尿病足国际临床指南》。

中医诊断及辨证标准参照《中药新药临床研究指导原则》(第三辑)中"疮

痤""脱疽"的风热毒滞证、郁火毒结证、湿热毒蕴证辨证标准。

1.2　纳入标准

①符合上述诊断标准及中医辨证标准；②年龄 18～65 岁；③糖尿病足按 Wagner 分级为 1～3 级；④溃疡面积≤6 cm²；⑤签署知情同意书。

1.3　排除标准

①合并骨组织病变者；②特殊原因所致的糖尿病患者及癌性、结核性或其他特异性的溃疡患者；③哺乳期、妊娠期或正准备妊娠的妇女；④过敏体质及对本药物过敏者；⑤合并心脑血管及肝、肾、造血系统等严重原发病，以及精神障碍的患者；⑥病情危重，需要紧急行血管搭桥或介入治疗者；⑦1 周内服用过其他相关治疗药物或采用相关治疗方法者。

1.4　一般资料

150 例患者均为 2007 年 2 月至 2013 年 10 月在湖北省中医院就诊的糖尿病足患者，采用 SAS 9.2 软件随机分为治疗组（100 例）和对照组（50 例）。治疗组中男 48 例，女 52 例；年龄 38～64 岁，平均年龄（55.28±9.30）岁；病程 1.5～12 个月，平均病程（7.1±2.8）个月；Wagner 分级：1 级 18 例，2 级 45 例，3 级 37 例；平均空腹血糖（FBG）（10.03±4.86）mmol/L，平均餐后 2 h 血糖（2hPBG）（16.02±5.82）mmol/L，平均糖化血红蛋白（HbA1c）（9.95±2.52）mmol/L；溃疡面积 0.8～5.8 cm²。对照组中男 20 例，女 30 例；年龄 41～62 岁，平均年龄（56.63±7.8）岁；病程 1～11.5 个月，平均病程（6.9±3.0）个月；Wagner 分级：1 级 9 例，2 级 23 例，3 级 18 例；平均 FBG（10.75±4.34）mmol/L，平均 2hPBG（16.71±5.84）mmol/L，平均 HbA1c（8.74±1.90）mmol/L；溃疡面积 1.0～5.9 cm²。两组患者一般资料比较差异无统计学意义（$P > 0.05$），具有可比性。

2　方法

2.1　治疗方法

基础治疗：两组患者均采用低盐低脂糖尿病饮食，忌食辛辣食物及饮酒，注意皮肤卫生,避免搔抓摩擦。根据患者情况选择口服降糖药及胰岛素治疗,尽量使患者血糖达到理想目标:FBG 3.9～6.7 mmol/L,2hPBG 7.2～10.0 mmol/L,HbA1c<7%。高血压、高脂血症患者选择合适的降压、降脂药物,使患者血压、血脂控制在正常范围内。足部感染患者根据足部创面分泌物细菌培养和药敏试验的结果,选用敏感抗生素,治疗7～15日,感染症状和体征消失后停用抗生素;同时清洁伤口,每日换药。

治疗组加用天楼解毒消肿散(组成为重楼1.5 g、拳参2 g、制天南星1 g、山柰1 g、樟脑0.5 g,由湖北省中医院制剂中心制备,批准文号为鄂药制字Z20150021),取适量直接涂抹于患处。

对照组加用如意金黄散(北京同仁堂股份有限公司同仁堂制药厂生产,规格12 g,国药准字Z11020906),取适量涂抹于患处或用凡士林调和后摊于纱布上贴患处,每日1次。

两组均治疗4周。

2.2 观察指标及方法

观察治疗前后溃疡面积,用数码相机(台湾佳能股份有限公司,型号为EOS 600D)结合Image J 1.46医学图像分析软件测得;治疗前后采用中医症状分级量化表记录病灶范围、肿势、颜色、疼痛、发热、成脓性质、腐肉生成、头身痛、口干口苦、便干结症状的变化,症状按无、轻、中、重分别记0分、1分、2分、3分,分别计算各症状积分及总积分。

治疗前后观察患者的一般状况,包括精神、睡眠、食欲等,检测血、尿、大便常规,肝、肾功能,心电图,评价安全性。

2.3 疗效判定标准

中医证候疗效判定标准参照《中药新药临床研究指导原则》(第三辑)中急性疮疡疗效标准制定。临床痊愈:中医临床症状、体征消失或基本消失,证候积分减少≥95%。显效:中医临床症状、体征明显改善,70%≤证候积分减少<95%。有效:中医临床症状、体征均有好转,30%≤证候积分减少<70%。无效:中医临床症状、体征均无明显改善,甚或加重,证候积分减少<30%。

注意：证候积分减少＝［（治疗前证候积分－治疗后证候积分）/治疗前证候积分］×100％。

2.4 统计学方法

采用 SPSS 19.0 软件处理数据，计量资料以均数±标准差（$\bar{x} \pm s$）表示，组间比较采用 t 检验；计数资料组间比较采用卡方检验；等级资料组间比较采用 Radit 分析。

3 结果

3.1 两组患者中医证候疗效比较

由表 1 可知，治疗组中医证候疗效总有效率为 91％，对照组为 72％，治疗组明显优于对照组（$P<0.05$）。

表 1 两组糖尿病足患者中医证候疗效比较

组别	例数	临床痊愈	显效	有效	无效	总有效
治疗组	100	28	35	28	9	91
对照组	50	6	18	12	14	36

3.2 两组患者治疗前后溃疡面积比较

治疗组治疗前溃疡面积为（3.79±0.97）cm²，治疗后为（1.21±0.35）cm²；对照组治疗前后溃疡面积分别为（3.90±1.10）cm² 和（2.28±0.52）cm²。两组患者治疗后溃疡面积均较本组治疗前明显减小（$P<0.05$），且治疗组小于对照组（$P<0.05$）。

3.3 两组患者治疗前后临床症状积分比较

由表 2 可知，两组患者治疗后病灶范围、肿势、发热、疼痛、成脓性质、腐肉生成症状积分均较本组治疗前明显下降（$P<0.05$），且治疗组症状积分均明显低于对照组（$P<0.05$）。治疗组治疗前后临床症状总积分分别为（21.16±4.47）分和（4.00±1.06）分，对照组治疗前后分别为（22.38±3.79）分和（8.43±1.98）分。两组治疗后临床症状总积分均较本组治疗前降低，并且治疗组降低

较对照组更明显($P<0.05$)。

表 2　两组糖尿病足患者治疗前后临床症状积分比较($\bar{x}\pm s$)　　　单位:分

组别	时间	例数	病灶范围	颜色	肿势	发热	疼痛
治疗组	治疗前	100	2.51±0.39	1.97±0.45	2.36±0.34	1.48±0.14	2.33±0.72
	治疗后	100	1.08±0.61*	1.68±0.56	0.90±0.28*△	0.43±0.10*△	1.01±0.32△
对照组	治疗前	50	2.48±0.42	2.01±0.38	2.19±0.49	1.30±0.35	2.19±0.68
	治疗后	50	1.45±0.58*	1.70±0.44	1.38±0.29*	0.67±0.26*	1.48±0.42*

组别	时间	例数	成脓性质	腐肉生成	头身痛	口干口苦	便干结
治疗组	治疗前	100	2.11±0.65	2.38±0.44	1.15±0.30	1.99±0.60	1.45±0.30
	治疗后	100	0.67±0.21*△	0.65±0.12*△	0.98±0.41	1.78±0.52	1.38±0.44
对照组	治疗前	50	2.03±0.71	2.31±0.32	1.32±0.61	1.68±0.33	1.80±0.25
	治疗后	50	1.06±0.44*	1.11±0.26*	1.06±0.58	1.57±0.48	1.43±0.28

注:与本组治疗前比较,* $P<0.05$;与对照组治疗后比较,△ $P<0.05$。

3.4　安全性评价

治疗过程中两组患者血、尿、大便常规,肝、肾功能,心电图均未见异常,亦未见皮肤过敏情况。

4　讨论

糖尿病足是糖尿病较常见的并发症,是糖尿病患者住院的重要原因之一。研究显示,外周血管病变致感觉障碍、足部变形及合并感染是形成糖尿病足的主要原因,因糖尿病足而截肢者占骨科截肢率的60%以上,严重影响了糖尿病患者的生存质量。

中医学对糖尿病足形成的认识久远,《黄帝内经》曰:"发于足指,名脱疽。其状赤黑,死不治;不赤黑,不死;不衰,急斩之,不则死矣。"糖尿病足属中医学"脱疽""消渴"范畴,其病因病机目前多认为是本虚标实、痰瘀互结、气阴两虚、热毒腐蚀之证。气虚则瘀血阻滞、血脉不通,阴虚则化热伤津,津液亏虚,从而痰凝化腐,脱疽而成。病久导致脏腑亏虚;脾肾亏虚,阳气不足,导致寒湿内生,久则化热,热则肉腐,导致趾端坏死。中医辨证论治糖尿病足已取得良好疗效,在改善局部微循环、抗菌及促进愈合等方面有积极作用。

　　天楼解毒消肿散源于民间验方，方中重楼有小毒，为君药，具有清热解毒、消肿止痛的作用，其化学成分复杂，主要成分为甾体类、黄酮类及多糖和脂肪酸酯。研究表明，滇重楼对细菌的生长有抑制作用，可从表面消毒的滇重楼新鲜植株中分离内生细菌；用滇重楼的提取物对金黄色葡萄球菌、痢疾杆菌、伤寒沙门菌、普通变形杆菌、大肠杆菌及白色念珠菌等进行实验，约60％的内生细菌对指示菌有一定的抑制作用，同时重楼总皂苷可显著降低局部或全身的炎症损害程度，对糖尿病患者足部溃疡的愈合具有显著作用。方中拳参、制天南星为臣药，拳参清热解毒、消肿止血，制天南星燥湿化痰、散结消肿；佐以山柰消肿止痛；樟脑为使药，除湿止痒、消肿止痛。临床研究表明，拳参、制天南星、山柰、樟脑均具有明显的抗炎、抑菌、镇痛等作用。诸药合用，共奏清热解毒、消肿止血之功。临床以散剂形式直接涂抹于患处，简便易行。

　　本研究结果表明，外用天楼解毒消肿散可显著提高糖尿病足患者溃疡的治愈率，能改善患者临床症状，并缩小溃疡面积，且简单易行，经济安全，适宜推广。

参 考 文 献

[1] 陆再英，钟南山.内科学[M].7版.北京：人民卫生出版社，2008.

[2] 陈坚，缪亚琴.37例糖尿病足住院患者统计分析[J].中国病案，2014，15(2)：51-53.

[3] American Diabetes Association. Standards of medical care in diabetes—2013[J]. Diabetes Care,2013,36(Suppl 1):S11-S66.

[4] 廖二元，超楚生.内分泌学[M].北京：人民卫生出版社，2001.

[5] 姜小飞，冉兴无.糖尿病足溃疡面积及体积计算的方法学介绍[J].华西医学，2008，23(1)：114-115.

[6] 郑晓俊.冰黄解毒膏治疗急性阳证疮疡（痈、疖）的临床试验[D].太原：山西医科大学，2008.

[7] Tecilazich F，Dinh T，Veves A. Treating diabetic ulcers[J]. Expert Opin Pharmacother，2011，12(4)：593-606.

[8] Boulton A J. The diabetic foot：a global view[J]. Diabetes Metab Res Rev，2000，16(Suppl 1)：S2-S5.

[9] 王长璐,杨博华.中医外治糖尿病足溃疡的治疗现状[J].北京中医药, 2008,27(3):226-228.

[10] 武珊珊,高文远,段宏泉,等.重楼化学成分和药理作用研究进展[J]. 中草药,2004,35(3):344-347.

[11] 宣群,王芳,杨娟.滇重楼内生细菌分离及抑制人体病原菌活性菌株筛 选[J].昆明医学院学报,2010,31(3):21-23.

[12] 欧阳录明,黄晓敏,吴兴无,等.中草药体外抗白色念珠菌的实验研究 [J].中国中医药信息杂志,2000,7(3):26-27.

[13] 李艳红,刘娟,杨丽川,等.滇重楼对口腔病原菌生长影响的体外实验 研究[J].昆明医学院学报,2009,30(11):15-18.

[14] 于强,徐国钧,程永宝.中药七叶一枝花类的抑菌和止血作用研究[J]. 中国药科大学学报,1989,20(4):251-253.

[15] 凌丽,梁昌强,单立婧,等.重楼总皂苷对多发性创伤大鼠血清细胞因 子水平的影响[J].辽宁中医药大学学报,2009,11(6):241-244.

[16] 徐皓.天南星的化学成分与药理作用研究进展[J].中国药房,2011,22 (11):1046-1048.

[17] 陈育华,周克元,袁汉尧.山奈酚药效的研究进展[J].广东医学,2010, 31(8):1064-1066.

[18] 马桢红,陈淑玉,瞿明芳.樟脑油精药效及其安全性评价[J].中国媒介 生物学及控制杂志,2001,12(1):58-60.

"护肾Ⅱ号"对慢性肾脏病1～4期
患者头发微观结构的影响

【摘要】 目的:观察"护肾Ⅱ号"对慢性肾脏病(CKD)1～4期患者头发微观结构的影响,探讨肾"其华在发"的物质基础。方法:招募武汉市汉族健康志愿者20例(健康组);将100例慢性肾脏病1～4期患者,按随机数字表法分为对照组和治疗组,各50例。健康组正常饮食。对照组给予常规对症处理,疗程为12个月。治疗组在对照组治疗的基础上予以"护肾Ⅱ号"治疗,疗程为12个月。采用扫描电子显微镜检测3组患者治疗前后头发微观结构。结果:CKD 1～4期患者头发微观结构发生明显变化,"护肾Ⅱ号"改善了CKD 1～4期患者头发微观结构。结论:"护肾Ⅱ号"可以改善CKD 1～4期患者头发微观结构,在一定程度上为肾"其华在发"提供了物质基础,扩大了肾本质的研究范围。

【关键词】 慢性肾脏病;CKD 1～4期;"护肾Ⅱ号";肾本质;肾"其华在发";微观结构

肾脏是人体重要器官之一,目前,人们从"肾主生殖""肾主骨""肾阴虚证""肾阳虚证"等方面对肾本质进行了较为深入的研究。肾"其华在发"理论是中医基础理论中的重要内容,头发望诊是中医学局部望诊中的重要组成部分,从肾论治是治疗毛发疾病的重要治疗原则之一。因中医学发展的特性,肾"其华在发"理论缺乏物质基础。近年来,随着科技的不断进步、多学科的相互交叉,分析化学和材料科学检测技术取得了长足发展,为我们的研究提供了便利条件。本研究通过检测慢性肾脏病(chronic kidney disease,CKD)1～4期肾虚证患者头发微观结构,并与健康志愿者头发进行对比,用"护肾Ⅱ号"进行干预治疗,观测治疗前后患者头发微观结构的改变,为肾"其华在发"理论提供物质基础,扩大肾本质的研究范围。

1 资料与方法

1.1 诊断、分期标准

（1）诊断标准参照美国 NKF-K/DOQI 工作组发布的《慢性肾脏病及透析的临床实践指南》(2002 版)制定。①肾脏病理检查结果异常；②具备肾损害的指标，包括血、尿成分异常；③肾脏影像学（B 超或 CT）检查结果异常；④肾小球滤过率(GFR)<60 mL/min，持续时间大于 3 个月，有或无肾损害表现。符合以上一项者即可诊断。

（2）分期标准见表 1。

表 1　NKF-K/DOQI CKD 分期标准

慢性肾脏病分期	描述	肾小球滤过率/(mL/min)
1	肾功能正常	$\geqslant 90$
2	肾功能轻度下降	$60 \sim 89$
3	肾功能中度下降	$30 \sim 59$
4	肾功能重度下降	$15 \sim 29$
5	肾衰竭	<15

1.2 纳入标准

①符合 CKD、肾虚证诊断标准，且由急慢性肾小球肾炎、肾盂肾炎、糖尿病等肾系疾病引起；②用药史清楚；③汉族，长期居住在武汉市；④感染、酸中毒、电解质紊乱、高血压等得到有效控制；⑤CKD 1～4 期患者；⑥病程≥12 个月；⑦受试者知情同意，自愿参加本试验。

1.3 排除标准

①孕妇或哺乳期患者；②合并心、脑、肝和造血系统等严重原发病，对多种药物过敏者；③不能配合本研究完成有关的一般资料和临床标本采集者；④CKD 5 期患者；⑤年龄小于 18 周岁者；⑥曾局部或系统接受过放射治疗或化学治疗者；⑦曾进行植发手术，存在头皮瘢痕者；⑧染发/烫发者；⑨近半年内接受激素治疗者；⑩生活在矿区附近者。

1.4 一般资料

招募武汉市汉族健康志愿者 20 例，纳入健康组。2013 年 3 月至 2015 年 3 月湖北省中医院肾病科门诊 CKD 1～4 期肾虚证患者 100 例，按随机数字表法分为对照组和治疗组，各 50 例。健康组：男 12 例，女 8 例；年龄(49.3±4.5)岁。对照组：男 27 例，女 23 例；年龄(50.7±5.1)岁；病程(6.7±1.5)年；CKD 1 期 20 例，CKD 2 期 17 例，CKD 3 期 9 例，CKD 4 期 4 例；原发病中慢性肾小球肾炎(chronic glomerulonephritis，CGN)21 例，高尿酸血症(hyperuricemia，HUA)10 例，肾病综合征(nephrotic syndrome，NS)9 例，IgA 肾病(IgAN)6 例，糖尿病肾病(diabetic nephropathy，DN)4 例。治疗组：男 28 例，女 22 例；年龄(48.6±4.6)岁；病程(5.9±1.9)年；CKD 1 期 22 例，CKD 2 期 15 例，CKD 3 期 7 例，CKD 4 期 6 例；原发病中 CGN 19 例，HUA 9 例，NS 10 例，IgAN 5 例，DN 7 例。3 组患者年龄、性别差异均无统计学意义($P>0.05$)，具有可比性。对照组与治疗组病程、病情、原发病方面比较，差异均无统计学意义($P>0.05$)，具有可比性。

1.5 干预方法

(1) 健康组正常饮食。

(2) 对照组给予低盐、低磷、优质低蛋白饮食，纠正肾性贫血、水和电解质紊乱及酸碱失衡，并进行利尿消肿、改善微循环等常规对症处理，疗程为 12 个月。

(3) 治疗组在对照组治疗的基础上加用"护肾Ⅱ号"(生地黄 15 g，山药 15 g，山茱萸 15 g，黄芪 15 g，党参 15 g，茯苓 15 g，穿山龙 15 g，金樱子 15 g，芡实 30 g，知母 10 g，黄柏 10 g，何首乌 15 g 等)口服，气阴两虚者使用基本方，偏气虚者，加大党参、黄芪剂量，偏阴虚者加大生地黄、山药、山茱萸剂量，阳虚、阴阳两虚者加桂枝、制附子。水煎服，每日 200 mL，每日 2 次。疗程为 12 个月。

1.6 观察指标

取头发样品放入装有 100% 丙酮的小烧杯中清洗 2 次，超声波清洗 7 min，真空干燥，将头发水平固定在样品台上，离子溅射仪喷金，扫描电子显微镜观察并拍照。放大倍数为 2000 倍，加速电压为 1.0 kV，工作距离为 4.7 mm。仪器：

超声波清洗机（SB-5200，宁波新芝生物科技股份有限公司），离子溅射仪（KYKY SBC-12，日立公司），扫描电子显微镜（S-3000N，日立公司）。

2 结果

健康组头发毛小皮呈屋瓦状重叠排列，厚薄一致，下缘被下部的毛小皮上缘覆盖，相互紧密扣合，呈趋于水平波浪状波纹，细胞表面光滑，未见翘起、破裂、孔洞、肿胀、纵沟及脱落等（图1）。CKD患者，毛小皮排列层次疏密不均，大部分形状失去规则且厚薄不一，表面粗糙，游离缘不整齐，波纹的波峰、波谷起伏较大，纹理结构紊乱，间距不均，呈大、中、小锯齿状间插排列，大部分毛小皮翻翘、破裂，可见缝隙，部分毛小皮间相互粘连并出现脱落，甚者可见裸露的皮质（图2）。对照组治疗后，患者头发多数毛小皮排列不均，基本上呈大锯齿状排列，局部形状失去规则，纹理结构较紊乱，部分毛小皮脱落，可见裸露的皮质，部分毛干表面凹凸不平（图3）；治疗组治疗后，患者头发毛小皮的排列层次欠均匀，呈小波浪状波形，峰间距较小，基本上呈小锯齿状排列，可见裸露的皮质（图4）。

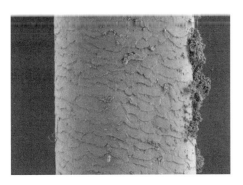

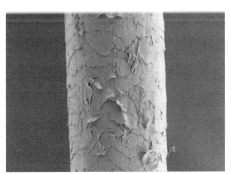

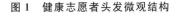

图1 健康志愿者头发微观结构   图2 CKD患者头发微观结构

3 讨论

头发是皮肤的一种附属器官，由毛干和毛囊组成。毛干指露出皮肤的部分，剖面由外至内可分为毛小皮、皮质和髓质。毛小皮是覆盖在毛发最外层的一部分，基本上呈屋瓦状重叠排列，游离端朝向毛发末端，主要由毛小皮细胞组

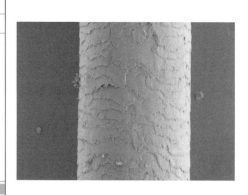 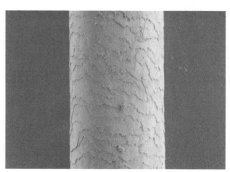

图 3　对照组治疗后患者头发微观结构　　　图 4　治疗组治疗后患者头发微观结构

成。毛小皮对保持头发乌黑、亮泽和柔韧具有十分重要的意义。任何外界的损伤，首先导致毛小皮的损伤。皮质由皮质细胞组成，相邻的皮质细胞排列紧密，与毛发的长轴平行。髓质位于毛干的最中央，由于毛发种类不同，髓质可能缺失、间断或连续。近年来，国内外大量学者应用扫描电子显微镜对头发超微结构进行研究，但侧重于研究理化因素等对头发超微结构的影响。刘跃华等发现染发和烫发会损伤毛小皮，特别是频繁烫染会造成毛小皮完全脱落，头发失去毛小皮的保护，变得干燥无光泽，失去弹性。因此，本研究排除了烫发、染发的患者。傅湘琦利用扫描电子显微镜对 105 岁、81 岁、70 岁、50 岁、33 岁和 22 岁受试者的头发超微结构进行观察，结果显示毛干表面毛小皮的排列、毛小皮与毛小皮游离缘的间距、毛小皮游离缘的形态均有不同，说明头发的超微结构与年龄（肾气）有密切关系。黄杨等用扫描电子显微镜观察不同年龄段健康志愿受试者头发的直径，发现随着年龄增长，头发直径逐渐增大，10～39 岁受试者头发最粗，40～49 岁受试者头发直径开始逐渐减小，大于 60 岁的受试者头发直径相当小，说明在不同年龄受试者之间头发直径差异较大。唐群用扫描电子显微镜观察肾精不足证、肾阴虚证、血虚证患者及正常人毛发表面微观形态，结果显示肾精不足证患者头发最细，毛小皮间距较宽，排列不整齐，边缘有不同程度的破损，毛干表面可见破损的碎片附着；肾阴虚证患者头发毛干较细，毛小皮排列紊乱，游离缘有少量微突；血虚证患者头发毛干较肾精不足证患者、肾阴虚证患者粗，毛小皮排列均匀，间距较宽，但边缘可见破损、外翻、脱落；正常人头发毛小皮排列均匀致密，毛小皮间距较均匀，扣合紧密，毛干表面可见少量破损的碎片。

毛小皮边缘翘起或破裂称为剥蚀。慢性肾脏病（CKD）的关键病机为肾元衰败，导致肾精亏虚，毛囊球营养不足，毛发失去濡养，因而头发出现结构上的毛小皮损伤，头发结构破坏，本研究中 CKD 患者头发存在明显剥蚀。

"护肾Ⅱ号"为全国名老中医邵朝弟教授的经验方，是从古方六味地黄丸化裁而成。我们前期已进行"护肾Ⅱ号"对慢性肾衰竭（CRF）干预作用的临床研究，结果显示有效率为 94.87％，"护肾Ⅱ号"具有改善肾功能、延缓肾衰竭发展的作用。万力生等统计和筛选了近年中医治疗脱发的处方用药，结果内服方中治疗斑秃的药物按出现频率由大到小依次为何首乌、熟地黄、枸杞子、菟丝子、女贞子等。实验研究也发现，多种具有补肾功效的中药能促进体外培养的小鼠或人的头皮毛囊细胞生长。

头发是一种主要由 α-角蛋白（由含硫氨基酸构成）组成的结构复杂的纤维，还含有脂质、水、色素和微量元素等成分。研究认为，"肾藏精"的生理功能和"肾精亏虚"的病理状态均与头发微量元素密切相关。CKD 患者头发中 Mg、Ca、Fe、Zn、Sc 含量较正常人明显下降。中药含大量的微量元素，中药中微量元素含量已经被用作现代药理学研究的一个重要指标。管竞环等学者不仅提出而且论证了中药四性机制学说，该学说认为药物中各种微量元素含量是决定植物类中药寒、凉、温、热四性的主要因素之一，中药中稀土元素含量的升高和降低，伴随着药性寒凉和温热两种不同属性的消长与转化。中药的功效是通过微量元素的"归经"来完成的，中药中微量元素的含量和比例与其功效有密切关系。中药配伍就是通过改变方剂中微量元素的比例，以达到更优疗效的方法。

"护肾Ⅱ号"中党参、山药、何首乌、茯苓等中药含有 K、Ca、Mg、Fe、Se、Zn 等多种微量元素。本研究中 CKD 患者头发中 Cu 含量增高。丁霞等研究认为山茱萸炮制后，除 Cu 外大多数元素的溶出增加，尤其是稀土元素（La、Ce）及 V、Fe、Ca、P、Cr 等元素含量显著增高。"护肾Ⅱ号"在六味地黄丸的基础上化裁而来，仍然具有原方"三补""三泻"之意。现代药理学研究证实补益中药中含有大量人体所需的微量元素，这些微量元素直接影响其药效，即使在茯苓、猪苓、泽泻等这类利尿中药中，也含有丰富的微量元素。本研究中CKD 1～4 期患者经过"护肾Ⅱ号"治疗后，头发结构得以修复，其作用机制尚不明确，有待进一步深入研究。

参 考 文 献

[1] National Kidney Foundation. K/DOQI clinical practice guidelines for chronic kidney disease：evaluation，classification，and stratification[J]. Am J Kidney Dis，2002，39(2 Suppl 1)：S1-S266.

[2] Deedrick D W，Koch S L. Microscopy of hair part 1：a practical guide and manual for human hairs[J]. Forensic Sci Commun，2004，6(1)：1-7.

[3] Okuda C，Ito M，Sato Y. Trichophyton rubrum invasion of human hair apparatus in tinea capitis and tinea barbae：light and electron microscopic study [J]. Arch Dermatol Res，1991，283(4)：233-239.

[4] Ahn H J，Lee W S. An ultrastructural study of hair fiber damage and restoration following treatment with permanent hair dye[J]. Int J Dermatol，2002，41(2)：88-92.

[5] 刘跃华，陈冰松，郭玉坤.化学制剂对头发损伤的扫描电镜观察[J].电子显微学报，2005，24(4)：412.

[6] 傅湘琦.论头发的超微结构与年龄肾气相关[J].湖北中医杂志，1985，7(1)：52.

[7] 黄杨，顾星.不同年龄段健康人头发直径的扫描电镜观察[J].中医药导报，2008，14(2)：66-67，77.

[8] 唐群.肾精不足证患者头发的扫描电镜观察[D].长沙：湖南中医药大学，2008.

[9] 巴元明，王林群，夏晶."护肾Ⅱ号"治疗慢性肾功能衰竭的临床观察[J].湖北中医杂志，2013，35(6)：3-4.

［10］万力生,范红霞.中医治疗脱发的方药统计与述评[J].浙江中西医结合杂志,2000,10(9):564.

［11］范卫新,朱文元.55 种中药对小鼠触须毛囊体外培养生物学特性的研究[J].临床皮肤科杂志,2001,30(2):81-84.

地五养肝方治疗 HBeAg 阴性慢性乙型肝炎的效果及肝脏瞬时弹性变化的意义

【摘要】 目的:探讨地五养肝方治疗 HBeAg 阴性慢性乙型肝炎(CHB)的效果及肝脏瞬时弹性(LSM)变化的意义。方法:将 103 例 HBeAg 阴性 CHB 患者随机分为对照组(48 例)和治疗组(55 例),对照组予以恩替卡韦治疗,治疗组在恩替卡韦治疗的基础上,加用地五养肝方,两组均治疗 48 周。观察两组患者治疗前后血清丙氨酸转氨酶(ALT)、天冬氨酸转氨酶(AST)、透明质酸(HA)及 HBV DNA 水平,并运用肝脏瞬时弹性成像(FS)测量治疗前后的 LSM。结果:治疗 48 周后,治疗组患者 HA 及 ALT 水平较对照组明显降低($P<0.05$),两组在 HBV DNA 转阴率方面的差异亦有统计学意义($P<0.05$)。两组患者 LSM 值较治疗前显著下降,治疗组明显低于对照组($P<0.01$)。结论:地五养肝方治疗 HBeAg 阴性 CHB 效果显著;LSM 值下降是治疗有效的表现之一,LSM 值可作为 CHB 患者疗效评估及随访观察的新指标。

【关键词】 地五养肝方;恩替卡韦;慢性乙型肝炎;HBeAg;瞬时弹性声成像

慢性乙型肝炎(CHB)仍是尚未攻克的难治性疾病,现代医学的抗病毒和免疫调控等治疗仍不能阻止疾病的反复和进展。而中医药在保肝、调控免疫等方面有确切优势,并能增强西药抗病毒的效果。HBeAg 阴性 CHB 相对于 HBeAg 阳性 CHB,具有病情较重、病程较长、预后较差而临床疗效欠佳等特征。本研究采用地五养肝方联合恩替卡韦,观察补肾祛邪法治疗 HBeAg 阴性 CHB 的效果;同时检测患者肝脏瞬时弹性(LSM),探讨 LSM 在疗效评估中的应用价值。

1 资料与方法

1.1 临床资料

收集 2011 年 11 月至 2013 年 10 月在湖北省中医院肝病中心门诊就诊的

HBeAg 阴性 CHB 患者 103 例,所有患者的诊断均符合《慢性乙型肝炎防治指南(2010 年版)》诊断标准。将这些患者随机分为对照组和治疗组。对照组 48 例,其中男 30 例,女 18 例,年龄(38.1±13.7)岁;治疗组 55 例,其中男 34 例,女 21 例,年龄(37.9±13.2)岁。排除同时或重叠感染甲、丙、丁、戊型肝炎病毒,合并人类疱疹病毒、巨细胞病毒、人类免疫缺陷病毒(HIV)感染,合并药物中毒、乙醇中毒等因素所致的肝炎及脂肪肝、自身免疫性肝炎等患者。所有患者对本研究均知情同意,相关程序符合医学伦理学有关标准并获得医院人体试验委员会批准。

1.2　治疗方法

对照组给予恩替卡韦片(中美上海施贵宝制药有限公司生产,商品名为博路定,批准文号为国药准字 H20052237,规格为 0.5 mg)0.5 mg/d 口服。治疗组在口服恩替卡韦片的基础上,加用地五养肝方(江阴天江药业有限公司生产,生产批号 12040019,规格为 10 g),口服,1 包/次,2 次/日(早晚温开水冲服)。疗程均为 48 周。

1.3　观察指标

两组患者治疗前后均利用弹性成像(FS)进行肝脏瞬时弹性(LSM)测定(仪器购自法国 Echosens 公司),操作方法参照用户手册。选右腋前线至右腋中线第 7、第 8、第 9 肋间为检测区域,要求成功检测的次数≥10,成功率(成功检测的次数/总检测次数)≥60%,以检测值中位数为最终测定结果,并以 LSM (kPa)表示。同时收集两组患者治疗前后的一般资料,并检测血常规、肝肾功能、凝血功能和血清透明质酸(HA)、乙型肝炎三系定量及 HBV DNA 定量。

1.4　统计学方法

应用 SPSS 17.0 软件进行统计分析,计量资料满足正态分布,以均数±标准差($\bar{x}±s$)表示。组间比较采用独立样本 t 检验,治疗前后比较采用配对 t 检验,率的比较采用卡方检验。$P<0.05$ 为差异有统计学意义。

2 结果

2.1 一般资料

由表 1 可知,两组患者年龄、性别、BMI、Alb、PT 及 PLT 等指标差异均无统计学意义($P>0.05$),具有可比性。

表 1 两组患者一般资料比较($\bar{x}\pm s$)

组别	年龄/岁	性别（男/女）	BMI/（kg/m²）	Alb/（g/L）	PT/s	PLT/（×10⁹/L）
对照组	38.1±13.7	30/18	26.1±7.0	45.3±9.3	12.3±2.9	155.0±21.7
治疗组	37.9±13.2	34/21	25.8±7.0	44.7±10.5	12.2±3.1	149.0±23.4

2.2 HBV DNA 转阴情况

治疗 48 周后,治疗组 HBV DNA 转阴 51 例(92.7%),对照组转阴 37 例(77.1%),治疗组 HBV DNA 转阴率明显高于对照组,差异有统计学意义($\chi^2=5.041,P<0.05$)。

2.3 LSM 值及血清 ALT、AST、HA 水平的变化

如表 2 所示,两组患者治疗前 LSM 值及 ALT、AST、HA 水平差异无统计学意义($P>0.05$)。治疗 48 周后,两组 LSM 值及 ALT、AST、HA 水平较治疗前明显下降($P<0.05$ 或 $P<0.01$),且治疗组 LSM 值及 ALT、HA 水平明显低于同期对照组($t_{ALT}=2.202,t_{HA}=2.358,t_{LSM}=2.150,P<0.05$)。

表 2 两组患者治疗前后 LSM 值及血清 ALT、AST、HA 水平的比较($\bar{x}\pm s$)

组别与时间		LSM/kPa	ALT/(U/L)	AST/(U/L)	HA/(ng/mL)
对照组	治疗前	15.5±8.2	128.2±81.2	107.0±69.4	125.2±83.8
($n=48$)	治疗后	9.9±4.5②	58.1±17.6②	36.0±18.6①	79.3±44.2②
治疗组	治疗前	14.3±9.2	130.8±93.9	110.0±82.7	116.0±63.1
($n=55$)	治疗后	6.9±3.3①③	40.6±17.9①③	40.0±25.1①	62.2±43.7①③

注:与同组治疗前比较,①$P<0.01$,②$P<0.05$;与对照组同期比较,③$P<0.05$。

3 讨论

HBeAg 阴性 CHB 占慢性 HBV 感染的 70%。研究表明,它具有与 HBeAg

阳性 CHB 不同的临床特征,这类患者年龄偏大,病程偏长,肝炎持续时间长,易反复发病,抗病毒疗效差,容易进展为肝硬化及终末期肝病。因此,HBeAg 阴性 CHB 作为 CHB 中的一种独立类型,已成为肝炎研究领域的热点之一。HBeAg 阴性 CHB 的进展和远期预后与病毒水平密切相关,因此,抑制 HBV 复制或清除 HBV 仍是 HBeAg 阴性 CHB 治疗的关键。恩替卡韦是一种核苷类衍生物,有研究报道它是目前治疗 HBeAg 阴性 CHB 极有前景的抗病毒药物,它能强效抗病毒,耐药率低,同时能改善肝组织学病变等。本研究中对照组 48 例 HBeAg 阴性 CHB 患者进行恩替卡韦抗病毒治疗 48 周后,不仅 HBV 得到不同程度的抑制和清除,而且肝纤维化有所减轻,肝功能得到改善,血清中 HA 及 ALT、AST 水平较治疗前均显著降低($P<0.05$),说明恩替卡韦治疗 HBeAg 阴性 CHB 效果显著。

中医药对 HBV 的直接作用不及现在的西药抗病毒药物,但中医药能改善 CHB 患者的宿主状态,增强西药抗病毒效果,有效阻止或延缓病情进一步发展。"肾生骨髓,髓生肝"是中医学"肝肾同源"的理论基础和核心内容。病理情况下"髓失生肝"是导致 CHB 患者肝再生障碍或紊乱的机制。"补肾生髓成肝"是针对 CHB"髓失生肝"病因病机的治疗法则。地五养肝方受"补肾生髓成肝"治疗法则指导而成。方中重用熟地黄补肾填精扶正,茵陈清热利湿祛邪,共为君药;五味子助熟地黄增强补肾作用,生甘草助茵陈增强清热解毒作用,共为臣药;姜黄辛温通络、活血化瘀,为佐药;方中甘草能调和诸药,行使药之能。全方奏补肾祛邪之功。研究表明,熟地黄及五味子并入肝、肾二经,肝肾同养,对免疫系统具有双向调节作用,可以抑制脂质过氧化及显著降低血清丙二醛(MDA)含量,提高机体超氧化物歧化酶(SOD)、过氧化氢酶(CAT)等的活性,减少肝细胞免疫损伤,促进肝细胞正常再生。茵陈具有保护肝细胞膜完整性及良好的通透性,防止肝细胞坏死,促进肝细胞再生及改善肝脏微循环等功能。本研究结果显示,地五养肝方与恩替卡韦联用,不仅能提高 HBV DNA 转阴率,而且治疗组血清 HA 及 ALT 水平较对照组均显著降低($P<0.05$),说明地五养肝方与恩替卡韦联用可明显提高疗效。

经皮肝脏穿刺活检目前被认为是评价慢性肝炎和肝纤维化的"金标准"。但该检查有创并存在一定的并发症（死亡率 0.03%～0.1%），同时取样误差导致对肝纤维化程度的低估，及病理医生的诊断差异，使其不适合用于对患者进行动态观察。

近年来，瞬时弹性检测技术因快速、便捷、无创、客观及可重复性，已被广泛用于临床上慢性肝病肝纤维化的早期诊断和监测。大量研究资料表明，LSM 所反映出的肝纤维化程度与肝活检组织病理学结果一致性良好。本研究分析了地五养肝方与恩替卡韦联合治疗后 HBeAg 阴性 CHB 患者肝脏 LSM 的变化。结果显示，治疗 48 周后，两组患者的 LSM 值较治疗前明显下降（$P<0.05$），且治疗组 LSM 值显著低于对照组（$P<0.05$），提示 LSM 能准确评价地五养肝方与恩替卡韦联合治疗的有效性。

总之，地五养肝方与恩替卡韦联用是治疗 HBeAg 阴性 CHB 患者的一种有效方法，二者联用不仅能增强抗病毒效果，而且能更好地促进肝细胞正常再生，改善肝功能，阻止肝纤维化。其机制可能与神经-内分泌-免疫网络得到改善有关。FS 作为一种新型的快速无创的检测手段，对地五养肝方与恩替卡韦的疗效评价及随访具有非常重要的意义，值得临床推广。

参 考 文 献

[1] 刘文娟,蒋海寅,张永华.慢性乙型肝炎免疫学机制和中医药治疗研究进展[J].浙江中西医结合杂志,2011,21(2):140-143.

[2] 中华医学会肝病学分会,中华医学会感染病学分会.慢性乙型肝炎防治指南(2010 年版)[J].中华流行病学杂志,2011,32(4):405-415.

[3] He D M,Guo S M,Chen W,et al. Long-term outcomes after nucleos-(t)ide analogues discontinuation in chronic hepatitis B patients with HBeAg-negative[J]. BMC Infect Dis,2013,13:458.

[4] Saikia N,Talukdar R,Mazumder S,et al. Management of patients with HBeAg-negative chronic hepatitis B[J]. Postgrad Med J,2007,83(975):

32-39.

［5］ Yokosuka O，Takaguchi K，Fujioka S，et al. Long-term use of entecavir in nucleoside-naïve Japanese patients with chronic hepatitis B infection［J］. J Hepatol，2010，52(6)：791-799.

［6］李瀚旻.论"补肾生髓成肝"治疗法则［J］.中华中医药学刊，2012，30(5)：937-940.

［7］林立生，陈佩玲，李瀚旻，等.运用"补肾生髓成肝"理论治疗慢性乙型肝炎［J］.湖北中医杂志，2012，34(8)：58-59.

［8］杜国成.五味子化学成分及药理研究进展［J］.中国医药科学，2011，1(20)：32-33.

［9］de Lédinghen V，Vergniol J. Transient elastography for the diagnosis of liver fibrosis［J］. Expert Rev Med Devices，2010，7(6)：811-823.

［10］Takeda T，Yasuda T，Nakayama Y，et al. Usefulness of noninvasive transient elastography for assessment of liver fibrosis stage in chronic hepatitis C［J］. World J Gastroenterol，2006，12(48)：7768-7773.

［11］Horváth G. New non-invasive tool for assessment of liver fibrosis：transient elastography［J］. Orv Hetil，2011，152(22)：860-865.

［12］Du D N，Zhu X J，Kuno A，et al. Comparison of LecT-Hepa and FibroScan for assessment of liver fibrosis in hepatitis B virus infected patients with different ALT levels［J］. Clin Chim Acta，2012，413(21-22)：1796-1799.

［13］Goyal R，Mallick S R，Mahanta M，et al. Fibroscan can avoid liver biopsy in Indian patients with chronic hepatitis B［J］. J Gastroenterol Hepatol，2013，28(11)：1738-1745.

两种草酸钙结石大鼠模型的比较研究

【摘要】 目的：比较乙二醇法与草酸铵法制备的草酸钙结石大鼠模型的肾脏病理改变及功能损害情况，探讨两种草酸钙结石大鼠模型的选择与应用。方法：36 只 SPF 级雄性健康 Wistar 大鼠随机分为空白对照组、乙二醇组和草酸铵组（每组 12 只）。乙二醇组大鼠给予 1％乙二醇自由饮水和每天 2％氯化铵溶液 2 mL 灌胃，草酸铵组大鼠给予 5％草酸铵饲料。造模后，检测各组大鼠血尿素氮（BUN）、血清肌酐（Cr）及血清钙（Ca^{2+}）、磷（P^{3+}）和镁（Mg^{2+}）含量，24 h 尿草酸及尿 Ca^{2+}、P^{3+} 和 Mg^{2+} 含量；显微镜下观察肾组织切片中草酸钙结晶沉积及病理变化。结果：乙二醇组和草酸铵组大鼠的 24 h 尿草酸及尿 Ca^{2+}、P^{3+} 含量明显高于空白对照组（$P<0.05$，$P<0.01$）。两种方法复制草酸钙结石大鼠模型的成石效果均较显著、稳定，但大鼠肾脏病理改变及肾功能损害程度的差异有统计学意义（$P<0.05$）。结论：与乙二醇法造模比较，草酸铵法造模致大鼠肾脏病理改变及肾功能损害较严重，更适合应用于结石病致肾功能损害的研究。

【关键词】 草酸钙；肾结石；动物模型；大鼠

随着饮食习惯的改变，尿路结石的发病率为 1％～15％，且治疗后易复发，10 年复发率高达 50％，严重影响了人体健康。其中，约有 80％的尿路结石以草酸钙为主要成分。建立良好的草酸钙结石动物模型，是研究尿路结石发病机制以及筛选药物、评价药物疗效等基础与临床研究的重要前提条件。

关于草酸钙结石大鼠模型的研究，目前主要集中在草酸钙形成和结晶的附着上，在造模过程中大鼠肾脏病理改变程度及肾功能损害程度的轻重情况研究较少。本实验通过比较两种成石效果较好的草酸钙结石大鼠模型，观察造模后大鼠肾脏病理改变及肾功能损害情况，探讨两种模型在草酸钙结石研究中的选择与应用。

1 材料与方法

1.1 实验动物

SPF级雄性健康Wistar大鼠36只,由湖北省实验动物研究中心提供,体重为180～220 g,生产许可证号为SCXK(鄂)2008-0005,使用许可证号为SYXK(鄂)2004-0019。

1.2 主要试剂

乙二醇、氯化铵、草酸铵均为分析纯。乙二醇(批号20121206),由国药集团化学试剂有限公司生产;氯化铵(批号20120612),由天津市永大化学试剂有限公司生产;草酸铵(批号20120524),由天津市永大化学试剂有限公司生产。

1.3 分组及给药方法

适应性饲养1周后,将大鼠随机分为3组,每组12只。空白对照组(简称空白组),给予常规饲料＋去离子水喂养,每天灌胃1 mL生理盐水;乙二醇＋氯化铵组(简称乙二醇组),给予常规饲料＋1％乙二醇自由饮水＋每天2％氯化铵溶液2 mL灌胃喂养,造模4周;草酸铵组,给予含5％草酸铵饲料＋去离子水喂养,造模3周。各组大鼠均在相同的条件下饲养。

1.4 标本收集及检测方法

1.4.1 标本收集 造模结束时,将各组大鼠置于代谢笼,收集24 h尿液并计量,加防腐剂(甲苯,每100 mL尿液的甲苯用量为1.0～2.0 mL),4 ℃保存备用;大鼠称体重后,用10％水合氯醛腹腔注射(0.4 mL/100 g)麻醉,经腹主动脉采集血标本并置于临床用非抗凝血标本管,静置离心后,留取上清液(血清)备用;取左肾置于4％多聚甲醛溶液中固定,石蜡包埋,做常规切片(厚度为2 μm)。

1.4.2 血、尿生化指标检测 采用全自动生化分析仪测定血液、尿液中的钙(Ca^{2+})、镁(Mg^{2+})和磷(P^{3+})含量及血尿素氮(blood urea nitrogen,BUN)和血清肌酐(creatinine,Cr)含量,采用铬酸钾氧化甲基红催化光度法测定尿草酸含量。

1.4.3　肾脏结晶及病理检测　石蜡切片分别做 HE 染色和 Von Kossa 染色。每只大鼠选取 5 张切片,每张切片在肾皮质处随机选择 5 个视野,光学显微镜(光镜)下观察草酸钙结晶,以 5 个视野的平均值来表示该切片的草酸钙结晶评分。国内多采用形态分级评分法:0 分表示无结晶;1 分表示有散在的结晶亮点;2 分表示有广泛的不成堆或局限结晶;3 分表示有成堆结晶,散在不连接;4 分表示有成堆结晶且互相连接;5 分表示有广泛成堆结晶,连接成片。

1.5　统计学方法

采用 SPSS 19.0 软件进行统计分析,数据以 $\bar{x} \pm s$ 表示,组间比较采用单因素方差分析,结晶评分的组间比较采用 Kruskal-Wallis 秩和检验。$P < 0.05$ 为差异有统计学意义。

2　结果

2.1　各组大鼠存活情况及体重和 24 h 尿量变化

实验过程中有 2 只大鼠死亡,均属于草酸铵组。造模结束后,乙二醇组和草酸铵组大鼠体重显著低于空白组($P < 0.05$,$P < 0.01$),草酸铵组大鼠体重明显低于乙二醇组($P < 0.01$);与空白组比较,乙二醇组和草酸铵组大鼠 24 h 尿量显著增多($P < 0.01$),草酸铵组大鼠 24 h 尿量显著少于乙二醇组($P < 0.05$)(表 1)。

表 1　各组大鼠体重及 24 h 尿量比较($\bar{x} \pm s$)

组别	n	体重/g	24 h 尿量/mL
空白组	12	141.34±13.56	7.12±0.76
乙二醇组	12	128.66±21.34[①]	22.34±8.23[②]
草酸铵组	10	40.56±9.67[②④]	18.12±6.32[②③]

注:与空白组比较,[①]$P < 0.05$,[②]$P < 0.01$;与乙二醇组比较,[③]$P < 0.05$,[④]$P < 0.01$。

2.2　尿液检测结果

与空白组比较,草酸铵组和乙二醇组尿草酸含量均显著增高($P < 0.05$,$P < 0.01$),乙二醇组尿草酸含量显著高于草酸铵组($P < 0.01$);与空白组比较,乙二醇组和草酸铵组尿 Mg^{2+} 含量均显著降低($P < 0.05$),尿 Ca^{2+}、P^{3+} 含量均

显著升高($P<0.05$,$P<0.01$);草酸铵组尿 Ca^{2+}、P^{3+} 含量显著高于乙二醇组($P<0.05$,$P<0.01$)(表2)。

表2 各组大鼠尿液指标检测结果比较($\bar{x}\pm s$)

组别	草酸 /(μmol/24 h)	Ca^{2+} /(mmol/L)	Mg^{2+} /(mmol/L)	P^{3+} /(mmol/L)
空白组	20.80±2.54	0.25±0.03	0.93±0.08	10.05±2.27
乙二醇组	79.84±5.87②	0.28±0.05①	0.83±0.03①	16.67±1.74①
草酸铵组	49.94±5.94①④	0.32±0.08②③	0.86±0.02①	27.46±2.71②④

注:与空白组比较,①$P<0.05$,②$P<0.01$;与乙二醇组比较,③$P<0.05$,④$P<0.01$。

2.3 血样检测结果

BUN、Cr 及血清 Ca^{2+}、P^{3+} 含量均值:草酸铵组>乙二醇组>空白组,组间比较差异均有统计学意义($P<0.05$,$P<0.01$)。血清 Mg^{2+} 含量均值:草酸铵组<乙二醇组<空白组,组间比较差异均有统计学意义($P<0.05$,$P<0.01$)(表3)。

表3 各组大鼠血液指标检测结果比较($\bar{x}\pm s$)

组别	BUN/(mmol/L)	Cr/(μmol/L)	Ca^{2+}/(mmol/L)	Mg^{2+}/(mmol/L)	P^{3+}/(mmol/L)
空白组	6.34±0.74	30.18±1.83	1.78±0.35	1.65±0.78	2.97±0.12
乙二醇组	9.54±1.63①	52.24±10.03①	1.96±0.37①	1.03±0.32①	3.27±0.28①
草酸铵组	66.17±11.25②④	145.25±33.24②④	2.32±0.37②③	0.87±0.25②③	6.28±0.69②④

注:与空白组比较,①$P<0.05$,②$P<0.01$;与乙二醇组比较,③$P<0.05$,④$P<0.01$。

2.4 肾脏病理改变

肉眼观察肾脏标本:空白组肾脏表面色泽均匀,组织结构清晰,切面呈鲜红色,病理切片未见明显结晶及肾小管扩张;乙二醇组肾脏表面色泽暗淡,明显肿胀,表面有突出并散在分布的颗粒物,切面中心发白;草酸铵组肾脏表面色泽晦暗灰白,均有不同程度的肿大,表面粗糙不平,切面呈苍白色,刀切及手触摸时均有明显细砂摩擦感,皮质和髓质分界不清楚。

光学显微镜下观察:肾皮质近曲小管内有大量结晶,常规 HE 染色草酸钙结晶为透明淡黄色(图 1),Von Kossa 染色中草酸钙结晶呈黑褐色。空白组无结晶形成及病理改变,乙二醇组和草酸铵组可见大量的草酸钙结晶形成,以肾皮质内多见,结晶成堆分布且相互连接,肾小管管腔有不同程度的扩张。但草酸铵组上皮细胞肿胀、变性、坏死严重,肾近曲小管细胞疏松水肿、远曲小管扩张程度较大,管腔内可见脱落细胞,肾间质血管充血,可见淋巴细胞浸润(图 1)。

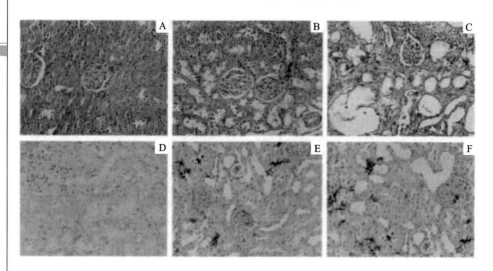

图 1 肾组织切片 HE 染色(上)和 Von Kossa 染色(下)(×200)

注:A,D 为空白组;B,E 为乙二醇组;C,F 为草酸铵组。

扫码看

2.5 肾组织中结晶形成情况

乙二醇组和草酸铵组草酸钙结晶评分均显著高于空白组($P<0.01$);乙二醇组与草酸铵组草酸钙结晶评分相近,差异无统计学意义($P>0.05$)(图 2)。

3 讨论

尿路结石患者多出现尿液中钙、草酸盐、无机磷等排出增加,且常伴血清钙、草酸盐水平的升高。动物实验表明,尿液中钙与草酸含量较高时可促进尿路结石的形成。本实验中,乙二醇组和草酸铵组造模后大鼠的尿液中草酸、Ca^{2+}、P^{3+}及血清中 Ca^{2+} 含量均明显高于空白组,且与肾组织病理切片中观察到的结果一致,可见两种方法制备草酸钙结石大鼠模型是成功的。

本实验采用乙二醇法和草酸铵法进行研究,前者采用复合诱石剂,其中乙

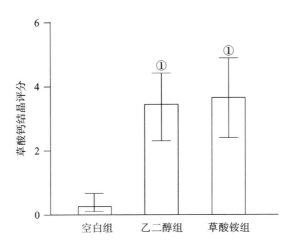

图 2 各组大鼠肾组织草酸钙结晶评分

注：与空白组比较，① $P < 0.01$。

二醇是草酸形成的前体,摄入过多可增加草酸合成,促进草酸钙形成;氯化铵可导致肾小管上皮损害,有利于结晶的滞留和生长,可以缩短乙二醇造模的时间。后者采用单一诱石剂,即给予大鼠含有 5% 草酸铵的饲料,经体内代谢,可以与钙离子结合形成草酸钙。

两组大鼠的肾组织病理切片中,均可见大量的草酸钙结晶,肾小管管腔有不同程度的扩张,但草酸铵组上皮细胞肿胀、变性、坏死严重,肾近曲小管细胞疏松水肿、远曲小管扩张明显,管腔内可见脱落细胞,肾间质血管充血,可见淋巴细胞浸润等。

两组大鼠血清中,尿素氮、肌酐水平均高于空白组,且草酸铵组高于乙二醇组,两组比较差异有统计学意义($P < 0.01$)。两组大鼠肾组织中,草酸钙结晶评分均显著高于空白组,但乙二醇组与草酸铵组评分相近,差异无统计学意义($P > 0.05$)。可见,两种方法复制草酸钙结石大鼠模型,成石效果均较显著、稳定,但大鼠肾脏病理改变及肾功能损害程度有显著差异,草酸铵法造模致大鼠肾脏病理改变及肾功能损害较严重。分析其原因,结合草酸铵组大鼠死亡率较高,且大鼠体重总体偏轻考虑,一方面,含 5% 草酸铵的饲料刺激胃肠道进而影响该组大鼠食欲,加之用量较大,时间较长,大鼠缺乏营养;另一方面,大量草酸铵摄入，可致大鼠肾组织广泛炎症从而引起肾功能受损，甚至导致急性肾衰竭等。而乙二醇组，考虑因控制了氯化铵每天灌入量，动物体质相对较好，故死亡率大大降低。

尿路结石的发病机制受多种因素影响，如实验大鼠个体差异、饮食习惯、肝脏将乙二醇等草酸前体转变为草酸的速度以及草酸的排泄、晶体生长等，这些因素会影响大鼠的尿钙、尿草酸和肾组织内的晶体沉积。本实验采用乙二醇法和草酸铵法复制草酸钙结石大鼠模型，成石效果均较显著、稳定，两种方法有各自的优缺点，通过比较发现草酸铵法造模致大鼠肾脏病理改变及肾功能损害较严重。故可以认为，在未来的防治尿路结石的研究中，乙二醇造模法较适用于结石预防及程度较轻结石者的治疗研究，草酸铵造模法则更适用于结石病致肾功能受损的研究。

参 考 文 献

［1］ Junglee N，Harries S E，Davies N，et al. Pheochromocytoma in pregnancy：when is operative intervention indicated？[J]. J Womens Health，2007，16(9)：1362-1365.

［2］赖海标，刘朝晖，吴松，等.实验性大鼠肾草酸钙结石造模方法筛选研究[J].中国实验方剂学杂志，2010，16(14)：135-138.

［3］ Taguchi K，Okada A，Yasui T，et al. Pioglitazone，a peroxisome proliferator activated receptor gamma agonist，decreases renal crystal deposition，oxidative stress and inflammation in hyperoxaluric rats[J]. J Urol，2012，188(3)：1002-1011.

［4］ Khan S R，Glenton P A. Experimental induction of calcium oxalate nephrolithiasis in mice[J]. J Urol，2010，184(3)：1189-1196.

［5］ Mi J，Duan J M，Zhang J，et al. Evaluation of antiurolithic effect and the possible mechanisms of *Desmodium styracifolium* and *Pyrrosiae petiolosa* in rats[J]. Urol Res，2012，40(2)：151-161.

［6］Kumar S,Sigmon D,Miller T,et al. A new model of nephrolithiasis involving tubular dysfunction/injury[J]. J Urol,1991,146(5):1384-1389.

［7］邹志辉,崔维奇,谌辉鹏.金钱草黄酮提取物对大鼠肾脏草酸钙结石形成的影响[J].中国实验方剂学杂志,2013,19(4):195-199.

［8］de Bruijn W C,Boevé E R,van Run P R,et al. Etiology of calcium oxalate nephrolithiasis in rats. Ⅰ. Can this be a model for human stone formation?[J]. Scanning Microsc,1995,9(1):103-114.

［9］杨立军,刘国华,朱江,等.肾结石动物模型的建立[J].腹腔镜外科杂志,2013,18(10):785-787.

高效液相色谱法测定草酸钙结石
大鼠尿液中草酸含量

【摘要】 目的:建立高效液相色谱法(HPLC)测定大鼠尿液中草酸含量。方法:将 24 只 SPF 级雄性健康 Wistar 大鼠,采用随机数字表法分为空白对照组($n=12$)和乙二醇组($n=12$)。空白对照组给予去离子水喂养,每日以 1 mL 生理盐水灌胃;乙二醇组给予1％乙二醇自由饮水喂养,每日以 2％氯化铵溶液 2 mL 灌胃。造模28日后收集两组大鼠 24 h 尿液,采用 HPLC 测定尿液中草酸含量,并与铬酸钾氧化甲基红催化光度法的结果进行比较。HPLC 采用 Aglient 5TC-C_{18}(250 mm×4.6 mm,5 μm)色谱柱,以甲醇(0.1 mol/L)、醋酸铵水溶液(15:85)为流动相,流速为 1.2 mL/min,紫外检测波长为 314 nm,柱温为20 ℃。结果:大鼠尿液中草酸高、低浓度标准曲线分别为 $y=5909.1x+378730$,$R^2=0.9984$ 和 $y=7810.5x-16635$,$R^2=0.9967$;最低检测浓度为 5 μg/mL,大鼠尿液中草酸高浓度线性范围为 62.5～2000 μg/mL,低浓度线性范围为6.25～100 μg/mL,平均回收率为 95.1％,日内及日间精密度分别不高于 10.8％和9.4％。HPLC 和铬酸钾氧化甲基红催化光度法测定结果均显示乙二醇组大鼠尿草酸浓度和 24 h 尿草酸含量显著高于空白对照组[尿草酸浓度:(736.35±254.52)μg/mL 比(51.56±36.34)μg/mL,(687.35±234.53)μg/mL 比(50.24±42.34) μg/mL;24 h 尿草酸含量:(11.23±4.12) mg 比(0.87±0.45) mg,(9.89±3.55) mg 比(0.77±0.65) mg;P 值均小于 0.01];两种方法检测出的尿草酸浓度和 24 h 尿草酸含量差异无统计学意义(P 值均大于0.05)。结论:HPLC 简单快速、回收率高、精密度好,与铬酸钾氧化甲基红催化光度法检测结果一致,适用于大鼠尿液中草酸含量的测定。

【关键词】 高效液相色谱法;大鼠模型;尿草酸;含量

尿路结石是临床上的常见病、多发病,发病率为 1％～15％。该病治疗后易复发,10 年复发率高达 50％,严重影响人体健康。尿路结石中以草酸钙结石较为多见,草酸代谢异常所致的高草酸尿对结石形成有重要影响。尿液生化指标中,无机离子的检测较简单,而尿草酸含量甚微,检测难度较大。高效液相色谱法(high performance liquid chromatography,HPLC)作为一种高灵敏度、高选择性的分析方法,在检测中的应用日益广泛。本研究采用 HPLC,以邻苯二胺为衍生剂,与尿液中草酸反应,生成具有强紫外吸收能力的化合物 2,3-二羟基喹喔啉(2,3-dihydroxyquinoxaline,DHQX),分析正常大鼠及草酸钙结石大鼠尿液中草酸含量,探讨该方法在尿路结石动物实验中的应用价值,以期为开展结石预防及治疗的研究提供依据。

1 材料和方法

1.1 仪器和试剂

LC-20A 液相色谱仪和 UV-2401PC 紫外可见分光光度计购自日本岛津公司,Aglient 5TC-C$_{18}$(250 mm×4.6 mm,5 μm)色谱柱购自美国安捷伦科技公司,PE20 精密 pH 计购自梅特勒-托利多仪器(上海)有限公司,精密分析型超纯水机购自武汉品冠仪器设备有限公司。

草酸标准品(批号为 101097-201101,中国食品药品检定研究院,供 HPLC 测定用);邻苯二胺(o-phenylenediamine,OPD)、浓盐酸、氢氧化钠、醋酸铵、乙二醇、氯化铵等试剂均为分析纯,购自国药集团化学试剂有限公司;甲醇为色谱纯;实验用水均为经精密分析型超纯水机处理过的超纯水。

1.2 实验动物

SPF 级雄性健康 Wistar 大鼠 24 只,由湖北省实验动物研究中心提供(生产许可证号 SCXK(鄂)2008-0005),体重为 180～220 g。适应性饲养 1 周后,采用随机数字表法分为乙二醇＋氯化铵组(简称乙二醇组)和空白对照组,每组 12 只。空白对照组给予常规饲料＋去离子水喂养,每天灌胃 1 mL 生理盐水;乙二醇组给予常规饲料＋1％乙二醇自由饮水喂养,每天以 2％氯化铵溶液 2 mL 灌胃。实验周期为 28 日,两组大鼠均在相同条件下饲养。

1.3 尿液收集与处理

实验第 28 日,将大鼠置于代谢笼,收集 24 h 尿液,加防腐剂(1.0～2.0 mL

甲苯/100 mL 尿液),并用浓盐酸酸化至 pH 1.0 左右,以防止维生素 C 等在中性或碱性环境下转化为草酸而影响测定结果,3000 r/min 离心 10 min,取上清液置于 4 ℃冰箱保存。

1.4 检测方法

将每只大鼠的 24 h 尿液分为两份,采用 HPLC 测定大鼠尿液中草酸含量,并与铬酸钾氧化甲基红催化光度法测定草酸含量的结果进行比较。

1.5 草酸标准液配制

分别精密称取 200 mg 和 10 mg 草酸标准品于 1 mL 容量瓶中,用超纯水溶解并定容,配制成 200 mg/mL 和 10 mg/mL 的草酸标准溶液,置于 4 ℃冰箱中备用。

1.6 草酸系列标准液的制备

精密移取 1 mL 超纯水和 1 mL 经处理的大鼠尿液,分别加入 200 mg/mL 草酸标准液 10 μL,得到草酸浓度为 2000 μg/mL 的溶液,以倍比稀释法配成含有 2000 μg/mL、1000 μg/mL、500 μg/mL、250 μg/mL、125 μg/mL、62.5 μg/mL草酸的溶液。另精密移取 1 mL 超纯水和 1 mL 经处理的大鼠尿液,分别加入 10 mg/mL 草酸标准液 10 μL,得到草酸浓度为 100 μg/mL 的溶液,以倍比稀释法配成含有 100 μg/mL、50 μg/mL、25 μg/mL、12.5 μg/mL、6.25 μg/mL草酸的溶液。

1.7 衍生化方法可行性检验

精确称取等摩尔(0.05 mol)的 OPD 和草酸溶于 25 mL 盐酸(3 mol/L)中,将反应瓶于 100 ℃水浴中加热、回流 1 h,将所得的反应物冷却、过滤、称量。以甲醇作为溶剂,分别对草酸、OPD 及反应物在 150~500 nm 范围内进行紫外可见光谱扫描。

1.8 尿样的衍生化方法

取经处理的尿样 1 mL,置于 5 mL 螺口玻璃离心管中,加入 5 μL 盐酸(10 mol/L)和 0.5 mL OPD 溶液(10 g/L),混匀后称量,旋紧离心管盖,室温冷却后称量,若液体减少则添加超纯水恢复至原重量,用 10 mol/L NaOH 溶液调节

pH 至 $5.0 \sim 6.0$，3000 r/min 离心 10 min，最后样品用 $0.45~\mu m$ 混合纤维滤膜过滤，转移到液相样品瓶中进行色谱分析。

1.9 色谱条件

流动相为甲醇、醋酸铵水溶液（15∶85），流速为 1.2 mL/min，紫外检测波长为 314 nm，柱温为 20 ℃，进样量为 $20~\mu L$。

1.10 精密度和回收率检测

取空白对照组大鼠尿液 1 mL，配制成含草酸浓度依次为 $1000~\mu g/mL$、$500~\mu g/mL$、$250~\mu g/mL$、$125~\mu g/mL$、$62.5~\mu g/mL$、$50~\mu g/mL$、$25~\mu g/mL$、$12.5~\mu g/mL$、$6.25~\mu g/mL$ 的尿样各 5 份，按尿样的衍生化方法进行色谱分析，分别测定峰面积，计算其方法回收率、日内及日间精密度。

1.11 尿样稳定性检测

将尿样置于 4 ℃ 冰箱中保存，分别在 0 h、6 h、12 h、24 h 取样，按尿样的衍生化方法处理，测定草酸，以 4 次测定的峰面积的相对标准差表示样品的稳定程度。

1.12 统计学处理

采用 SPSS 19.0 软件进行分析，计量资料以 $\bar{x} \pm s$ 表示，组间比较采用单因素方差分析，$P < 0.05$ 为差异有统计学意义。

2 结果

2.1 可行性分析

经紫外可见光谱扫描测得草酸的紫外光最大吸收峰波长为 211 nm，OPD 的最大吸收峰波长为 296 nm，反应物 DHQX 的最大吸收峰波长为 314 nm，与杨昌昕等的实验结果相符。DHQX 经水洗得白色针状晶体，经称量计算为 0.0486 mol。可见，衍生化时 OPD 为过量，尿液中的草酸将完全反应生成 DHQX。本实验以检测 DHQX 含量为主要目的，故选择检测波长为 314 nm。

2.2 色谱行为

分别对草酸标准液、空白对照组大鼠尿液、加入草酸标准品的尿液进行衍生化,色谱分析结果显示,草酸的衍生化产物分离均能达到基线分离,且尿液中草酸的测定无明显杂质干扰(图1)。

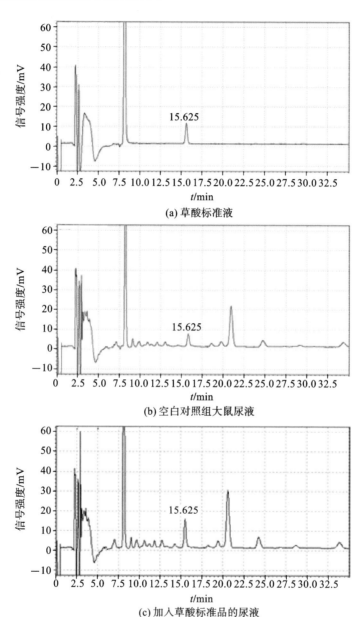

(a) 草酸标准液

(b) 空白对照组大鼠尿液

(c) 加入草酸标准品的尿液

图1　草酸标准液、空白对照组大鼠尿液及加入草酸标准品的尿液衍生化后的色谱图

2.3 标准曲线

各浓度草酸溶液经衍生化后进行色谱分析,将所测得的各峰面积减空白峰面积之值与对应的浓度做回归方程计算,得到草酸高浓度(62.5~2000 μg/mL)回归方程:超纯水加草酸标准液 $y=5898.8x+2099014$,$R^2=0.9997$;大鼠尿液加草酸标准液 $y=5909.1x+378730$,$R^2=0.9984$。草酸低浓度(6.25~100 μg/mL)回归方程:超纯水加草酸标准液 $y=9059.7x-32780$,$R^2=0.9991$;大鼠尿液加草酸标准液 $y=7810.5x-16635$,$R^2=0.9967$。尿样在草酸高浓度及低浓度范围内,峰面积与浓度均具有良好的线性关系(图2)。

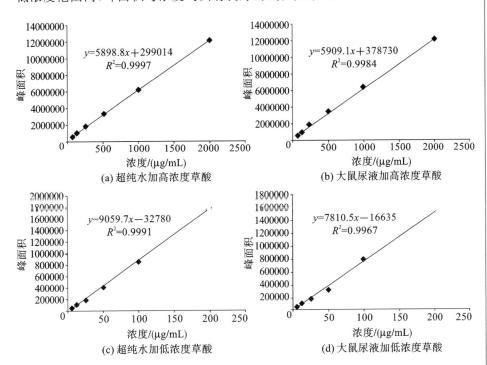

图 2 超纯水加高浓度草酸、大鼠尿液加高浓度草酸、超纯水加低浓度草酸和大鼠尿液加低浓度草酸标准曲线

2.4 精密度和回收率

采用草酸浓度为 6.25~1000 μg/mL 的大鼠尿液测得的回收率为(90.5±9.2)%~(100.5±3.3)%,日内精密度为 3.4%~10.8%,日间精密度为 3.8%~9.4%(表1)。

表 1　大鼠尿液中草酸检测的精密度和回收率（n＝5）

草酸浓度/(μg/mL)	回收率/(％)	日内精密度/(％)	日间精密度/(％)
6.25	90.5±9.2	5.8	7.2
12.5	91.2±7.2	10.8	9.4
25	92.8±5.2	6.5	7.4
50	94.8±4.2	7.2	6.5
62.5	93.5±2.2	6.9	7.1
125	95.6±5.6	5.2	6.4
250	97.4±2.8	4.6	5.5
500	99.1±4.2	4.3	4.6
1000	100.5±3.3	3.4	3.8

2.5　样品稳定性

4 个不同时间点测得的峰面积的相对标准差为 3.24％,样品在 24 h 内稳定。

2.6　两组大鼠的尿草酸指标

HPLC 和铬酸钾氧化甲基红催化光度法测定结果均显示乙二醇组大鼠尿草酸浓度和 24 h 尿草酸含量显著高于空白对照组（$P<0.01$）；两种方法检测出的尿草酸浓度和 24 h 尿草酸含量差异无统计学意义（$P>0.05$）（表 2）。

表 2　两组大鼠尿草酸浓度及 24 h 尿草酸含量的比较（$n＝12, \bar{x}±s$）

方法	组别	尿草酸浓度/(μg/mL)	24 h 尿草酸含量/mg
高效液相色谱法	空白对照组	51.56±36.34	0.87±0.45
	乙二醇组	736.35±254.52[a]	11.23±4.12[a]
铬酸钾氧化甲基红催化光度法	空白对照组	50.24±42.34	0.77±0.65
	乙二醇组	687.35±234.53[a]	9.89±3.55[a]

注：与同法空白对照组比较,[a]$P<0.01$。

3　讨论

尿液中草酸含量与尿路结石密切相关,简便、精准地检测尿液中草酸含量对尿路结石的基础研究和临床研究具有重要意义。目前常用的草酸检测方法有酶反应法、比色法、气相色谱法、离子色谱法、离子对高效液相色谱法、高效毛细管电泳法、高效液相色谱串联质谱法，但这些方法大多步骤烦琐，成本较高，重复性差，或因需特殊仪器，不适合应用于常规实验室。

草酸是机体的代谢产物，正常人和大鼠尿液中均含有微量的草酸，由于尿液中草酸含量低，色谱图上草酸、枸橼酸的峰通常是重叠或部分重叠的，导致含量无法测定，故本研究以 OPD 为衍生剂，与尿液中草酸反应，生成具有强紫外吸收能力的化合物 DHQX，通过检测 DHQX 的峰面积，计算出大鼠尿液中草酸含量。

为了观察衍生化方法的可行性，预实验将等摩尔的 OPD 和草酸于盐酸中反应，经水浴回流 1 h 后得到 0.0486 mol DHQX。草酸、OPD、DHQX 这 3 种物质经紫外可见光谱扫描，最大吸收峰分别在波长 211 nm、296 nm、314 nm 处，对最终草酸的检测无干扰。衍生化时 OPD 为过量，尿液中的草酸将完全反应生成 DHQX。故此方法可较为准确地检测出草酸的含量。为了达到最佳分离效果，经反复筛选，甲醇∶醋酸铵水溶液为 15∶85，流速为 1.2 mL/min 时，目的峰能与其他峰分开，出峰时间较适宜。

综上，本研究采用 HPLC 检测大鼠尿液中草酸含量，色谱吸收较好，回收率较高，正常大鼠和草酸钙结石大鼠的尿液中草酸含量测定值与铬酸钾氧化甲基红催化光度法比较差异无统计学意义。以上结果显示，HPLC 可简捷、快速、准确地测定大鼠尿液中草酸含量，为定量研究尿液中草酸含量提供了一种有效的检测手段，为尿路结石的相关研究奠定了基础。

参 考 文 献

[1] Junglee N，Harries S E，Davies N，et al. Pheochromocytoma in pregnancy：when is operative intervention indicated？[J]. J Womens Health，2007，16(9)：1362-1365.

[2] 马腾骧.现代泌尿外科学[M].天津：天津科学技术出版社，2000.

[3] Murray J F Jr, Nolen H W 3rd, Gordon G R, et al. The measurement of urinary oxalic acid by derivatization coupled with liquid chromatography[J]. Anal Biochem, 1982, 121(2):301-309.

[4] 曹正国,刘继红,段永芳,等.几种实验性大鼠肾草酸钙结石模型的比较研究[J].华中科技大学学报(医学版),2002,31(5):556-559,563.

[5] 卢锋,张士青.姜黄素干预对乙二醇诱导的大鼠肾草酸钙结石形成的影响[J].上海交通大学学报(医学版),2012,32(6):726-731.

[6] 李志英,刘洋.果味啤酒中草酸的甲基红-重铬酸钾催化光度测定法[J].环境与健康杂志,2011,28(7):640-641.

[7] 杨昌昕,肖向旭,杨志斌.2,3-二羟喹喔啉的合成及其在微量铅分析中的应用[J].化学试剂,2003,25(1):20-22.

[8] Bader M J, Eisner B, Porpiglia F, et al. Contemporary management of ureteral stones[J]. Eur Urol, 2012, 61(4):764-772.

[9] Muñoz J A, López-Mesas M, Valiente M. Development and validation of a simple determination of urine metabolites (oxalate, citrate, uric acid and creatinine) by capillary zone electrophoresis [J]. Talanta, 2010, 81 (1-2): 392-397.

[10] 叶云,邹志辉,崔维奇,等.离子对高效液相色谱法测定大鼠尿中草酸含量[J].中国医院用药评价与分析,2011,11(12):1116-1118.

[11] 谈绮文,郭玮,顾梅秀,等.高效毛细管电泳法测定尿液中的微量草酸和柠檬酸[J].中华检验医学杂志,2014,37(4):281-284.

恩替卡韦治疗 HBeAg 阴性慢性乙型肝炎患者肝脏瞬时弹性的变化及临床意义

【摘要】 目的:探讨恩替卡韦对 HBeAg 阴性慢性乙型肝炎(CHB)患者肝脏瞬时弹性(LSM)的影响。方法:将 72 例 HBeAg 阴性 CHB 患者随机分为对照组和试验组,对照组 32 例予以拉米夫定治疗,试验组 40 例予以恩替卡韦治疗,疗程均为 48 周。检测两组患者治疗前后血清丙氨酸转氨酶(ALT)、透明质酸(HA)及 HBV DNA 水平,同时运用肝脏瞬时弹性成像(FS)测量 LSM。结果:恩替卡韦治疗 48 周后,患者血清 ALT、HA 水平较治疗前显著下降($P<0.05,P<0.01$),LSM 值亦明显下降($P<0.01$)。其中试验组 HBV DNA 转阴患者 LSM 值明显低于 HBV DNA 阳性患者($P<0.05$),但 ALT 正常的 HBV DNA 阳性患者的 HBV DNA 定量与 LSM 无显著相关性($r=0.501,P=0.140$)。结论:LSM 值下降是恩替卡韦抗病毒治疗有效的表现之一,LSM 可作为恩替卡韦治疗 HBeAg 阴性 CHB 患者效果评估及随访观察的新指标。

【关键词】 恩替卡韦;慢性乙型肝炎;HBeAg;瞬时弹性成像

瞬时弹性检测技术因其快速、便捷、无创、客观及可重复性的优点,已被广泛用于临床慢性肝病肝纤维化的早期诊断和监测。国内大量研究表明,瞬时弹性检测技术可较为准确地诊断慢性乙型肝炎(CHB)患者肝纤维化程度,尤其是评估显著肝纤维化和肝硬化的准确性高。

1 资料与方法

1.1 临床资料

收集 2011 年 11 月至 2013 年 2 月在湖北省中医院肝病中心门诊就诊的 HBeAg 阴性 CHB 患者 72 例,所有患者诊断均符合《慢性乙型肝炎防治指南(2010 年版)》诊断标准。这些患者排除同时或重叠感染甲、丙、丁、戊型肝炎病毒,排除合并人类疱疹病毒、巨细胞病毒、人类免疫缺陷病毒(HIV)感染,排除合并药物中毒、乙醇中毒等因素所致的肝炎及脂肪肝、自身免疫性肝炎等。将 72 例患者随机分为试验组和对照组。试验组 40 例,男 28 例、女 12 例,年龄

（37.9±13.2）岁；对照组 32 例，男 23 例、女 9 例，年龄（38.1±13.7）岁。两组患者年龄、性别、BMI、Alb、PT、PLT 等指标差异均无统计学意义（$P>0.05$），具有可比性（表 1）。所有患者对本研究均知情同意，相关程序符合医学伦理学有关标准并获得医院人体试验委员会批准。

表 1　两组患者基本资料（$\bar{x}±s$）

组别	年龄	性别（男/女）	BMI/（kg/m²）	Alb/（g/L）	PT/s	PLT/（×10⁹/L）
对照组	38.1±13.7	23/9	26.2±6.9	45.2±9.3	12.3±2.8	153.0±22.6
试验组	37.9±13.2	28/12	25.8±7.0	44.7±10.5	12.2±3.1	149.0±23.4

1.2　治疗方法

对照组给予拉米夫定片（葛兰素史克制药（苏州）有限公司生产，商品名为贺普丁，批准文号为国药准字 H20030581，规格为 100 mg）100 mg/d 口服。试验组给予恩替卡韦片（中美上海施贵宝制药有限公司生产，商品名为博路定，批准文号为国药准字 H20052237，规格为 0.5 mg）0.5 mg/d 口服。连续治疗 48 周。

1.3　观察指标

收集两组患者治疗前后的一般资料，并检测血常规、肝肾功能、凝血功能和血清透明质酸（HA）、乙型肝炎三系定量及 HBV DNA 定量。同时利用弹性成像（FS）测定患者治疗前后肝脏瞬时弹性（仪器型号为 FibroScan502，购自法国 Echosens 公司），操作方法参照用户手册。选右腋前线至右腋中线第 7、第 8、第 9 肋间为检测区域，要求成功检测的次数≥10，成功率（成功检测的次数/总检测次数）≥60%，以检测值中位数为最终测定结果，并以 LSM（kPa）表示。

1.4　统计学方法

应用 SPSS 17.0 软件进行统计分析，计量资料满足正态分布，以均数±标准差（$\bar{x}±s$）表示。组间比较采用独立样本 t 检验，治疗前后比较采用配对 t 检验，率的比较采用卡方检验，相关性分析采用 Pearson 等级相关系数法。$P<0.05$ 为差异有统计学意义。

2 结果

2.1 血清 ALT、HA 的变化

由表 2 可知,两组患者治疗前 ALT、HA 水平差异无统计学意义($P>0.05$)。治疗 48 周后,试验组 ALT、HA 水平较治疗前显著下降($t_{ALT}=2.556$,$P<0.05$;$t_{HA}=2.698$,$P<0.01$),对照组 ALT、HA 水平亦较治疗前显著下降($t_{ALT}=2.232$,$t_{HA}=2.341$,$P<0.05$),且试验组 HA 水平降低程度与对照组比较差异有统计学意义($P<0.05$)。

表 2　两组患者治疗前后血清 ALT、HA 的比较($\bar{x}\pm s$)

组别与时间		ALT/(U/L)	HA/(ng/mL)
对照组	治疗前	133.4±87.8	118.4±67.1
	治疗后	62.9±18.4②	95.8±47.1②
试验组	治疗前	132.1±89.2	116.0±63.1
	治疗后	59.4±19.9②	77.2±46.3①③

注:与同组治疗前比较,①$P<0.01$,②$P<0.05$;与对照组同期比较,③$P<0.05$。

2.2 LSM 值的变化

由表 3 可知,两组患者治疗前 LSM 值差异无统计学意义($P>0.05$)。治疗后试验组 LSM 值较治疗前显著下降($t_{LSM}=2.555$,$P<0.01$),对照组 LSM 值亦显著下降($t_{LSM}=2.147$,$P<0.05$),且试验组 LSM 值降低程度与对照组比较差异有统计学意义($P<0.05$)。试验组治疗结束后 ALT 均正常的 HBV DNA 阳性患者的肝脏 LSM 值明显高于 HBV DNA 转阴患者[(10.34±3.77) kPa 比(7.41±1.99) kPa],差异有统计学意义($t=2.171$,$P<0.05$)。

表 3　两组患者治疗前后 LSM 值的比较($\bar{x}\pm s$)

组别	例数	LSM 值/kPa	
		治疗前	治疗后
对照组	32	15.1±8.5	11.5±3.1②
试验组	40	14.5±9.2	8.9±3.3①③

注:与同组治疗前比较,①$P<0.01$,②$P<0.05$;与对照组同期比较,③$P<0.05$。

2.3　相关性分析

Pearson 相关性分析显示，试验组 ALT 正常的 HBV DNA 阳性患者 HBV DNA 定量与 LSM 之间无显著相关性（$r=0.501, P=0.140$）。

2.4　不良反应

两组患者治疗期间均未见明显药物不良反应，个别患者出现轻微中上腹部不适等消化道症状，经对症治疗均能缓解，无其他副作用。所有患者均按计划完成治疗。

3　讨论

HBeAg 阴性 CHB 是指血清 HBsAg 持续阳性超过 6 个月、HBeAg 阴性不短于 6 个月、伴或不伴抗-HBe 阳性、HBV DNA 阳性、ALT 持续或反复异常；肝组织学检查可见乙型肝炎相关的中重度炎症坏死；HCV 和 HDV 标志物阴性；排除合并其他嗜肝病毒感染、使用肝毒性药物、嗜酒、代谢性肝病或自身免疫性肝病等。HBeAg 阴性 CHB 的进展和远期预后与病毒水平密切相关，因此，抑制 HBV 复制或清除 HBV 仍是 HBeAg 阴性 CHB 治疗的关键。恩替卡韦是一种核苷类衍生物，研究报道，它是目前治疗 HBeAg 阴性 CHB 的希望之药，与拉米夫定比较，它具有抗病毒效果更强、耐药率更低、肝组织学病变改善效果更好的特点。本研究中 40 例 HBeAg 阴性 CHB 患者进行恩替卡韦抗病毒治疗 48 周后，不仅 HBV 得到不同程度的抑制和清除，而且患者肝功能得到改善，患者肝纤维化得到更大程度的减轻，血清 HA 及 ALT 水平较治疗前均显著降低（$P<0.05, P<0.01$），说明恩替卡韦对 HBeAg 阴性 CHB 患者疗效显著。

HBeAg 阴性 CHB 患者占慢性 HBV 感染者总数的 70%。研究表明，它具有与 HBeAg 阳性 CHB 患者不同的临床特征，这类患者年龄偏大，病程偏长，肝炎持续时间长，易反复发病，抗病毒疗效差，容易进展为肝硬化及终末期肝病。因此，HBeAg 阴性 CHB 作为 CHB 的一种独立类型，在临床中更迫切需要一种准确判断肝炎及肝纤维化的方法，来帮助判定疗效和疾病预后及转归。

经皮肝脏穿刺活检目前被认为是评价慢性肝炎和肝纤维化的"金标准"。

但该检查有创并存在一定的并发症(死亡率 0.03%~0.1%),同时取样误差易导致对肝纤维化程度的低估,及病理医生的诊断差异,使其不适合用于对患者进行长期随访。

近年来,瞬时弹性检测技术作为一种快速、便捷的评价肝纤维化及炎症程度的新手段,已广泛应用于临床,其价值亦逐渐得到认可。大量研究资料表明,LSM 所反映出的肝纤维化程度与肝活检组织病理学结果一致性良好。本研究分析恩替卡韦治疗 48 周后,HBeAg 阴性 CHB 患者肝脏 LSM 的变化。结果显示,随着血清 HA、ALT 水平的下降,治疗后患者的 LSM 值亦较治疗前显著降低($P<0.01$)。这证实了恩替卡韦能降低 CHB 患者的 LSM,提示 LSM 能有效评价恩替卡韦抗病毒治疗的效果。

本研究还分析了试验组治疗 48 周后 ALT 正常的 HBV DNA 阳性患者与 HBV DNA 转阴患者的 LSM 值,结果表明 HBV DNA 阳性患者 LSM 值明显高于 HBV DNA 转阴患者($P<0.05$)。为了进一步探索 HBV DNA 与 LSM 的相关性,本研究还分析了 ALT 正常的 HBV DNA 阳性患者 HBV DNA 定量与 LSM 之间的关系,结果显示两者无显著相关性($P>0.05$),这与 Wong 等报道的结果一致。这一结果说明影响 LSM 测定的因素比较多,包括年龄、体重、ALT、天冬氨酸转氨酶(AST)、总胆红素(TBil)、白蛋白(Alb)、血小板(PLT)等,因此临床中特殊情况下需综合考虑和动态观察。

总之,瞬时弹性检测技术作为一种新型的快速、无创的检测手段,对 HBeAg 阴性 CHB 患者肝纤维化、肝硬化具有诊断价值,对抗病毒效果评价及随访具有非常重要的意义,值得在临床推广。

参 考 文 献

[1] Horváth G. New non-invasive tool for assessment of liver fibrosis: transient elastography[J]. Orv Hetil,2011,152(22):860-865.

[2] 孝奇,刘志权,冯军花,等.FibroScan 对慢性乙型肝炎肝纤维化患者的

应用价值及 ALT、AST 对其诊断的影响[J]. 临床肝胆病杂志,2012,28(9)：654-656.

［3］刘柯慧,吴海清,阮隽,等. Fibroscan 在慢性乙型肝炎肝纤维化诊断中的作用及影响因素[J]. 肝脏,2012,17(9):621-625.

［4］Saikia N,Talukdar R,Mazumder S,et al. Management of patients with HBeAg-negative chronic hepatitis B[J]. Postgrad Med J,2007,83(975)：32-39.

［5］Yokosuka O,Takaguchi K,Fujioka S,et al. Long-term use of entecavir in nucleoside-naïve Japanese patients with chronic hepatitis B infection[J]. J Hepatol,2010,52(6):791-799.

［6］刘翔,胡佳. HBeAg 阴性慢性乙肝初治抗病毒策略对比[J]. 医药导报,2010,29(11):1456-1458.

［7］He D M,Guo S M,Chen W,et al. Long-term outcomes after nucleos-(t)ide analogues discontinuation in chronic hepatitis B patients with HBeAg-negative[J]. BMC Infect Dis,2013,13:458.

［8］de Lédinghen V,Vergniol J. Transient elastography for the diagnosis of liver fibrosis[J]. Expert Rev Med Devices,2010,7(6):811-823.

［9］Takeda T,Yasuda T,Nakayama Y,et al. Usefulness of noninvasive transient elastography for assessment of liver fibrosis stage in chronic hepatitis C[J]. World J Gastroenterol,2006,12(48):7768-7773.

［10］Du D N,Zhu X J,Kuno A,et al. Comparison of LecT-Hepa and FibroScan for assessment of liver fibrosis in hepatitis B virus infected patients with different ALT levels[J]. Clin Chim Acta,2012,413(21-22):1796-1799.

［11］Goyal R,Mallick S R,Mahanta M,et al. Fibroscan can avoid liver biopsy in Indian patients with chronic hepatitis B[J]. J Gastroenterol Hepatol,2013,28(11):1738-1745.

［12］Wong G L,Wong V W,Choi P C,et al. Clinical factors associated with liver stiffness in hepatitis B e antigen-positive chronic hepatitis B patients ［J］. Clin Gastroenterol Hepatol,2009,7(2):227-233.

［13］孝奇,冯爱东,刘志权,等.瞬时弹性测定在诊断乙型肝炎后肝硬化中的价值及影响因素［J］.临床荟萃,2013,28(8):855-857,860.

保肾巴布剂穴位敷贴对慢性肾脏病
患者生存质量的影响

【摘要】 目的:观察保肾巴布剂穴位敷贴对慢性肾脏病(CKD)患者的临床疗效及其对患者生存质量的影响。方法:将 60 例 CKD 患者随机分为 A 组(治疗组)和 B 组(对照组),每组 30 例,B 组予以西医常规治疗,A 组在西医常规治疗的基础上,予以保肾巴布剂穴位敷贴治疗,观察治疗前后患者填写的 SF-36 量表、中医临床症状积分、24 h 尿蛋白定量(24hUPQ)、血肌酐(SCr)、肾小球滤过率(GFR)等指标的变化。结果:A 组总有效率为 86.7%,B 组为 66.7%,两组比较差异有统计学意义($P<0.05$);A 组肾阳虚证、肾阴虚证总有效率分别为 88.4%、84.6%,B 组分别为 68.8%、64.3%,两组比较差异有统计学意义($P<0.05$);治疗后两组中医临床症状积分均显著下降($P<0.05$),A 组治疗前后积分差值与 B 组相比差异有统计学意义($P<0.05$);两组治疗后 SCr、24hUPQ 均下降,GFR 均升高,与治疗前相比差异有统计学意义($P<0.05$),治疗后 A 组与 B 组在上述指标上差异有统计学意义($P<0.05$);A 组治疗后在身体疼痛、一般健康、生命力、社会功能、情感角色、精神健康方面的积分升高较 B 组更显著($P<0.05$,$P<0.01$)。结论:保肾巴布剂穴位敷贴能明显改善 CKD 患者的肾功能和临床症状,提高患者的生存质量,在西医常规治疗的基础上,加用保肾巴布剂穴位敷贴治疗 CKD 肾阳虚证及肾阴虚证有较好的效果。

【关键词】 慢性肾脏病;肾阳虚证;肾阴虚证;穴位敷贴

慢性肾脏病(CKD)是临床常见病,本研究对 CKD 患者在西医常规治疗的基础上,予以保肾巴布剂穴位敷贴治疗,并与单纯西医常规治疗进行比较,现报道如下。

1 临床资料

1.1 一般资料

选取 2013 年 7 月至 8 月在湖北省中医院肾内科确诊的 CKD 患者 60 例

（其中住院患者 24 例，门诊患者 36 例），随机分为 A 组（治疗组）、B 组（对照组），各 30 例。A 组和 B 组又根据中医辨证分为肾阳虚证、肾阴虚证。A 组：男 16 例，女 14 例；年龄（47±12）岁；慢性肾小球肾炎 13 例，狼疮性肾炎 4 例，原发性肾病综合征 3 例，糖尿病肾病 3 例，高血压肾损害 6 例，原因不明的慢性肾衰竭 1 例；病程 1 年以下 8 例，1～10 年 22 例；肾功能正常 17 例，肾功能不全 13 例。B 组：男 15 例，女 15 例；年龄（45±12）岁；慢性肾小球肾炎 13 例，狼疮性肾炎 3 例，原发性肾病综合征 4 例，糖尿病肾病 3 例，高血压肾损害 5 例，原因不明的慢性肾衰竭 2 例；病程 1 年以下 10 例，1～10 年 20 例；肾功能正常 18 例，肾功能不全 12 例。两组患者在性别、年龄、原发病、病程、肾功能方面的差异无统计学意义（$P>0.05$），具有可比性。

1.2 中医辨证分型

肾阳虚证：主症为腰膝冷痛，畏寒肢冷，夜尿增多；次症为面色㿠白，大便稀溏，面浮肢肿，男子阳痿、滑精，女子宫寒、白带清稀；舌淡苔白，脉沉细无力。

肾阴虚证：主症为腰膝酸痛，眩晕耳鸣，失眠多梦，潮热盗汗；次症为形体消瘦，咽干颧红，大便干燥，男子遗精早泄，女子经少闭经；舌红少苔或无苔，脉细数。

2 治疗方法

2.1 B 组

予以西医常规治疗，包括低盐、低脂、优质蛋白饮食，积极治疗原发病，纠正水、电解质紊乱和酸碱平衡失调，控制感染及对症治疗，疗程为 2 个月。

2.2 A 组

在西医常规治疗的基础上加用保肾巴布剂穴位敷贴，取命门及双侧肾俞、复溜穴，隔日敷贴 1 次，每次 6～8 h。将患者根据中医辨证分为肾阳虚证、肾阴虚证，分别用保肾 1 号巴布剂、保肾 2 号巴布剂敷贴，疗程为 2 个月。

3 治疗效果

3.1 观察指标

观察治疗前后中医临床症状及实验室检查指标的变化。

中医临床症状分级量化表，于治疗前后各记录 1 次。各项指标均按无、轻、中、重 4 个级别，分别记为 0 分、1 分、2 分、3 分，舌脉不计分。

24hUPQ、SCr 于治疗前后各查 1 次，并计算肾小球滤过率（GFR）：GFR＝186×(SCr)$^{-1.154}$×(年龄)$^{-0.203}$×女性×0.742。

SF-36 量表计分（从躯体功能、躯体角色、身体疼痛、一般健康、生命力、社会功能、情感角色以及精神健康 8 个方面对生理和心理进行综合测量计分，全面概括被调查者的生存质量），于治疗前后各记录 1 次。

3.2　疗效判断标准

3.2.1　西医疾病疗效判断标准

参照《中药新药临床研究指导原则（试行）》及 K/DOQI 临床指南制定如下标准。

显效：①临床症状积分减少≥60％；②肾小球滤过率（GFR）增加≥20％；③血肌酐（SCr）降低≥20％。以上①项必备，②、③具备 1 项。

有效：①临床症状积分减少≥30％；②肾小球滤过率增加≥10％；③血肌酐降低≥10％；④治疗前后以血肌酐的对数或倒数，用直线回归方程分析，其斜率有明显意义。以上①项必备，其他具备 1 项。

稳定：①临床症状有所改善，临床症状积分减少＜30％；②肾小球滤过率未降低，或肾小球滤过率升高＜10％；③血肌酐未升高，或降低＜10％。以上①项必备，②、③具备 1 项。

无效：①临床症状无改善或加重；②肾小球滤过率降低；③血肌酐升高。以上①项必备，②、③具备 1 项。

3.2.2　中医证候疗效判断标准

控制：中医临床症状、体征消失或基本消失，证候积分减少≥95％。

显效：中医临床症状、体征明显改善，70％≤证候积分减少＜95％。

有效：中医临床症状、体征均有好转，30％≤证候积分减少＜70％。

无效：中医临床症状、体征均无明显改善，甚或加重，证候积分减少＜30％。

证候积分减少计算公式为[（治疗前证候积分－治疗后证候积分)/治疗前证候积分]×100％。

3.3 统计学方法

采用 SPSS 16.0 软件建立数据集,对数据进行整理、分析。计量资料比较采用 t 检验,计数资料比较采用卡方检验,等级资料比较采用 Ridit 分析。$P<0.05$ 表示差异有统计学意义。

3.4 治疗结果

3.4.1 两组疗效比较 A 组总有效率为 86.7%,B 组总有效率为 66.7%,两组比较差异有统计学意义($P<0.05$)。详见表 1。

表 1 两组疗效比较

组别	n	显效	有效	稳定	无效	总有效率/(%)
A 组	30	8	15	3	4	86.7[①]
B 组	30	6	12	2	10	66.7

注:与 B 组比较,[①]$P<0.05$。

3.4.2 两组不同中医证型疗效比较 对肾阳虚证、肾阴虚证,A 组总有效率分别为 88.2%、84.6%,B 组分别为 68.8%、64.3%,两组比较差异有统计学意义($P<0.05$)。详见表 2。

表 2 两组不同中医证型疗效比较

证型	A 组					B 组				
	n	控制	显效	有效	无效	总有效率/(%)	n	控制	显效	有效	无效	总有效率/(%)
肾阳虚	17	2	5	8	2	88.2[①]	16	1	3	7	5	68.8
肾阴虚	13	1	3	7	2	84.6[①]	14	1	3	5	5	64.3

注:与 B 组同证型比较,[①]$P<0.05$。

3.4.3 两组治疗前后中医临床症状积分比较 与治疗前相比,两组治疗后中医临床症状积分均明显下降($P<0.05$);A 组治疗前后积分差值与 B 组比较差异有统计学意义($P<0.05$)。详见表 3。

表 3　两组治疗前后中医临床症状积分比较($\bar{x}\pm s$)　　　　单位：分

组别	证型	n	治疗前	治疗后	差值
A 组	肾阳虚	17	10.17±2.27	5.83±1.61[①]	4.34±1.94[②]
	肾阴虚	13	9.64±2.31	5.41±1.78[①]	4.23±1.86[②]
	总积分	30	9.95±2.29	5.63±1.71[①]	4.32±1.89[②]
B 组	肾阳虚	16	9.52±2.25	7.08±1.81[①]	2.44±1.61
	肾阴虚	14	10.03±2.04	7.52±1.67[①]	2.51±1.32
	总积分	30	9.73±2.14	7.35±1.76[①]	2.38±1.41

注：与同组治疗前比较，[①]$P<0.05$；与 B 组同证型比较，[②]$P<0.05$。

3.4.4　两组治疗前后实验室指标结果比较　两组治疗后 SCr、24hUPQ 均明显下降，GFR 均明显升高，与治疗前比较差异有统计学意义（$P<0.05$）；在指标 SCr、24hUPQ、GFR 上，治疗后 A 组与 B 组比较差异有统计学意义（$P<0.05$）。详见表 4。

表 4　两组治疗前后实验室指标结果比较($\bar{x}\pm s$)

组别	n	时间	24hUPQ/(g/24 h)	SCr/(μmol/L)	GFR/(mL/min)
A 组	30	治疗前	1.30±0.37	118.70±41.51	40.51±14.12
		治疗后	0.63±0.19[①②]	87.60±28.57[①②]	63.57±16.22[①②]
B 组	30	治疗前	1.34±0.45	116.70±40.00	41.73±12.87
		治疗后	1.05±0.34[①]	100.00±34.03[①]	50.03±13.42[①]

注：与同组治疗前比较，[①]$P<0.05$；与 B 组同期比较，[②]$P<0.05$。

3.4.5　两组治疗前后生存质量积分比较　两组治疗前生存质量各项积分比较差异无统计学意义（$P>0.05$），具有可比性。A 组治疗后生存质量各项积分均显著升高（$P<0.05$），B 组躯体功能、躯体角色、身体疼痛、社会功能、精神健康积分显著升高（$P<0.05$）。A 组治疗后身体疼痛、一般健康、生命力、社会功能、情感角色、精神健康积分升高较 B 组更明显（$P<0.05$，$P<0.01$）。详见表 5。

表 5 两组治疗前后的生存质量积分比较($\bar{x}\pm s$)　　单位:分

项目	A 组($n=30$)		B 组($n=30$)	
	治疗前	治疗后	治疗前	治疗后
躯体功能	61.55 ± 10.92	$86.93\pm8.38$①	65.80 ± 11.29	$72.65\pm10.79$①
躯体角色	47.09 ± 25.35	$81.50\pm25.06$①	54.20 ± 12.03	$61.34\pm10.30$①
身体疼痛	40.20 ± 30.45	$83.90\pm25.91$①②	45.20 ± 25.46	$72.00\pm19.48$①
一般健康	58.65 ± 11.56	$72.33\pm14.05$①②	62.15 ± 14.84	64.04 ± 13.12
生命力	63.25 ± 13.48	$73.91\pm13.98$①②	54.26 ± 14.53	55.04 ± 12.59
社会功能	67.52 ± 11.39	$81.77\pm13.44$①②	51.04 ± 15.62	$60.42\pm16.17$①
情感角色	57.85 ± 15.56	$77.80\pm14.80$①②	68.85 ± 13.25	69.80 ± 16.55
精神健康	54.40 ± 14.60	$69.90\pm17.83$①③	57.38 ± 20.61	$65.83\pm18.43$①

注:与同组治疗前比较,①$P<0.05$;与 B 组同期比较,②$P<0.05$,③$P<0.01$。

4　讨论

慢性肾脏病(CKD)是指各种原因导致的肾脏结构或功能的改变,表现为肾脏病理异常、肾损害(尿液或血液成分异常,或肾脏影像学检查异常)、GFR<60 mL/min,以上至少一项持续 3 个月以上者。

CKD 属中医学"尿浊""尿血""水肿""虚劳""关格"等范畴。根据中医学肾藏象理论,其发病机制可用"肾主水功能失调"和"肾的封藏失司"来概括,病变以"肾"为中心,随着病程的进展,与肺、脾、肝、心等脏腑在生理上相互依赖,在病理上相互影响,最终导致五脏虚损、病邪(水湿、湿热、痰浊、瘀血、尿毒)内盛的局面。以此为依据的以"肾"为本的防治措施在缓解临床症状、降低西药毒副作用、改善生存质量、延缓疾病的进展乃至延长患者生命等方面发挥着重要作用,成为中医治疗 CKD 的一大特色。

根据中医理论,经络是联络人体各部位及运行气血的通路,具有沟通上下内外、调节脏腑肢节的功能。穴位是经络、脏腑之气输注于体表的部位。命门穴出自《针灸甲乙经》,归属督脉,具有补肾壮阳、益气固本之功,主治虚损腰痛、遗尿等;肾俞穴出自《灵枢·背俞》,归属足太阳膀胱经,为肾的背俞穴,具有补肾益精、纳气利水、强腰聪耳之功,主治腰膝酸痛、目昏、小便不利、水肿等;复溜穴出自《灵枢·本输》，归属足少阴肾经，具有滋阴补肾、通调水道之功，主治水肿、腰脊痛等。

保肾巴布剂是在中医辨证论治基础上，辨证与辨病相结合，参考中药性味归经和现代药理学研究，针对 CKD 的主要发病机制，由经验方反复优化选药配制而成的。保肾 1 号巴布剂由附子、肉桂、细辛、丁香、花椒、穿山龙、生姜等组成，保肾 2 号巴布剂由黄精、肉桂、分心木、丁香、花椒、生姜、冰片等组成。

保肾 1 号巴布剂以附子为君药，附子辛、甘、热，归心、肾、脾经，有回阳救逆、助阳补火、散寒止痛的功效，为温里之要药。肉桂辛、甘、热，归脾、肾、心、肝经，具有补火助阳、散寒止痛、温经通脉的功效，为补命火、壮元阳之要药；细辛辛、温，归肺、肾、心经，具有祛风散寒、通窍止痛、温肺化饮的功效，二药同为臣药。丁香温中降逆、散寒止痛、温肾助阳；花椒温补脾肾；穿山龙具有祛风湿、活血通络、清肺化痰的功效，起清热滋阴作用，可制附子、肉桂的辛热之性，防止温燥太过伤阴，三者共为佐药。生姜有发汗解表、和脾行水消肿的作用，助诸药透达肌理，是为使药。诸药合用，辛而不燥，热而不伤阴，共奏温肾升阳、利水化湿之功效，用以治疗 CKD 属肾阳虚者。

保肾 2 号巴布剂以黄精为君药，有润肺滋阴、补脾益气、补肾益精之功效。肉桂辛、甘且热，善于温肾助阳；分心木具有健脾固肾、收敛固涩之功效，同为臣药。丁香温中降逆、温肾助阳，花椒温补脾肾，两者同用取其反佐之作用，以防滋阴药之腻滞，再加生姜发汗解表、和脾行水消肿，三者共为佐药。冰片，取其"性走而不守"之功效，助诸药透达肌理，是为使药。诸药合用，滋而不腻，共奏滋阴补肾、益精填髓之功，用以治疗 CKD 属肾阴虚者。

因此，保肾巴布剂穴位敷贴治疗具有强腰固肾、调和阴阳、扶正祛邪之功。在西医常规治疗的基础上，加用保肾巴布剂穴位敷贴治疗 CKD 有较好的效果。保肾巴布剂穴位敷贴治疗能明显改善 CKD 患者的临床症状，提高患者的生存质量，临床应用安全方便，是治疗 CKD 的一种很好的穴位外治方法，值得临床应用。

参 考 文 献

[1] 季绍良,成肇智.中医诊断学[M].北京:人民卫生出版社,2002.

[2] 全国 eGFR 课题协作组.MDRD 方程在我国慢性肾脏病患者中的改良和评估[J].中华肾脏病杂志,2006,22(10):589-595.

[3] 郑筱萸.中药新药临床研究指导原则(试行)[M].北京:中国医药科技出版社,2002.

[4] 陆再英,钟南山.内科学[M].7 版.北京:人民卫生出版社,2008.

[5] 巴元明.邵朝弟肾病临证经验实录[M].北京:人民军医出版社,2013.

[6] 张云飞,文秀华,罗茂林.肾虚本质的现代研究进展[J].现代中西医结合杂志,2004,13(8):1101-1103.

[7] 徐斌.穴性论[J].中国针灸,1999,19(1):29-31.

[8] 王华.针灸学[M].北京:高等教育出版社,2008.

[9] 徐瑾,杨永华.巴布剂应用于中药领域的研究概况[J].湖南中医杂志,2006,22(1):81-82.

IPP 在草酸钙结晶评分中应用的可行性研究

【摘要】 目的：探究图像分析软件 Image-Pro Plus（IPP）评估草酸钙结晶情况的可行性、可靠性和稳定性。方法：由两位研究员分别对同一批草酸钙结晶照片进行人工评分和 IPP 评分，通过统计学方法检验评分的一致性；1 周后，由其中一位研究员再次进行人工评分和 IPP 评分，通过统计学方法检验自身前后评分的一致性。结果：人工评分草酸钙结晶，两位研究员及同一研究员前后所给的评分，其一致性均低；应用 IPP 评分，两位研究员及同一研究员前后所给的评分，其一致性均较高。结论：应用 IPP 对草酸钙结晶情况进行评分具有较高的可靠性和稳定性。

【关键词】 Image-Pro Plus；草酸钙结晶；评分

尿路结石是一种常见的疾病，发病率为 1%～15%，治疗后易复发，10 年复发率高达 50%，严重影响人体健康。尿路结石中，75%～85% 为含钙结石，而草酸钙结石又占含钙结石的 92%。在各种有关尿路结石的研究中，观察肾组织中草酸钙结晶形成情况，是目前较为客观的评价指标之一。通过对肾组织中草酸钙结晶的观察就可以直观判断草酸钙结石造模的成功与否，通过对结晶数目、形态、分布的研究可以探讨草酸钙结石的形成机制，通过判定结晶评分就可以评价不同药物在抑制结晶形成及促进结晶排出方面的疗效。

草酸钙结晶评分是尿路结石相关实验研究中非常重要的内容，是对结石形成程度的量化评估，由研究者在光学显微镜下观察肾组织切片中结晶情况，并按评分标准做出评分。目前，实验研究中多采用人工评分法，通过形态分级、计数分级等判定标准进行评分，该方法受观察者主观因素影响较大，而且较为粗略，可靠性和稳定性并不理想。

Image-Pro Plus（IPP）是 Media Cybernetics 公司研发的图像分析软件包，是一个集图像获取、处理、分析于一身的开发平台，可以对所得图像进行客观、定量、准确的分析。因此，为实现草酸钙结晶评分的客观化、定量化和精确化，本研究采用 IPP 图像分析软件,对草酸钙结石大鼠模型的肾组织 Von Kossa 染色切片进行分析处理,研究其能否精确、客观、定量评估结晶情况,并分析其应用的可行性、可靠性和稳定性。

1 材料与方法

1.1 材料

1.1.1 仪器及软件 IPP 6.0;Nikon Eclipse 80i 科研级显微镜及 NIS-Elements 专业图像分析软件。

1.1.2 实验试剂 乙二醇、氯化铵、草酸铵均为分析纯。乙二醇(批号为 20121206),由国药集团化学试剂有限公司生产;氯化铵(批号为 20120612),由天津市永大化学试剂有限公司生产;石蜡切片冯库萨(VON KOSSA)钙染色试剂盒,由上海杰美基因医药科技有限公司生产。

1.1.3 实验动物 SPF 级雄性健康 Wistar 大鼠 15 只,体重 180~220 g,由湖北省实验动物研究中心提供,生产许可证号为 SCXK(鄂)2008-0005。

1.1.4 实验条件 为了保证照片的质量,显微镜采用稳压电源,在拍摄照片的过程中,固定光源亮度调节旋钮及聚光镜,对数码相机进行手动设置,包括曝光时间、变焦光圈等,关掉自动白平衡功能,且所有相关仪器在实验过程中只用于此项实验。

1.2 实验方法

实验动物适应性饲养 1 周后,随机分为空白对照组、模型组、治疗组,每组 5 只。空白对照组(简称空白组)给予常规饲料+去离子水喂养,每天用 1 mL 生理盐水灌胃;模型组给予常规饲料+1%乙二醇自由饮水喂养,每天用 2%氯化铵溶液 2 mL 灌胃;治疗组在造模的基础上每天用 25%枸橼酸钾溶液 2 mL 灌胃。各组大鼠均在相同的条件下饲养,实验周期为 28 天。

实验结束后,大鼠称重,以 10%水合氯醛溶液腹腔注射(0.4 mL/100 g)麻醉,经腹取左肾并将左肾置于 4%多聚甲醛溶液中固定,石蜡包埋,常规切片(厚度为 2 μm),每只大鼠选取 5 张切片,共 75 张。每张切片由研究人员在 200 倍视野、同一光源、亮度及对比度条件下,在肾皮质处随机选取 5 个视野进行拍照，以 5 个视野的平均值来表示该切片的结晶情况。

1.3 评分方法

分别采用人工评分法和 IPP 评分法进行评分，国内多采用形态分级作为判定标准：0 分表示无结晶；1 分表示有散在的结晶亮点；2 分表示有广泛的不成堆或局限结晶；3 分表示有成堆结晶，散在不连接；4 分表示结晶成堆且互相连接；5 分表示有广泛成堆结晶，连接成片。

1.3.1 人工对草酸钙结晶评分

按照盲法要求，对 375 张切片照片进行随机编号，由 A、B 两位研究员分别观察每张照片中的结晶分布和数量情况，按上述评分方法评分，记录每位研究员观察评分的分值及所用时间。比较两位研究员评分差异，并做一致性检验。1 周后，其中一位研究员再次对照片进行观察评分，比较其两次评分的差异，检验其一致性。

1.3.2 IPP 对草酸钙结晶评分

（1）确定 IPP 测量草酸钙结晶的最佳参数（图 1）：选出以上两位研究员评分一致的照片，按分值归类后，用 IPP 进行数据处理。计算各照片中结晶的面积、吸光度及两者乘积的均值和标准差，比较这些参数与人工评分分值的相关性，选出相关性高的最佳参数，用聚类分析方法将测量的结晶面积与各人工评分分值对应，使 IPP 测量草酸钙结晶具有可行性。

（2）检验 IPP 测量草酸钙结晶的可靠性和稳定性：由两位研究员各自用 IPP，选取合适的 RGB 分色参数，并结合确定的结晶测量参数，编制成"宏"，对 375 张照片进行批量测算并记录所用时间。比较两位研究员的 RGB 分色参数设置差异和确定的参数测算值差异，并进行一致性检验，以检验可靠性；其中一位研究员于 1 周后重复上述流程，比较其前后两次的测算差异，并进行一致性检验，以检验稳定性。

1.4 统计学方法

人工评分采用 Kappa 检验进行一致性分析；人工评分各分值对应的最佳参数分界值的确定采用快速聚类分析法；RGB 分色参数、最佳参数测算值的一致性分析采用组内相关系数（ICC）检验。$P < 0.05$ 为差异有统计学意义。

看彩图

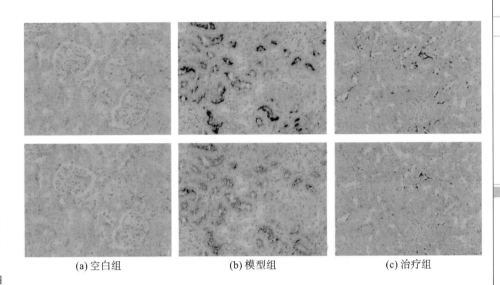

(a) 空白组　　　　　　　　(b) 模型组　　　　　　　　(c) 治疗组

图 1　肾组织切片 Von Kossa 染色照片(×200)及 IPP 对草酸钙结晶面积测量图

2　结果

2.1　人工对草酸钙结晶评分情况

不同研究员的评分见表 1,A、B 两位研究员分别评分的数据经 Kappa 检验进行一致性分析,其 Kappa 值为 0.3835,加权 Kappa 值为 0.6718,A 研究员前后两次的评分见表 2,其 Kappa 值为 0.4239,加权 Kappa 值为 0.7516。结果表明:同一批肾组织切片,两位研究员及同一研究员前后所给的评分,其一致性均低。

表 1　不同研究员评分比较

B 研究员	A 研究员						合计	率
	0 分	1 分	2 分	3 分	4 分	5 分		
0 分	24	0	0	0	0	0	24	0.320
1 分	1	2	2	2	0	0	7	0.093
2 分	0	2	1	3	2	2	10	0.133
3 分	0	1	1	3	3	1	9	0.120
4 分	0	1	2	4	2	3	12	0.160
5 分	0	0	2	2	3	6	13	0.173
合计	25	6	8	14	10	12	75	
率	0.333	0.080	0.107	0.187	0.133	0.160		

表2　A研究员前后两次评分比较

后次	前次						合计	率
	0分	1分	2分	3分	4分	5分		
0分	25	0	0	0	0	0	25	0.333
1分	0	2	3	2	0	0	7	0.093
2分	0	2	2	6	2	2	14	0.187
3分	0	2	3	3	1	2	11	0.147
4分	0	0	0	2	2	2	6	0.080
5分	0	0	0	1	5	6	12	0.160
合计	25	6	8	14	10	12	75	
率	0.333	0.080	0.107	0.187	0.133	0.160		

2.2　IPP测量草酸钙结晶的最佳参数

用IPP测量草酸钙结晶的面积、吸光度及两者乘积,与人工评分分值进行比较,得到Spearman相关系数分别为0.8826、0.7948和0.8173,故以面积作为IPP测量草酸钙结晶的最佳参数;用聚类分析方法将测量的结晶面积与各人工评分分值对应,使IPP测量草酸钙结晶具有可行性,具体分界值见表3。

表3　形态分级评分各分值所对应的结晶面积和聚类分析方法确定的分界值(像素)

项目	0分	1分	2分	3分	4分	5分
结晶面积 ($\bar{x}\pm s$)	312.3± 233.5	3879.7± 2493.2	53479.3± 31285.4	137630.4± 30491.8	239340.8± 27127.0	337416.0± 33143.8
对应IPP 分界范围	<4832.0	4832.0～ 53641.0	53641.1～ 108463.4	108463.5～ 202119.1	202119.2～ 307458.9	>307458.9

2.3　IPP采用不同RGB分色参数测量结晶的情况

A研究员选取的RGB分色参数:R为45～167,G为5～123,B为5～104;B研究员选取的RGB分色参数:R为43～167,G为3～123,B为0～104。两者测得的结晶面积,经方差分析,$\chi^2=0.05$,$P=0.854$,ICC＝0.9327;A研究员前后两次选取的RGB分色参数测得的结晶面积,经方差分析,$\chi^2=0.54$,$P=$

0.436，ICC＝0.9015。结果表明：同一批肾组织切片，两位研究员及同一研究员前后所给的评分，其一致性较高。

2.4 人工评分与IPP评分时间的比较

人工对375张草酸钙结晶照片进行评分，A、B两位研究员所用时间分别为335 min和350 min，A研究员前后两次所用时间分别为335 min和315 min；应用IPP对375张草酸钙结晶照片进行评分，A、B两位研究员所用时间分别为225 min和235 min，A研究员前后两次所用时间分别为225 min和200 min。结果表明：应用IPP进行草酸钙结晶评分可以缩短实验研究时间。

3 讨论

在尿路结石相关实验研究中，无论是建立和筛选动物模型，探究尿路结石形成机制，还是探讨药物对尿路结石的防治效果，都需要观察实验动物草酸钙结晶的数量及分布情况。一般采用镜下观察Von Kossa染色的肾组织切片并进行人工评分的方法，来评价结晶形成的多少。

Von Kossa染色是钙盐染色的经典方法，其原理是硝酸银与钙盐发生复分解反应形成可被还原的银盐，银盐在强光或紫外光下生成黑色的金属银，从而间接反映钙盐的含量。钙盐的量越多，被还原的银盐就越多，生成的黑色金属银也就越多。本实验采用Von Kossa染色后，切片可见钙盐沉积区域呈黑色，背景呈红色，两种颜色形成鲜明对比，有明显的色差。钙盐沉积较少处切片呈灰黑色，沉积较多处呈黑色，未见明显的色系改变。

对于草酸钙结晶的评分标准的选择，国内多采用形态分级评分法，即以结晶的形态如"点""堆""连接""片"等、范围如"散在""局限""广泛"来分级评分；国外多采用计数分级评分法，即以晶体的数量来分级评分。虽然与形态分级评分法比较，计数分级评分法的量化度较高，但在实际观察中，结晶多呈堆叠状附着于肾小管，很难精确地计数结晶。本研究选择形态分级评分法，虽然避免了立体计数的难题，但研究员对草酸钙结晶的评分主观性依旧很大。

近年来，IPP被广泛运用于医学领域，尤其是免疫组化图像的分析和处理。

对于同一批草酸钙结晶的切片，不同研究员所给出的评分不尽相同。本研究将IPP应用于草酸钙结晶的评分，用聚类分析方法将形态分级评分法各分值范围在IPP中量化；经反复试验，确定RGB分色最佳参数设置，取R为189～212、G为206～255、B为125～255，使结晶人工选取范围与自动选定范围的重合度最佳，从而使草酸钙结晶的评分在IPP上得到客观、定量、准确的分析。

草酸钙结晶IPP评分的应用不仅实现了计算机自动测量草酸钙结晶面积等数据，避免了主观性介入，提高了草酸钙结晶评分的可靠性和稳定性，还可以通过"宏"的编制和运用，批量、快速测量图像，节约了研究时间。研究发现应用IPP对草酸钙结晶进行评分，不同研究员对同一批结晶图像的评分及同一研究员先后对同一批结晶图像的评分均显示出高度的一致性，表现出的可靠性与稳定性远优于人工评分。

IPP能精确、客观、定量评估结晶情况，本研究验证了其应用的可行性、可靠性和稳定性，期望草酸钙结晶的IPP评分法可以得到广泛应用，在尿路结石的相关研究中发挥作用。

参 考 文 献

[1] Junglee N, Harries S E, Davies N, et al. Pheochromocytoma in pregnancy:when is operative intervention indicated? [J]. J Womens Health, 2007,16(9):1362-1365.

[2] 田晶,郭宏骞,孙西钊,等.大鼠草酸钙结石饮食相关性病因学模型的制备及评价[J].医学研究生学报,2012,25(5):555-558.

[3] 卢锋,张士青,谭桂梗.肾结晶光镜观察评分法的可靠性研究[J].现代泌尿外科杂志,2012,17(6):553-555.

[4] 吴俊标,周玖瑶,王燕哲,等.五苓散对EG-NH$_4$Cl诱导大鼠肾结石的影响[J].中药药理与临床,2013,29(4):8-11.

[5] Khan A,Khan S R,Gilani A H. Studies on the in vitro and in vivo antiurolithic activity of *Holarrhena antidysenterica*[J]. Urol Res,2012,40(6):

671-681.

［6］伍喜媛,秦莉,陈宇玺.Image-Pro Plus 在眼科角膜上皮愈合面积测量中的应用［J］.中国医学教育技术,2010,24(2):183-186.

［7］王青,曾衍钧,欧阳骏,等.基于 IPP 开发平台的病理专项检测系统的研制［J］.中国图象图形学报,2002,7(10):1099-1103.

［8］李春波,何燕玲,张明园.一致性检验方法的合理应用［J］.上海精神医学,2000,12(4):228-230,232.

［9］夏邦世,吴金华.Kappa 一致性检验在检验医学研究中的应用［J］.中华检验医学杂志,2006,29(1):83-84.

［10］杨奇明,林坚.组内相关系数:定义辨析、估计方法与实际应用［J］.浙江大学学报(理学版),2013,40(5):509-515.

排石冲剂对大鼠草酸钙结石生成的干预效果及其机制研究

【摘要】 目的：探讨排石冲剂防治草酸钙结石的机制，为临床治疗尿路结石提供依据。方法：将 48 只 SPF 级雄性健康 Wistar 大鼠随机分为正常组、模型组、枸橼酸钾组、排石冲剂组，每组 12 只。通过给予 1% 乙二醇自由饮水和每天 2% 氯化铵溶液 2 mL 灌胃，建立草酸钙结石大鼠模型，同时各组给予相应药物，观察各组大鼠体重、24 h 尿量，BUN 和血清中 Cr、Ca^{2+}、P^{3+}、Mg^{2+} 含量，24 h 尿草酸、Ca^{2+}、P^{3+}、Mg^{2+} 含量；显微镜下观察肾组织切片中草酸钙结晶沉积及病理变化。结果：排石冲剂可降低血清 Ca^{2+}、尿草酸等促肾结石形成物质的含量，增高尿石形成抑制物 Mg^{2+} 的含量，促进肾结石溶解，明显抑制尿液中和肾组织中草酸钙结石的形成及减轻肾功能损伤程度。结论：排石冲剂可明显抑制草酸钙结石的形成，保护肾脏。

【关键词】 排石冲剂；尿路结石；草酸钙；大鼠

尿路结石是临床上的常见病、多发病，发病率为 1%～15%。该病治疗后易复发，10 年复发率高达 50%，严重影响人们的身心健康。现代医学对尿路结石的治疗存在效果不确切、有一定副作用等不足。近二十多年来，微创外科技术在临床应用较广泛，但仍存在冲击波及外科手术可能引起创伤性损伤及急性肾功能损伤等问题，手术患者还面临着结石被摘除或排出体外后，复发率达 60%～80% 的问题。因此，积极寻求一种效果确切、安全的防治结石新疗法，是国内外医学界一直关注的问题。

中医治疗尿路结石已有数千年的历史，积累了丰富的临床经验，在结石的防治中具有独特的疗效和优势。排石冲剂是在传统中医辨证论治基础上，辨病与辨证相结合，针对尿路结石的主要发病机制，组方选药配制而成，在临床三十余年的应用中，取得显著的疗效。为了探讨排石冲剂防治肾结石的作用机制，本研究以 1% 乙二醇和 2% 氯化铵溶液为成石剂建立草酸钙结石大鼠模型，以枸橼酸钾为对照,观察排石冲剂对草酸钙结石大鼠体重、生化指标、尿草酸含量及肾组织病理变化的影响。现将结果报道如下。

1 材料与方法

1.1 材料

1.1.1 动物 由湖北省实验动物研究中心提供的SPF级雄性健康Wistar大鼠,48只,8～9周龄,体重180～220 g,实验动物生产许可证号为SCXK(鄂)2008-0005。

1.1.2 实验药物 排石冲剂由湖北省中医院制剂中心提供。组成:金钱草30 g、海金沙15 g、鸡内金15 g、王不留行15 g、滑石15 g、生牡蛎10 g、冬葵子15 g、白芍15 g、甘草5 g、石韦20 g、川楝子15 g等。

1.1.3 实验试剂 乙二醇、氯化铵、枸橼酸钾均为分析纯。乙二醇(批号为20121206)、枸橼酸钾(批号为20120524),由国药集团化学试剂有限公司生产;氯化铵(批号为20120612),由天津市永大化学试剂有限公司生产;VON KOSSA钙染色试剂盒,由上海杰美基因医药科技有限公司生产。

1.2 方法

1.2.1 建立草酸钙结石动物模型 参考文献[5]～[7]建立草酸钙结石动物模型,以1%乙二醇(自由饮水)和2%氯化铵溶液(灌胃)为成石剂,实验时除正常组外,其余组大鼠均每天给予2 mL 2%氯化铵溶液灌胃,实验周期为4周。

1.2.2 分组与给药 大鼠适应性饲养1周后,随机分为4组,每组12只。正常组:给予生理盐水灌胃,每天2 mL。模型组:给予成石剂。枸橼酸钾组:给予成石剂及25%枸橼酸钾溶液灌胃,每天2 mL。排石冲剂组:给予由成石剂及排石冲剂配成的1.2 g/mL的混悬液(根据《中药药理研究方法学》计算给药剂量)灌胃,每天2 mL。各组大鼠均在相同的条件下饲养。

1.2.3 标本收集及检测方法 各组实验结束时,将大鼠置于代谢笼,收集24 h尿液并计量,加防腐剂(甲苯,每100 mL尿液中甲苯用量为1.0～2.0 mL),4 ℃保存备用;大鼠称重后,以10%水合氯醛腹腔注射(0.4 mL/100 g)麻醉,经腹主动脉采集血标本,置于临床用非抗凝血标本管,静置离心后,留取淡黄色的上清液(血清)备用;取左肾并将左肾置于 4% 多聚甲醛溶液中固定,石蜡包埋,常规切片(厚度为 2 μm)。采用全自动生化分析仪测定血清和尿液中 Ca^{2+}、Mg^{2+}、P^{3+} 含量及 BUN 和血清中 Cr 含量,高效液相色谱法测定尿草酸含量。

1.2.4　肾脏结晶沉淀及病理检测　石蜡切片分别做 HE 染色和 Von Kossa 染色。每只大鼠选取 5 张切片,每张切片在肾皮质处随机选择 5 个视野,观察草酸钙结晶,以 5 个视野的平均值来表示该切片的结晶,国内多采用形态分级评分法进行评分:0 分表示无结晶;1 分表示有散在的结晶亮点;2 分表示有广泛的不成堆或局限结晶;3 分表示有成堆结晶,散在不连接;4 分表示结晶成堆且互相连接;5 分表示有广泛成堆结晶,连接成片。

1.3　统计学分析

统计学分析采用 SPSS 19.0 软件,数据以 $\bar{x} \pm s$ 表示,组间比较采用单因素方差分析,结晶评分的组间比较采用 Kruskal-Wallis 检验。$P < 0.05$ 为差异有统计学意义。

2　结果

2.1　排石冲剂对草酸钙结石大鼠存活情况、体重变化及尿量的影响

实验过程中,各组大鼠均未死亡,第 4 周时模型组大鼠出现食欲减退、毛发不荣、饮水减少、尿量减少、精神倦怠、身体蜷缩。而枸橼酸钾组和排石冲剂组大鼠较模型组尿量增加、精神状况良好、饮食活动基本正常,以排石冲剂组疗效明显。

各组大鼠体重及 24 h 尿量比较见表 1。体重变化情况如下:与正常组比较,模型组、枸橼酸钾组和排石冲剂组大鼠体重均降低,以模型组为甚($P < 0.05$);与模型组比较,枸橼酸钾组和排石冲剂组大鼠体重均增加。24 h 尿量变化情况如下:与正常组、模型组比较,枸橼酸钾组和排石冲剂组大鼠 24 h 尿量均增加($P < 0.01$),以排石冲剂组为甚;正常组与模型组大鼠差异不大($P > 0.05$)。

表 1　各组大鼠体重及 24 h 尿量比较($\bar{x}\pm s$)

组别	动物数/只	体重/g	24 h 尿量/mL
正常组	12	141.34 ± 13.56	15.12 ± 0.76
模型组	12	$128.66\pm21.34^{\triangle}$	14.34 ± 8.23
枸橼酸钾组	12	132.34 ± 16.36	$20.34\pm6.42^{\triangle\triangle**}$
排石冲剂组	12	138.34 ± 15.57	$22.34\pm5.73^{\triangle\triangle**}$

注：与正常组比较，$^{\triangle}P<0.05$，$^{\triangle\triangle}P<0.01$；与模型组比较，$^{**}P<0.01$。

2.2　排石冲剂对草酸钙结石大鼠血尿生化指标及尿草酸的影响（表2、表3）

与正常组比较，模型组、枸橼酸钾组和排石冲剂组大鼠尿液中草酸、Ca^{2+}、P^{3+} 含量及 BUN、血清中 Cr 含量均升高，尿液中 Mg^{2+} 含量均下降，差异有统计学意义（$P<0.05$，$P<0.01$）；与模型组比较，枸橼酸钾组和排石冲剂组尿液中草酸、Ca^{2+}、P^{3+} 含量，BUN 及血清中 Cr、Ca^{2+}、P^{3+} 含量均降低，血清、尿液中 Mg^{2+} 含量均有一定程度的升高，差异有统计学意义（$P<0.05$，$P<0.01$）。

表 2　各组大鼠尿草酸及尿液生化指标比较($\bar{x}\pm s$)

组别	草酸 /(μmol/24 h)	Ca^{2+} /(mmol/L)	Mg^{2+} /(mmol/L)	P^{3+} /(mmol/L)
正常组	20.80 ± 2.54	0.25 ± 0.03	0.93 ± 0.08	10.05 ± 2.27
模型组	$79.84\pm5.87^{\triangle\triangle}$	$0.78\pm0.05^{\triangle\triangle}$	$0.53\pm0.05^{\triangle\triangle}$	$25.67\pm1.74^{\triangle\triangle}$
枸橼酸钾组	$40.80\pm3.78^{\triangle\triangle**}$	$0.53\pm0.06^{\triangle\triangle*}$	$0.71\pm0.03^{\triangle\triangle*}$	$21.43\pm1.87^{\triangle\triangle*}$
排石冲剂组	$32.75\pm2.44^{\triangle**}$	$0.41\pm0.04^{\triangle**}$	$0.75\pm0.06^{\triangle*}$	$15.15\pm2.17^{\triangle**}$

注：与正常组比较，$^{\triangle}P<0.05$，$^{\triangle\triangle}P<0.01$；与模型组比较，$^{*}P<0.05$，$^{**}P<0.01$。

表 3　各组大鼠血清生化指标比较($\bar{x}\pm s$)

组别	BUN /(mmol/L)	Cr /(μmol/L)	Ca^{2+} /(mmol/L)	Mg^{2+} /(mmol/L)	P^{3+} /(mmol/L)
正常组	6.34 ± 0.74	30.18 ± 1.83	1.68 ± 0.35	1.45 ± 0.78	2.97 ± 0.12
模型组	$12.54\pm1.63^{\triangle\triangle}$	$52.24\pm10.03^{\triangle\triangle}$	2.26 ± 0.37	$1.03\pm0.32^{\triangle}$	3.27 ± 0.28
枸橼酸钾组	$9.38\pm0.78^{\triangle\triangle*}$	$45.25\pm1.32^{\triangle\triangle*}$	$1.84\pm0.35^{*}$	$1.35\pm0.78^{*}$	$3.12\pm0.15^{*}$
排石冲剂组	$8.25\pm0.64^{\triangle**}$	$41.28\pm1.43^{\triangle**}$	$1.78\pm0.35^{*}$	$1.65\pm0.78^{*}$	$3.08\pm0.13^{*}$

注：与正常组比较，$^{\triangle}P<0.05$，$^{\triangle\triangle}P<0.01$；与模型组比较，$^{*}P<0.05$，$^{**}P<0.01$。

2.3 排石冲剂对肾结石大鼠肾脏病理的影响

肉眼观察肾脏标本：正常组大鼠肾脏表面色泽均匀，组织结构清晰，切面呈鲜红色；模型组大鼠肾脏表面色泽暗淡，明显肿胀，有突出并散在分布的颗粒物，切面中心发白；枸橼酸钾组大鼠肾脏表面色泽稍暗，有肿胀，切面中心发白；排石冲剂组大鼠肾脏表面颜色正常，切面中心颜色稍淡。

光学显微镜下观察草酸钙结晶(图 1)，常规 HE 染色将其染为透明淡黄色，Von Kossa 染色中晶体呈黑褐色。正常组大鼠肾皮质、髓质无结晶形成，细胞排列整齐、规则，结构清晰，肾小管管腔内无沉积物，上皮细胞无肿胀、充血，肾乳头、肾盂、肾盏清晰；模型组大鼠肾脏可见大量草酸钙结晶，以肾皮质内多见，结晶成堆分布、相互连接，肾小管管腔扩张明显；枸橼酸钾组大鼠肾脏可见较多草酸钙结晶，散在分布，肾小管有不同程度的扩张；排石冲剂组大鼠肾脏可见少量草酸钙结晶，零星散在分布，少数肾小管有不同程度的扩张。

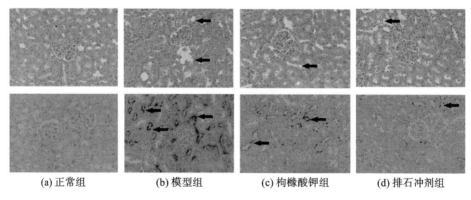

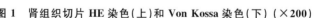

(a) 正常组　　　(b) 模型组　　　(c) 枸橼酸钾组　　　(d) 排石冲剂组

图 1　肾组织切片 HE 染色(上)和 Von Kossa 染色(下)(×200)

2.4 各组大鼠肾组织中结晶形成情况

各组大鼠肾组织草酸钙结晶评分见图 2。光学显微镜下在每张切片肾皮质处随机选择 5 个视野，观察草酸钙结晶，以 5 个视野的平均值来表示该切片的结晶，按形态分级评分法，枸橼酸钾组和排石冲剂组草酸钙结晶评分均显著低于模型组，且排石冲剂组低于枸橼酸钾组。

3 讨论

尿路结石是威胁人类身体健康的常见疾病之一，草酸钙结石或含有草酸钙

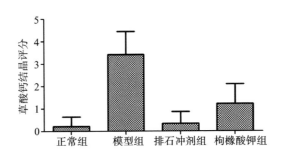

图 2　各组大鼠肾组织草酸钙结晶评分

成分的结石是尿路结石中最常见的结石种类,约占 80％,故在动物实验研究中多建立草酸钙结石大鼠模型。乙二醇法是建立草酸钙结石动物模型的常用方法,也是新药评审中规定选用的方法之一,其建立模型的原理是乙二醇作为草酸形成的前体,摄入过多可增加草酸合成,促进草酸钙形成;氯化铵可导致肾小管上皮损害,有利于结晶的滞留和生长,可以缩短乙二醇造模的时间。前期参照文献[11]~[13],本研究针对不同方法、不同剂量及不同造模时间进行了比较对照实验,得出采用 1％乙二醇自由饮水和 2％氯化铵溶液灌胃建立草酸钙结石大鼠模型的方法操作简单,成石率高,稳定性高,形成的结石多分布在肾皮质肾小管上皮细胞等部位。

中医学认为尿路结石属于"石淋""砂淋""腰痛"等范畴,其病机为湿热蕴结下焦,肾与膀胱气化不利,日久煎熬尿液为石,正如《丹溪心法》中的"诸淋所发,皆肾虚而膀胱生热也"。肾主水,水结则化为石,肾虚而膀胱气化不行,为热所乘,热则成淋。故治疗当清热利湿,排石通淋。排石冲剂是巴元明教授在辨病与辨证相结合的基础上,根据尿路结石的发病特点,结合全国知名肾脏病老中医邵朝弟教授临床经验,研制开发出的一种以清热利湿活血法治疗尿路结石的新型纯中药制剂。前期临床研究表明:排石冲剂治疗尿路结石有显著的效果,总有效率达 86％,且能有效提高结石排出率,缩短结石排出时间,改善患者临床症状及阳性体征。尽管如此,排石冲剂对尿路结石的防治作用尚需进一步阐明。

在临床上,尿路结石患者多出现尿中钙、草酸盐、无机磷等排出增多,且常伴血清钙、草酸盐的增多。研究表明,大鼠尿液中钙与草酸含量较高可促进尿路结石的形成,草酸钙结晶大量沉积于肾小管中,可导致肾组织损伤,出现肾充血水肿,大量炎症细胞浸润,对肾小管的重吸收功能和肾小球滤过功能产生严重影响。草酸不仅以草酸钙结晶的形式参与结石的形成,而且高浓度的草酸、草酸钙结晶会激活细胞内相关信号通路,诱导肾小管上皮细胞氧化应激及炎症损伤,损伤的肾小管上皮细胞为结石晶体的黏附提供了条件,同时产生的细胞碎片促进草酸钙结晶的核化和聚集。

在本实验中,模型组大鼠的尿液中草酸、Ca^{2+}、P^{3+} 及血清中 Ca^{2+}、P^{3+} 含量明显高于正常组,且与在肾组织病理切片中观察到的结果相一致,可见此方法建立草酸钙结石大鼠模型是成功的。通过观察大鼠一般情况、血尿生化指标及草酸排泄量,可以发现,与模型组比较,两种药物干预组大鼠 BUN、血清 Cr 水平较模型组均有下降趋势,且排石冲剂组虽较正常组升高但更接近正常水平,这说明排石冲剂具有改善肾功能的作用;同时,两种药物干预组大鼠 24 h 尿草酸及血清、尿液中 Ca^{2+}、P^{3+} 含量较模型组降低,尿石形成抑制物 Mg^{2+} 的含量有一定程度的增高,且排石冲剂组优于枸橼酸钾组或可与其达到同等的效果,这说明排石冲剂能通过降低血清中 Ca^{2+}、P^{3+} 含量和促进尿酸排泄,起到防治结石的作用。排石冲剂组大鼠病理切片结果显示,该组草酸钙结晶数量明显减少,草酸钙结晶在肾脏的沉积面积明显缩小,肾小管水肿明显改善,说明其有一定的溶石、排石或促进结石排出的作用。

综上,排石冲剂能增加大鼠尿量,降低血清、尿液中 Ca^{2+}、P^{3+} 含量,促进尿草酸排泄,增高 Mg^{2+} 的含量,同时能改善肾功能,减少肾组织中草酸钙结晶,改善肾组织水肿,从而起到促进结石排出、保护肾脏结构、抑制结石形成的作用,表明排石冲剂对尿路结石具有防治作用。本实验为排石冲剂治疗尿路结石的临床运用提供了必要的实验依据。

参 考 文 献

[1] Junglee N, Harries S E, Davies N, et al. Pheochromocytoma in

pregnancy:when is operative intervention indicated?[J]. J Womens Health, 2007,16(9):1362-1365.

[2] Parks J H,Coe F L. An increasing number of calcium oxalate stone events worsens treatment outcome[J]. Kidney Int,1994,45(6):1722-1730.

[3] Kishimoto T, Yamamoto K, Sugimoto T, et al. Side effects of extracorporeal shock-wave exposure in patients treated by extracorporeal shock-wave lithotripsy for upper urinary tract stone[J]. Eur Urol,1986,12(5):308-313.

[4] 李鸣,巴元明,何伟,等.邵朝弟诊治肾结石的经验[J].湖北中医杂志,2010,32(7):29-30.

[5] Taguchi K,Okada A,Yasui T,et al. Pioglitazone,a peroxisome proliferator activated receptor gamma agonist,decreases renal crystal deposition,oxidative stress and inflammation in hyperoxaluric rats[J]. J Urol,2012,188(3):1002-1011.

[6] Khan S R,Glenton P A. Experimental induction of calcium oxalate nephrolithiasis in mice[J]. J Urol,2010,184(3):1189-1196.

[7] 邹志辉,崔维奇,谌辉鹏,等.金钱草黄酮提取物对大鼠肾脏草酸钙结石形成的影响[J].中国实验方剂学杂志,2013,19(4):195-199.

[8] Pak C Y. Pharmacotherapy of kidney stones[J]. Expert Opin Pharmacother,2008,9(9):1509-1518.

[9] de Bruijn W C,Boevé E R,van Run P R,et al. Etiology of calcium oxalate nephrolithiasis in rats. Ⅰ. Can this be a model for human stone formation?[J]. Scanning Microsc,1995,9(1):103-114.

[10] 杨立军,刘国华,朱江,等.肾结石动物模型的建立[J].腹腔镜外科杂志,2013,18(10):785-787.

[11] 曹正国,刘继红,段永芳,等.几种实验性大鼠肾草酸钙结石模型的比较研究[J].华中科技大学学报(医学版),2002,31(5):556-559,563.

［12］李文峰，施国海，顾欣，等.实验性大鼠肾草酸钙结石模型的筛选研究［J］.上海交通大学学报（医学版），2006，26（1）：66-68.

［13］赖海标，刘朝晖，吴松，等.实验性大鼠肾草酸钙结石造模方法筛选研究［J］.中国实验方剂学杂志，2010，16（14）：135-138.

［14］巴元明，邵朝弟，宋俐，等.排石冲剂治疗尿路结石的临床研究［J］.湖北中医杂志，2005，27（11）：25-26.

［15］Sayer J A. Renal stone disease［J］. Nephron Physiol，2011，118（1）：35-44.

蚤星消肿止血散治疗疖痈的临床观察

【摘要】 目的:观察蚤星消肿止血散治疗疖、痈的临床效果。方法:将 120 例患者随机分成治疗组和对照组,每组 60 例。两组同时给予一般治疗,治疗组在一般治疗的基础上予以蚤星消肿止血散治疗,对照组在一般治疗的基础上予以如意金黄散治疗。7 天为 1 个疗程。观察两组中医临床症状积分、血白细胞计数(WBC)、中性粒细胞百分比(NEU)等指标的变化。结果:治疗组总有效率为 91.67%,对照组总有效率为 78.33%,治疗组优于对照组($P<0.05$);治疗组中医证候疗效总有效率为 93.33%,亦优于对照组的 80.00%($P<0.05$)。治疗后两组中医临床症状积分与治疗前比较均明显下降($P<0.05$),治疗组治疗前后中医临床症状积分差值与对照组相比,差异有统计学意义($P<0.05$)。两组治疗后主要体征、症状积分与治疗前比较均明显下降($P<0.05$),治疗组在缩小病灶范围、降低肿势、减轻发热等方面优于对照组($P<0.05$);两组治疗后与治疗前比较,血 WBC 和 NEU 均降至正常范围($P<0.05$),治疗后两组血 WBC 和 NEU 比较差别不大($P>0.05$)。两组患者在临床研究过程中均未发现安全性指标异常及皮肤过敏等情况。结论:蚤星消肿止血散能够明显改善患者临床症状,降低血 WBC 和 NEU,对治疗疖、痈有较好的效果。

【关键词】 疖;痈;蚤星消肿止血散;临床观察

疖、痈是一个或多个相邻毛囊及其周围组织的急性细菌性化脓性炎症,病变常累及深层皮下结缔组织,可发生于任何部位,致病菌均为金黄色葡萄球菌,其临床表现有红、肿、热、痛,病程较短,且有易脓、易溃、易敛的特点,如失治、误治,病情迁延不愈,易发生走黄或内陷,危及生命。按照《湖北省医疗机构制剂注册管理实施细则》的要求,本研究开展了蚤星消肿止血散医疗机构制剂的相关工作,现对蚤星消肿止血散治疗疖、痈的临床效果及安全性报告如下。

1　资料与方法

1.1　病例选择

西医诊断标准参照全国高等学校教材《外科学》第 8 版中疖、痈的诊断标准。中医诊断标准参照《中药新药临床研究指导原则(试行)》中的中药新药治疗急性疮疡的临床研究指导原则的诊断标准制定且中医辨证为郁火毒结证、湿热毒蕴证。

(1)纳入标准:符合上述西医诊断标准及中医郁火毒结证和湿热毒蕴证辨证标准;受试者年龄范围为 18～65 岁,性别不限;1 周内未服用其他相关治疗药物或采用相关治疗方法;签署研究知情同意书。

(2)排除标准:已有走黄或内陷者;哺乳、妊娠或正准备妊娠的妇女;过敏体质及对本药物过敏者;合并心脑血管、肝、肾、造血系统等严重原发病及精神障碍或糖尿病患者;病情危重、难以对新药的有效性和安全性做出确切评价者;不愿加入本研究,不能按规定用药或不能完成疗程者。

1.2　临床资料

选取 2014 年 3 月至 2015 年 4 月在湖北省中医院就诊的患者 120 例,按随机数字表法分为两组,每组 60 例。治疗组:疖患者 28 例、痈患者 32 例;男性 34 例,女性 26 例,年龄(36.14±11.23)岁;病程(2.73±1.36)天;头面部 8 例,颈项部 10 例,胸腹部 11 例,背部 12 例,四肢 17 例,其他部位 2 例。对照组:疖患者 29 例、痈患者 31 例;男性 33 例,女性 27 例,年龄(37.33±11.68)岁;病程(2.97±1.52)天;头面部 6 例,颈项部 9 例,胸腹部 13 例,背部 11 例,四肢 20 例,其他部位 1 例。两组患者的年龄、性别、病程、病灶部位等方面比较差异无统计学意义($P>0.05$)。

1.3　治疗方法

一般治疗:使患者了解本病的治疗方法,以及药物的用法和不良反应等,嘱患者注意皮肤卫生,避免搔抓摩擦,忌食辛辣食物及饮酒。用碘伏常规消毒患处皮肤。治疗组在一般治疗的基础上以蚤星消肿止血散(又称天楼解毒消肿散,剂型为散剂,由湖北省中医院制剂中心制备,湖北省药品监督管理局审批编号为 20150010018,由重楼、制天南星、拳参等中药组成,具有清热解毒、消肿止血的功效)适量直接涂抹于患处或用凡士林调和后摊于纱布上贴患处。对照组在一般治疗的基础上以如意金黄散(由北京同仁堂股份有限公司同仁堂制药厂生产,规格为 12 g,国药准字 Z11020906,主要由姜黄、大黄、黄柏、苍术、厚朴、陈皮、甘草、生天南星、白芷、天花粉等中药组成,具有清热解毒、消肿止痛的功效)适量涂抹于患处或用凡士林调和后摊于纱布上贴患处。两组均每天用药 1 次,观察疗程为 7 天。

临床与实验研究

1.4 观察指标

观察两组治疗前后中医临床症状(如红、肿、热、痛、成脓、破溃、头身痛、口干口苦、大便干等情况)及实验室检查指标的变化。各项症状均按无、轻、中、重四个级别,分别记为 0 分、3 分、6 分、9 分,舌脉不计分。检测血白细胞计数(WBC)、中性粒细胞百分比(NEU)等指标。

1.5 疗效评判标准

(1)临床疗效参照《中药新药临床研究指导原则(试行)》中的急性疮疡的疗效标准执行。痊愈:全身症状消失,局部肿胀消散,或脓液吸收消散,或溃后疮面愈合,WBC 正常。显效:全身症状消失,肿胀、脓肿或疮口缩小 70% 以上,WBC 正常。有效:全身症状减轻,肿胀、脓肿或疮口缩小 30% 以上,WBC 接近正常。无效:未达有效标准。

(2)中医证候疗效判定标准。痊愈:中医临床症状、体征消失或基本消失,证候积分减少≥95%。显效:中医临床症状、体征明显改善,70%≤证候积分减少<95%。有效:中医临床症状、体征均有好转,30%≤证候积分减少<70%。无效:中医临床症状、体征均无明显改善,甚或加重,证候积分减少<30%。

1.6 统计学处理

采用 SPSS 19.0 软件处理。计量资料以 $\bar{x} \pm s$ 表示,组间比较采用 t 检验;计数资料采用卡方检验;等级资料采用 Ridit 分析。$P < 0.05$ 为差异有统计学意义。

2 结果

2.1 两组患者临床疗效比较

两组患者临床疗效比较见表 1,治疗组总有效率高于对照组($P<0.05$)。

表 1 两组患者临床疗效比较

组别	n	痊愈	显效	有效	无效	总有效率/(%)
治疗组	60	36	13	6	5	91.67△
对照组	60	19	23	5	13	78.33

注:与对照组比较,△$P<0.05$。

2.2 两组患者中医证候疗效比较

两组患者中医证候疗效比较见表 2,治疗组中医证候疗效总有效率显著高于对照组($P<0.05$)。

表 2 两组患者中医证候疗效比较

组别	n	痊愈	显效	有效	无效	总有效率/(%)
治疗组	60	38	14	4	4	93.33△
对照组	60	18	22	8	12	80.00

注:与对照组比较,△$P<0.05$。

2.3 两组患者治疗前后中医临床症状积分比较

两组患者治疗前后中医临床症状积分比较见表 3,治疗后两组患者中医临床症状积分均明显下降($P<0.05$),治疗组治疗前后积分差值与对照组相比,差异具有统计学意义($P<0.05$)。

表 3 两组患者治疗前后中医临床症状积分比较($\bar{x}\pm s$) 单位:分

组别	n	治疗前	治疗后	积分差值
治疗组	60	29.65±8.49	11.40±5.71*	18.25±5.34△
对照组	60	28.40±8.13	13.42±4.94*	14.98±4.59

注:与本组治疗前比较,*$P<0.05$;与对照组比较,△$P<0.05$。

2.4 两组患者治疗前后主要体征、症状积分比较

两组患者治疗前后主要体征、症状积分比较见表4,治疗后两组患者主要体征、症状积分与治疗前比较,均明显下降($P<0.05$),治疗组在缩小病灶范围、降低肿势、减轻发热等方面优于对照组($P<0.05$)。

表4 两组患者主要体征、症状积分比较($\bar{x}\pm s$) 单位:分

组别	时间	病灶范围	颜色	肿势	发热	疼痛
治疗组	治疗前	5.70±2.28	5.30±2.20	5.54±2.34	4.70±2.04	5.21±1.92
(n=60)	治疗后	1.80±1.49*△	2.60±1.88*	1.71±1.28*△	1.65±1.33*△	2.10±1.61*
对照组	治疗前	5.10±2.11	5.00±2.27	5.47±2.19	4.65±1.95	5.56±2.29
(n=60)	治疗后	2.57±1.31*	2.00±1.64*	2.54±1.44*	2.35±1.76*	2.47±1.38*

注:与本组治疗前比较,* $P<0.05$;与对照组同期比较,△$P<0.05$。

2.5 两组患者治疗前后血 WBC、NEU 比较

两组患者治疗前后血 WBC、NEU 比较见表5。两组治疗后与治疗前相比,血 WBC 和 NEU 均降至正常范围($P<0.05$),而治疗后两组血 WBC 和 NEU 比较差别不大($P>0.05$)。

表5 两组患者治疗前后血 WBC、NEU 比较($\bar{x}\pm s$)

组别	时间	WBC/($\times10^9$/L)	NEU/(%)
治疗组(n=60)	治疗前	12.29±1.93	79.01±7.71
	治疗后	7.12±1.07*	60.28±6.13*
对照组(n=60)	治疗前	12.02±1.79	78.00±7.24
	治疗后	7.99±1.23*	60.74±6.45*

注:与本组治疗前比较,* $P<0.05$。

2.6 安全性观测

两组患者在临床研究过程中均未发现安全性指标异常及皮肤过敏等情况。

3 讨论

疖、痈属中医阳证"疮疡"范畴,多为外感六淫之邪(暑湿、火毒、热毒)或内伤饮食、情志不节,内蕴湿热火毒,致营卫不和,经络壅阻不通,气血凝滞失于通

畅，毒热阻于皮肉之间，热盛肉腐而成。《灵枢·痈疽》云："营卫稽留于经脉之中，则血泣而不行，不行则卫气从之而不通，壅遏而不得行，故热。大热不止，热胜则肉腐，肉腐则为脓。"故中医认为诸肿痒疮皆属火，尤以火毒、热毒常见，所以在治疗上以"清热解毒"为重。

蚤星消肿止血散源于黄冈军分区离休干部秦毓常同志收集的民间验方，由重楼、制天南星、拳参等中药组成。重楼又名白蚤休，味苦、性微寒，功善清热解毒、消肿止痛，《本草汇言》云："蚤休，凉血去风，解痈毒之药也。但气味苦寒，虽云凉血，不过为痈疽疮疡血热致疾者宜用。"天南星，性温、味辛苦，有毒，有燥湿化痰、散结消肿之功，本方采用制天南星，以减轻其毒性。拳参，性微寒、味苦涩，清热解毒、消肿止血，《中药志》云拳参"清热解毒，散结消肿，治热病惊痫，手足抽搐，破伤风，痈肿瘰疬，蛇虫咬伤"。诸药合用，共奏清热解毒、散结消肿、止痛止血之功，使热毒解，肿痛止，气血畅通，疔痈愈。

现代药理学研究表明，重楼的主要成分重楼总皂苷可以抑制多发性创伤模型大鼠血清 TNF-α、IL-6、IL-1β 等前炎症因子水平的升高，减轻局部或全身的炎症损害，具有抗菌、抗炎、止血、镇痛、镇静的功效。天南星块茎的提取物能明显抑制二甲苯所致的小鼠耳廓肿胀，减轻小鼠棉球肉芽肿，明显降低小鼠毛细血管通透性，而且对革兰阴性菌和革兰阳性菌均有明显抑制作用，是一种广谱抗菌化学物质。拳参醇提物和水提物对金黄色葡萄球菌、大肠杆菌都有较好的抑制效果。

综上所述，蚤星消肿止血散能够明显改善疔、痈患者的临床症状，降低血 WBC 和 NEU，对疔、痈有明显的治疗效果，值得临床进一步推广应用。

参 考 文 献

[1] 陈孝平，汪建平.外科学[M].8 版.北京：人民卫生出版社，2013.

[2] 张双强，裴晓华，张艳冉，等.疮疡外治临床研究进展[J].世界中西医结合杂志，2014，9(11)：1252-1256.

[3] 凌丽，梁昌强，单立婧，等.重楼总皂苷对多发性创伤大鼠血清细胞因子

水平的影响[J].辽宁中医药大学学报,2009,11(6):241-244.

[4] 赵保胜,朱寅荻,马勇,等.中药重楼研究进展[J].中国实验方剂学杂志,2011,17(11):267-270.

[5] 何含杰,章怀云,陈丽莉,等.重楼皂苷的药理作用和临床应用研究进展[J].中药材,2014,37(3):527-530.

[6] 李杨,陆倩,钱金栿.天南星提取物的抗炎作用及机制研究[J].大理学院学报,2013,12(9):14-16.

[7] 王关林,蒋丹,方宏筠.天南星的抑菌作用及其机理研究[J].畜牧兽医学报,2004,35(3):280-285.

[8] 徐皓.天南星的化学成分与药理作用研究进展[J].中国药房,2011,22(11):1046-1048.

[9] 吴璐璐,许剑锋,赵勇.拳参乙醇提取物和水提取物体外抗菌和抗氧化活性[J].江苏农业科学,2013,41(5):246-249.

[10] 梁波,张小丽.中药拳参化学成分及药理活性研究进展[J].甘肃高师学报,2008,13(5):53-55.

基于"护肾Ⅱ号"对慢性肾脏病患者头发氨基酸含量的影响探讨"肾其华在发"机制

【摘要】 目的:观察慢性肾脏病(CKD)患者头发氨基酸含量的变化及"护肾Ⅱ号"对其的影响,为"肾其华在发"理论提供物质基础。方法:将100例CKD 1～4期患者按随机数字表法分为对照组和治疗组,每组50例。20例健康志愿者纳入正常组。对照组给予西医常规治疗,治疗组在西医常规治疗的基础上口服"护肾Ⅱ号",两组疗程均为12个月。采用高效液相色谱法,检测受试者头发氨基酸含量。结果:治疗前,对照组、治疗组14种氨基酸含量均显著下降,与正常组比较,差异有统计学意义($P<0.05$);治疗后,对照组和治疗组14种氨基酸含量均较治疗前显著升高,差异有统计学意义($P<0.05$),且治疗组作用优于对照组,差异有统计学意义($P<0.05$)。结论:肾功能异常时头发氨基酸含量发生变化可能是"肾其华在发"理论的物质基础之一。

【关键词】 慢性肾脏病/中药疗法;护肾Ⅱ号/治疗应用;"肾其华在发";氨基酸;高效液相色谱法

"肾其华在发"理论是中医基础理论中的重要内容。目前有研究表明,健康人头发直径、毛囊密度、白发率与肾气改变密切相关。人体病理改变亦可能从头发中反映出来。头发是一种结构复杂的纤维,含有多种氨基酸成分。本课题组前期研究结果显示,"护肾Ⅱ号"能有效治疗慢性肾脏病(chronic kidney disease,CKD),且基本无毒副作用,因此本研究拟观察CKD 1～4期患者头发氨基酸含量变化,并应用"护肾Ⅱ号"进行干预,以阐明CKD患者发质改变情况,丰富"肾其华在发"理论的物质基础,也为毛发疾病从肾论治提供理论支持。现报道如下。

1 资料与方法

1.1 研究对象与分组

本研究病例为 2013 年 3 月至 2014 年 12 月于湖北省中医院肾病科门诊就诊的 100 例 CKD 1～4 期患者,按随机数字表法分为对照组和治疗组,每组 50 例。20 例武汉市汉族健康志愿者纳入正常组。

1.2 诊断标准

1.2.1 西医诊断标准 参照《慢性肾脏病及透析的临床实践指南》(NKF-K/DOQI,2002 版)制定:①肾脏病理检查结果异常;②具备肾损害的指标,包括血、尿成分异常;③肾脏影像学(B 超或 CT)检查结果异常;④肾小球滤过率(GFR)<60 mL/min 超过 3 个月,有或无肾损害表现。符合以上一项者即可诊断。

1.2.2 K/DOQI 慢性肾脏病分期标准 ①CKD 1 期:肾功能正常,GFR≥90 mL/min;②CKD 2 期:肾功能轻度下降,GFR 为 60～89 mL/min;③CKD 3 期:肾功能中度下降,GFR 为 30～59 mL/min;④CKD 4 期:肾功能重度下降,GFR 为 15～29 mL/min;⑤CKD 5 期:肾衰竭,GFR<15 mL/min。

1.2.3 中医证型诊断标准 中医辨证分为肝肾阴虚证、气阴两虚证、脾肾气虚证、脾肾阳虚证、阴阳两虚证,参照《中药新药临床研究指导原则(试行)》。

1.3 纳入标准

①符合 CKD 诊断标准;②用药史清楚;③汉族,长期居住在武汉市;④感染、酸中毒、电解质紊乱、高血压等得到有效控制;⑤CKD 1～4 期患者;⑥病程≥12 个月;⑦年龄 18～80 岁;⑧受试者签署知情同意书,并填写个人信息调查表后参加本试验。

1.4 排除标准

①孕妇或哺乳期女性;②合并心、脑、肝和造血系统等严重原发病,过敏体质,或对多种药物过敏者;③不能配合本课题组完成有关的一般资料和临床标本采集者;④CKD 5 期患者;⑤年龄小于 18 岁或大于 80 岁者;⑥曾局部或系统

接受过放射治疗或化学治疗者；⑦曾进行植发手术，存在头皮瘢痕者；⑧染发/烫发者；⑨近半年内接受激素治疗者；⑩生活在矿区附近者。

1.5 试剂

氨基酸混合标准溶液（Sigma-Aldrich 公司生产，货号为 AA-S-18），甲醇为色谱纯（CAS 号为 67-56-1），乙酸乙酯为优质纯（CAS 号为 141-78-6），丹黄酰氯为色谱纯（CAS 号为 605-65-2），无水醋酸钠为分析纯（CAS 号为 127-09-3）、磷酸为分析纯（CAS 号为 7664-38-2）、三乙胺为分析纯（CAS 号为 121-44-8）、四丁基氯化铵为分析纯（CAS 号为 37451-68-6），均购自国药集团化学试剂有限公司。

1.6 仪器

LC-20AD 高效液相色谱仪，配有 LC-20AD 低压四元泵、SIL-20AC 自动进样器、CTO-10AS 柱温箱、RF-10AXL 荧光检测器和岛津色谱工作站；WondaCract ODS-2 色谱柱；纯水机；SB-5200 超声波清洗机；XW-80A 旋涡混合器；DDS-pH 计；干燥箱；WD-12 水浴氮吹仪；纳米纤维固相萃取柱；TGL-16C 高速离心机；AL104-IC 分析天平。

1.7 方法

1.7.1 色谱条件 WondaCract ODS-2 色谱柱（4.6 mm×250 mm，5 μm），于 30 ℃进行分离；流动相 A 为三乙胺（3 mL/100 mL）、四丁基氢氧化铵（2 mL/100 mL）、乙腈（5 mL/500 mL），pH 为 3.0，流动相 B 为甲醇；激发波长为 340 nm，发射波长为 450 nm；进样量为 60 μL。

1.7.2 氨基酸混合标准溶液衍生化及测定 取 100 μL 标准溶液加入离心管中，然后加入硼酸盐缓冲液 100 μL，放在旋涡混合器上涡旋 1 min，加入丹磺酰氯 100 μL，迅速盖紧离心管盖，涡旋 5 min，于 80 ℃烘箱放置 30 min，加入 50 μL 冰醋酸，涡旋 1 min，将衍生后的溶液通过经甲醇和水活化的纳米纤维固相萃取柱，再用 100 μL 乙醇洗脱，按色谱条件进行测定。

1.7.3 检测方法的线性范围、重复性、定量限及检测限 临用前将氨基酸混合标准溶液用去离子水分别稀释成浓度为 500 mol/L、250 mol/L、50 mol/L、25 mol/L、2.5 mol/L 的 5 种混合工作溶液,取上述不同浓度工作溶液按 1.7.2 项中的方法进行测定。分别以各种氨基酸的峰面积为纵坐标、浓度为横坐标,绘制工作曲线,计算回归方程,14 种氨基酸在浓度为 2.5～500 mol/L 范围内线性良好,回归方程为 $Y=0.912X+0.028$。取 25 mol/L 混合工作溶液按 1.7.2 项中的方法平行测定 5 次,得出 14 种氨基酸保留时间的相对标准差(s_R)≤1.1%,峰面积的 s_R≤5.0%。14 种氨基酸的检测限为 2.89～4.57 pmol,定量限为 9.58～14.92 pmol。

1.7.4　精密度、回收率试验　称取一定量样品 3 份,分别加入 6 mol/L 盐酸 10 mL 后添加 100 mol/L 氨基酸混合标准溶液 1 mL,按 1.7.2 项中的分析方法进行操作,该方法精密度为 s_R≤4.9%,头发水解液加标回收率为 85.6%～102.9%,结果可以接受。

1.7.5　样品分析　取样品 10～15 mg 放入水解玻璃管中,加入 6 mol/L 盐酸 10 mL,摇匀,用氮气吹扫水解玻璃管,使之充满氮气,迅速拧紧盖子,于 110 ℃烘箱水解 24 h。水解完成后转移至烧杯中,缓慢加入 10 mol/L NaOH 溶液,将水解液 pH 调至 2.0,用 0.45 μm 滤膜过滤至量瓶中并用纯水定容至刻度,取溶液 10 μL 放入内衬管底部,然后按照 1.7.2 项中的步骤操作,将所测定的各种氨基酸的峰面积代入工作曲线方程,计算出各种氨基酸的含量。

1.8　治疗方法

1.8.1　对照组　常规处理(给予低盐、低磷、低蛋白饮食,纠正肾性贫血、纠正水、电解质紊乱及酸碱失衡,控制血压,抗感染,利尿消肿,改善微循环),疗程为 12 个月。

1.8.2　治疗组　在对照组治疗的基础上加用国家级名老中医邵朝弟教授经验方、湖北省中医院院内协定方"护肾Ⅱ号"口服(生地黄 15 g、山药 15 g、山茱萸 15 g、茯苓 15 g、穿山龙 15 g、金樱子 15 g、芡实 30 g、知母 10 g、黄柏 10 g 等),肝肾阴虚证加五味子 12 g,气阴两虚证加黄芪 15 g、麦冬 12 g、玄参 12 g、脾肾气虚证加黄芪 15 g、党参 12 g、白术 12 g，脾肾阳虚证去黄柏、知母，加桂枝 12 g、制附子 15 g，阴阳两虚证加制附子 15 g、淫羊藿 12 g、制何首乌 15 g。水煎取汁 200 mL，口服，每日 2 次，疗程为 12 个月。

1.9　统计学方法

应用 SPSS 18.0 软件进行统计分析。数据用 $\bar{x} \pm s$ 表示，组内治疗前后比较采用配对 t 检验，组间比较采用单因素方差分析。$P < 0.05$ 为差异有统计学意义。

2　结果

2.1　一般资料

对照组：男 27 例，女 23 例；年龄（50.7±5.1）岁；病程（6.7±1.5）年；CKD 1 期 20 例，CKD 2 期 17 例，CKD 3 期 9 例，CKD 4 期 4 例；原发病中慢性肾小球肾炎 21 例，高尿酸血症 10 例，肾病综合征 9 例，IgA 肾病 6 例，糖尿病肾病 4 例；肝肾阴虚证 19 例，气阴两虚证 8 例，脾肾气虚证 12 例，脾肾阳虚证 6 例，阴阳两虚证 5 例。治疗组：男 29 例，女 21 例；年龄（47.7±4.7）岁；病程（5.7± 1.9）年；CKD 1 期 22 例，CKD 2 期 15 例，CKD 3 期 7 例，CKD 4 期 6 例；原发病中慢性肾小球肾炎 19 例，高尿酸血症 9 例，肾病综合征 10 例，糖尿病肾病 7 例，IgA 肾病 5 例；脾肾气虚证 15 例，脾肾阳虚证 7 例，气阴两虚证 6 例，肝肾阴虚证 18 例，阴阳两虚证 4 例。健康志愿者（武汉市汉族）20 例，纳入正常组。正常组：男 12 例，女 8 例；年龄（49.3±4.5）岁。三组在性别、年龄方面差异无统计学意义（$P > 0.05$），具有可比性。对照组和治疗组在病程、病情、原发病、中医证型方面差异无统计学意义（$P > 0.05$），具有可比性。

2.2　三组治疗前后 14 种氨基酸含量的变化

如图 1 和表 1 所示，治疗前对照组、治疗组 14 种氨基酸含量与正常组比较，均显著下降（$P < 0.05$）；治疗后对照组和治疗组 14 种氨基酸含量相比治疗前均显著升高（$P < 0.05$），且治疗后治疗组较对照组高，差异有统计学意义（$P < 0.05$）。

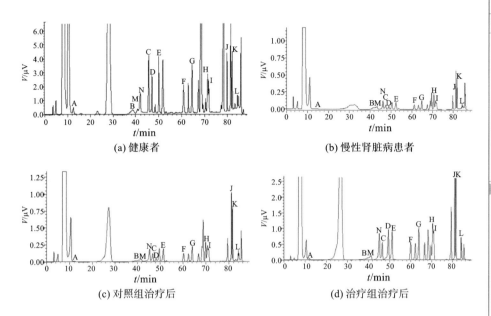

(a) 健康者

(b) 慢性肾脏病患者

(c) 对照组治疗后

(d) 治疗组治疗后

图 1　各组患者头发 14 种氨基酸色谱图

注：A 为精氨酸，B 为丝氨酸，C 为甘氨酸，D 为苏氨酸，E 为丙氨酸，F 为亮氨酸，G 为缬氨酸，H 为异亮氨酸，I 为苯丙氨酸，J 为胱氨酸，K 为赖氨酸，L 为组氨酸，M 为谷氨酸，N 为天冬氨酸。

表 1　各组治疗前后 14 种氨基酸含量的变化($\bar{x} \pm s$)　　　单位：$\mu g/mg$

氨基酸	正常组		对照组		治疗组	
	治疗前	治疗后	治疗前	治疗后	治疗前	治疗后
精氨酸	2.53±0.21	2.48±0.24	0.77±0.13[①]	1.05±0.12[②]	0.80±0.11[①]	1.87±0.15[②③]
丝氨酸	91.92±8.38	89.54±7.91	26.65±6.57[①]	47.34±6.03[②]	29.86±5.94[①]	66.76±5.87[②③]
甘氨酸	0.44±0.03	0.45±0.04	0.16±0.02[①]	0.29±0.04[②]	0.17±0.03[①]	0.38±0.05[②③]
苏氨酸	0.45±0.04	0.44±0.03	0.15±0.03[①]	0.27±0.02[②]	0.17±0.03[①]	0.39±0.02[②③]
丙氨酸	0.23±0.02	0.21±0.03	0.14±0.03[①]	0.18±0.02[②]	0.15±0.03[①]	0.20±0.02[②③]
亮氨酸	1.23±0.13	1.20±0.11	0.39±0.12[①]	0.52±0.11[②]	0.40±0.11[①]	0.73±0.14[②③]
缬氨酸	0.73±0.04	0.70±0.02	0.23±0.05[①]	0.41±0.04[②]	0.21±0.03[①]	0.74±0.03[②③]
异亮氨酸	0.34±0.05	0.32±0.04	0.15±0.03[①]	0.24±0.04[②]	0.16±0.03[①]	0.30±0.02[②③]
苯丙氨酸	1.65±0.31	1.71±0.29	0.76±0.21[①]	1.09±0.18[②]	0.80±0.19[①]	1.25±0.23[②③]
胱氨酸	0.62±0.02	0.59±0.03	0.26±0.03[①]	0.34±0.04[②]	0.24±0.04[①]	0.49±0.03[②③]
赖氨酸	0.57±0.04	0.55±0.03	0.12±0.02[①]	0.21±0.03[②]	0.13±0.02[①]	0.35±0.03[②③]

续表

氨基酸	正常组		对照组		治疗组	
	治疗前	治疗后	治疗前	治疗后	治疗前	治疗后
组氨酸	0.42±0.02	0.41±0.03	0.16±0.03①	0.27±0.03②	0.18±0.02①	0.36±0.03②③
谷氨酸	0.08±0.01	0.09±0.01	0.03±0.01①	0.05±0.01②	0.03±0.01①	0.07±0.01②③
天冬氨酸	0.13±0.02	0.10±0.01	0.03±0.01①	0.05±0.01②	0.04±0.01①	0.08±0.02②③

注：与正常组比较，① $P<0.05$；与本组治疗前比较，② $P<0.05$；与对照组同期比较，③ $P<0.05$。

3 讨论

目前，中医从"肾主生殖""肾主骨""肾阴虚证""肾阳虚证"等方面对肾本质进行了较为深入的研究。以沈自尹院士为代表的研究人员现已证实中医学中的"肾"除涉及肾脏原有的泌尿功能外，还涉及下丘脑-垂体-肾上腺（甲状腺、性腺）轴等功能，但对"肾其华在发"的研究尚不深入。中医认为，头发的色泽、生长等与肾气（精）的盛衰密切相关，观察头发的色泽、疏密，可以了解肾精的盈亏。

头发是一种结构复杂的纤维，由含硫氨基酸构成的 α-角蛋白是头发纤维的主要成分，其余成分还有脂质、水、色素和微量元素等。角蛋白是由氨基酸组成的多肽链，角蛋白含有色氨酸、胱氨酸等18种氨基酸。

头发中氨基酸含量与年龄无明显关系，但与饮食、美发处理、环境等因素有一定关系。各种物理、化学因素可对头发造成损伤，破坏毛小皮结构中高硫蛋白组分，从而降低头发整体抗拉强度、光泽度等。

肾脏是氨基酸代谢的重要器官之一，它不仅可以从血浆中摄取氨基酸，也可以向血浆和血细胞释放氨基酸。肾衰竭时分解代谢亢进，蛋白质合成被抑制，多数氨基酸含量降低。血浆氨基酸含量间接反映了营养状况，也反映了肾功能不全的严重程度。血液中氨基酸含量降低，日久必然导致毛发中氨基酸含量降低，因此，本研究发现CKD患者头发氨基酸含量较正常人明显降低，治疗后，患者食欲增加，肾功能和氨基酸代谢得以恢复，因此氨基酸含量较治疗前显著升高。

中药富含各种氨基酸。研究发现党参含有亮氨酸、苯丙氨酸、赖氨酸、苏氨酸等 16 种氨基酸,泽泻含有 17 种以上的氨基酸,其中谷氨酸、天冬氨酸、精氨酸等含量较高。现代研究认为六味地黄丸中含有丰富的氨基酸。但 CKD 严重程度与头发氨基酸含量变化的相关程度及"护肾Ⅱ号"中氨基酸含量与 CKD 患者头发氨基酸含量是否存在量效关系,有待进一步研究。

根据本研究结果推测,肾功能异常时头发氨基酸含量变化可能是"肾其华在发"理论的物质基础之一,这进一步扩大了中医肾本质的研究范围。

参 考 文 献

[1] 王林群,巴元明.武汉市汉族人头发生长特性的临床研究[J].新中医,2014,46(10):165-167.

[2] 巴元明,王林群,夏晶."护肾Ⅱ号"治疗慢性肾功能衰竭的临床观察[J].湖北中医杂志,2013,35(6):3-4.

[3] National Kidney Foundation. K/DOQI clinical practice guidelines for chronic kidney disease:evaluation,classification,and stratification[J]. Am J Kidney Dis,2002,39(2 Suppl 1):S1-S266.

[4] 郑筱萸.中药新药临床研究指导原则(试行)[M].北京:中国医药科技出版社,2002.

[5] 黄琼霞."肾主生殖"的理论探讨及机理研究[D].武汉:湖北中医学院,2005.

[6] 崔学军,江建春,施杞.试论 BMP-7 为"肾主骨"理论的物质基础[J].中国中医基础医学杂志,2009,15(7):515-516.

[7] 沈自尹,黄建华,陈伟华.以药测证对肾虚和肾阳虚大鼠基因表达谱的比较研究[J].中国中西医结合杂志,2007,27(2):135-137.

[8] 马静,张远强,王宗仁,等.Smad1、Smad5 在肾阳虚不育大鼠睾丸中表达的研究[J].中华男科学杂志,2005,11(1):17-21.

[9] 沈自尹.中医肾的古今论[J].中医杂志,1997,38(1):48-50.

［10］Liang C，Morris A，Schlücker S，et al. Structural and molecular hair abnormalities in trichothiodystrophy［J］. J Invest Dermatol，2006，126（10）：2210-2216.

［11］裘炳毅. 化妆品化学与工艺技术大全［M］. 北京：中国轻工业出版社，2006.

［12］光井武夫. 新化妆品学［M］. 北京：中国轻工业出版社，1996.

［13］孙晓蓉. 理化因素对头发影响作用的研究方法与现状［J］. 日用化学工业，1998（4）：41-44.

［14］孙珉丹，迟宝荣，马利. 慢性肾功能衰竭病人低蛋白饮食＋复合氨基酸和低蛋白饮食＋复方 α-酮酸的临床疗效比较［J］. 中国全科医学，2004，7（19）：1454-1455.

［15］Goldstein R E，Marks S L，Cowgill L D，et al. Plasma amino acid profiles in cats with naturally acquired chronic renal failure［J］. Am J Vet Res，1999，60（1）：109-113.

［16］曾琦斐. 中药党参中微量元素与氨基酸含量的测定［J］. 中国医药导报，2010，7（19）：65-66.

［17］崔淑芬，许柏球，王小如. 柱前衍生 RP-HPLC 法测定泽泻中氨基酸的含量［J］. 中草药，2004，35（8）：867-869.

活血化瘀法治疗 CRF 的 Meta 分析

【摘要】 目的:评价活血化瘀法治疗慢性肾衰竭(CRF)的有效性和安全性。方法:检索国内各种医学期刊,选择在西医常规治疗基础上加用活血化瘀中药静脉制剂与单纯西医常规治疗 CRF 的临床随机对照试验(RCT)文献。评价纳入研究文献的质量,并进行 Meta 分析。结果:经严格筛选,最终纳入文献24 篇,涉及 1655 例患者,但其方法学质量均较低。与对照组(西医常规治疗)比较,治疗组(活血化瘀中药静脉制剂＋西医常规治疗)在总有效率,改善 SCr、BUN、CCr、24hUPQ、Alb、TC 方面差异有统计学意义,在改善 Hb、TG 方面差异无统计学意义;纳入文献仅极个别报道患者出现血管刺激症状,其余均无不良反应报道。结论:活血化瘀中药静脉制剂治疗 CRF 有一定的效果,但还需要设计良好的随机对照及多中心临床试验进一步证实。不良反应方面亦有待今后的临床研究及毒理学研究提供依据。

【关键词】 慢性肾衰竭;活血化瘀;静脉制剂;Meta 分析

肾纤维化是各种肾病进展到终末期肾衰竭的共同途径和主要病理基础,以细胞外基质成分在肾间质内过度沉积和肾间质成纤维细胞增生为特征。中医学认为慢性肾衰竭(CRF)的病机特点为本虚标实,毒瘀互结,日久入络而成肾络病。张史昭等通过血瘀证程度积分与血清肾纤维化指标之间的等级相关分析认为,肾纤维化的三项指标均与肾络瘀阻程度显著相关,提示肾络瘀阻是肾纤维化的本质之一。活血化瘀中药在体内和体外均显示出明显的抗肾纤维化作用。为此,本研究全面收集活血化瘀中药静脉制剂治疗 CRF 的临床试验研究数据,采用 Meta 分析,评价活血化瘀法治疗 CRF 的有效性和安全性,以期为临床实践提供可靠证据。

1　资料和方法

1.1　检索策略

检索中国知网数据库、重庆维普中文期刊数据库、万方数据库中公开发表于国内医学期刊及未发表的文献资料（如学术报告、会议论文集或毕业论文等）中关于活血化瘀中药静脉制剂治疗 CRF 的临床研究文献。分别以"慢性肾功能衰竭""慢性肾功能不全""慢性肾脏病""CRF""CKD"为关键词或主题词，二次检索时分别检索"川芎嗪""肾康注射液""血必净""杏丁注射液""银杏达莫注射液""红花注射液""红花黄色素""灯盏细辛注射液""脉络宁""田七注射液""丹参注射液""丹红注射液""葛根素""复方丹参注射液""香丹注射液""疏血通""血栓通""阿魏酸钠""临床研究""随机对照"等关键词或主题词，阅读检索的文献全文后，判断是否纳入。

1.2　纳入标准

①研究类型：2013 年 5 月以前发表的活血化瘀中药静脉制剂治疗 CRF 的临床研究文献，研究设计均属于随机对照试验（RCT）或半随机对照试验，各对照组组间均衡性较好，具有可比性。②研究对象均为 CRF 患者，不论种族、性别、年龄。③干预措施：试验组在西医常规治疗（如采用饮食疗法，纠正酸中毒，纠正水、电解质紊乱，强心利尿，降血脂，降压等对症治疗）的基础上，加用活血化瘀中药静脉制剂。④结局指标：a. 主要结局指标：总有效率。b. 次要结局指标：SCr、BUN、CCr、24hUPQ、Hb、Alb、TG、TC 和副作用。

1.3　排除标准

①透析疗法；②口服中草药或中成药；③应用西医抗凝治疗；④口服胃肠道吸附剂或透析药物；⑤观察分期疗效；⑥重复发表。

1.4　文献筛选和质量评价

所有资料由两名评价员独立提取，意见不一致时通过讨论解决，或向相关专家咨询解决。采用改良 Jadad 评分量表对筛选后纳入的文献进行方法学质量评价，包括随机序列产生方法、随机分配方案的隐藏、盲法、退出和失访情况，评分为 1～7 分,1～3 分为低质量,4～7 分为高质量。

1.5　资料处理及数据分析

数据资料应用 Cochrane 协作网提供的 RevMan 软件(5.2.1 版)进行统计分析。二分类变量用比值比(OR)表示疗效分析效应量;连续性变量用加权均数差或标准化均数差表示,各效应量均以 95% 可信区间表示。当异质性检验结果 $P > 0.10$ 时,可以认为多个同类研究结果具有同质性,采用固定效应模型计算合并效应量;当异质性检验结果 $P \leqslant 0.10$ 时(其异质性大小亦可用 I^2 来衡量,当 $I^2 \leqslant 50\%$ 时,其异质性可以接受),可认为多个同类研究结果有异质性,但通过临床判断各组间具有一致性,可以进行合并时,采用随机效应模型计算合并效应量;当 $P \leqslant 0.10$ 且无法判断异质性的来源时,则不能进行 Meta 分析,而采用描述性分析来替代。采用敏感性分析来评价 Meta 分析结果的稳定性和可靠性,采用"倒漏斗图"对发表偏倚进行评价。

2　结果

2.1　纳入研究的特征

检索得到 164 篇关于活血化瘀中药静脉制剂治疗 CRF 的临床研究文献,全部以中文发表。通过浏览标题及摘要,66 篇文献因试验设计非 RCT 被排除,74 篇文献因涉及西医非常规治疗或中医药其他疗法被排除;通过仔细阅读、分析全文,最终纳入 24 篇全文文献(参考文献[5]～[28])。所纳入的 24 篇文献发表年份为 2007—2013 年,共 8 种制剂:川芎嗪、丹红注射液、复方丹参注射液、红花注射液、肾康注射液、银杏达莫注射液、杏丁注射液、疏血通。共涉及 1655 例患者,其中治疗组(活血化瘀中药静脉制剂＋西医常规治疗)840 例,对照组(西医常规治疗)815 例。

2.2　纳入研究质量评价

纳入研究的 24 篇文献的方法学质量普遍偏低,随机方法均提及"随机"字样,但随机分配方法及分配方案隐藏普遍未提及。无一项研究说明是否使用了盲法。仅胡江平等、李连朝等报道治疗后随访 2 周,余未提及随访。无一项研究描述失访、退出病例数。无一项研究提到依从性。

2.3　Meta 分析结果

2.3.1　主要结局指标　总有效率（图 1）：18 篇文献（参考文献[5]～[6]，[8]～[11]，[13]～[18]，[20]，[22]～[24]，[26]～[27]）异质性检验 $P=0.89$，采用固定效应模型，Meta 分析结果显示治疗组总有效率与对照组相比，差异有统计学意义[$P<0.00001$，$OR=4.43$，$95\%CI(3.32\sim5.90)$]。

2.3.2　次要结局指标

（1）SCr（图 2）：22 篇文献（参考文献[5]～[8]，[10]～[23]，[25]～[28]）异质性检验 $P<0.00001$，$I^2=92\%$，采用随机效应模型，Meta 分析结果显示治疗组 CRF 患者 SCr 与对照组相比，差异有统计学意义[$P<0.00001$，$MD=-76.44$，$95\%CI(-100.98\sim-51.91)$]。

（2）BUN（图 3）：19 篇文献（参考文献[5]～[6]，[8]，[10]～[23]，[26]，[28]）异质性检验 $P<0.00001$，$I^2=91\%$，采用随机效应模型，Meta 分析结果显示治疗组 CRF 患者 BUN 与对照组相比，差异有统计学意义[$P<0.00001$，$MD=-4.51$，$95\%CI(-6.29\sim-2.72)$]。

（3）CCr（图 4）：10 篇文献（参考文献[5]～[6]，[11]，[13]～[15]，[18]，[21]，[23]，[27]）异质性检验 $P=0.01$，$I^2=58\%$采用随机效应模型，Meta 分析结果显示治疗组 CRF 患者 CCr 与对照组相比，差异有统计学意义[$P<0.00001$，$MD=6.05$，$95\%CI(4.27\sim7.82)$]。

（4）24hUPQ（图 5）：7 篇文献（参考文献[5]，[10]，[12]，[19]～[20]，[25]，[27]）异质性检验 $P<0.00001$，$I^2=84\%$，采用随机效应模型，Meta 分析结果显示治疗组 CRF 患者 24hUPQ 与对照组相比，差异有统计学意义[$P<0.00001$，$MD=-0.05$，$95\%CI(-0.06\sim-0.03)$]。

（5）Hb（图 6）：7 篇文献（参考文献[5]，[10]～[11]，[13]～[16]）异质性检验 $P<0.00001$，$I^2=93\%$，采用随机效应模型，Meta 分析结果显示治疗组 CRF 患者 Hb 与对照组相比，差异无统计学意义[$P=0.05$，$MD=7.73$，$95\%CI(0.09\sim15.37)$]。

（6）Alb（图7）：3篇文献（参考文献[5]，[26]～[27]）异质性检验$P=0.38$，$I^2=0\%$，采用固定效应模型，Meta分析结果显示治疗组CRF患者Alb与对照组相比，差异有统计学意义$[P=0.0002，MD=1.37，95\%CI(0.64～2.10)]$。

（7）TG（图8）：4篇文献（参考文献[5]，[7]，[25]～[26]）异质性检验$P<0.00001$，$I^2=92\%$，采用随机效应模型，Meta分析结果显示治疗组CRF患者TG与对照组相比，差异无统计学意义$[P=0.15，MD=-0.38，95\%CI(-0.89～0.14)]$。

（8）TC（图9）：4篇文献（参考文献[5]，[7]，[15]，[26]）异质性检验$P=0.26$，$I^2=25\%$，采用固定效应模型，Meta分析结果显示治疗组CRF患者TC与对照组相比，差异有统计学意义$[P<0.00001，MD=-0.83，95\%CI(-1.13～-0.54)]$。

（9）不良反应：梁劲松等报道治疗组有2例患者出现血管刺激症状，茹克亚·阿不都热依木等报道治疗组有3例患者出现血管刺激症状，但均在减慢输液速度后好转。其余文献均未报道药物不良反应。

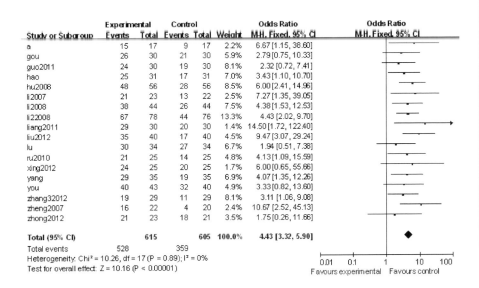

图1 治疗组与对照组总有效率的Meta分析结果

注：图片由RevMan软件自动生成。后同。

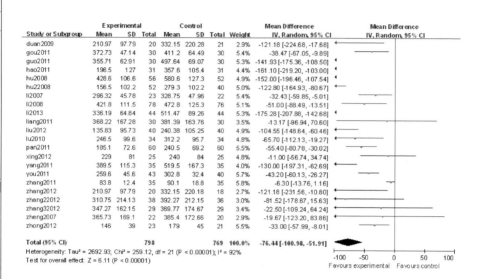

Study or Subgroup	Experimental Mean	SD	Total	Control Mean	SD	Total	Weight	Mean Difference IV, Random, 95% CI
duan2009	210.97	97.79	20	332.15	220.28	21	2.9%	-121.18 [-224.68, -17.68]
gou2011	372.73	47.14	30	411.2	64.49	30	5.4%	-38.47 [-67.05, -9.89]
guo2011	355.71	62.91	30	497.64	69.07	30	5.3%	-141.93 [-175.36, -108.50]
hao2011	196.5	127	31	357.6	105.4	31	4.4%	-161.10 [-219.20, -103.00]
hu2008	428.6	106.6	56	580.6	127.3	52	4.9%	-152.00 [-196.46, -107.54]
hu22008	156.5	102.2	52	279.3	102.2	40	5.0%	-122.80 [-164.93, -80.67]
li2007	296.32	45.78	23	328.75	47.96	22	5.4%	-32.43 [-59.85, -5.01]
li2008	421.8	111.5	30	472.8	125.3	76	5.1%	-51.00 [-88.49, -13.51]
li2013	336.19	64.84	44	511.47	89.26	44	5.3%	-175.28 [-207.88, -142.68]
liang2011	368.22	167.28	30	381.39	163.76	30	3.5%	-13.17 [-96.94, 70.60]
liu2012	135.83	95.73	40	240.38	105.25	40	4.9%	-104.55 [-148.64, -60.46]
lu2010	246.5	99.6	34	312.2	95.7	34	4.8%	-65.70 [-112.13, -19.27]
pan2011	185.1	72.6	60	240.5	69.2	60	5.5%	-55.40 [-80.78, -30.02]
xing2012	229	81	25	240	84	25	4.8%	-11.00 [-56.74, 34.74]
yang2011	389.5	115.3	35	519.5	167.3	35	4.0%	-130.00 [-197.31, -62.69]
you2011	259.6	45.6	43	302.8	32.4	40	5.0%	-43.20 [-60.13, -26.27]
zhang2011	83.8	12.4	35	90.1	18.8	35	5.8%	-6.30 [-13.76, 1.16]
zhang2012	210.97	97.79	20	332.15	220.18	18	2.7%	-121.18 [-231.56, -10.80]
zhang22012	310.75	214.13	30	392.27	212.15	30	3.4%	-81.52 [-189.67, 15.63]
zhang32012	347.27	162.15	29	369.77	174.67	29	3.4%	-22.50 [-109.24, 64.24]
zheng2007	365.73	169.1	22	385.4	172.66	20	2.9%	-19.67 [-123.20, 83.86]
zhong2012	146	39	23	179	45	45	5.5%	-33.00 [-57.99, -8.01]
Total (95% CI)			798			769	100.0%	-76.44 [-100.98, -51.91]

Heterogeneity: Tau² = 2692.93; Chi² = 259.12, df = 21 (P < 0.00001); I² = 92%
Test for overall effect: Z = 6.11 (P < 0.00001)

Favours experimental   Favours control

图 2　治疗组与对照组 SCr 的 Meta 分析结果

Study or Subgroup	Experimental Mean	SD	Total	Control Mean	SD	Total	Weight	Mean Difference IV, Random, 95% CI
duan2009	11.85	7.33	20	15.97	7.89	21	4.3%	-4.12 [-8.78, 0.54]
gou2011	19.12	6.87	30	22.79	7.07	30	5.0%	-3.67 [-7.20, -0.14]
guo2011	18.21	2.12	30	29.59	3.2	30	6.0%	-11.38 [-12.75, -10.01]
hao2011	12.3	3.1	31	16.2	5.6	31	5.6%	-3.90 [-6.15, -1.65]
hu2008	12.8	8.3	56	23.7	9.3	52	5.1%	-10.90 [-14.23, -7.57]
hu22008	12.1	2.52	52	14.56	3.71	40	6.0%	-2.46 [-3.80, -1.12]
li2007	13.59	4.05	23	17.01	5.78	22	5.3%	-3.42 [-6.35, -0.49]
li2008	13.8	8.2	78	24.8	10.7	76	5.3%	-11.00 [-14.02, -7.98]
li2013	14.16	3.63	44	22.51	6.93	44	5.6%	-8.35 [-10.66, -6.04]
liang2011	15.24	7.16	30	16.08	7.26	30	4.9%	-0.84 [-4.49, 2.81]
liu2012	13.38	4.62	40	16.95	4.05	40	5.8%	-3.57 [-5.47, -1.67]
lu2010	9.4	2.8	34	12.1	3.96	34	6.0%	-2.70 [-3.96, -1.44]
xing2012	13	5	25	14	5	25	5.4%	-1.00 [-3.77, 1.77]
yang2011	13.6	3.7	35	21.5	6.7	35	5.5%	-7.90 [-10.44, -5.36]
zhang2012	11.85	7.33	20	15.97	7.89	18	4.2%	-4.12 [-8.98, 0.74]
zhang22012	16.11	4.16	38	18.54	5.04	36	5.7%	-2.43 [-4.54, -0.32]
zhang32012	17.22	7.48	29	17.35	9.16	29	4.5%	-0.13 [-4.43, 4.17]
zheng2007	16.2	7.42	22	17.3	9.1	20	4.1%	-1.10 [-6.15, 3.95]
zhong2012	11.2	3.4	23	12.2	3.3	21	5.7%	-1.00 [-2.98, 0.98]
Total (95% CI)			660			634	100.0%	-4.51 [-6.29, -2.72]

Heterogeneity: Tau² = 13.42; Chi² = 195.28, df = 18 (P < 0.00001); I² = 91%
Test for overall effect: Z = 4.95 (P < 0.00001)

Favours experimental   Favours control

图 3　治疗组与对照组 BUN 的 Meta 分析结果

2.4　敏感性分析

由于纳入研究的 24 篇文献的方法学质量均较差，均未提及采用了随机双盲法或随机单盲法，没有 1 篇文献的方法学质量评分在 3 分以上，故无法进行低质量研究的敏感性分析。

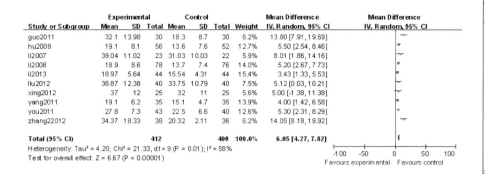

图 4　治疗组与对照组 CCr 的 Meta 分析结果

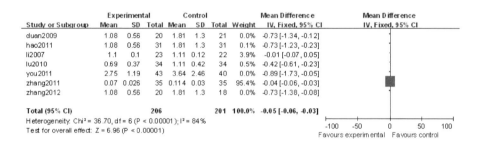

图 5　治疗组与对照组 24hUPQ 的 Meta 分析结果

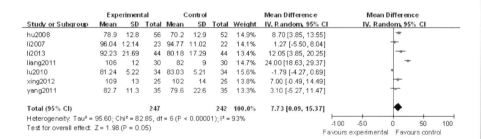

图 6　治疗组与对照组 Hb 的 Meta 分析结果

2.5　发表偏倚分析

由图 10 所示，"倒漏斗图"图形显著不对称。

3　讨论与结论

各研究中治疗组与对照组数据合并后，结果经 Meta 分析显示，在总有效率和 SCr、BUN、CCr、24hUPQ、Alb、TC 方面差异有统计学意义。然而，由于潜在

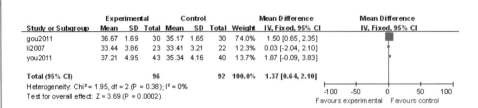

图 7　治疗组与对照组 Alb 的 Meta 分析结果

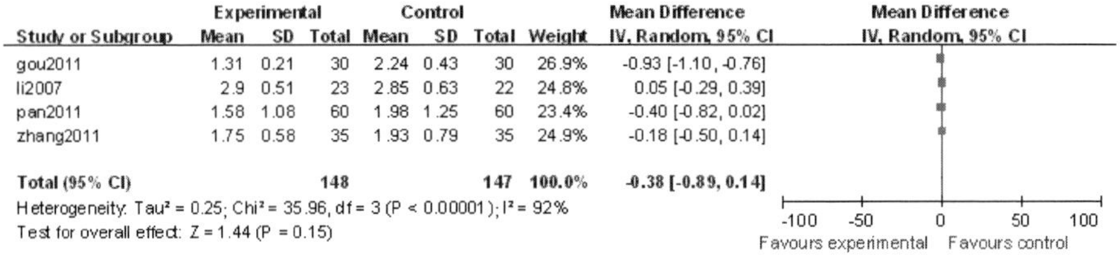

图 8　治疗组与对照组 TG 的 Meta 分析结果

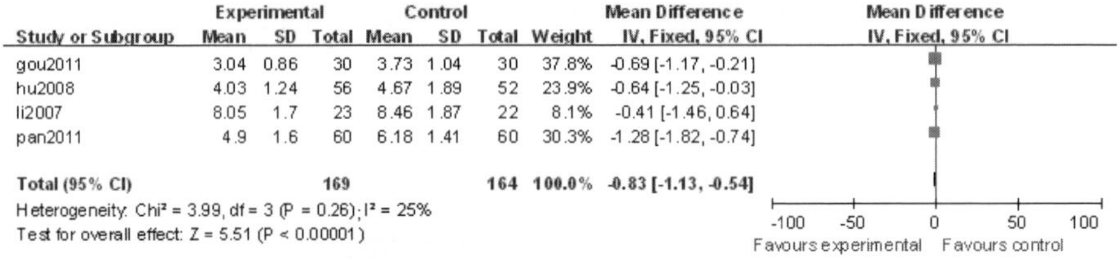

图 9　治疗组与对照组 TC 的 Meta 分析结果

的发表偏倚和所纳入文献的方法学质量较低，对结果的解释需慎重。在改善 Hb、TG 方面有待进一步探讨。

　　本次 Meta 分析全面检索了符合标准的相关中文文献，但经筛选后最终纳入的文献随机方法普遍不完善，可能存在夸大或缩小干预措施疗效的问题，"倒漏斗图"图形不对称可能与实验样本偏小有关系。今后临床研究中研究者需严格实施标准随机化方法，开展多中心、大样本研究，从而降低选择性偏倚风险。在干预措施实施过程中，治疗组与对照组除干预措施外，其余治疗方案完全一致，但均未使用盲法，可能会导致实施偏倚，有待今后临床研究时研究者完善盲法的实施。

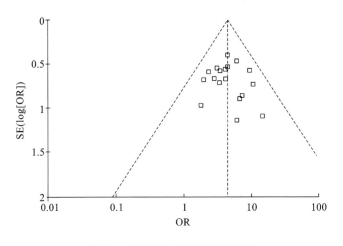

图 10　有效率比较的"倒漏斗图"

　　总之,本系统评价及 Meta 分析证明了活血化瘀法是治疗 CRF 的有效方法。由于所纳入的文献在随机、双盲、随访等方面存在缺陷,活血化瘀法治疗 CRF 的有效性和安全性的证据强度不够。因此,在今后的临床研究中,研究者应严格按照 Cochrane 协作网提供的偏倚风险评价标准来监督、指导研究方案的实施与开展;增加受试对象的人数、扩大地域范围,尽量开展多中心、大样本、随机的临床对照研究,为活血化瘀法治疗 CRF 提供强有力的证据。

参 考 文 献

　　[1] 张史昭,潘达亮,于伟,等.肾络瘀阻与肾纤维化关系的临床研究[J].中国中西医结合肾病杂志,2003,4(8):458-459.

　　[2] 董飞侠,张新志,吴锋,等.抗纤灵对单侧输尿管梗阻大鼠肾脏纤维化基因与蛋白表达的影响[J].中华中医药学刊,2010,28(7):1380-1382.

　　[3] 李海涛,李晓冬,朱荃,等.紫草素对人胎肾系膜细胞凋亡的影响[J].药学进展,2001,25(6):367-369.

　　[4] 杨丽霞.姜黄素干预肾间质纤维化的作用机制研究[D].北京:北京中医药大学,2009.

　　[5] 李红旗.川芎嗪对慢性肾衰竭血瘀证患者血液流变学的影响[D].武

汉:湖北中医学院,2007.

[6] 郭建军,李靖.丹红注射液在慢性肾脏病 4 期的临床应用[J].中国社区医师(医学专业),2011,13(29):181.

[7] 潘纯凯.丹红注射液治疗慢性肾脏病治疗观察[J].中外医学研究,2011,9(28):60.

[8] 钟剑峰,黄伟佳.丹红注射液治疗下尿路梗阻引起慢性肾功能不全 23 例[J].世界中医药,2012,7(5):418-420.

[9] 阿达来提,阿斯亚.复方丹参注射液治疗慢性肾功能衰竭 17 例[J].中国中西医结合急救杂志,2007,14(5):305.

[10] 卢勇,唐绍辉,钱洪津.红花注射液治疗糖尿病肾病肾衰竭的疗效观察[J].临床军医杂志,2010,38(2):240-242.

[11] 杨垒,陆星竹,唐俊,等.肾康注射液治疗慢性肾功能衰竭 35 例临床疗效观察[J].贵州医药,2011,35(3):257-259.

[12] 张梦鸽,和晓玲.肾康注射液治疗慢性肾功能衰竭 38 例的临床观察[J].中国社区医师(医学专业),2012,14(11):189.

[13] 李若福,王成燎,刘丰.肾康注射液治疗慢性肾功能衰竭 44 例[J].中国药业,2013,22(4):75-76.

[14] 行延霞.肾康注射液治疗慢性肾功能衰竭 50 例临床观察[J].山西医药杂志,2012,41(2):189-190.

[15] 胡江平,申平,罗方.肾康注射液治疗慢性肾功能衰竭 56 例临床疗效观察[J].河南中医,2008,28(7):97-98.

[16] 梁劲松,吴艳,宋文林.肾康注射液治疗慢性肾功能衰竭 60 例疗效观察[J].贵州医药,2011,35(7):620-621.

[17] 郑晶,肖旋,李宓.肾康注射液治疗慢性肾功能衰竭的疗效观察[J].中国误诊学杂志,2007,7(3):464-465.

[18] 刘斌,傅滟茹.肾康注射液治疗慢性肾功能衰竭的临床观察[J].中国医药指南,2012,10(18):285-286.

［19］段勤功.肾康注射液治疗慢性肾功能衰竭疗效观察［J］.基层医学论坛,2009,13(20):669.

［20］郝文革.肾康注射液治疗慢性肾功能衰竭临床疗效观察［J］.航空航天医学杂志,2011,22(12):1456-1457.

［21］张建伟,何华.肾康注射液治疗慢性肾功能衰竭临床研究［J］.中医学报,2012,27(8):1018-1019.

［22］张文军.肾康注射液治疗慢性肾衰竭 29 例［J］.江西中医药,2012,43(7):15-16.

［23］李连朝,张福港.肾康注射液治疗慢性肾衰竭的临床观察［J］.中国医药指南,2008,6(13):116-117.

［24］茹克亚·阿不都热依木,石兵.肾康注射液治疗慢性肾衰竭中的临床观察［J］.临床医药实践,2010,19(2):50.

［25］张琴,凌凯,徐月霞.疏血通注射液治疗早期糖尿病肾病 35 例的临床观察［J］.临床和实验医学杂志,2011,10(9):699,701.

［26］苟晔荔.杏丁注射液对慢性肾衰竭微炎症状态的影响［D］.武汉:湖北中医药大学,2011.

［27］游晓蓉.银杏达莫注射液治疗老年慢性肾功能不全临床观察［J］.海南医学,2011,22(19):23-24.

［28］胡长安,臧美玉.丹红注射液治疗老年高血压性肾损害 52 例［J］.浙江中医杂志,2008,43(1):59.

中药保留灌肠治疗慢性肾衰竭的 Meta 分析

【摘要】 目的：评价中药保留灌肠治疗慢性肾衰竭（CRF）的有效性和安全性，为临床上优化 CRF 治疗方案提供强有力的证据。方法：检索国内各种医学期刊，选择在西医常规治疗基础上加用中药保留灌肠与单纯西医常规治疗 CRF 的临床随机对照试验（RCT）文献。评价纳入研究文献的质量，并进行 Meta 分析。结果：经严格筛选，最终纳入文献 13 篇，涉及 1003 例患者，但其方法学质量均较低。与对照组（西医常规治疗）比较，治疗组（中药保留灌肠＋西医常规治疗）在总有效率、降低 BUN 和 UA、改善恶心呕吐方面差异有统计学意义，在降低 SCr、升高 Hb 和 CCr、改善纳差方面差异无统计学意义；纳入文献仅有 1 篇报道存在不良反应。结论：中药保留灌肠治疗 CRF 有一定的效果，但还需要设计良好的随机对照及多中心临床试验进一步证实。不良反应方面亦有待今后的临床研究及毒理学研究提供依据。

【关键词】 慢性肾衰竭；中药保留灌肠；Meta 分析

慢性肾衰竭（CRF）是由多种慢性肾脏病或累及肾脏的全身性疾病引起的慢性进行性肾实质损害。据北美、欧洲国家的统计数据，每百万人口中，每年有 $100 \sim 150$ 人发生 CRF。调查结果显示，我国 CRF 的发病率约为 568/1000000。美国卫生保健财政管理局（HCFA）的资料表明，美国 CRF 患者的年增长率为 $7\% \sim 9\%$，而在我国，1999 年的统计资料表明，新发 CRF 患者年增长率为 13%。CRF 发展至后期只能靠肾替代治疗（血液、腹膜透析及肾移植）维持患者生命，但由于治疗费用昂贵、技术复杂，具有一定的创伤性，目前在我国难以普遍推广，而且患者即使进行了肾替代治疗，仍存在心脑血管疾病等的高危因素。一些患者即使进行了透析治疗，也往往会由于费用昂贵，透析剂量不够而无法做到充分透析，甚至不得不中断透析，导致生活质量差。因此积极发挥中医药的优势，延缓肾衰竭的进展，对 CRF 患者有重要的意义。为此，本研究全面收集中药保留灌肠治疗 CRF 的临床试验研究数据，采用 Meta 分析，评价中药保留灌肠治疗 CRF 的有效性和安全性，以期为临床实践提供可靠证据。

1　资料和方法

1.1　检索策略

检索中国知网数据库、重庆维普中文期刊数据库、万方数据库中公开发表于国内医学期刊及未发表的文献资料（如学术报告、会议论文集或毕业论文等）中关于中药灌肠治疗 CRF 的临床研究文献。分别以"慢性肾功能衰竭""慢性肾功能不全""慢性肾脏病""CRF""CKD"为关键词或主题词，二次检索时分别检索"灌肠""中药灌肠""保留灌肠""临床研究""随机对照""系统评价方法"及"Meta 分析"等关键词或主题词，阅读检索的文献全文后，判断是否纳入。

1.2　纳入标准

①研究类型：2013 年 5 月以前发表的中药灌肠治疗 CRF 的临床研究文献，研究设计均属于随机对照试验（RCT）或半随机对照试验，各对照组组间均衡性较好，具有可比性。明确标注有诊断标准文献来源。②研究对象均为 CRF 患者，不论种族、性别、年龄。③干预措施：试验组在西医常规治疗（饮食疗法，纠正酸中毒，纠正水、电解质紊乱，强心利尿，降血脂，降压及营养支持等）的基础上，加用中药保留灌肠，治疗观察周期为 4 周或 1 个月。④结局指标：a. 主要结局指标：总有效率。b. 次要结局指标：BUN、SCr、Hb、CCr、UA、中医主要临床症状积分、不良反应。

1.3　排除标准

①透析疗法；②口服中草药或中成药；③治疗观察周期为 4 周或 1 个月；④口服胃肠道吸附剂或透析药物；⑤观察分期疗效；⑥重复发表。

1.4　文献筛选和质量评价

所有资料由两名评价员独立提取，意见不一致时通过讨论解决，或向相关专家咨询解决。采用改良 Jadad 评分量表对筛选后纳入的文献进行方法学质量评价，包括随机序列产生方法、随机分配方案的隐藏、盲法、退出和失访情况，评分为 1~7 分，1~3 分为低质量，4~7 分为高质量。

1.5 资料处理及数据分析

数据资料应用 Cochrane 协作网提供的 RevMan 软件（5.2.1 版）进行统计分析。二分类变量用比值比（OR）表示疗效分析效应量；连续性变量用加权均数差或标准化均数差表示，各效应量均以 95％可信区间表示。当异质性检验结果 $P>0.10$ 时，可以认为多个同类研究结果具有同质性，采用固定效应模型计算合并效应量；当异质性检验结果 $P\leqslant0.10$ 时（其异质性大小亦可用 I^2 来衡量，当 $I^2\leqslant50\%$ 时，其异质性可以接受），可认为多个同类研究结果有异质性，但通过临床判断各组间具有一致性，可以进行合并时，采用随机效应模型计算合并效应量；当 $P\leqslant0.10$ 且无法判断异质性的来源时，则不能进行 Meta 分析，而采用描述性分析来替代。采用敏感性分析来评价 Meta 分析结果的稳定性和可靠性，采用"倒漏斗图"对发表偏倚进行评价。

2 结果

2.1 纳入研究的特征

检索得到 385 篇关于中药保留灌肠治疗 CRF 的临床研究文献，全部以中文发表。通过浏览标题及摘要，116 篇文献因试验设计非 RCT 被排除，205 篇文献因涉及西医非常规治疗或中医药其他疗法被排除；通过仔细阅读、分析全文，51 篇文献因缺乏诊断标准来源或非疗效性探讨等被排除，最终纳入 13 篇全文文献（参考文献[5]～[17]），各纳入研究的一般情况详见表 1。所纳入的 13 篇文献发表年份为 2007—2012 年，共涉及 1003 例患者，其中治疗组（中药保留灌肠＋西医常规治疗）511 例，对照组（西医常规治疗）492 例。

表 1 纳入研究的一般情况

纳入研究	例数（治疗组/对照组）	干预措施		结局指标	方法学质量评价				
		治疗组	对照组		随机方法	分配隐藏	盲法	退出/失访	Jadad 评分
Lei2009	60/56	中药灌肠＋西医	西医	①	未提	否	否	未提	1
Zhu2007	32/32	中药灌肠＋西医	西医	①②③④⑤⑨	未提	否	否	未提	1
Lin2012	41/42	中药灌肠＋西医	西医	①②③⑥⑦⑪⑫	未提	否	否	未提	2

纳入研究	例数（治疗组/对照组）	干预措施		结局指标	方法学质量评价				
		治疗组	对照组		随机方法	分配隐藏	盲法	退出/失访	Jadad评分
Chen2008	32/32	中药灌肠＋西医	西医	①②③⑧⑨	未提	否	否	未提	1
Yuan2008	30/30	中药灌肠＋西医	西医	①⑨	未提	否	否	未提	1
Zhou2011	60/60	中药灌肠＋西医	西医	①②③⑧⑨⑬	未提	否	否	未提	1
Song2009	52/42	中药灌肠＋西医	西医	①②③④⑩	未提	否	否	未提	1
Hu2010	32/32	中药灌肠＋西医	西医	①②⑨	未提	否	否	未提	1
Shan2009	42/40	中药灌肠＋西医	西医	①⑨	未提	否	否	未提	1
An2009	32/32	中药灌肠＋西医	西医	①	未提	否	否	未提	1
Guo2009	37/35	中药灌肠＋西医	西医	①②③④	未提	否	否	未提	1
Liu2010	31/29	中药灌肠＋西医	西医	①②③⑦	未提	否	否	未提	1
Chen2009	26/26	中药灌肠＋西医	西医	①②③⑧⑨⑬	未提	否	否	未提	1

注：①总有效率；②BUN；③SCr；④Hb；⑤24hUPQ；⑥中医证候积分；⑦CCr；⑧UA；⑨不良反应；⑩证候疗效；⑪TC；⑫LDL-C；⑬中医主要临床症状积分。

2.2　纳入研究质量评价

纳入研究的13篇文献的方法学质量普遍偏低，随机方法均提及"随机"字样，但随机分配方法及分配方案隐藏普遍未提及。无一项研究说明是否使用了盲法。仅有1篇文献报道随访到第8周，其余均未提及随访。无一项研究描述失访、退出病例数。无一项研究提到依从性。

2.3　Meta分析结果

2.3.1　主要结局指标　总有效率（图1）：13篇文献异质性检验 $P = 0.47$，采用固定效应模型，Meta分析结果显示治疗组总有效率与对照组相比，差异有统计学意义 $[P < 0.00001, OR = 3.75, 95\% CI(2.73 \sim 5.14)]$。

2.3.2　次要结局指标

（1）BUN（图2）：9篇文献（参考文献[6]～[8]，[10]～[12]，[15]～[17]）异质性检验 $P < 0.00001$，$I^2 = 82\%$，采用随机效应模型，Meta分析结果显示治疗组CRF患者BUN与对照组相比，差异有统计学意义 $[P < 0.00001, MD =$

$-3.54,95\%\mathrm{CI}(-5.03\sim-2.04)]$。

（2）SCr（图3）：9篇文献（参考文献[6]～[8]，[10]～[12]，[15]～[17]）异质性检验 $P<0.00001$，$I^2=98\%$，采用随机效应模型，Meta分析结果显示治疗组 CRF 患者 SCr 与对照组相比，差异无统计学意义[$P=0.18$，$\mathrm{MD}=-52.01$，$95\%\mathrm{CI}(-127.70\sim23.69)]$。

（3）Hb（图4）：3篇文献（参考文献[6]，[11]，[15]）异质性检验 $P<0.00001$，$I^2=99\%$，采用随机效应模型，Meta分析结果显示治疗组 CRF 患者 Hb 与对照组相比，差异无统计学意义[$P=0.94$，$\mathrm{MD}=-0.59$，$95\%\mathrm{CI}(-15.30\sim14.12)]$。

（4）UA（图5）：3篇文献（参考文献[8]，[10]，[17]）异质性检验 $P<0.00001$，$I^2=91\%$，采用随机效应模型，Meta分析结果显示治疗组 CRF 患者 UA 与对照组相比，差异有统计学意义[$P=0.04$，$\mathrm{MD}=-64.85$，$95\%\mathrm{CI}(-127.30\sim-2.40)]$。

（5）CCr（图6）：2篇文献（参考文献[7]，[16]）异质性检验 $P=0.009$，$I^2=85\%$，采用随机效应模型，Meta分析结果显示治疗组 CRF 患者 CCr 与对照组相比，差异无统计学意义[$P=0.71$，$\mathrm{MD}=2.00$，$95\%\mathrm{CI}(-8.54\sim12.55)]$。

（6）中医主要临床症状积分：2篇文献（参考文献[10]，[17]）报道纳差、恶心呕吐积分，分两个亚组。

①纳差（图7）：异质性检验 $P=0.03$，$I^2=80\%$，采用随机效应模型，Meta分析结果显示治疗组 CRF 患者纳差评分与对照组相比，差异无统计学意义[$P=0.06$，$\mathrm{MD}=-0.59$，$95\%\mathrm{CI}(-1.21\sim0.02)]$。

②恶心呕吐（图8）：异质性检验 $P=0.59$，$I^2=0\%$，采用固定效应模型，Meta分析结果显示治疗组 CRF 患者恶心呕吐评分与对照组相比，差异有统计学意义[$P<0.00001$，$\mathrm{MD}=-0.69$，$95\%\mathrm{CI}(-0.93\sim-0.46)]$。

（7）不良反应：仅有1篇文献（参考文献[12]）报道治疗组普遍出现大便次数增多，每日2～4次，质软成形。其余文献均未报道药物不良反应。

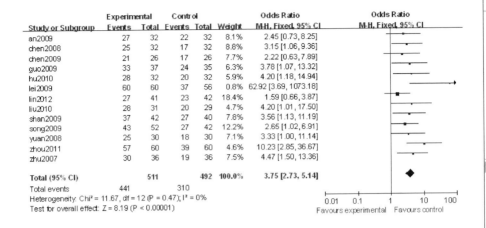

图 1　治疗组与对照组总有效率的 Meta 分析结果

注:图片由 RevMan 软件自动生成。后同。

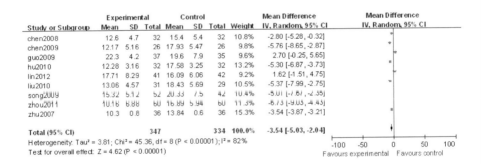

图 2　治疗组与对照组 BUN 的 Meta 分析结果

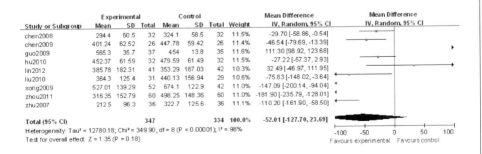

图 3　治疗组与对照组 SCr 的 Meta 分析结果

Study or Subgroup	Experimental Mean	Experimental SD	Experimental Total	Control Mean	Control SD	Control Total	Weight	Mean Difference IV, Random, 95% CI
guo2009	66.4	6.8	37	83.1	6.3	35	33.5%	-16.70 [-19.73, -13.67]
song2009	92.9	10.9	52	81	14	42	32.6%	11.90 [6.73, 17.07]
zhu2007	68.1	3.1	36	64.8	1.9	36	33.9%	3.30 [2.11, 4.49]
Total (95% CI)			**125**			**113**	**100.0%**	**-0.59 [-15.30, 14.12]**

Heterogeneity: Tau² = 165.80; Chi² = 162.88, df = 2 (P < 0.00001); I² = 99%
Test for overall effect: Z = 0.08 (P = 0.94)

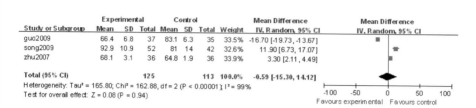

图 4 治疗组与对照组 Hb 的 Meta 分析结果

Study or Subgroup	Experimental Mean	Experimental SD	Experimental Total	Control Mean	Control SD	Control Total	Weight	Mean Difference IV, Random, 95% CI
chen2008	435.6	60.3	32	467.1	62.3	32	33.8%	-31.50 [-61.54, -1.46]
chen2009	430.01	51.32	26	459.98	56.02	26	34.0%	-29.97 [-59.17, -0.77]
zhou2011	397.62	103.28	60	534.34	112.45	60	32.2%	-136.72 [-175.35, -98.09]
Total (95% CI)			**118**			**118**	**100.0%**	**-64.85 [-127.30, -2.40]**

Heterogeneity: Tau² = 2765.63; Chi² = 22.36, df = 2 (P < 0.0001); I² = 91%
Test for overall effect: Z = 2.04 (P = 0.04)

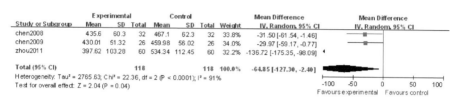

图 5 治疗组与对照组 UA 的 Meta 分析结果

Study or Subgroup	Experimental Mean	Experimental SD	Experimental Total	Control Mean	Control SD	Control Total	Weight	Mean Difference IV, Random, 95% CI
lin2012	22.19	14.17	41	25.8	15.87	42	47.9%	-3.61 [-10.08, 2.86]
liu2010	32.35	10.56	31	25.19	8.34	29	52.1%	7.16 [2.36, 11.96]
Total (95% CI)			**72**			**71**	**100.0%**	**2.00 [-8.54, 12.55]**

Heterogeneity: Tau² = 49.55; Chi² = 6.87, df = 1 (P = 0.009); I² = 85%
Test for overall effect: Z = 0.37 (P = 0.71)

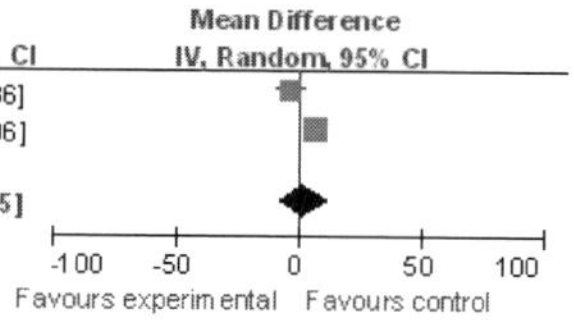

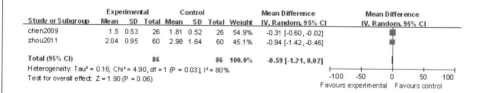

图 6 治疗组与对照组 CCr 的 Meta 分析结果

Study or Subgroup	Experimental Mean	Experimental SD	Experimental Total	Control Mean	Control SD	Control Total	Weight	Mean Difference IV, Random, 95% CI
chen2009	1.5	0.53	26	1.81	0.52	26	54.9%	-0.31 [-0.60, -0.02]
zhou2011	2.04	0.95	60	2.98	1.64	60	45.1%	-0.94 [-1.42, -0.46]
Total (95% CI)			**86**			**86**	**100.0%**	**-0.59 [-1.21, 0.02]**

Heterogeneity: Tau² = 0.16; Chi² = 4.90, df = 1 (P = 0.03); I² = 80%
Test for overall effect: Z = 1.90 (P = 0.06)

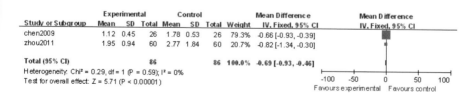

图 7 治疗组与对照组纳差评分的 Meta 分析结果

Study or Subgroup	Experimental Mean	Experimental SD	Experimental Total	Control Mean	Control SD	Control Total	Weight	Mean Difference IV, Fixed, 95% CI
chen2009	1.12	0.45	26	1.78	0.53	26	79.3%	-0.66 [-0.93, -0.39]
zhou2011	1.95	0.94	60	2.77	1.84	60	20.7%	-0.82 [-1.34, -0.30]
Total (95% CI)			**86**			**86**	**100.0%**	**-0.69 [-0.93, -0.46]**

Heterogeneity: Chi² = 0.29, df = 1 (P = 0.59); I² = 0%
Test for overall effect: Z = 5.71 (P < 0.00001)

图 8 治疗组与对照组恶心呕吐评分的 Meta 分析结果

2.4 敏感性分析

①排除随机分配方法以及分配隐藏的低质量试验进行分析：由于纳入本研究的 13 篇文献的方法学质量均较差，没有 1 篇文献的方法学质量评分为 3 分及以上，故无法进行低质量研究的敏感性分析。②排除未采用盲法评价疗效的试验。由于 13 篇文献均没有提及采用了随机双盲法或随机单盲法，故本系统评价无法进行排除未采用盲法的临床试验的敏感性分析。

2.5 发表偏倚分析

由图 9 所示，"倒漏斗图"图形显著不对称。

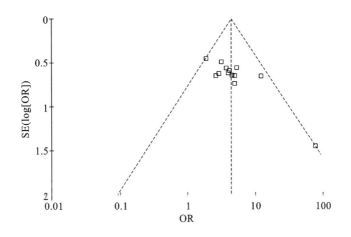

图 9 有效率比较的"倒漏斗图"

3 讨论与结论

各研究中治疗组（中药保留灌肠＋西医常规治疗）在总有效率方面与对照组（西医常规治疗）数据合并后，结果经 Meta 分析显示差异具有统计学意义。本系统评价提示中药保留灌肠结合西医常规治疗 CRF 在总有效率、降低 BUN 和 UA、改善恶心呕吐方面差异有统计学意义，然而，由于潜在的发表偏倚和所纳入文献的方法学质量评分较低，对结果的解释需慎重。在降低 SCr、升高 Hb 和 CCr、改善纳差方面有待进一步探讨。

本次 Meta 分析全面检索了符合标准的相关中文文献，但经筛选后最终纳入的文献随机方法普遍不完善，存在夸大或缩小干预措施疗效的可能，"倒漏斗图"图形不对称可能与试验样本偏小有关系。今后临床研究中研究者需严格实施标准随机化方法，开展多中心、大样本研究，从而降低选择性偏倚风险。

在干预措施实施过程中，治疗组与对照组除干预措施外，其余治疗方案完全一致，但均未使用盲法，可能会导致实施偏倚，有待今后临床研究时研究者完善盲法的实施。中药种类较多，特别是复方中药煎剂，其组方复杂，药味随证加减，变化无穷，因而化学成分亦复杂，且易受各味药生长气候、地理位置、采收时间、炮制方法等诸多因素的影响，煎煮后成分、纯度则更加复杂，目前成为此类临床研究文献评价的"弊端"，给评价带来一定难度，有待今后进行进一步的研究评价时详细查明相关影响因素，减少实施偏倚，从而更好地指导临床实践。

总之，本系统评价及 Meta 分析证明了中药保留灌肠是治疗 CRF 的有效方法，可提高总有效率、降低 BUN 和 UA、改善恶心呕吐。由于所纳入的文献在随机、双盲、随访等方面存在缺陷，中药复方保留灌肠法治疗 CRF 的有效性和安全性的证据强度不够，因此，在今后的临床研究中，研究者应在如下方面予以改进：严格按照 Cochrane 协作网提供的偏倚风险评价标准来监督、指导研究方案的实施与开展；增加受试对象的人数、扩大地域范围，尽量开展多中心、大样本、随机的临床对照研究；除常用观察指标外，亦应多观察其他相关指标，如不良反应等，以更好地指导临床准确、安全用药。

参 考 文 献

［1］李顺民.现代肾脏病学［M］.北京：中国医药科技出版社，2004.

［2］赵文，关晓东，叶任高.中西医结合治疗早中期慢性肾衰竭的体会［J］.中国中西医结合杂志，2003，23(9)：675.

［3］刘志红，黎磊石.慢性肾功能衰竭的防治［J］.中国实用内科杂志，1997，17(6)：321-322.

［4］王海燕.肾脏病学［M］.2 版.北京：人民卫生出版社，1996.

［5］雷权，魏俊燕.保肾排毒汤保留灌肠治疗慢性肾功能衰竭临床体会［J］.中国中医急症，2009，18(5)：810-811.

［6］朱小利,叶玉燕,陈丽萍.复方 α-酮酸片结合中药灌肠治疗慢性肾功能衰竭［J］.浙江预防医学,2007,19(9):84,88.

［7］林芬娜.复方崩大碗灌肠剂治疗慢性肾功能衰竭的临床研究［D］.广州:广州中医药大学,2012.

［8］陈进蓉,谢利,刁本恕.灌肠方保留灌肠治疗慢性肾功能衰竭 32 例［J］.陕西中医,2008,29(8):965-967.

［9］袁舸,金劲松.护肾泻浊汤保留灌肠治疗慢性肾衰竭疗效观察［J］.湖北中医杂志,2008,30(3):26-27.

［10］周玉莲.加味黄连解毒汤灌肠用于慢性肾衰竭氮质血症期患者的疗效观察［J］.中西医结合研究,2011,3(4):172-174,178.

［11］宋明爱,王伦,张衍.中西医结合治疗慢性肾功能衰竭 52 例临床研究［J］.国医论坛,2009,24(1):28-29.

［12］胡江华.中药高位保留灌肠配合治疗慢性肾功能衰竭临床观察［J］.山西中医,2010,26(7):37-38.

［13］单朝双.中药高位保留灌肠治疗慢性肾功能衰竭 42 例［J］.浙江中医杂志,2009,44(5):331.

［14］安东林.中药灌肠治疗慢性肾功能衰竭 32 例疗效观察［J］.甘肃中医学院学报,2009,26(3):22-23.

［15］郭锐.中药灌肠治疗慢性肾功能衰竭 37 例临床分析［J］.中国医药导报,2009,6(17):71-72.

［16］刘创,郑京.大黄附子灌肠汤治疗慢性肾功能衰竭疗效观察［J］.现代中西医结合杂志,2010,19(12):1480-1481.

［17］陈刚毅,汤水福.复方黄槐灌肠液治疗慢性肾衰的临床研究［J］.中国中医药咨讯,2009,1(3):13-14.

"护肾Ⅱ号"对慢性肾脏病1～4期患者头发
生长特性及生物力学的影响

【摘要】 目的：通过观察"护肾Ⅱ号"对慢性肾脏病（CKD）1～4期患者头发生长特性及生物力学的影响，探讨"肾其华在发"的物质基础。方法：招募武汉市汉族健康志愿者20例，纳入正常组。将2013年3月至2015年3月在湖北省中医院肾病科门诊就诊的100例CKD 1～4期肾虚证患者，按随机数字表法分为对照组和治疗组，每组50例。正常组正常饮食。对照组给予西医常规治疗，疗程为12个月。治疗组在西医常规治疗的基础上加用"护肾Ⅱ号"，水煎服，200 mL，每天2次，疗程为12个月。采用CBS-1800皮肤检测分析系统检测三组受试者治疗前后枕部头发密度、头发直径、白发率。采用Instron 5848 Micro Tester检测三组受试者治疗前后头发抗拉强度、拉伸应变。结果：在头发密度、白发率方面，对照组、治疗组与正常组比较，差异有统计学意义（$P<0.05$），说明CKD患者的头发密度降低，白发率升高。在头发直径方面，三组差异无统计学意义（$P>0.05$）。在头发密度方面，对照组、治疗组治疗后与治疗前比较，差异有统计学意义（$P<0.05$），且治疗组治疗后与对照组治疗后比较，差异有统计学意义（$P<0.05$）。在白发率方面，对照组治疗后与治疗前比较，差异无统计学意义（$P>0.05$）；治疗组治疗后与治疗前比较，差异有统计学意义（$P<0.05$）。在抗拉强度、拉伸应变方面，对照组、治疗组与正常组比较，差异有统计学意义（$P<0.05$）；对照组治疗前与治疗后比较，差异无统计学意义（$P>0.05$）；治疗组治疗前与治疗后比较，差异有统计学意义（$P<0.05$）。结论：CKD 1～4期肾虚证患者头发密度降低、白发率升高，头发直径无明显改变，头发的脆性增加、韧性降低；"护肾Ⅱ号"能显著增加CKD 1～4期肾虚证患者的头发密度、降低患者白发率，能显著增加CKD 1～4期肾虚证患者的头发韧性，降低脆性。本研究在一定程度上为"肾其华在发"理论提供了物质基础，扩大了肾本质的研究范围。

【关键词】 "肾其华在发";生长特性;生物力学;"护肾Ⅱ号"

1 实验原理

因头发粗细、质地不同,为了能比较头发在拉力作用下抵抗破坏的能力,引入材料物理性能拉伸试验中的相关概念。通常采用抗拉强度表示头发的脆性,抗拉强度是指一定条件下试样拉断前所承受的最大应力。抗拉强度 $\delta = F_m/S$,用兆帕(MPa)表示,F_m 为拉断前最大载荷(N),S 为试样平行长度部分的原始横断面积(mm^2)。通常采用拉伸应变表示头发的韧性,拉伸应变 $\varepsilon = \Delta L/L_0$,用百分率(%)表示,$L_0$ 为标距的原始位移,ΔL 为在拉伸载荷作用下的拉伸位移。

2 实验器材

游标卡尺、冻存管、环氧树脂、不锈钢剪刀、一次性注射器、镊子、记号笔、采血管泡沫底托、显微目镜(XSP-06)、CBS-1800 皮肤检测分析系统、微力材料试验机(Instron 5848 Micro Tester)。

3 资料与方法

3.1 一般资料

招募武汉市汉族健康志愿者 20 例,纳入正常组。将 2013 年 3 月至 2015 年 3 月在湖北省中医院肾病科门诊就诊的 100 例 CKD 1～4 期肾虚证患者,按随机数字表法分为对照组和治疗组,每组 50 例。正常组:男 12 例,女 8 例;年龄(49.3±4.5)岁。对照组:男 27 例,女 23 例;年龄(50.7±5.1)岁;病程(6.7±1.5)年;CKD 1 期 20 例,CKD 2 期 17 例,CKD 3 期 9 例,CKD 4 期 4 例;原发病中,慢性肾小球肾炎(CGN)21 例,高尿酸血症(HUA)10 例,肾病综合征(NS)9 例,IgA 肾病(IgAN)6 例,糖尿病肾病(DN)4 例。治疗组:男 28 例,女 22 例;年龄(48.6±4.6)岁;病程(5.9±1.9)年;CKD 1 期 22 例,CKD 2 期 15 例,CKD 3 期 7 例,CKD 4 期 6 例;原发病中,CGN 19 例,HUA 9 例,NS 10 例,IgAN 5 例,DN 7 例。三组在年龄、性别方面差异无统计学意义($P > 0.05$),具有可比性;对照组和治疗组在病程、病情、原发病方面差异无统计学意义($P > 0.05$),具有可比性。

3.2 诊断、分期标准

3.2.1 诊断标准 西医诊断标准参照美国 NKF-K/DOQI 工作组发布的《慢性肾脏病及透析的临床实践指南》(2002 版)制定。①肾脏病理检查结果异常;②具备肾损害的指标,包括血、尿成分异常;③肾脏影像学(B 超或 CT)检查结果异常;④肾小球滤过率(GFR)<60 mL/min,持续时间大于 3 个月,有或无肾损害表现。符合以上一项者即可诊断。

3.2.2 NKF-K/DOQI CKD 分期标准 NKF-K/DOQI CKD 分期标准如表 1 所示。

表 1 NKF-K/DOQI CKD 分期标准

慢性肾脏病分期	描述	肾小球滤过率/(mL/min)
1	肾功能正常	≥90
2	肾功能轻度下降	60～89
3	肾功能中度下降	30～59
4	肾功能重度下降	15～29
5	肾衰竭	<15

3.2.3 中医证型诊断标准 肾虚证包括脾肾气虚证、脾肾阳虚证、脾肾气阴两虚证、肝肾阴虚证、阴阳两虚证。中医证型诊断标准参照 2002 年中国医药科技出版社出版的《中药新药临床研究指导原则(试行)》制定如下。

(1)脾肾气虚证。

主症:倦怠乏力,气短懒言,食少纳呆,腰膝酸软。

次症:脘腹胀满,大便不实,口淡不渴,舌淡有齿痕,脉细。

(2)脾肾阳虚证。

主症:畏寒肢冷,倦怠乏力,气短懒言,食少纳呆,腰膝酸软。

次症:腰部冷痛,脘腹胀满,大便不实,夜尿清长,舌淡有齿痕,脉沉弱。

(3)脾肾气阴两虚证。

主症:倦怠乏力,腰膝酸软,口干咽燥,五心烦热。

次症:夜尿清长,舌淡有齿痕,脉沉细。

（4）肝肾阴虚证。

主症：头晕，头痛，腰膝酸软，口干咽燥，五心烦热。

次症：大便干结，尿少色黄，腰膝酸软。

（5）阴阳两虚证。

主症：畏寒肢冷，五心烦热，口干咽燥，腰膝酸软。

次症：夜尿清长，大便干结，舌淡有齿痕，脉细。

3.3　纳入标准

（1）符合 CKD、肾虚证诊断标准，且由急慢性肾小球肾炎、肾盂肾炎、糖尿病等疾病引起。

（2）感染、酸中毒、电解质紊乱、高血压等得到有效控制。

（3）病程≥12 个月。

（4）CKD 1～4 期患者。

（5）受试者知情同意，自愿参加本试验。

3.4　排除标准

（1）孕妇或哺乳期患者。

（2）合并心、脑、肝和造血系统等严重原发病者，对多种药物过敏者。

（3）不能配合本研究完成有关的一般资料和临床标本采集者。

（4）CKD 5 期患者。

（5）曾进行植发手术，存在头皮瘢痕者。

（6）染发/烫发者。

3.5　治疗方法

正常组：正常饮食。

对照组：给予低盐、低磷、优质低蛋白饮食，纠正肾性贫血、水和电解质紊乱及酸碱失衡，进行利尿消肿、改善微循环等常规对症处理，疗程为 12 个月。

治疗组：在对照组治疗的基础上加用"护肾Ⅱ号"（生地黄 15 g，山药 15 g，山茱萸 15 g，黄芪 15 g，党参 15 g，茯苓 15 g，穿山龙 15 g，金樱子 15 g，芡实 30 g，知母 10 g，黄柏 10 g，何首乌 15 g 等）口服。气阴两虚者使用基本方，偏气虚者加大党参、黄芪剂量,偏阴虚者加大生地黄、山药、山茱萸剂量,阳虚、阴阳两虚者加桂枝、制附子。水煎服,200 mL,每天 2 次。疗程为 12 个月。

3.6 检测指标及方法

采用 CBS-1800 皮肤检测分析系统(75 倍镜)检测枕部头发密度、头发直径、白发率。

从受试者枕部发根处剪取 3 根头发,装入一次性干燥包装袋留检。冻存管剪去底部,在距离底部 1 cm 处用记号笔做记号,备用。环氧树脂本液和硬化剂 1∶1 混合,用一次性注射器抽取 1.5 mL,注入备用的冻存管。用镊子夹取头发,将两端分别插入装有环氧树脂的冻存管,深度至记号处。放入采血管泡沫底托静置 24 h,待检。用显微目镜测量头发直径,将装有头发的冻存管分别垂直固定在微力材料试验机(Instron 5848 Micro Tester)的两个夹头上,用游标卡尺量取两夹头之间的距离作为初始位移(L_0),输入受试者相关信息(姓名、头发直径、初始位移),开始检测,每例患者检测 3 次,取平均值。

3.7 统计学方法

应用 SPSS 18.0 软件进行统计学处理。数据以 $\bar{x} \pm s$ 表示,组内比较采用配对 t 检验,组间比较采用单因素方差分析。$P < 0.05$ 为差异有统计学意义。

4 结果

4.1 三组受试者头发密度、头发直径、白发率的比较

从表 2 可以看出,在头发密度、白发率方面,对照组、治疗组与正常组比较,差异有统计学意义($P < 0.05$),说明 CKD 患者的头发密度降低,白发率升高。在头发直径方面,三组比较差异无统计学意义($P > 0.05$)。在头发密度方面,对照组、治疗组治疗后与治疗前比较,差异有统计学意义($P < 0.05$),且治疗组治疗后与对照组治疗后比较,差异有统计学意义($P < 0.05$),说明"护肾Ⅱ号"能显著增大患者的头发密度。在白发率方面,对照组治疗后与治疗前比较,差异无统计学意义($P > 0.05$);治疗组治疗后与治疗前比较,差异有统计学意义($P < 0.05$),说明"护肾Ⅱ号"能显著增大患者的头发密度、降低患者白发率。

表 2 三组受试者头发密度、头发直径、白发率的比较($\bar{x}\pm s$)

组别	时间	头发密度(根/75倍镜)	头发直径/mm	白发率/(%)
正常组	治疗前	132.33±10.83	10.65±2.13	24.52±5.48
	治疗后	134.58±9.69	9.91±1.98	25.71±5.89
对照组	治疗前	92.39±10.42①	9.76±1.32	37.76±8.57①
	治疗后	103.67±7.56②	9.41±1.54	34.19±7.73
治疗组	治疗前	90.87±12.46①	9.39±1.64	38.54±7.05①
	治疗后	113.15±13.53②③	9.62±1.52	29.43±8.12②③

注:(1)与正常组同期比较,①$P<0.05$;与同组治疗前比较,②$P<0.05$;与对照组治疗后比较,③$P<0.05$。

(2)表中头发直径为实测头发直径扩大75倍后的结果。

4.2 三组受试者头发抗拉强度、拉伸应变的比较

从表3可以看出,在抗拉强度、拉伸应变方面,对照组、治疗组与正常组比较,差异有统计学意义($P<0.05$),说明CKD患者头发的脆性增加、韧性降低。对照组治疗后与治疗前比较,差异无统计学意义($P>0.05$),说明西医常规治疗不能增加CKD患者头发的韧性,也不能降低头发脆性;而治疗组治疗后与治疗前比较,差异有统计学意义($P<0.05$),说明"护肾Ⅱ号"能显著增加CKD患者头发的韧性,也能显著降低脆性。

表 3 三组受试者头发抗拉强度、拉伸应变的比较($\bar{x}\pm s$)

组别	时间	抗拉强度/MPa	拉伸应变/(%)
正常组	治疗前	383.20±16.62	61.20±2.57
	治疗后	377.72±17.95	63.83±2.81
对照组	治疗前	252.31±20.47①	41.20±5.55①
	治疗后	258.41±18.81	44.78±3.43
治疗组	治疗前	254.92±21.64①	43.11±3.76①
	治疗后	296.68±19.59②	56.56±4.43②

注:与正常组同期比较,①$P<0.05$;与同组治疗前比较,②$P<0.05$。

4.3 三组受试者头发应力-应变曲线

如图1至图4所示,健康者头发的抗拉强度和拉伸应变相比CKD患者的

大得多。治疗后，对照组和治疗组的两个指标均升高，但治疗组更为明显。

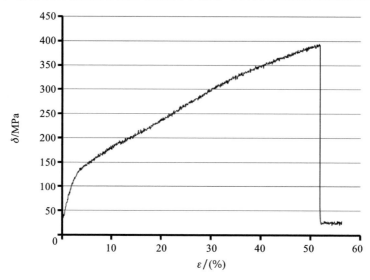

图 1　健康者头发应力-应变曲线

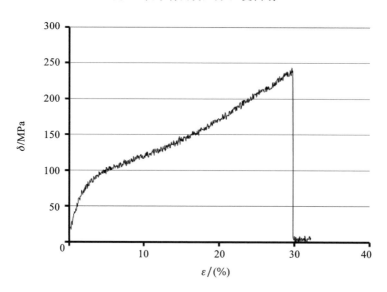

图 2　CKD 患者头发应力-应变曲线

5　讨论

头发的色泽、生长等与肾气（精）的盛衰密切相关，观察头发的色泽、疏密，可以了解肾精的盈亏。健康者肾精充足，髓海盈满，头发得肾精之荣养，表现为

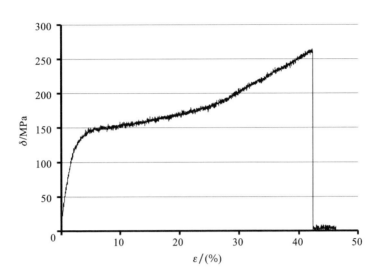

图 3　对照组患者治疗后头发应力-应变曲线

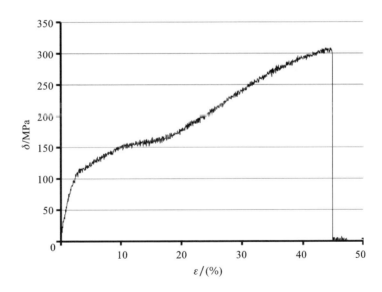

图 4　治疗组患者治疗后头发应力-应变曲线

头发茂盛、黑润;肾精亏虚,发失濡养,则表现为头发枯槁,易脱落、变白。CKD 的关键病机为肾元衰败,导致头发失于濡养,表现为头发枯槁,头发花白,脱发,头发易断。因此,在本研究中,与健康者比较,CKD 患者的头发密度、韧性降低,脆性增加,白发率升高。

后枕部及两侧的头发具有先天的稳定性，终生不会脱落，枕部头发生长速率的变异系数（15.6％）比其他区域的变异系数（30.5％）小，所以选用枕部为研究区域。另外，头发是一种主要由 α-角蛋白组成的结构复杂的纤维，发干角蛋白肽链结构的破坏与重构，是烫发、染发和漂白的本质，冷烫精中的碱液对头发也有伤害，多次烫发会使头发变黄变枯，容易断裂，因此本研究不选用烫染过的头发。

体现头发纤维拉伸性能的指标有抗拉强度、拉伸应变等，抗拉强度指一定条件下样品拉断前所能承受的最大应力，拉伸应变指样品承受的外力作用达到弹性极限时，其增长的长度（ΔL）与原来长度（L_0）的百分比。虽然具有二硫键结构的脱氨酸的存在，使头发对理化因素具有一定抗性，但各种理化因素仍可对头发造成损伤，破坏毛小皮结构中的高硫蛋白组分，从而降低头发整体抗拉强度、光泽度等性能。

"护肾Ⅱ号"为全国名老中医邵朝弟教授的经验方，我们前期已进行"护肾Ⅱ号"对 CRF 干预作用的临床研究，总有效率为 94.87％，且无毒副作用。"护肾Ⅱ号"能显著增加患者头发的密度、韧性，降低患者头发的脆性、白发率，为"肾其华在发"理论提供依据。其作用机制如何，有待我们深入研究。毛发疾病会影响患者的自我评价、社会关系和工作、生活，给患者带来较大困扰，因此临床医学及美容学逐渐重视毛发研究。"护肾Ⅱ号"能否扩展到治疗及护理毛发相关疾病，也有待我们深入研究。

参 考 文 献

［1］National Kidney Foundation. K/DOQI clinical practice guidelines for chronic kidney disease：evaluation，classification，and stratification［J］. Am J Kidney Dis，2002，39（2 Suppl 1）：S1-S266.

［2］Liang C，Morris A，Schlücker S，et al. Structural and molecular hair abnormalities in trichothiodystrophy［J］. J Invest Dermatol，2006，126（10）：2210-2216.

［3］ Nishikawa N，Tanizawa Y，Tanaka S，et al. Structural change of keratin protein in human hair by permanent waving treatment［J］. Polymer，1998，39(16)：3835-3840.

［4］ Harrison S，Sinclair R. Hair colouring，permanent styling and hair structure［J］. J Cosmet Dermatol，2003，2(3-4)：180-185.

［5］程若男.用铜离子吸附量评价头发受损程度［J］.日用化学工业，2005，35(6)：400-402.

［6］ Dankovich T A，Kamath Y K，Ruetsch S. Tensile properties of twisted hair fibers［J］. J Cosmet Sci，2004，55 Suppl：S79-S90.

［7］ Popescu C，Höcker H. Hair—the most sophisticated biological composite material［J］. Chem Soc Rev，2007，36(8)：1282-1291.

［8］何学民.头发的损伤与头发结构和组分的相互关系［J］.日用化学工业，2000(4)：34-36.

［9］巴元明，王林群，夏晶."护肾Ⅱ号"治疗慢性肾功能衰竭的临床观察［J］.湖北中医杂志，2013，35(6)：3-4.

［10］ Hines G，Moran C，Huerta R，et al. Facial and abdominal hair growth in hirsutism：a computerized evaluation［J］. J Am Acad Deomatol，2001，45(6)：846-850.

［11］ Williamson D，Gonzalez M，Finlay A Y. The effect of hair loss on quality of life［J］. J Eur Acad Dermatol Venereol，2001，15(2)：137-139.

"护肾Ⅱ号"对慢性肾脏病1～4期
患者头发微量元素的影响

【摘要】 目的:通过观察"护肾Ⅱ号"对慢性肾脏病(CKD)1～4期患者头发微量元素的影响,探讨"肾其华在发"的物质基础。方法:招募武汉市汉族健康志愿者20例,纳入正常组。将2013年3月至2015年3月在湖北省中医院肾病科门诊就诊的100例CKD 1～4期患者,按随机数字表法分为对照组和治疗组,每组50例。正常组正常饮食。对照组给予低盐、低磷、优质低蛋白饮食,纠正肾性贫血、水和电解质紊乱及酸碱失衡,并进行利尿消肿、改善微循环等常规对症处理,疗程为12个月。治疗组在对照组治疗的基础上加用"护肾Ⅱ号",水煎服,200 mL,每天2次,疗程为12个月。采用质谱法检测三组受试者治疗前后头发微量元素含量。结果:治疗前对照组、治疗组铜元素含量相比正常组显著升高,其他6种微量元素含量显著下降($P<0.05$);治疗组、对照组治疗后铜元素含量较治疗前显著下降,其他6种微量元素含量显著升高($P<0.05$),且治疗组治疗后与对照组治疗后比较,差异有统计学意义($P<0.05$)。结论:"护肾Ⅱ号"能降低头发中铜元素含量,增高头发中其他6种微量元素含量,补肾法能显著改善CKD患者头发中的微量元素,在一定程度上说明微量元素是"肾其华在发"的物质基础之一。

【关键词】 "肾其华在发";微量元素;"护肾Ⅱ号"

目前,对肾本质的探讨,在"肾主生殖""肾主骨""肾阴虚证""肾阳虚证"等方面都有较为深入的研究,但对于肾与毛发之间关系的研究尚不深入,所以有必要扩大肾本质的研究范围。近年来,随着科技的不断进步、多学科的相互交叉,分析化学和材料科学检测技术取得了长足发展,为我们的研究提供了便利条件。

1 试剂

镁标准溶液(GSB04-1735-2004)、钙标准溶液(GSB04-1720-2004)、铁标准

溶液（GSB04-1726-2004）、铜标准溶液（GSB04-1725-2004）、锌标准溶液（GSB04-1761-2004）、硒标准溶液（GSB04-1751-2004）、锡标准溶液（GSB04-1753-2004），均购自国家标准物质中心。

2　仪器

电感耦合等离子体光谱质谱仪（POEMS），纯水机（pureforce ROE，HealForce 公司，18.2 MΩ/cm），微波加速反应系统（MARS），分析天平（AL104-IC，METTLER TOLEDO）。

3　资料与方法

3.1　一般资料

招募武汉市汉族健康志愿者 20 例,纳入正常组。将 2013 年 3 月至 2015 年 3 月在湖北省中医院肾病科门诊就诊的 100 例 CKD 1～4 期患者,按随机数字表法分为对照组和治疗组,每组 50 例。正常组:男 12 例,女 8 例;年龄(49.3±4.5)岁。对照组:男 27 例,女 23 例;年龄(50.7±5.1)岁;病程(6.7±1.5)年;CKD 1 期 20 例,CKD 2 期 17 例,CKD 3 期 9 例,CKD 4 期 4 例;原发病中,慢性肾小球肾炎(CGN)21 例,高尿酸血症(HUA)10 例,肾病综合征(NS)9 例,IgA 肾病(IgAN)6 例,糖尿病肾病(DN)4 例。治疗组:男 28 例,女 22 例;年龄(48.6±4.6)岁;病程(5.9±1.9)年;CKD 1 期 22 例,CKD 2 期 15 例,CKD 3 期 7 例,CKD 4 期 6 例;原发病中,CGN 19 例,HUA 9 例,NS 10 例,DN 7 例,IgAN 5 例。三组在年龄、性别方面差异无统计学意义($P > 0.05$),具有可比性;对照组和治疗组在病程、病情、原发病方面差异无统计学意义($P > 0.05$),具有可比性。

3.2　诊断、分期标准

3.2.1　诊断标准　西医诊断标准参照美国 NKF-K/DOQI 工作组发布的《慢性肾脏病及透析的临床实践指南》(2002 版)制定。①肾脏病理检查结果异常;②具备肾损害的指标,包括血、尿成分异常;③肾脏影像学(B 超或 CT)检查结果异常;④肾小球滤过率(GFR)<60 mL/min,持续时间大于 3 个月,有或无肾损害表现。符合以上一项者即可诊断。

3.2.2 NKF-K/DOQI CKD 分期标准 NKF-K/DOQI CKD 分期标准如表 1 所示。

表 1 NKF-K/DOQI CKD 分期标准

慢性肾脏病分期	描述	肾小球滤过率/(mL/min)
1	肾功能正常	≥90
2	肾功能轻度下降	60～89
3	肾功能中度下降	30～59
4	肾功能重度下降	15～29
5	肾衰竭	<15

3.3 纳入标准

（1）符合 CKD 诊断标准，且由急慢性肾小球肾炎、肾盂肾炎、糖尿病等疾病引起。

（2）用药史清楚。

（3）汉族，长期居住在武汉市。

（4）感染、酸中毒、电解质紊乱、高血压等得到有效控制。

（5）CKD 1～4 期患者。

（6）病程≥12 个月。

（7）受试者知情同意，自愿参加本试验。

3.4 排除标准

（1）孕妇或哺乳期患者。

（2）合并心、脑、肝和造血系统等严重原发病者，对多种药物过敏者。

（3）不能配合本研究完成有关的一般资料和临床标本采集者。

（4）CKD 5 期患者。

（5）年龄小于 18 周岁者。

（6）曾局部或系统接受过放射治疗或化学治疗者。

（7）曾进行植发手术，存在头皮瘢痕者。

（8）染发/烫发者。

（9）近半年内接受激素治疗者。

（10）生活在矿区附近者。

3.5 治疗方法

正常组：正常饮食。

对照组：给予低盐、低磷、优质低蛋白饮食，纠正肾性贫血、水和电解质紊乱及酸碱失衡，进行利尿消肿、改善微循环等常规对症处理，疗程为 12 个月。

治疗组：在对照组治疗的基础上加用"护肾Ⅱ号"（生地黄 15 g，山药 15 g，山茱萸 15 g，黄芪 15 g，党参 15 g，茯苓 15 g，穿山龙 15 g，金樱子 15 g，芡实 30 g，知母 10 g，黄柏 10 g，何首乌 15 g 等）口服，阳虚者加桂枝、制附子。水煎服，200 mL，每天 2 次。疗程为 12 个月。

3.6 检测指标及方法

样品处理：用不锈钢剪刀剪碎头发，放入丙酮中浸泡 15 min，用去离子水清洗 3 次，在 85 ℃烘烤 4 h，在干燥器中冷却，称取 0.1 g 样品置于消化罐中，加入 5 mL 浓硝酸和 2 mL 超纯水，旋紧盖后置于微波炉中，采用程序控压模式消化。消化条件：压力控制，最大功率 1200 W，升压 25 min，最高压力 195 psi（1 psi＝6894.757 Pa），最高温度 210 ℃，恒压 5 min。将消化罐放入高温加热器中加热，将澄清的头发消化液倒入 15 mL 试管中，用超纯水定容至 10 mL，留样待检。

样品检测：电感耦合等离子体光谱质谱仪采用镍锥，MEIN HARD 同心雾化器，玻璃旋流喷雾室。质谱测定时钪内标溶液与空白、标准品、样品溶液分别以两支泵管导入，进入雾化室前混合，钪内标溶液浓度为 50 μg/L。质谱操作条件：功率 1350 W，采样深度 75 步，冷却气流量 14 L/min，辅助气流量 1.0 L/min，载气流量 0.66 L/min，扫描时间为每种元素 2 s，质谱计数模式为脉冲。光谱操作条件：功率 1350 W，采样深度 300 步，冷却气流量 14 L/min，辅助气流量 1.0 L/min，载气流量 0.66 L/min，CID 检测器，曝光时间长波为 5 s、短波为 10 s。测定结果采用方差分析进行差异显著性判别。

3.7 统计学方法

应用 SPSS 18.0 软件进行统计学处理。数据以 $\bar{x} \pm s$ 表示,组内比较采用配对 t 检验,组间比较采用单因素方差分析。$P < 0.05$ 为差异有统计学意义。

4 结果

从表 2 可以看出,治疗前对照组、治疗组铜元素含量相比正常组显著升高,其他 6 种微量元素含量显著下降($P < 0.05$);治疗组、对照组治疗后铜元素含量较治疗前显著下降,其他 6 种微量元素含量显著升高($P < 0.05$),且治疗组治疗后与对照组治疗后相比,差异有统计学意义($P < 0.05$)。

表 2　三组治疗前后 7 种微量元素含量的变化($\bar{x} \pm s$)

微量元素	正常组		对照组		治疗组	
	治疗前	治疗后	治疗前	治疗后	治疗前	治疗后
镁/(μg/mg)	5.95±0.53	5.81±0.47	1.75±0.79①	2.89±0.66②	1.84±0.83①	4.62±0.57②③
钙/(μg/mg)	92.55±8.56	89.43±10.05	43.71±9.18①	60.36±10.44②	47.81±11.34①	81.78±9.11②③
铁/(μg/mg)	8.64±1.24	8.95±1.15	3.86±0.79①	5.64±1.03②	4.22±0.62①	6.82±0.57②③
铜/(ng/mg)	23.54±2.56	22.01±3.28	67.17±9.49①	48.72±8.58②	63.45±10.41①	32.01±7.68②③
锌/(μg/mg)	4.94±0.46	5.12±0.55	1.85±0.52①	3.21±0.35②	2.10±0.34①	4.59±0.50②③
硒/(ng/mg)	2.96±0.24	2.85±0.37	0.73±0.22①	1.54±0.41②	0.82±0.31①	1.93±0.28②③
锡/(ng/mg)	210.54±23.68	205.37±17.91	75.68±11.87①	103.66±18.48②	80.21±8.95①	147.74±15.23②③

注:与正常组同期比较,① $P < 0.05$;与同组治疗前比较,② $P < 0.05$;与对照组同期比较,③ $P < 0.05$。

5 讨论

微量元素与健康密切相关,人们逐渐重视微量元素在预防、治疗疾病过程中的作用。分析体内微量元素含量的变化,不仅可以给疾病诊断、治疗提供辅助依据,而且有可能给病因研究和疾病预防等提供相关线索。肾脏是维持机体内环境的重要器官,在维持微量元素内稳态方面也具有重要作用。

血液微量元素浓度仅能反映过去几小时或几天的微量元素水平,与血液不同,头发反映的主要是过去几十天或几个月的微量元素的平均水平。头发是机体终端排泄器官之一,微量元素在头发中与角蛋白结合后,应激状态、昼夜变化,以及每天的微量元素吸收、排泄、利用、运输及血清蛋白等因素不会影响其含量。从根本上说,头发微量元素水平所代表的是总体水平,但可能与某些组织或体液中的元素存在某种关联,而且头发较血液、尿液具有更容易取样和保存、取样无创、不易污染等优点,因此头发为理想的研究样品。

头发是一种主要由 α-角蛋白(由含硫氨基酸构成)组成的结构复杂的纤维,还包括脂质、水、色素和微量元素等成分。研究表明,居住环境会对头发中微量元素的含量产生较大影响,透析后血清铁元素含量正常或偏低,血清铜元素含量升高,锌元素、锰元素含量明显降低。因此本研究排除生活在矿区附近的居民及 CKD 5 期患者。

脉管、经络和脏腑系统为头发营养的来源。CKD 患者易出现厌食、恶心、呕吐,且均需低蛋白饮食,而微量元素在肉、蛋、海鲜类食物中含量较高,在谷物、蔬菜类食物中含量较低,且与植物酸并存,吸收率极低而导致摄入不足;血清中的微量元素大多与白蛋白结合,蛋白的丢失可使部分微量元素的排泄量增加。研究认为,"肾藏精"的生理功能和"肾精亏虚"的病理状态均与头发微量元素密切相关。本研究发现,CKD 患者头发中镁、钙、铁、锌、硒元素含量较正常人明显下降。

微量元素在机体内的作用不是孤立的,而是存在互相拮抗、协同等关系,相互影响。锌是胶原和角蛋白合成的必需元素之一,血清中的锌元素 $60\%\sim70\%$ 与白蛋白(Alb)疏松结合,$30\%\sim40\%$ 与巨球蛋白牢固结合,并且血清锌元素含量与白蛋白的水平呈正相关,与尿蛋白排泄率呈负相关。CKD 患者肾功能下降,肾脏中 1-α 羟化酶活性降低,对甲状旁腺激素(PTH)相对抵抗,使 1,25-$(OH)_2D_3$ 生成减少,小肠对 Ca^{2+} 吸收下降。铜元素与血清蛋白形成铜蓝蛋白,与氧化分解代谢关系比较密切。慢性肾衰竭患者在自身应激反应刺激下,肝脏合成铜蓝蛋白能力增强,因此血清铜元素水平显著升高。同时,铜元素与锌元素之间存在拮抗作用,也是导致 CKD 患者血清铜元素含量增高的原因之一。

长期铁元素不足会影响血红素的合成,使红细胞携氧能力下降,引起组织器官缺氧。毛囊对缺氧十分敏感,铁元素缺乏时,铁酶参与的脯氨酸、赖氨酸羟化困难，导致胶原蛋白合成障碍，头发开始干枯、脱落；锌元素缺乏可导致毛囊破坏、消失，头发生长受阻；硒元素有一种与重金属结合的强烈倾向，对机体内砷、汞、铬等微量元素的毒性具有明显的拮抗和减弱作用；酪氨酸酶（TYR）是形成黑色素的关键酶，铜元素缺乏会降低其活性，研究表明，白发中铜元素的含量低于正常头发，而脱发与铜元素的关系尚无定论。相关研究表明，成人脱发与铜、铁元素含量降低密切相关，但是铜元素含量升高对其有无影响尚不清楚。马威等通过对正常人和慢性肾小球肾炎（CGN）尿毒症患者头发微量元素含量的检测研究发现，两者头发微量元素含量存在明显差别，头发微量元素含量可作为肾气的量化指标。孙德珍等对 64 例肾病患者肾功能和头发中微量元素含量进行检测，结果发现肾病患者头发中 4 种微量元素含量均较正常人有不同程度的降低，并且随肾功能减退而降低。

治疗后，患者食欲增加，肾功能得以恢复、尿蛋白减少，因此血清中微量元素含量、头发中微量元素含量随之升高。现代研究证明，特定状态下的微量元素是维持健康和防病治病的必要条件和物质基础。李铭邦等对 34 例慢性肾衰竭患者进行补锌治疗，研究结果表明，补锌后血清中锌、硒、钴元素含量明显升高，铜、铝元素含量降低；头发中锌、硒、钴元素含量也明显升高，铝元素含量降低。

中药材中含大量微量元素，中药中微量元素含量已经被用作现代药理学研究的一个重要指标。管竞环等学者不但提出而且论证了药物中各种微量元素含量是决定植物类中药寒、凉、温、热四性的主要因素之一，中药中稀土元素含量的升高和降低，伴随着药性寒凉和温热两种不同属性的消长与转化。中药的功效是通过微量元素的"归经"来完成的，中药中微量元素的含量和比例与其功效有密切关系。

"护肾Ⅱ号"中的党参、山药、何首乌、茯苓等含有钾、钙、镁、铁、硒、锌等多种微量元素。本研究中 CKD 患者头发中铜元素含量增高。无独有偶，丁霞等研究认为山茱萸炮制后，除铜元素外大多数元素的溶出增大，尤以稀土元素镧、铈，及钒、铁、钙、磷、铬等元素含量显著增高。"护肾Ⅱ号"在六味地黄丸的基础上化裁而来,仍然具有原方"三补""三泻"之意。现代药理学研究证实补益中药中含大量人体所需的微量元素,这些微量元素直接影响其药效,即使在茯苓、猪苓、泽泻等利尿中药中,也含有丰富的微量元素。

总之,本研究发现,CKD患者头发中除铜元素外,其他6种微量元素含量均显著降低,"护肾Ⅱ号"能降低头发中铜元素含量,增高头发中其他6种微量元素含量,补肾法能显著改善CKD患者头发的微量元素,这在一定程度上说明微量元素是"肾其华在发"的物质基础之一。

参 考 文 献

[1] National Kidney Foundation. K/DOQI clinical practice guidelines for chronic kidney disease: evaluation, classification, and stratification[J]. Am J Kidney Dis, 2002, 39(2 Suppl 1): S1-S266.

[2] 王卓龙,麦凤婵.肾小球疾病时微量元素代谢的变化[J].广东微量元素科学,1995,2(3):17-20.

[3] Laker M. On determining trace element levels in man: the uses of blood and hair[J]. Lancet, 1982, 2(8292): 260-262.

[4] 余海鹰,崔庶,何帮平,等.情感性精神病患者头发锌、铜、铁、钙、镁测定[J].中国行为医学科学,1997,6(4):278-280.

[5] 秦俊法,李增禧,楼蔓藤,等.头发元素分析的科学意义及医学应用价值[J].广东微量元素科学,2005,12(5):1-60.

[6] Liang C, Morris A, Schlücker S, et al. Structural and molecular hair abnormalities in trichothiodystrophy[J]. J Invest Dermatol, 2006, 126(10): 2210-2216.

[7] 王晓伟,陈莎,曹莹,等.居住环境中微量元素与白发现象的关系研究[J].安全与环境学报,2007,7(6):19-22.

[8] 柴立,朱梅年.肾藏精与微量元素(简报)[J].微量元素,1986(1):31-32.

[9] 汪坤,郝生温,韩希惠.肾虚人发中微量元素测定的初步观察[J].中西医结合杂志,1983,3(3):171-172.

[10] 徐婷,江元汝.铜锌铅的相互作用对发色的影响[J].微量元素与健康研究,2013,30(3):8-10.

[11] 高飞,刘军福,王宏,等.微量元素锌铜与慢性肾功能衰竭的关系[J].微量元素与健康研究,2004,21(6):13-15.

[12] 钱昕妤.补肾和血方治疗肾虚血瘀型斑秃的临床观察与头发电镜及能谱分析[D].南京:南京中医药大学,2011.

[13] 杭庆华,马立奎,杭洲.脱发白发与微量元素关系研究[J].广东微量元素科学,1997,4(10):37-38.

[14] 万光霞.女性慢性脱发患者血浆铜水平的变化及其临床意义[J].标记免疫分析与临床,2005,12(2):127-128.

[15] 马威,薛莎,吴文莉,等.人发微量元素含量对肾气盛衰的判别分析[J].中医杂志,2002,43(4):291-293.

[16] 孙德珍,郭智,张建中.头发中微量元素与肾功能的关系[J].内蒙古医学院学报,2003,25(1):27-29.

[17] 范文秀,杨素兰,荆瑞俊,等.火焰原子吸收法测定藿香中的微量元素[J].广东微量元素科学,2005,12(7):52-55.

[18] 李铭邦,卢燕华,何聿忠.慢性肾功能衰竭患者补锌前后的临床观察[J].广西医学院学报,1991,8(1):34-36.

[19] 管竞环,李恩宽,汤学军,等.药性阴阳消长、转化与稀土元素的关系[J].中草药,1995,26(6):321-325.

[20] 马强,刘军,苏星光.石墨炉原子吸收光谱法测定中药中微量金属元素[J].吉林大学学报(理学版),2004,42(4):606-611.

[21] 曾琦斐.中药党参中微量元素与氨基酸含量的测定[J].中国医药导报,2010,7(19):65-66.

[22] 杭悦宇,周太炎,丁志遵,等.山药类中药的氨基酸和微量元素的分析

[J].中药通报,1988,13(7):37-39,63.

[23] 丁霞,朱方石,余宗亮,等.山茱萸炮制前后宏微量元素及氨基酸成分比较研究[J].中药材,2007,30(4):396-399.

[24] 罗炳锵.中药微量元素的作用[J].中药材,1990,13(2):41-44.

[25] 朱滨,李萍,林伟.七种中药补益药微量元素的含量测定[J].微量元素与健康研究,1992(4):27,29.

[26] 陈学军,陈小军,王秀峰.利尿类中药中四种微量元素的测定[J].中国测试技术,2008,34(4):99-100,105.

瞬时弹性成像在诊断 HBeAg 阴性慢性乙型肝炎肝纤维化中的价值

【摘要】 目的:探讨肝脏瞬时弹性成像(FS)在 HBeAg 阴性慢性乙型肝炎(CHB)患者肝纤维化诊断中的应用价值。方法:选择 HBeAg 阴性 CHB 患者 104 例,运用 FS 进行肝脏硬度(Stiffness)测量,所有患者均行肝穿刺活组织检查。以肝活组织检查病理结果为标准,将 Stiffness 值与之对比;同时绘制 FS 工作特征曲线,计算受试者工作特征曲线下面积(AUC),运用统计学方法进行分析。结果:随着肝纤维化程度的提高,Stiffness 值逐渐增大,差异有统计学意义($P<0.01$ 或 $P<0.05$)。Stiffness 值与肝纤维化分期呈正相关($r=0.810,P<0.01$)。FS 检测肝硬化的 AUC 为 0.956,其中以 13.1 kPa 作为肝硬化的诊断界值,敏感度为 92.7%,特异度为 80.0%。结论:FS 在 HBeAg 阴性 CHB 患者肝纤维化程度的评估中具有较高的应用价值,尤其是诊断肝硬化的准确性较高,直接、间接标志物与 FS 的联合应用有助于肝纤维化患者的鉴别诊断及疗效评估。

【关键词】 慢性乙型肝炎;HBeAg;瞬时弹性成像;肝纤维化

瞬时弹性成像(FS)因快速、便捷、无创、客观及可重复性,被广泛用于慢性肝病肝纤维化的早期诊断和监测。大量研究表明,FS 可较为准确地诊断慢性乙型肝炎(CHB)患者肝纤维化程度,尤其是评估显著肝纤维化和肝硬化的准确性高。但是,目前临床对 FS 在 CHB 肝纤维化诊断价值方面的研究多集中在 CHB 这个大范围内,HBeAg 阴性 CHB 的相关研究则未见报道。相对于 HBeAg 阳性 CHB,HBeAg 阴性 CHB 具有多处于疾病后期、伴严重肝组织炎症和进行性肝纤维化、疾病进展为肝硬化及终末期肝病较快等特点。本研究将以肝活组织检查病理结果作为"金标准",对 HBeAg 阴性 CHB 患者进行 FS 检查,探讨 FS 在 HBeAg 阴性 CHB 患者肝纤维化诊断中的应用价值。

1 资料与方法

1.1 研究对象

收集 2011 年 6 月至 2013 年 5 月在湖北省中医院肝病中心诊治并行经皮肝穿刺活组织检查的 HBeAg 阴性 CHB 患者 104 例,所有患者诊断均符合《慢性乙型肝炎防治指南(2010 年版)》诊断标准。其中,男 71 例,女 33 例,年龄 18～65 岁,平均 38.0 岁。排除同时或重叠感染甲、丙、丁、戊型肝炎病毒,排除合并人类疱疹病毒、巨细胞病毒、人类免疫缺陷病毒感染,排除合并药物中毒、乙醇中毒等因素所致的肝炎及脂肪肝、自身免疫性肝炎、心源性肝硬化、代谢性肝病等。

1.2 仪器与方法

1.2.1 一般资料 收集 104 例患者的临床资料,并检测血常规、肝肾功能、透明质酸(HA)及 HBV DNA 定量等。

1.2.2 FS 检查 每例患者均在肝穿刺前 1 周内,应用 FS 进行肝脏硬度测量,操作方法参照用户手册。选右腋前线至右腋中线第 7、第 8、第 9 肋间为检测区域,要求成功检测的次数≥10,成功率(成功检测的次数在总检测次数中的比例)≥60%,取检测值中位数为最终测定结果,并以肝脏硬度值(Stiffness 值,kPa)表示。

1.2.3 肝穿刺活组织检查 经本人及医院伦理委员会同意,每例患者均进行超声引导下肝穿刺活组织检查,要求所得肝脏组织长度≥1 cm,包含不少于 6 个可供评价的汇管区。常规石蜡切片,行 HE 染色及网状纤维染色。在病理诊断的基础上,将肝纤维化分为 1～4 期(S1～S4),并以肝纤维化分期为依据,≥S4 为肝硬化组。

1.3 统计学方法

应用 SPSS 17.0 软件进行分析,计量资料满足正态分布,以均数±标准差($\bar{x} \pm s$)表示。多组间比较采用 Kruskal-Wallis H 检验,两组间比较采用 Mann-Whitney U 检验。双变量相关性分析采用 Spearman 或 Pearson 等级相关系数法。利用受试者工作特征曲线（ROC 曲线）下面积（AUC）分析 FS 对肝硬化的诊断价值：0.7～0.9 时有一定准确性，0.9 以上时有较高准确性。$P<0.05$ 为差异有统计学意义。

2 结果

2.1 一般资料

根据肝穿刺结果，S1 患者 18 例，S2 患者 29 例，S3 患者 30 例，S4 患者 27 例。除性别、BMI、AST、TBil、HBV DNA 外，不同程度肝纤维化组间年龄、ALT、PLT、HA 等差异均有统计学意义（$P<0.05$ 或 $P<0.01$），且相邻两组间 HA 比较差异均有统计学意义（$P<0.01$）（表 1）。

2.2 各期 HBeAg 阴性 CHB 肝纤维化患者 Stiffness 值的比较

Stiffness 值随肝纤维化程度加重而增大，Stiffness 值组间差异具有统计学意义（$P<0.001$），相邻两组间 Stiffness 值比较差异均具有统计学意义（$P<0.01$ 或 $P<0.05$）（表 2）。

2.3 Stiffness 值与 HBeAg 阴性 CHB 患者肝纤维化分期的相关性

Stiffness 值与肝纤维化分期呈正相关，Spearman 相关系数为 0.810，$P<0.001$（图 1）。

2.4 FS 诊断 HBeAg 阴性 CHB 患者肝硬化的 ROC 曲线

FS 诊断 HBeAg 阴性 CHB 患者肝硬化的 ROC 曲线下面积（AUC）为 0.956，95% 可信区间为 0.887～0.998，标准误为 0.026，FS 定性诊断肝硬化有统计学意义（$P<0.001$）。以肝活组织检查病理结果为标准，计算得 FS 诊断肝硬化的敏感度和特异度分别为 92.7% 和 80.0%；以 ROC 曲线上敏感度和特异度相加最大时对应的最优分界点（cut-off 值）作为诊断界值，为 13.1 kPa（图 2）。

2.5 Stiffness 值与其他检测指标的相关性

Stiffness 值与年龄、ALT、AST、TBil 呈正相关，Pearson 相关系数分别为 0.686（$P<0.0001$）、0.570（$P=0.006$）、0.643（$P=0.001$）、0.461（$P=0.032$），

临床与实验研究

表 1 HBeAg 阴性 CHB 患者各肝纤维化分期的一般资料及血清学指标

肝纤维化分期	性别(男/女)	年龄/岁	BMI/(kg/m²)	ALT/(U/L)	AST/(U/L)	TBil/(μmol/L)	PLT/(×10⁹/L)	HBV DNA/(log copies/mL)	HA/(ng/mL)
S1	12/6	36.2±9.4	26.1±7.0	67.2±38.1	34.3±25.8	18.5±9.4	165.0±21.7	5.3±1.9	87.4±43.6
S2	20/9	36.7±11.2	25.8±7.0	88.4±46.3	69.2±36.7	19.7±8.3	159.0±23.4	7.1±2.8	138.0±55.3①
S3	20/10	37.9±13.2	26.4±8.4	112.1±86.3	87.6±48.9	20.1±11.6	145.0±20.9	6.9±2.3	208.5±87.7②
S4	19/8	46.1±12.7	27.2±8.1	98.5±52.7	88.2±39.1	21.4±10.5	138.0±22.5	6.2±2.5	316.2±93.1③
H 值	0.117	8.152	0.418	13.558	6.259	7.688	9.428	0.399	32.852
P 值	0.990	0.046	0.807	0.005	0.071	0.059	0.032	0.811	<0.001

注：与上一相邻肝纤维化分期比较，①$U=3.058$,$P<0.01$;②$U=2.803$,$P<0.01$;③$U=3.191$,$P<0.01$。

与 PLT 呈负相关,Pearson 相关系数为$-0.727(P<0.0001)$,与 BMI 及 HBV
DNA 无相关性,Pearson 相关系数分别为 $0.416(P=0.053)$、$0.371(P=0.090)$。

表2　HBeAg 阴性 CHB 各肝纤维化分期的 Stiffness 值

肝纤维化分期	例数	Stiffness 值/kPa
S1	18	7.23 ± 1.49
S2	29	$9.96\pm2.98$①
S3	30	$19.43\pm7.97$②
S4	27	$33.26\pm11.41$③
H 值		28.224
P 值		<0.001

注:与上一相邻肝纤维化分期比较,①$U=2.135,P=0.033$;②$U=2.266,P=0.023$;③$U=2.726$,
$P=0.006$。

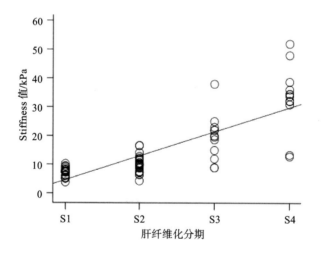

图1　Stiffness 值与肝纤维化分期的相关性

3　讨论

HBeAg 阴性 CHB 是指血清 HBsAg 持续阳性超过 6 个月,HBeAg 阴性不
短于 6 个月,伴或不伴抗-HBe 阳性,HBV DNA 阳性,ALT 持续或反复异常;
肝组织学检查可见乙型肝炎相关的中、重度炎症坏死;HCV 和 HDV 标志物阴

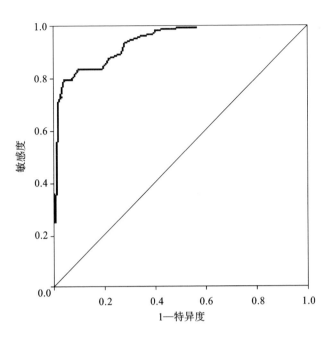

图 2　FS 诊断 HBeAg 阴性 CHB 患者肝硬化的 ROC 曲线

性;排除合并其他嗜肝病毒感染、嗜酒、使用肝毒性药物、自身免疫性肝病或代谢性肝病等。研究表明,HBeAg 阴性 CHB 患者占慢性 HBV 感染者总数的 70%,具有与 HBeAg 阳性 CHB 患者不同的临床特征,这类患者年龄偏大,病程偏长,肝炎持续时间长,易反复发病,抗病毒效果差,容易进展为肝硬化及终末期肝病。本研究中肝活组织检查病理结果表明,104 例 HBeAg 阴性 CHB 患者均存在不同程度的肝纤维化。目前,经皮肝穿刺活组织检查被认为是评价慢性肝炎和肝纤维化的"金标准"。但该检查有创并存在一定的并发症(死亡率 0.03%～0.1%),同时取样误差可导致对肝纤维化程度的低估,及病理医生的诊断差异,使其不适合用于对患者进行动态观察及长期随访。因此,HBeAg 阴性 CHB 作为 CHB 中的一种独立类型,在临床中更迫切需要一种准确的无创性判断肝纤维化的方法,来帮助患者确定治疗方案和评估疾病的预后、转归。

　　研究表明,血清标志物如 HA、Ⅲ 型前胶原(PCⅢ)及层粘连蛋白(LN)等,在判断肝纤维化程度上具有一定的应用价值。本研究亦显示,随着 HBeAg 阴性 CHB 患者肝纤维化程度的加重,其血清标志物 HA 含量逐渐升高,差异有统

临床与实验研究

计学意义（$P<0.01$ 或 $P<0.05$）。但这些血清指标并不一定能反映细胞外基质的更新和细胞发生的纤维改变。近年来，FS 作为一种可快速、便捷评价肝纤维化程度的新手段，已广泛应用于临床，其价值亦逐渐得到认可。大量研究资料表明，FS 所反映出的肝纤维化程度与肝活组织检查病理结果一致性良好。本研究结果显示，HBeAg 阴性 CHB 患者 Stiffness 值随着病理分期加重而增大，Stiffness 值与肝纤维化分期呈正相关，各相邻分期间 Stiffness 值的差异均有统计学意义，表明 FS 检测可比较准确地判断 HBeAg 阴性 CHB 患者肝纤维化程度。

孝奇等纳入 239 例 CHB 患者作为研究对象，分析 FS 在 CHB 肝硬化患者中的诊断价值，通过 ROC 曲线得出 FS 诊断肝硬化的曲线下面积为 0.954，敏感度和特异度分别为 98% 和 83%，FS 可用于定性诊断肝硬化。本研究纳入的 104 例 HBeAg 阴性 CHB 患者中，经病理学检查证实的肝硬化患者有 27 例，FS 检测这些肝硬化患者的 ROC 曲线下面积为 0.956，FS 可定性诊断 HBeAg 阴性 CHB 患者的肝硬化。应用 Stiffness 值为 13.1 kPa 作为肝硬化的诊断界值点时，其敏感度和特异度分别为 92.7% 和 80.0%，说明 FS 检测 HBeAg 阴性 CHB 肝硬化同样有比较高的诊断准确性。本研究显示肝硬化的诊断界值为 Stiffness 值 13.1 kPa，与国内报道基本一致，但与国外文献报道的 10.3 kPa 有一定差距，这可能与体形、饮食习惯差异等因素有关。

当然，FS 作为一种新型的检测手段，对于不同的肝脏疾病，目前尚无统一的诊断肝纤维化的 Stiffness 参考值，而且临床中影响 Stiffness 值测定结果的因素很多。本研究分析影响 FS 的因素的结果显示，Stiffness 值与年龄、ALT、AST、TBil 呈正相关，与 PLT 呈负相关，与 BMI 及 HBV DNA 无相关性。这就需要我们一方面进一步展开大规模临床研究，得到确切的参数标准，另一方面联合其他无创评估方法如血清实验室指标或超声影像学检查等，来更精准地判断患者肝纤维化程度。

综上所述，HBeAg 阴性 CHB 患者应用 FS 进行动态观测，对患者肝纤维化程度的判断有非常重要的意义，直接、间接标志物与 FS 的联合应用有助于更好地预测肝纤维化分期、评价药物疗效及制订合理的治疗方案,值得临床推广。

参 考 文 献

[1] 孝奇,刘志权,冯军花,等.FibroScan 对慢性乙型肝炎肝纤维化患者的应用价值及 ALT、AST 对其诊断的影响[J].临床肝胆病杂志,2012,28(9):654-656.

[2] 刘柯慧,吴海清,阮隽,等.Fibroscan 在慢性乙型肝炎肝纤维化诊断中的作用及影响因素[J].肝脏,2012,17(9):621-625.

[3] 陈育霞,施雅利.e 抗原阴性的慢性乙型肝炎研究进展[J].医药论坛杂志,2010,31(15):205-207.

[4] de Lédinghen V,Vergniol J. Transient elastography for the diagnosis of liver fibrosis[J]. Expert Rev Med Devices,2010,7(6):811-823.

[5] Takeda T,Yasuda T,Nakayama Y,et al. Usefulness of noninvasive transient elastography for assessment of liver fibrosis stage in chronic hepatitis C[J]. World J Gastroenterol,2006,12(48):7768-7773.

[6] 魏雪菲,徐佩,李菡,等.血清肝纤维化指标和肝功能指标联合检测在慢性乙型肝炎肝纤维化诊断中的价值[J].国际检验医学杂志,2012,33(18):2278-2280.

[7] Linden R A,Haipern E J. Advances in transrectal ultrasound imaging of the prostate[J]. Semin Ultrasound CT MR,2007,28(4):249-257.

[8] Du D N,Zhu X J,Kuno A,et al. Comparison of LecT-Hepa and FibroScan for assessment of liver fibrosis in hepatitis B virus infected patients with different ALT levels[J]. Clin Chim Acta,2012,413(21-22):1796-1799.

[9] Poynard T,Ngo Y,Munteanu M,et al. Noninvasive markers of hepatic fibrosis in chronic hepatitis B[J]. Curr Hepat Rep,2011,10(2):87-97.

[10] Goyal R,Mallick S R,Mahanta M,et al. Fibroscan can avoid liver biopsy in Indian patients with chronic hepatitis B[J]. J Gastroenterol Hepatol,

2013,28(11):1738-1745.

[11] 孝奇,冯爱东,刘志权,等.瞬时弹性测定在诊断乙型肝炎后肝硬化中的价值及影响因素[J].临床荟萃,2013,28(8):855-857,860.

[12] 薛芳,施裕新,李桂明,等.瞬时弹性成像对肝纤维化的诊断价值[J].中国临床医学,2012,19(1):77-79.

武汉市汉族人头发生长特性的临床研究

【摘要】 目的:通过对武汉市汉族人头发生长特性的临床研究,为"肾其华在发"理论提供依据。方法:将130例健康人按照年龄段分为A组、B组、C组、D组、E组、F组、G组、H组,采用CBS-1800皮肤检测分析系统,检测不同年龄组男性、女性人群枕部头发直径、毛囊密度、白发率。结果:不同年龄段头发直径变化:从出生到男性"四八"、女性"四七"之间,头发直径呈增大趋势,并且增大速率较快;男性在"六八"、女性在"五七"时头发直径达到峰值,此后头发直径逐渐变小。不同年龄段毛囊密度变化:男性、女性从出生后毛囊密度基本保持不变,分别在"六八"和"六七"之后毛囊密度显著下降。不同年龄段白发率变化:男性、女性从出生后白发率分别在"六八"和"六七"之后显著升高,上升速度男性远大于女性。在头发直径方面,各组男女之间比较,差异均无统计学意义($P>0.05$);B组、C组、D组、E组、F组、G组与A组比较,差异均有统计学意义($P<0.01$),C组、D组、E组、F组、G组与B组比较,差异均有统计学意义($P<0.01$)。在毛囊密度方面,F组、G组、H组男女之间比较,差异有统计学意义($P<0.01$);F组、G组、H组与A组比较,差异均有统计学意义($P<0.01$)。在白发率方面,F组男女之间差异有统计学意义($P<0.01$),D组、E组、F组、G组、H组与C组比较,差异均有统计学意义($P<0.01$)。结论:健康者头发直径、毛囊密度、白发率与肾气改变的关系密切,此为"肾其华在发"理论提供了一定的依据。

【关键词】 "肾其华在发";头发直径;毛囊密度;白发率;临床研究

"肾其华在发"理论是中医学基础理论的重要内容,头发望诊是中医学局部望诊的重要组成部分,从肾论治是治疗毛发疾病的重要治则之一。然而,中医学因其发展的自身特性,这一理论缺乏物质基础。为此,本研究观测各年龄段受试者头发生长特性的变化并进行临床研究,以期为"肾其华在发"理论提供依据。

1 资料与方法

1.1 一般资料

研究资料来源于武汉市汉族健康人群,共 130 例,年龄 0～80 岁。《素问·上古天真论》中有"女子七岁,肾气盛,齿更发长……丈夫八岁,肾气实,发长齿更……天癸竭,精少,肾藏衰,形体皆极,八八则齿发去"的论述,这说明了肾气与头发的关系:女子 7 岁、男子 8 岁时"发长",女子 14 岁、男子 16 岁时"天癸至",女子 28 岁、男子 32 岁时"发长极",女子 35 岁、男子 40 岁时"发始堕",女子 42 岁、男子 48 岁时"发始白",女子 49 岁、男子 64 岁时"天癸竭""发去"。根据这一理论,按照年龄段将受试者分为 A 组(男 0～8 岁组 5 例、女 0～7 岁组 5 例)、B 组(男 9～16 岁组 5 例、女 8～14 岁组 5 例)、C 组(男 17～32 岁组 5 例、女 15～28 岁组 5 例)、D 组(男 33～40 岁组 10 例、女 29～35 岁组 10 例)、E 组(男 41～48 岁组 10 例、女 36～42 岁组 10 例)、F 组(男 49～64 岁组 10 例、女 43～49 岁组 10 例)、G 组(男 65～70 岁组 10 例、女 50～70 岁组 10 例)、H 组(男、女 70 岁以上组各 10 例)。

1.2 纳入标准

(1)无重大原发性、继发性疾病。

(2)汉族,长期居住在武汉市。

1.3 排除标准

(1)孕妇或哺乳期女性。

(2)合并心、脑、肝、肾和造血系统等严重原发病者。

(3)曾进行植发手术治疗者,存在头皮瘢痕者,半年内有染发或烫发者。

(4)曾局部或系统接受过放射治疗或化学治疗者。

(5)有银屑病或严重头皮感染者,其他原因(如斑秃、先天性全秃或先天性少发症、损伤及化学治疗或产后等)导致脱发者。

1.4 检测方法

CBS-1800 皮肤检测分析系统(武汉博视电子有限公司,75 倍镜),检测枕部头发直径、毛囊密度、白发率。

1.5 统计学方法

应用 SPSS 18.0 软件进行统计学分析。数据以 $\bar{x} \pm s$ 表示，$P < 0.05$ 为差异有统计学意义。

2 结果

2.1 不同年龄段头发直径变化

不同年龄段头发直径变化曲线图见图 1。

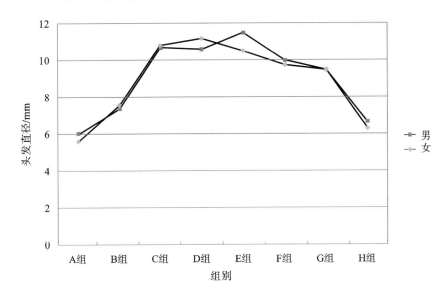

图 1 不同年龄段头发直径变化曲线图

注:图中数据为实测头发直径扩大 75 倍后所获得的结果。

从图 1 可以看出，从出生开始，男性到"四八"、女性到"四七"这一时期，头发直径呈增大趋势，并且增大速率较快。男性在"六八"、女性在"五七"时头发直径达到峰值，此后头发直径逐渐变小。

2.2 不同年龄段毛囊密度变化

不同年龄段毛囊密度变化曲线图见图 2。

从图 2 可以看出，出生后不论是男性还是女性，毛囊密度基本保持不变，分别在"六八"和"六七"之后毛囊密度显著下降。

2.3 不同年龄段白发率变化

不同年龄段白发率变化曲线图见图 3。

临床与实验研究

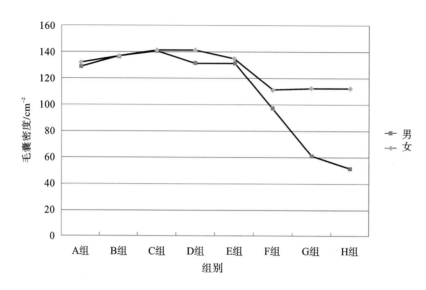

图 2　不同年龄段毛囊密度变化曲线图

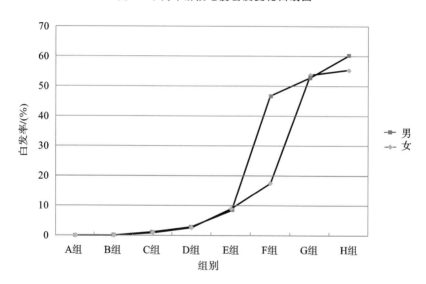

图 3　不同年龄段白发率变化曲线图

从图 3 可以看出，出生后男性、女性白发率分别在"六八"和"六七"之后显著升高，男性上升速度远大于女性上升速度。

2.4　各组头发直径、毛囊密度、白发率的比较

各组头发直径、毛囊密度、白发率的比较见表 1。

表1 各组头发直径、毛囊密度、白发率的比较($\bar{x}\pm s$)

组别	受试者 男/女	头发直径/mm		毛囊密度/cm^{-2}		白发率/(%)	
		男	女	男	女	男	女
A组	5/5	6.00±0.71	5.60±1.14	132.67±3.06	129.67±4.51	0	0
B组	5/5	7.40±0.55①	7.60±0.55①	137.00±3.61	137.67±2.52	0	0
C组	5/5	10.71±0.76①②	10.86±0.90①②	141.25±2.99	141.75±3.95	1.20±1.10	1.00±1.41
D组	10/10	10.60±0.55①②	11.20±0.45①②	132.00±2.00	141.67±2.89	3.00±2.12①	2.60±0.55①
E组	10/10	11.50±0.71①②	10.50±0.71①②	132.00±2.83	135.50±0.71	8.50±0.71①	9.00±1.41①
F组	10/10	10.00±0.82①②	9.75±0.50①	97.33±2.52①	111.67±10.42①②	46.25±4.79①	17.50±1.91①③
G组	10/10	9.50±1.29②	9.50±1.73①②	61.33±9.61①	113.00±2.65①④	52.50±3.54①	53.50±4.94①
H组	10/10	6.67±0.58	6.33±0.58	51.75±2.55①	112.75±0.96①	60.00±5.00①	55.00±5.00①

注:(1) 与A组比较,① $P<0.01$;与B组比较,② $P<0.01$;与C组比较,③ $P<0.01$;与同组男性比较,④ $P<0.01$。

(2) 表中头发直径为实测头发直径放大75倍后的结果。

3 讨论

肾脏是人体重要器官,以沈自尹院士为代表的研究人员证实,中医学"肾本质"除了涉及肾脏原有的泌尿功能外,还涉及下丘脑-垂体-肾上腺(甲状腺、性腺)轴等的功能。目前,对肾本质的探讨,在"肾主生殖""肾主骨""肾阴虚证""肾阳虚证"等方面都有较为深入的研究。但对于肾与毛发之间关系的研究尚不深入,有必要扩大"肾本质"的研究范围。《诸病源候论》中有"若血气盛则肾气强,肾气强则骨髓充满,故发润而黑;若血气虚则肾气弱,肾气弱则骨髓枯竭,故发变白也",最早提出了肾与毛发生长的关系。《黄帝内经》中有"肾者……封藏之本,精之处也,其华在发""肾之合骨也,其荣发也"的表述,这些说明了头发的色泽、生长等与肾气和精血的盛衰密切相关。正常人毛发茂盛、黑润,是肾气旺盛、精血充足的表现。观察头发的色泽、疏密,可以了解肾气的盛衰和精血的盈亏。

后枕部及两侧的头发终生不会脱落,该部位的头发具有先天的稳定性,会永久保留,因此本研究选择枕部作为研究区域。本研究发现,男性与女性的头发直径、毛囊密度、白发率的变化曲线与《黄帝内经》中关于肾气的变化基本吻合。头发直径在"五八""五七"之前基本保持上升趋势,可能与肾气逐渐充实有关,之后逐渐下降,可能与肾气逐渐衰竭有关。在"六八"之后男性白发率上升速度明显高于女性;在毛囊密度、白发率方面,男性、女性分别在"八八"和"七七"之后存在显著性差异,可能与男性的生活方式、生活节奏、社会压力导致的肾虚证有关。肾虚精亏,毛发失于濡养则脱发、毛发花白,毛囊密度变小。

总之,本研究通过观察健康受试者头发直径、毛囊密度、白发率随肾气改变的趋势,为"肾其华在发"理论提供了依据。我们拟对慢性肾脏病患者毛发的生长特性、物理力学、化学成分进行相关研究,为这一理论提供更加翔实的依据,扩大肾本质的研究范围。

参 考 文 献

[1] 沈自尹.中医肾的古今论[J].中医杂志,1997,38(1):48-50.

［2］黄琼霞."肾主生殖"的理论探讨及机理研究［D］.武汉:湖北中医学院,2005.

［3］崔学军,江建春,施杞.试论 BMP-7 为"肾主骨"理论的物质基础［J］.中国中医基础医学杂志,2009,15(7):515-516.

［4］沈自尹,黄建华,陈伟华.以药测证对肾虚和肾阳虚大鼠基因表达谱的比较研究［J］.中国中西医结合杂志,2007,27(2):135-137.

［5］马静,张远强,王宗仁,等.Smad1、Smad5 在肾阳虚不育大鼠睾丸中表达的研究［J］.中华男科学杂志,2005,11(1):17-21.

［6］季绍良,成肇智.中医诊断学［M］.北京:人民卫生出版社,2002.

保肾 1 号巴布剂对慢性肾衰竭大鼠 ET-1 干预的机制研究

【摘要】 目的：探讨保肾 1 号巴布剂对慢性肾衰竭（CRF）大鼠内皮素-1（ET-1）干预的机制。方法：用腺嘌呤灌胃建立大鼠 CRF 模型，并采用尿毒清灌胃和保肾 1 号巴布剂穴位敷贴干预，检测大鼠一般情况、ET-1 表达及尿蛋白变化。结果：保肾 1 号巴布剂具有显著下调 CRF 大鼠 ET-1 表达、降低大鼠 24 h 尿蛋白定量的作用，与模型组及尿毒清组比较差异均有统计学意义（$P<0.05$，$P<0.01$）。结论：保肾 1 号巴布剂可抗 CRF 大鼠肾纤维化，保护肾脏，延缓肾衰竭的进展。

【关键词】 慢性肾衰竭；穴位敷贴疗法；保肾 1 号巴布剂；实验研究

慢性肾衰竭（CRF）是各种慢性肾脏病发展到一定阶段的结果，属中西医疑难病，我国 CRF 的发病率约为 568/1000000，探索有效、经济、安全的非透析治疗途径意义重大。穴位敷贴疗法作为一种治疗 CRF 的有效方法，能改善患者临床症状，延迟早期患者开始透析时间，减少中晚期患者透析次数，提高患者生存质量，延缓肾衰竭进展，具有重要的研究意义。本研究进行了保肾 1 号巴布剂干预 CRF 大鼠 ET-1 的实验研究，以阐明其延缓 CRF 的作用机制。

1 材料与方法

1.1 实验药物与试剂

保肾 1 号巴布剂，由附子、细辛、丁香、生姜等按一定比例组成，由湖北省中医院肾病科及药剂科制备。尿毒清颗粒剂，由广州康臣药业有限公司生产，国药准字 Z10970122。腺嘌呤，采用中国科学院分子细胞科学卓越创新中心进口分装品，分子量为 135.13。

1.2 实验动物及分组

SPF 级 SD 大鼠 48 只，体重 180～220 g，购于湖南斯莱克景达实验动物有限公司,随机分为正常组、模型组、尿毒清组、保肾 1 号巴布剂组,每组 12 只。饲料为湖北省预防医学科学院实验动物中心提供的固体饲料。

1.3 模型制备与处理

根据傅晓晴等用腺嘌呤制作 CRF 肾阳虚证大鼠模型的方法,按 200 mg/(kg·d)的剂量制成腺嘌呤混悬液 1 mL,定时给大鼠用腺嘌呤灌胃,累计总剂量为 1.5 克/只,完成造模全过程时间为 24 天。第 1 天至第 12 天,每天给药 1 次,第 12 天以后隔天给药。在造模过程中,除正常组外,其余各组均有大鼠死亡。造模完成后对尿毒清组给予用尿毒清颗粒(2 g/(kg·d))制成的混悬液 1 mL 灌胃治疗,对保肾 1 号巴布剂组给予用尿毒清颗粒(2 g/(kg·d))制成的混悬液 1 mL 灌胃治疗及保肾 1 号巴布剂敷贴命门穴、肾俞穴治疗,正常组及模型组给予正常饮食,连续治疗 30 天。治疗过程中,仅模型组有大鼠死亡。

1.4 观察指标及方法

(1)大鼠一般情况:于治疗最后一天观察大鼠毛色、活动、饮食、体重变化并给予评分。①毛色:润泽 5 分、尚润泽 3 分、干枯无光泽 1 分。②活动度:灵敏 5 分、较灵敏 3 分、倦怠 1 分。③食量:无变化 5 分、稍减少 3 分、明显减少 1 分。④体重:增加 5 分、无明显变化 3 分、明显减轻 1 分。

(2)ET-1 及 24 h 尿蛋白测定:将肾组织用石蜡包埋并切片,常规脱蜡后去除内源性过氧化物酶,修复与暴露抗原,并将特异性抗原封闭,滴加特异性一抗、二抗后显色观察,取 IOD 平均值进行统计学处理。用双缩脲法进行 24 h 尿蛋白定量。

1.5 统计学方法

实验结果以 $\bar{x} \pm s$ 表示,组间比较用 t 检验,等级资料分析用 Ridit 分析。

2 结果

2.1 临床表现

造模后 10~15 天,除正常组外,其余各组大鼠均出现体重减轻、活动减少、反应迟钝、尾巴湿冷、皮毛稀疏、眼睑周围水肿、眯眼等现象。治疗后 3~7 天,模型组临床表现继续恶化,尿毒清组及保肾 1 号巴布剂组均有不同程度的好转(表 1)。

表 1　各组大鼠一般情况平均分比较

组别	例数	一般情况(毛色、活动、饮食、体重)
正常组	12	5.00
模型组	8	1.21
尿毒清组	10	2.85*
保肾 1 号巴布剂组	10	4.32**△

注:与模型组比较,* $P<0.05$,** $P<0.01$;与尿毒清组比较,△ $P<0.05$。

2.2　ET-1 及 24 h 尿蛋白定量检测结果

保肾 1 号巴布剂组、尿毒清组与模型组比较,ET-1 及 24 h 尿蛋白定量均显著降低($P<0.01$),保肾 1 号巴布剂组与尿毒清组比较,ET-1 及 24 h 尿蛋白定量显著降低($P<0.05$)(表 2)。

表 2　各组大鼠 ET-1 及 24 h 尿蛋白定量比较

组别	数量	ET-1(IOD 值)	尿蛋白/(mg/24 h)
正常组	12	28.17±2.98	10.55±1.07
模型组	8	89.67±5.01	81.36±9.75
尿毒清组	10	69.52±4.63**	56.22±7.81**
保肾 1 号巴布剂组	10	53.27±3.96**△	43.31±3.57**△

注:与模型组比较,** $P<0.01$;与尿毒清组比较,△ $P<0.05$。

3　讨论

ET-1 是已知作用最强和效应最持久的内源性血管活性因子,在生理状态下肾脏的固有细胞可以合成并分泌 ET-1。ET-1 作用于血管内皮细胞,参与肾血流量、肾小球滤过率的调控,肾细胞生物学功能,肾小管重吸收等重要功能的调节。ET-1 可使入球小动脉的收缩程度大于出球小动脉,导致肾血管阻力升高,肾脏血流量减少,ET-1 还可通过收缩系膜细胞而减小肾小球滤过面积,导致滤过率下降,并可促进肾小球细胞外基质(ECM)增生,从而导致系膜区基质堆积,促进肾小球硬化和肾功能的恶化。研究表明,肾小管上皮细胞可通过自分泌方式作用于自身,促进 ET-1 分泌、细胞增殖及扩大促纤维化效应,故 ET-1 促进肾间质纤维化的作用可能通过诱导肾小管上皮细胞转分化而实现。

中医学认为,CRF 属"水肿""癃闭""腰痛""肾风"等病证范畴,病机为本虚标实。保肾 1 号巴布剂由附子、细辛、丁香、生姜等按一定比例组成。附子有回阳救逆、助阳补火、散寒止痛的功效,为温里之要药,若外用,其辛热走窜、温阳散寒作用增强,且无动血伤阴之害。细辛既可宣肺以通调水道,又可温肾以化气行水,使上下宣通,则小便自畅。丁香具有温中降逆、散寒止痛、温肾助阳之功效。生姜具有发汗解表、和脾行水消肿的作用,助诸药透达肌理。诸药合用,辛而不燥,热而不伤阴,共奏温肾升阳、利水化湿之功效。

本研究表明,保肾 1 号巴布剂治疗 CRF 大鼠后,大鼠一般情况改善,肾组织 ET-1 表达明显下调,24 h 尿蛋白定量明显降低,这可能与保肾 1 号巴布剂抗大鼠肾纤维化、保护肾脏的作用有关,具体机制有待进一步研究。

综上所述,保肾 1 号巴布剂能有效下调 CRF 大鼠 ET-1 表达,降低大鼠 24 h 尿蛋白定量,延缓肾衰竭进展,值得临床推广应用。

参 考 文 献

[1] 刘志红,黎磊石.慢性肾功能衰竭的防治[J].中国实用内科杂志,1997,17(6):321-322.

[2] 傅晓晴,武一曼,陈振彬,等.腺嘌呤制作肾阳虚型慢性肾功能衰竭大鼠模型的电镜病理学研究[J].福建中医学院学报,2002,12(3):41-43.

[3] Olyaei A J,de Mattos A M,Bennett W M. Immunosuppressant-induced nephropathy:pathophysiology, incidence and management[J]. Drug Saf,1999,21:471-488.

从五运六气角度预测 2013 年发病规律

五运六气,简称运气。运气学说,是在中医整体观的指导下,以阴阳五行学说为基础,运用天干地支等符号作为演绎工具,来推论气候变化规律及其对人体健康和疾病影响的学说,是中医学的重要组成部分。本研究拟从五运六气角度预测 2013 年发病规律。

1 五运六气基本理论

《素问·至真要大论》曰:"夫百病之生也,皆生于风寒暑湿燥火,以之化之变也。""风""寒""暑""湿""燥""火"为自然界六种正常之气,但异常气化时就会戕害机体,引发机体病变。《素问·六节藏象论》曰:"未至而至,此谓太过,则薄所不胜,而乘所胜也,命曰气淫……至而不至,此谓不及,则所胜妄行,而所生受病。"六气"未至而至"或"至而不至"发为六淫。

五运六气采用干支纪年法,运气时相框架由司天、客气、中运、主气、在泉构成。"十天干"(甲、乙、丙、丁、戊、己、庚、辛、壬、癸),表示五运(木、火、土、金、水)。甲己化土,乙庚化金,丙辛化水,丁壬化木,戊癸化火。阳干甲、丙、戊、庚、壬表示太过,阴干乙、丁、己、辛、癸表示不及。"十二地支"(子、丑、寅、卯、辰、巳、午、未、申、酉、戌、亥),表示六气司天:子午少阴君火,丑未太阴湿土,寅申少阳相火,卯酉阳明燥金,辰戌太阳寒水,巳亥厥阴风木。

2 五运六气推算方法

大运(岁运、中运)主司一年的气候。年干的五行属性即为大运。根据年支,推出司天之气。一阳司天则一阴在泉,一阴司天则一阳在泉,二阳二阴、三阳三阴类推。司天、在泉的变化造成客气的变化,客气的推算以司天、在泉为依据。客气为轮转的天气,分为六步,依次为厥阴(一阴)—少阴(二阴)—太阴(三阴)—少阳(一阳)—阳明(二阳)—太阳(三阳)。每年的第三步客气,始终与司天相同,每年终之客气,始终与在泉相同。司天之气与在泉之气对年气候都有重要影响。全年气候主要看大运,上半年以司天为主,下半年以在泉为主。

大运与司天之气的五行属性相符合称同天符。岁支与大运的五行属性相同及五方正位相同称同岁会。《素问·六微旨大论》曰:"木运临卯,火运临午,土运临四季,金运临酉,水运临子,所谓'岁会',气之平也。"

3　2013 年运气分析

2013 年为癸巳年,大运为火运不及,司天为厥阴风木,在泉为少阳相火。

主气:1 月 20 日—3 月 20 日厥阴风木;3 月 21 日—5 月 21 日少阴君火;5 月 22 日—7 月 22 日少阳相火;7 月 23 日—9 月 23 日太阴湿土;9 月 24 日—11 月 22 日阳明燥金;11 月 23 日—2014 年 1 月 20 日太阳寒水。客气六步为阳明燥金—太阳寒水—厥阴风木—少阴君火—太阴湿土—少阳相火。

大运为火,司天为木,木生火,气生运,属气盛运衰,故 2013 年的气化以气为胜,故气化以木化为主。气生运(木生火为顺化),故全年气候变化较为平和。大运为阴干,并且大运与在泉之气皆属火,因此为同岁会,下半年气候比较偏胜。上半年气化因厥阴风木司天,故风气较盛。下半年少阳相火在泉,气候温热。

小阶段气候的分析,当针对主气和客气之间的关系时,关键在于分析期间的生克关系及阴阳属性。主客相遇时,总原则如下:客气生、克主气,则以客气为主;主气生、克客气,以主气为主。故 2013 年间,1 月 20 日—3 月 20 日以阳明燥金为主,3 月 21 日—5 月 21 日以太阳寒水为主,5 月 22 日—7 月 22 日以厥阴风木为主,7 月 23 日—9 月 23 日以少阴君火为主,9 月 24 日—11 月 22 日以太阴湿土为主,11 月 23 日—2014 年 1 月 20 日以太阳寒水为主。

小阶段气候分析中,在客气加临主气的时候,还必须考虑加临的客气是否和节令相悖,相合则顺、相违则逆。2013 年间,大寒—春分本温,但此时以阳明燥金为主,此阶段气候干燥;春分—小满本温,但此时以太阳寒水为主,会出现明显的"倒春寒";小满—大暑本热,但此时以厥阴风木为主,风火相煽,此阶段气温可能更高;大暑—秋分本湿,但此时以少阴君火为主,此阶段气候湿热;秋分—小雪本燥，但此时以太阴湿土为主，此阶段气候不会太干燥；小雪—大寒本寒，此时以太阳寒水为主为顺，但是两寒相遇，气温可能会更低，会是寒冬。

4 2013年疾病发病情况预测

综合分析，2013年火运不及，心主火，因此心系疾病可能会加重或增多。火运不及，全年以木化为主，风气较盛，根据五行生克乘侮理论，由于木旺克土，脾气会受损；木旺侮金，肺气也会受损。故全年易罹患心系、肝（胆）系疾病，但是不能忽视肺脾之病变。大寒—春分期间，气候干燥，而且全年以木化为主，"风为百病之长"，易罹患肺系疾病；春分—小满期间，"倒春寒"，哮喘病会增多或发病；小满—大暑期间，风火相煽，神经系统疾病会增多或发病；大暑—秋分期间，气候湿热，脾系疾病、皮肤病会增多或发病；秋分—小雪期间，气候不干燥，通体舒畅，疾病尤其是肺系疾病发病会相对减少；小雪—大寒期间，气候更寒，而且年运是火运不及，虚寒性疾病会增多或加重，正如《素问·六元正纪大论》所说："终之气，寒大举，湿大化，霜乃积，阴乃凝，水坚冰，阳光不治。感于寒，则病人关节禁锢，腰脽痛，寒湿推于气交而为疾也。"

总之，应用运气学说分析2013年气候与疾病发生的趋势，对预防和指导临床治疗疾病有一定的意义。但我们并不能拘泥于此，气候千变万化，而且疾病的发生和发展与多种因素密切相关，因此，应"因时""因人"治宜。宋代沈括在《梦溪笔谈》中云："大凡物理，有常有变，运气所主者，常也；异夫所主者，皆变也。常则如本气，变则无所不至，而各有所占。"这指出了对待运气学说的态度，也是我们应有的态度。

"护肾Ⅱ号"治疗慢性肾衰竭的临床观察

【摘要】 目的:观察"护肾Ⅱ号"治疗慢性肾衰竭的效果。方法:将69例慢性肾衰竭患者,随机分为治疗组(39例)和对照组(30例)。对照组给予常规治疗,治疗组在常规治疗的基础上加用"护肾Ⅱ号",每次200 mL,每天10时、16时各一次。两组疗程均为2个月。观察患者中医临床症状积分、血尿素氮(BUN)、血肌酐(SCr)并计算肌酐清除率(CCr)在治疗前后的变化。结果:治疗组总有效率为94.87%,对照组总有效率为90.00%($P < 0.05$)。治疗组和对照组在治疗后中医临床症状积分均明显下降,两组治疗后与治疗前比较差异均有统计学意义($P < 0.05$),且治疗组中医临床症状积分差值明显大于对照组;两组治疗后 BUN、SCr 均有不同程度的降低,CCr 有不同程度的升高,治疗组 BUN、SCr 较治疗前和对照组同期均显著下降($P < 0.05$),CCr 较治疗前和对照组同期均升高。结论:"护肾Ⅱ号"既能改善慢性肾衰竭患者临床症状,又能明显改善肾功能,对慢性肾衰竭有较好的治疗作用。

【关键词】 护肾Ⅱ号;慢性肾衰竭;择时用药;中医药

参照《中药新药临床研究指导原则(试行)》中慢性肾衰竭诊断、分期标准,将69例2012年4月至2013年4月于湖北省中医院就诊的慢性肾衰竭(CRF)患者随机分组,在常规治疗的基础上加用"护肾Ⅱ号"进行对比治疗,取得较好效果,现报道如下。

1 资料与方法

1.1 一般资料

本研究共纳入观察病例69例,其中,住院30例,门诊39例;男40例,女29例,男女比例为1.38:1;年龄最大为85岁,最小为21岁,平均年龄为48岁;病程最长为10年,最短为1周,平均病程为27.5个月;肾功能不全代偿期26例,失代偿期 29 例,肾衰竭期 14 例。69 例患者原发病为慢性肾小球肾炎 16 例、糖尿病肾病 5 例、高血压肾病 5 例、高尿酸血症肾病 26 例、多囊肾 4 例、IgA 肾病 5 例、肾病综合征 7 例、狼疮性肾炎 1 例。对照组 30 例,治疗组 39 例(辨证属脾肾气虚兼湿热证)。两组患者在性别、年龄、病程、原发病、肾功能分期等方面比较,差异均无统计学意义($P>0.05$),具有可比性。

1.2 治疗方法

对照组:常规治疗(给予低盐、低磷、优质低蛋白饮食,纠正肾性贫血,纠正水、电解质紊乱及酸碱失衡,控制血压,抗感染,利尿消肿,改善微循环)。治疗组:在常规治疗基础上加用"护肾Ⅱ号"(川牛膝、穿山龙、知母、黄柏、生地黄、山药、山茱萸、茯苓、泽泻)口服,根据临床表现,气虚者加黄芪、党参;尿蛋白较多者加金樱子、芡实;血脂较高者加决明子、生山楂;关节疼痛者加桑枝、延胡索;水肿较甚者加桂枝、茯苓;白细胞较多者加败酱草、白头翁;贫血者加当归、川芎;夜尿频多者加乌药、益智仁;肾阳虚者加锁阳、淫羊藿。每日 1 剂,服药时间:10 时、16 时各 1 次。8 周为 1 个疗程,观察治疗前后肾功能改变情况。

1.3 疗效标准

疾病疗效判定标准按照《中药新药临床研究指导原则(试行)》执行。

(1)显效:①临床症状积分减少≥60%;②肌酐清除率增加≥20%;③血肌酐(SCr)降低≥20%。以上①项必备,②、③具备一项。

(2)有效:①临床症状积分减少≥30%;②肌酐清除率增加≥10%;③血肌酐降低≥10%;④治疗前后以血肌酐的对数或倒数,进行直线回归分析,其斜率有明显意义。以上①项必备,其他具备 1 项。

(3)稳定:①临床症状有改善,临床症状积分减少<30%;②肌酐清除率未降低,或增加<10%;③血肌酐未升高,或降低<10%。以上①项必备,②、③具备 1 项。

(4)无效:①临床症状无改善或加重;②肌酐清除率降低;③血肌酐升高。以上①项必备,②、③具备一项。

1.4　观察指标和统计学方法

观察患者治疗前后中医临床症状及实验室检查指标的变化。

（1）脾肾气虚证。

主症：倦怠乏力，气短懒言，食少纳呆，腰膝酸软。

次症：脘腹胀满，大便不实，口淡不渴，舌淡有齿痕，脉沉细。

（2）湿热证。

主症：恶心呕吐，身重困倦，食少纳呆，口干口苦。

次症：脘腹胀满，口中黏腻，舌苔黄腻。

各项症状均按无、轻、中、重四个级别，分别记为 0 分、1 分、2 分、3 分，舌脉不计分。

实验室指标包括治疗前和治疗后患者 BUN、SCr，并计算肌酐清除率（CCr）。$CCr = [(140 - 年龄) \times 体重(kg)] / 0.818 \times SCr(\mu mol/L)$，女性需将计算结果乘以 0.85。

所有数据均运用医学统计软件 SPSS 16.0 处理，对各组数据进行分析，数据以 $\bar{x} \pm s$ 表示，计量资料分析采用 t 检验；计数资料分析采用卡方检验；等级资料分析采用 Ridit 分析。

2　结果

2.1　两组临床疗效比较（表 1）

表 1　两组临床疗效比较

组别	例数	显效	有效	稳定	无效	总有效率/(%)
治疗组	39	4	30	3	2	94.87△
对照组	30	3	20	4	3	90.00

注：与对照组比较，△$P < 0.05$。

结果表明：两组临床疗效差异有统计学意义（$P < 0.05$），治疗组总有效率为 94.87%，明显优于对照组。

2.2 两组治疗前后中医临床症状积分比较（表2）

表2 两组治疗前后中医临床症状积分比较 单位:分

组别	例数	治疗前	治疗后	积分差值
治疗组	39	9.63±2.08	6.03±1.92*	3.60±1.40△
对照组	30	8.03±3.79	4.77±2.86*	3.26±1.70

注:与本组治疗前比较,* $P<0.05$;与对照组比较,△ $P<0.05$。

结果表明:治疗组和对照组在治疗后中医临床症状积分均明显减小,两组治疗后与治疗前比较均差异有统计学意义($P<0.05$),且治疗组中医临床症状积分差值大于对照组。

2.3 两组治疗前后 BUN、SCr、CCr 变化（表3）

表3 两组治疗前后 BUN、SCr、CCr 变化

观察指标	治疗组($n=39$)		对照组($n=30$)	
	治疗前	治疗后	治疗前	治疗后
BUN/(mmol/L)	14.73±2.89	8.88±3.24*△	13.77±2.75	9.69±2.89*
SCr/(μmol/L)	210.79±130.99	163.39±95.92*△	319.70±153.71	287.67±155.57*
CCr/(mL/min)	33.15±13.12	42.57±17.22*△	27.73±16.87	31.97±19.69*

注:与本组治疗前比较,* $P<0.05$;与对照组同期比较,△ $P<0.05$。

结果表明:两组治疗后 BUN、SCr 均明显降低,与治疗前相比差异有统计学意义($P<0.05$),且治疗组优于对照组。两组治疗后 CCr 均明显升高,与治疗前相比差异有统计学意义($P<0.05$),且治疗组优于对照组。以上说明治疗组在改善肾功能方面的效果优于对照组。

3 讨论

慢性肾衰竭在中医古代文献上并无记载,但与"关格""癃闭""水肿"等证相关。中医学认为,肾主水司开阖,肾为水脏,体内的水液生成、输布和排泄与肾密切相关。"护肾Ⅱ号"为我院国家级名老中医邵朝弟教授的经验方,作为院内协定方已在临床使用多年。邵教授认为本病的病机为本虚标实,因虚致实。脾肾衰败为本,浊毒阻滞为标。脾肾虚损,脾虚则土不制水,肾虚则水无所主,津液代谢失常，水湿内停，蕴藏于肌肤、脏腑，病情缠绵，化为浊毒。正如《诸病源候论》所言："水病者，由肾脾俱虚故也。肾虚不能宣通水气，脾虚又不能制水，故水气盈溢，渗液皮肤，流遍四肢，所以通身肿也。"追根溯源，脾肾虚弱是疾病发生和发展的内在因素，也是疾病的根本所在。浊毒既是疾病发展过程中的病理产物，又是导致病情加重的重要因素。因此，邵教授根据多年的临床实践，提出本病应扶正祛邪，扶正重在健脾补肾，祛邪重在泄浊祛毒。"护肾Ⅱ号"的主要组成为知柏地黄丸（熟地黄易为生地黄）加川牛膝、穿山龙。邵教授认为，慢性肾衰竭患者本身浊毒内蕴，熟地黄滋腻太过易碍邪气，故改为生地黄。古方六味地黄丸是补肾方剂的基本方，生地黄、山药、山茱萸有"三补"之意；泽泻、茯苓、牡丹皮有"三泻"之意；川牛膝活血利尿，补肝肾，疏利降泄，性专下行，排浊祛瘀、通利关节；知母、黄柏清热利湿，泄浊毒；穿山龙又称穿地龙、穿山薯蓣，现代研究认为其具有明显的耐缺氧及抗疲劳、抗高脂血症及对胆固醇吸收的抑制作用。全方补脾益肾，泄浊祛疲，标本兼治。方中所用药物能调节机体免疫功能，改善肾脏微循环，清除氧自由基，抑制肾小球系膜细胞增殖和细胞外基质过度积聚，从而减轻肾小球硬化和间质纤维化的程度，增加肾小球对代谢产物的排泄，起到保护残余肾功能的作用。

子午流注学说是中医学的重要基础理论之一，是时辰生物学在我国古代医学中的体现。根据子午流注学说，肾功能最旺盛之时在酉时（17时至19时），与之为表里的膀胱腑所应之时为15时至17时，脾脏所应之时为9时至11时。因此，我们强调服药时间为10时、16时，以加强健脾补肾、温阳化气之功效。

总之，"护肾Ⅱ号"能改善患者临床症状，提高患者生存质量，有效降低患者BUN、SCr水平，具有改善肾功能、延缓肾衰竭发展的作用。目前仅对该方进行了近期疗效的初步探讨，其远期疗效有待进一步探讨。下一步拟从动物实验及细胞水平进行深入研究，以探讨其作用机制。

参 考 文 献

［1］郑筱萸.中药新药临床研究指导原则（试行）［M］.北京：中国医药科技

出版社,2002.

［2］马海英,赵志涛,王丽娟,等.薯蓣皂苷元和黄山药总皂苷抗高脂血症作用比较[J].中国中药杂志,2002,27(7):528-531.

［3］高红莉,周志彩,曲晓兰,等.穿山龙水提物对小鼠耐缺氧及抗疲劳的作用[J].中国医院药学杂志,2011,31(2):113-116.

亚健康状态"冬令进补"的时间理论初探

世界卫生组织经过调查,将当今社会人群的健康状况分为三个状态,即健康状态(约占 5％)、疾病状态(占 20％)和亚健康状态(占 75％)。中医学认为亚健康状态和疾病状态都属于人体的阴阳失衡态。其是由五脏气血阴阳失衡引起的,而肾虚是人体五脏气血阴阳失衡之根本。因此,多数中医学者认为肾虚是导致亚健康出现、疾病发生和发展的主要原因。

秦伯未《膏方大全》曰:"膏方者,盖煎熬药汁成脂液,而所以营养五脏六腑之枯燥虚弱者也,故俗亦称膏滋药。"补益膏滋大多具有改善人体阴阳平衡、旺盛脏腑气血功能、调节新陈代谢、促进内环境的稳定协调、提高免疫功能的作用。多数学者根据"肾藏精""冬令与肾气相通"等相关理论,提倡"冬令进补"。因此,对适宜的进补时间进行探讨尤为必要。

1 脏器"法时"

《周易》中的"变通者,趣时者也"和"与时偕行",均明确提出要"法时"。汉代董仲舒的《春秋繁露·五行相生》中有"天地之气合而为一,分为阴阳,判为四时,列为五行",将阴阳与四时联系在一起。中医学认为,人和自然界是统一的整体,《黄帝内经》中有许多人体脏腑功能应四时之气衰旺变化的内容。例如,肾为"阴中之太阴通于冬气"(原作少阴,《素问·六节藏象论》),"肾主冬,足少阴,太阳主治"(《素问·脏气法时论》),"冬者水始治,肾方闭"(《素问·水热穴论》),说明人体脏腑的功能与自然界阴阳之气息息相通,各脏腑在其相通相应的季节功能增强。

天时对生命活动有节律性影响,如《素问·四时刺逆从论》曰:"是故春气在经脉,夏气在孙络,长夏气在肌肉,秋气在皮肤,冬气在骨髓中。"又如《素问·诊要经终论》曰:"正月二月,天气始方,地气始发,人气在肝……九月十月,阴气始冰,地气始闭,人气在心。十一月十二月,冰复,地气合,人气在肾。"《素问·咳论》曰："五脏各以其时受病……乘冬则肾先受之。"这些都说明一定的客观时间是疾病发生的重要条件。肾在冬天易发生病变。

2 治疗"法时"

《素问·四气调神大论》中的"故阴阳四时者，万物之始终也，死生之本也，逆之则灾害生，从之则苛疾不起"，说明了阴阳四时对疾病发生和发展的重要影响。因此，对疾病的治疗，应随四时变化调理人体气血阴阳。所以，《素问·八正神明论》曰："四时者，所以分春秋冬夏之气所在，以时调之也。"《灵枢·百病始生》曰："察其所痛，以知其应，有余不足，当补则补，当泻则泻，毋逆天时，是谓至治。"《灵枢·寿夭刚柔》曰："谨度病端，与时相应。"《素问·八正神明论》曰："是故天温日明，则人血淖液而卫气浮，故血易泻，气易行；天寒日阴，则人血凝泣，而卫气沉。月始生，则血气始精，卫气始行；月郭满，则血气实，肌肉坚；月郭空，则肌肉减，经络虚，卫气去，形独居，是以因天时而调血气也。"这些都说明日月的轮回、寒暑的更替与人体的生理、病理变化，乃至疾病治疗都密切相关。张仲景的《伤寒论》中的"欲解时"，张隐庵的《伤寒论集注》中的"夫天有六气，人有六气，人得天时之助，则正气盛而邪病解矣"，这些都明确指出人体正气得天时所助，有利于病证解除。

3 自然界冬至一阳生

《尚书·尧典》中有"四仲中星"的记载。"日中星鸟"为春分昼夜均等的阳阴均衡之日，"日永星火"为夏至昼最长、夜最短的阳极之日，"宵中星虚"为秋分夜昼均等的阴阳均衡之日，"日短星昴"为冬至夜最长、昼最短的阴极之日。《鹖冠子·环流》指出"斗柄东指，天下皆春；斗柄南指，天下皆夏；斗柄西指，天下皆秋；斗柄北指，天下皆冬"。

任继愈的《中国哲学史》中有"用土圭观测日影，测定冬至和夏至"。《灵枢·九宫八风》中按九宫图确立中央和四正、四隅八卦方位，用以测定"四立""二分""二至"等八个节气循序交换的日期，推论气象变化对社会人群发病的影响。鉴于二十四气合晷景尺寸表的数据是冬至最长一丈三尺五寸为阴极，夏至最短 1 尺 6 寸为阳极，春分、秋分同是 7 尺 5 寸 5 分为阴阳均衡等。《史记·天官书》中有"杓端有两星，一内为矛，招摇；一外为盾，天锋"。招摇又称招摇吏，代表北斗指向。《淮南子·时则训》中"孟春之月，招摇指寅……仲春之月，招摇指卯……季冬之月，招摇指丑"是谓月建。《素问·脉解》则将斗纲月建与经气相配属，将北斗星围绕北极星旋转一年的斗杓旋指十二地支与月份相配属，如"太阴子也，十一月万物气皆藏于中""正月太阳寅，寅，太阳也。正月阳气出在上而阴气盛，阳未得自次也。"十一月建子，为太阴经气所主；正月建寅，为太阳经气所主。

先天六十四重卦圆图定位亥月坤卦阴极到正北的子月冬至复卦初爻一阳生，巳月乾卦阳极到正南的午月夏至姤卦初爻一阴生，以顺时针左行自复、到乾 32 个阳卦为阳长阴消，右行自姤、到坤 32 个阴卦为阴长阳消；阴阳鱼太极图定位正北阴最盛处为子月冬至阴极、一白点为阴极要生阳、阳鱼的尾尖为一阳初生，正南阳最盛处为午月夏至阳极、一黑点为阳极要生阴，阴鱼的尾尖为一阴初生，以顺时针左行阳鱼为阳长阴消，右行阴鱼为阴长阳消。十二消息卦实则是从六十四卦中选择十二个阴阳消长顺序最鲜明显的卦，配属与代表一年农历十二个月、一天十二个时辰的阴阳消长变化。十二消息卦：复、临、泰、大壮、夬、乾、姤、遁、否、观、剥、坤，其中从复、临、泰、大壮、夬至乾卦代表阳长阴退，复、临、泰三卦长成三阳，所谓三阳开泰，再经历大壮、夬、乾三卦，六阳长成，成为纯阳之乾卦；从姤、遁、否、观、剥至坤卦代表阴长阳退，姤、遁、否三卦长成三阴，再经历观、剥、坤三卦，六阴长成，成为纯阴之坤卦。

《周易·临卦》中有"临，刚浸而长"。孔颖达的《周易正义》中有"临，大也"。以阳之浸长，其德壮大。这些都说明阳气在临卦中慢慢壮大。《月令七十二候集解》中有"二月节……万物出乎震，震为雷，故曰惊蛰。是蛰虫惊而出走矣"。惊蛰时节天气回暖，春雷始鸣，惊醒蛰伏于地下冬眠的昆虫。

4 人体冬至一阳生

《周易·杂卦》中有"否泰，反其类也"。明代张景岳的《类经附翼·医易义》

中有"以疾病言之，则泰为上下之交通，否是乾坤之隔绝"。泰卦是坤（阴）上乾（阳）下，有天地之气相交之象，故曰"天地交而万物通焉"，若用之于人体，则阴阳处于动态平衡之中，为健康之象。否卦是乾上坤下，天地之气分离之象，故曰"天地不交而万物不通也"，此为阴阳失衡状态，应为病理或亚健康之象。

刘完素的《素问玄机原病式》中有"如冬至子正一阳生，而得其复，至于巳则阴绝而六阳备，是故得其纯乾"。《周易·杂卦》中有"复，反也"。郑玄曰："建戌之月，以阳气既尽；建亥之月，纯阴用事；至建子之月，阳气始生。""冬至六阳尽于地上，而后一阳生于地下，是阳生之时，正阴极之时也。"复卦，其卦形为五阴爻居上，一阳爻居下，喻示"事物正气回复，生机更发"的现象。

清代纪昀等编写的《四库全书总目》中云："夫扶阳抑阴，天之道也。然阴之极至于龙战，阳之极亦至于亢龙。使六阴盛于坤而一阳不生于复，则造化息矣。使六阳盛于乾而一阴不生于姤则造化亦息矣。"这说明"冬至一阳生，夏至一阴生"的重要性。惊蛰后人体阳气全面复苏、升发。

肾在先天八卦为坎卦。何梦瑶的《医碥》云："坎外阴而内阳，阳气潜藏于黄泉之中，静极复动。故冬至而一阳生，惊蛰而雷出于地。肾水得命门之火所蒸，化气以上。"这说明肾之阳气在冬至时开始萌发，惊蛰时蒸腾而出。

张仲景在《伤寒论》中提出"欲解时"的概念，运用十二地支，用以说明六经在一年、一昼夜中各有其所旺之时，并提出六经病不论自愈或服药而解，都应在该经气旺盛之时。《伤寒论》中"少阴病，欲解时，从子至寅上"即指农历十一月至二月。

概言之，亚健康状态"冬令进补"的最佳时间为农历十一月至一月（冬至至惊蛰），以合乎天时，发挥最大药效，在此之间进行适当进补，储存阳气，才能使机体更好地调和至"阴平阳秘"的状态。

保肾1号巴布剂治疗大鼠慢性肾衰竭
肾阳虚证的机制研究

【摘要】 目的:探讨保肾1号巴布剂治疗大鼠慢性肾衰竭(CRF)肾阳虚证的机制。方法:用腺嘌呤灌胃建立大鼠CRF肾阳虚证模型;采用全自动生化分析仪检测血尿素氮(BUN)、血肌酐(SCr)、尿酸(UA),酶标免疫法检测血浆睾酮(T),硝酸还原酶法检测血清一氧化氮(NO),光学显微镜观察肾脏病理改变。结果:保肾1号巴布剂具有显著降低腺嘌呤所致CRF肾阳虚证大鼠BUN、SCr、UA水平,减轻腺嘌呤对大鼠肾脏的病理损害的作用。同时对CRF肾阳虚证大鼠血浆T、血清NO水平具有明显增高作用。结论:保肾1号巴布剂可预防腺嘌呤所致CRF肾阳虚证大鼠肾功能恶化,提高其免疫力,延缓肾衰竭的进展。

【关键词】 慢性肾衰竭;肾阳虚证;大鼠;穴位敷贴疗法;保肾1号巴布剂;实验研究

慢性肾衰竭(CRF)是各种慢性肾脏病发展到一定阶段的结果,属中西医疑难病,我国CRF的发病率约为568/1000000,虽然透析及肾移植使CRF的疗效有了显著提高,但因条件所限,80%以上的患者仍靠药物延长生命。因此,探索有效、经济、安全的非透析CRF治疗途径意义重大。穴位敷贴疗法作为一种治疗CRF的有效方法,能改善患者临床症状,延迟早期患者开始透析时间,减少中晚期患者透析次数,提高患者生存质量,延缓肾衰竭进展,具有重要的研究意义。本研究探讨了保肾1号巴布剂治疗大鼠CRF肾阳虚证的作用机制,以阐明其在临床延缓CRF的作用机制。

1 材料与方法

1.1 药物与试剂

保肾1号巴布剂,由附子、细辛、丁香、生姜等按一定比例组成,由湖北省中医院肾病科及药剂科制备。尿毒清颗粒剂,由广州康臣药业有限公司生产,国药准字 Z10970122。腺嘌呤,采用中国科学院分子细胞科学卓越创新中心进口分装品,分子量为 135.13。

1.2 动物及分组

SPF 级 SD 大鼠 48 只,体重 180～220 g,购于湖南斯莱克景达实验动物有限公司。随机分为正常组、模型组、尿毒清组、保肾 1 号巴布剂组,每组 12 只。饲料为湖北省预防医学科学院实验动物中心提供的固体饲料。

1.3 模型制备与处理

根据傅晓晴等用腺嘌呤制作 CRF 肾阳虚证大鼠模型的方法,按 200 mg/(kg·d)的剂量制成腺嘌呤混悬液 1 mL,定时给大鼠用腺嘌呤灌胃,累计总剂量为每只 1.5 g,完成造模全过程时间为 24 天。第 1 天至第 12 天,每天给药 1 次,第 12 天以后隔天给药。在造模过程中,除正常组外,其余各组均有大鼠死亡。造模完成后,尿毒清组给予用尿毒清颗粒(2 g/(kg·d))制成的混悬液 1 mL 灌胃治疗,保肾 1 号巴布剂组给予用尿毒清颗粒(2 g/(kg·d))制成的混悬液 1 mL 灌胃治疗,以及保肾 1 号巴布剂敷贴命门穴、肾俞穴治疗,正常组及模型组给予正常饮食,连续治疗 30 天。治疗过程中,仅模型组有大鼠死亡。

1.4 观察指标及方法

(1)日常观察:包括大鼠的饮食、体重、大小便、皮毛、活动情况和精神状态等。

(2)生化指标:末次治疗当天采用股静脉插管取血法取血,全自动生化分析仪检测血尿素氮(BUN)、血肌酐(SCr)、尿酸(UA),酶标免疫法检测血浆睾酮(T),硝酸还原酶法检测血清一氧化氮(NO)。

(3)肾脏病理变化:将实验大鼠取血后迅速处死并摘取左肾,从肾皮质向髓质垂直取材,以戊二醛、多聚甲醛混合液做预固定,其后以 1% 四氧化锇固定,进一步处理,在切片机上进行 3 μm 切片,HE 染色,光镜下观察其病理组织变化。

1.5 统计学方法

实验结果以 $\bar{x} \pm s$ 表示,组间比较用 t 检验,等级资料分析用 Ridit 分析。

2 结果

2.1 各组大鼠一般情况

造模后 10～15 天,除正常组外,其余各组大鼠均出现体重减轻、活动减少、反应迟钝、尾巴湿冷、皮毛稀疏、眼睑周围水肿、眯眼等现象。治疗后 3～7 天,模型组临床表现继续恶化,尿毒清组及保肾 1 号巴布剂组均有不同程度的好转。

2.2 各组大鼠肾功能检查结果比较

各组大鼠肾功能(BUN、SCr、UA)检查结果比较见表 1。

表 1　各组大鼠肾功能(BUN、SCr、UA)检查结果比较

组别	例数	BUN/(mmol/L)	SCr/(μmol/L)	UA/(μmol/L)
正常组	12	3.82±1.09	71.01±9.87	202.10±24.31
模型组	8	27.12±2.54	306.44±21.46	435.15±21.24
尿毒清组	10	21.58±2.85**	258.70±11.51**	337.61±28.67**
保肾1号巴布剂组	10	17.87±2.54**△△	207.25±17.90**△△	266.10±30.42**△△

注:与模型组比较,** $P<0.01$;与尿毒清组比较,△△ $P<0.01$。

2.3 各组大鼠血浆睾酮(T)、血清一氧化氮(NO)检查结果比较

各组大鼠血浆 T、血清 NO 检查结果比较见表 2。

表 2　各组大鼠血浆 T、血清 NO 检查结果比较

组别	例数	T/(mg/L)	NO/(μmol/L)
正常组	12	0.189±0.043	3.554±0.086
模型组	8	0.025±0.012	2.939±0.068
尿毒清组	10	0.038±0.024	3.121±0.071
保肾1号巴布剂组	10	0.113±0.059**△	3.304±0.097**△

注:与模型组比较,** $P<0.01$;与尿毒清组比较,△ $P<0.05$。

2.4 各组大鼠肾脏病理光镜检查

正常组肾小球和肾小管无病理改变,管腔内无结晶物沉积。模型组可见肾小体数量减少,肾小球充血,腺嘌呤代谢结晶占据大部分肾小球和肾小管。肾

小管代偿性扩张，部分肾小管被增生的纤维组织所取代，少数肾小球轻度萎缩，个别肾小球代偿性肥大，多数管腔内可见棕黑色结晶物沉积。尿毒清组可见肾小球充血，腺嘌呤代谢结晶沉积于肾小球和肾小管，结晶物占据整个管腔。肾小管代偿性扩张，部分肾小管被增生的纤维组织所取代，部分异形细胞形成，部分肾小管萎缩，结构基本正常的肾小球、肾小管数量较少。保肾1号巴布剂组可见肾小球充血，曲管上皮细胞肿胀，血管扩张。部分异形细胞形成，部分肾小管萎缩，结构基本正常的肾小球、肾小管数量较多（图1至图4）。

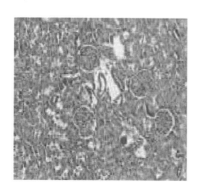

图 1　正常组（×100）

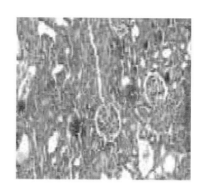

图 2　模型组（×100）

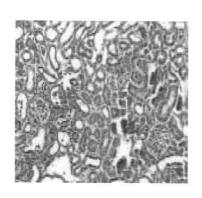

图 3　尿毒清组（×100）

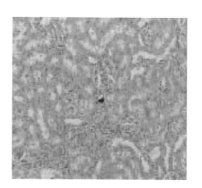

图 4　保肾1号巴布剂组（×100）

3　讨论

研究认为，异常高浓度腺嘌呤通过黄嘌呤氧化酶的作用变成极难溶于水的 2,8-二羟基腺嘌呤，后者沉积于肾小管，影响了氮质化合物的排泄，导致氮质血症,毒素蓄积及电解质、氨基酸代谢紊乱,最终引起肾衰竭。另外,体内氧自由基产生过多和脂质过氧化亦可能是其引起 CRF 的机制。本实验观察到腺嘌呤所致 CRF 大鼠模型出现的活动减少、体重减轻、反应迟钝、尾巴湿冷、皮毛稀疏等与以往报道的一致。保肾 1 号巴布剂能明显改善大鼠一般情况,降低大鼠BUN、SCr、UA 水平,提高大鼠血浆 T、血清 NO 水平,改善肾脏组织病理异常,具有治疗 CRF 的作用。

中医学认为,CRF 属"水肿""癃闭""腰痛""肾风"等病证范畴,病机为本虚标实。保肾 1 号巴布剂由附子、细辛、丁香、生姜等按一定比例组成。附子有回阳救逆、助阳补火、散寒止痛的功效,为温里之要药,若外用,其辛热走窜、温阳散寒作用增强,且无动血伤阴之害。细辛既可宣肺以通调水道,又可温肾以化气行水,使上下宣通,则小便自畅。丁香具有温中降逆、散寒止痛、温肾助阳之功效。生姜具有发汗解表、和脾行水消肿的作用,助诸药透达肌理。诸药合用,辛而不燥,热而不伤阴,共奏温肾升阳、利水化湿之功效。

现代药理学研究也表明,附子可扩张血管、增加冠脉血流量,能增强免疫、抗炎、抗凝血、抗溃疡、抗血栓、抗氧化并延缓衰老。细辛具有免疫抑制及抗肾病变作用。丁香具有抗凝、抗血小板聚集、抗血栓形成、抗氧化、抗衰老,以及增强机体体液免疫功能的作用。此外,丁香挥发油是良好的天然促渗剂,可促进药物透皮吸收。生姜有镇痛、镇吐、抗炎、消肿的作用。醇提物有兴奋血管运动中枢、呼吸中枢、心脏的作用。

综上所述,保肾 1 号巴布剂在改善大鼠生存状态及肾功能方面有较好的疗效,能有效延缓肾衰竭进一步恶化,保护残肾功能,是治疗 CRF 的一种简便有效的方法,值得临床推广应用。

参 考 文 献

[1] 刘志红,黎磊石.慢性肾功能衰竭的防治[J].中国实用内科杂志,1997,17(6):321-322.

[2] 傅晓晴,武一曼,陈振彬,等.腺嘌呤制作肾阳虚型慢性肾功能衰竭大鼠

模型的电镜病理学研究[J].福建中医学院学报,2002,12(3):41-43.

[3] 肖炜,马云,傅江南.慢性肾衰动物模型方法学研究现状[J].中国实验动物学杂志,2002,12(3):176-179.

[4] Augustin A J, Lutz J. Intestinal, hepatic and renal production of thiobarbituric acid reactive substances and myeloperoxidase activity after temporary aortic occlusion and reperfusion[J]. Life Sci,1991,49(13):961-968.

[5] 沈映君.中药药理学[M].北京:人民卫生出版社,2000.

[6] 朱林平,徐宗佩.附子的药理作用研究进展[J].中华实用中西医杂志,2004,4(16):2464 -2466.

[7] 王璟.丁香药用价值介绍[J].基层中药杂志,2000,14(2):60-64.

[8] 沈琦,蔡贞贞,徐莲英.中药丁香促进 5-氟脲嘧啶透皮吸收的作用研究[J].中草药,1999,30(8):601-602.

[9] 雷载权.中药学[M].上海:上海科学技术出版社,1995.

保肾液离子导入治疗慢性肾衰竭临床观察

【摘要】 目的:观察保肾液离子导入治疗慢性肾衰竭的临床效果。方法:60 例患者随机分为治疗组和对照组,各 30 例,均进行常规治疗,治疗组加用保肾液离子导入,对照组加用尿毒清颗粒。结果:两组治疗后主要症状积分、血生化指标较治疗前均有明显改善($P<0.01$ 或 $P<0.05$),两组间比较差异无统计学意义($P>0.05$)。结论:保肾液离子导入具有改善临床症状和肾功能、延缓病情进展的作用。

【关键词】 慢性肾衰竭;肾阳虚型;中西医结合疗法;保肾液离子导入

2004 年 5 月至 10 月,本研究采用保肾液双肾区离子导入治疗慢性肾衰竭(CRF)肾阳虚型患者 30 例,效果较满意,现报道如下。

1 资料与方法

1.1 临床资料

60 例观察对象,均为湖北中医学院附属医院(现湖北省中医院)肾内科门诊及住院的慢性肾衰竭患者。将这些患者随机分为保肾液离子导入治疗组(治疗组)和尿毒清颗粒对照组(对照组),每组 30 例。根据中医辨证分型,两组均为肾阳虚型,均符合《中药新药临床研究指导原则(试行)》中有关慢性肾衰竭的诊断标准。两组患者在年龄、性别、病程、原发病(慢性肾小球肾炎、慢性肾盂肾炎、糖尿病肾病)、肾功能分期(肾功能不全代偿期、失代偿期、衰竭期)、治疗前主要症状(腰膝酸软、倦怠乏力、畏寒肢冷、食少纳呆、夜尿清长)积分等方面比较,均无显著性差异($P>0.05$),具有可比性。

1.2 治疗方法

两组均采用常规治疗,给予优质低蛋白、低磷、低脂饮食,补充必需氨基酸等;对症处理,如降压,纠正水和电解质紊乱、酸碱平衡失调,控制感染等。

（1）治疗组：取患者双侧第 1 腰椎至第 3 腰椎棘突旁开 1 寸区域（包括双侧肾俞穴），先用 75％乙醇预处理皮肤，再将 2 块浸透保肾液（由附子、肉桂、甘遂、冰片等组成）的衬垫（由 8 层无菌纱布制成，大小为 8 cm×12 cm），分别置于上述部位，再在衬垫上分置正负电极板，分别加盖纱布后加压固定（以双侧肾俞穴连线为加压线）。电极板分别接 LF-3 药物离子导入治疗仪（上海理达仪器厂生产）的正负输出极，以 2.5～5 mA 交替极性电流导入治疗，每次 20 min，每 3 天 1 次。10 次为 1 个疗程，共 2 个疗程。

（2）对照组：给予尿毒清颗粒（广州康臣药业有限公司生产）治疗，每天 8 时、14 时、20 时各以温开水冲服 10 g，疗程为 1 个月。

1.3 观察指标

参照《中药新药临床研究指导原则（试行）》中有关慢性肾衰竭的观察指标：中医症候（症状、舌象、脉象等），其程度用记分法表示；血常规、尿常规、肾功能（BUN、SCr）。观察指标于治疗前后各记录或检查 1 次。

1.4 疗效标准

临床疗效判定标准参照《中药新药临床研究指导原则（试行）》中有关慢性肾衰竭的疗效标准制定。

（1）显效：①临床症状积分减少≥60％；②肌酐清除率增加≥20％；③血肌酐降低≥20％。以上①项必备，②、③具备 1 项。

（2）有效：①临床症状积分减少≥30％；②肌酐清除率增加≥10％；③血肌酐降低≥10％。以上①项必备，②、③具备 1 项。

（3）稳定：①临床症状有所改善，临床症状积分减少＜30％；②肌酐清除率未降低，或增加＜20％；③血肌酐未升高，或降低＜10％。以上①项必备，②、③具备 1 项。

（4）无效：①临床症状未改善或加重；②肌酐清除率降低；③血肌酐升高。以上①项必备，②、③具备 1 项。

2 结果

2.1 两组临床疗效比较

两组临床疗效比较见表1。

表1 两组临床疗效比较

组别	例数	显效	有效	稳定	无效	总有效率/(%)
治疗组	30	9	11	3	7	76.67
对照组	30	6	10	6	8	73.33

2.2 两组治疗前后主要症状积分比较

两组治疗前后主要症状积分比较见表2。

表2 两组治疗前后主要症状积分比较

组别	例数	治疗前	治疗后	差值
治疗组	30	17.91±3.47	7.71±2.69$^\triangle$	10.20±2.19
对照组	30	17.85±4.22	7.32±3.01$^\triangle$	10.53±2.32

注:与本组治疗前比较,$^\triangle P<0.01$。

2.3 两组治疗前后血尿素氮(BUN)、血肌酐(SCr)及血红蛋白(Hb)结果比较

两组治疗前后BUN、SCr、Hb结果比较见表3。

表3 两组治疗前后BUN、SCr、Hb结果比较

组别	时间	BUN/(mmol/L)	SCr/(μmol/L)	Hb/(g/L)
治疗组	治疗前	11.27±4.21	280.06±62.27	25.79±6.23
	治疗后	9.38±3.20$^\triangle$	252.32±45.76$^\triangle$	39.80±6.71$^\triangle$
对照组	治疗前	12.46±3.16	285.06±65.42	25.63±6.83
	治疗后	9.60±2.48$^\triangle$	252.81±45.42$^\triangle$	38.20±7.05$^\triangle$

注:与本组治疗前比较,$^\triangle P<0.05$。

3 讨论

中药离子导入法是在中医理论指导下,根据电场内电荷同性相斥、异性相

吸原理，将中药有效成分通过特定部位导入人体，用以治疗疾病的一种独特方法。

保肾液方是针对肾阳虚型 CRF 的主要发病机制由经验方反复优化配制而成的。方中附子助阳补火、散寒止痛，为君药；肉桂补火助阳、温经通脉，为臣药；甘遂泄水逐饮、消肿散结，一则逐经络之停饮留湿，消除体内潴留之水，二则制附子、肉桂的辛热之性，防温燥太过伤阴，为佐药；冰片为使药。诸药合用，辛而不燥，热而不伤阴，有行有散有下，共奏温肾升阳、利水化湿之效。

肾俞为肾的背俞穴，具有补肾益精、纳气利水、强腰聪耳之功。肾阳虚者蒸腾气化无力，分清别浊无权，致水湿内停，浊邪内留；肾阳虚者一身阳气俱虚，诸脏腑功能失调，如是本虚标实、虚实夹杂，则为肾阳虚型 CRF 的病机。采用保肾液双肾区离子导入治疗肾阳虚型 CRF，可防止口服给药所致的药物生物利用度低，或药物在代谢和吸收过程中产生的动力学变化，避免肝脏首过效应，有利于药物直达病所。另外，直流电可使人体产生电生理或生物学变化，通过神经或体液调节机体状态，加上保肾液进入人体后产生的药理作用，两者相互协调，共同发挥治疗作用。临床观察表明，保肾液离子导入治疗肾阳虚型 CRF 有较好的效果，能明显改善患者临床症状，减轻贫血，改善肾功能，延缓 CRF 进展，提高患者生活质量，临床应用安全有效，无毒副作用。

参 考 文 献

郑筱萸.中药新药临床研究指导原则(试行)[M].北京:中国医药科技出版社,2002.

保肾巴布剂干预亚健康肾虚证的临床研究

亚健康状态是人们在追求高效、快节奏生活的同时产生的一种疾病状态。随着社会经济的发展,人们提高生活质量的愿望越来越强烈,如何缓解身体亚健康带来的不适,是医学界急需解决的问题。2010—2011 年三伏期间,湖北省中医院采用保肾巴布剂三伏穴位敷贴干预亚健康肾虚证患者 70 例,疗效满意,现报道如下。

1 临床资料

1.1 诊断标准

1.1.1 亚健康诊断标准 依据 2006 年中华中医药学会发布的《亚健康中医临床指南》中亚健康的诊断标准,患者经常出现疲劳、失眠、四肢躯体疼痛,常郁郁寡欢、烦躁不安、急躁、容易生气,有恐惧心理,胆小怕事,常常忘记刚发生的事情,注意力明显不集中,不愿与陌生人交往或是与陌生人交往时异常紧张,社会适应能力下降等,如果上述症状出现并且持续 3 个月以上,且没有其他疾病能够解释该症状的发生,那么可以诊断为亚健康。

1.1.2 肾阳虚证与肾阴虚证的判断标准 依据《中药新药临床研究指导原则(试行)》拟定肾阳虚证与肾阴虚证的判断标准。

①肾阳虚证:患者腰膝酸软,畏寒肢冷,性欲减退,精神萎靡,夜尿频多,下肢水肿,动则气促,发槁齿摇,舌质淡,苔白,脉沉迟无力。

②肾阴虚证:患者腰膝酸软,五心烦热,眩晕耳鸣,或耳聋,口燥咽干,潮热盗汗,或骨蒸发热,形体消瘦,失眠健忘,齿松发脱,遗精,早泄,经少、经闭,舌质红少津,少苔或无苔,脉细数。

1.2 病例分组

将 120 例亚健康患者进行随机分组。保肾巴布剂组 70 例,使用保肾巴布剂治疗;空白对照组 50 例,不予以敷贴处理。

2 治疗方法

2.1 药物制备

2.1.1 药物来源 药物由湖北省中医院和武汉名实生物医药科技有限责任公司联合制备。

2.1.2 药物组成 保肾1号巴布剂由附片、肉桂、细辛、丁香、花椒、穿山龙、生姜等组成。保肾2号巴布剂由黄精、肉桂、生姜、丁香、花椒、分心木、冰片等组成。

2.1.3 巴布剂基质 卡波树脂、甘油、桃胶、明胶、聚丙烯酸钠、氢氧化钠及蒸馏水。

2.1.4 保肾巴布剂制备 将药物熬制成膏，与巴布剂基质按比例混合，均匀置于无纺布上，待其自然干燥，每片 3.5 cm×3.5 cm 大小，盖上塑料膜。

2.2 干预方法

(1) 保肾巴布剂组：将保肾巴布剂敷贴于命门穴、双肾俞穴、双复溜穴，干预在三伏天进行，每伏的第1天敷贴1次（每10天敷贴1次），每次 4～6 h，共3次。中医辨证分型为肾阳虚证、肾阴虚证的患者，分别使用保肾1号巴布剂、保肾2号巴布剂。嘱患者生活、饮食、起居要有规律。

(2) 空白对照组：不予以敷贴处理，嘱患者生活、饮食、起居要有规律。

3 结果

3.1 疗效判定标准

参照《中药新药临床研究指导原则（试行）》，将肾虚症状按轻、中、重分别记为3分、6分、9分，以此进行分级量化，并制定如下临床疗效标准：①临床控制，证候积分减少≥95%；②显效，70%≤证候积分减少<95%；③有效，30%≤证候积分减少<70%；④无效，证候积分减少<30%。

注：证候积分减少=[（干预前证候积分－干预后证候积分）/干预前证候积分]×100%。

3.2 结果

两组病例干预后临床疗效比较见表1。

表1　两组病例干预后临床疗效比较

组别	例数	临床控制	显效	有效	无效	总有效率/(%)
保肾巴布剂组	70	12	22	22	14	80.00*
空白对照组	50	0	1	23	26	48.00

注:与空白对照组比较,* $P < 0.05$。

4　讨论

清代吴师机认为"外治之理即内治之理,外治之药亦即内治之药"。我们依据《理瀹骈文》的描述,基于中医基础理论,以中医经络学为指导,选取适合的穴位,辨证论治,采用能够针对证候发挥疗效的药物,将其制成敷贴,刺激体表的特定穴位,用以防治亚健康肾阳虚证、肾阴虚证。

保肾1号巴布剂由附子、肉桂、细辛、丁香、花椒、穿山龙、生姜等组成。其中君药为附子,取其辛热之性,温补肾阳,回阳救逆、助命门之火、散寒止痛。肉桂性热,味辛甘,补益阳气,祛除寒气,温热止痛,温通经脉,内服肉桂容易产生动血、生热以及损伤阴液的副作用,但是将其用在敷贴药物中,肉桂的辛热之性能够温阳以散寒,却没有动血损伤阴液的副作用;细辛,性温,内服用量通常较小,能够祛除风寒,通利诸窍,止痛,向上宣通肺气、向下温补肾气。肉桂和细辛共同承担臣药的职能。丁香温肾助阳,散寒止痛;花椒温补脾肾;穿山龙,微寒、苦,具有祛风湿、活血通络、清肺化痰的功效,起到清热滋阴的作用,可制约附子、肉桂的辛热之性,防止温燥太过而伤阴,这三者共为佐药。生姜,辛温,解表行水消肿,为使药,助诸药开达腠理。以上药物共同发挥温补肾阳、利水化湿的功效,用以干预亚健康肾阳虚证。

保肾2号巴布剂由黄精、肉桂、生姜、丁香、花椒、分心木、冰片等组成。其中黄精为君药,其性味甘平,归肺、脾、肾经,滋阴益气,补肾填精。分心木味苦、涩,性平,《本草再新》称其能够"健脾固肾",与肉桂共为臣药,起到固肾收敛的功效。丁香能够温中降逆、补肾助阳，花椒温补脾肾，同用取其反佐之功效，以防滋阴药之腻滞，再加生姜发汗解表、和脾行水消肿，三者共为佐药。其中再加入辛、苦、微寒的冰片，散郁积之火，能够"透骨热"，是因为其性"走而不守"，在本方中作为使药。以上药物共同发挥作用，滋阴而不腻，具有滋阴补肾、益精填髓的功效，用来干预亚健康肾阴虚证。

本研究通过对临床 120 例亚健康患者的分组干预，对疗效进行观察比较，经统计学检验，结果显示，保肾巴布剂组总有效率为 80.00%，空白对照组总有效率为 48%，两组总有效率差异有统计学意义（$P < 0.05$），这表明应用保肾巴布剂三伏穴位敷贴是干预亚健康肾虚证的有效手段。

穴位敷贴是中医干预疾病的重要手段之一。保肾巴布剂三伏穴位敷贴简便易行、经济高效、安全，体现了中医整体观念、辨证论治、"治未病"思想，是中医特色外治疗法，也是平衡阴阳、调节脏腑气血功能、维持机体正常功能活动、增强免疫功能、干预亚健康状态的有效方法。

参 考 文 献

[1] 中华中医药学会. 亚健康中医临床指南[M]. 北京：中国中医药出版社，2006.

[2] 郑筱萸. 中药新药临床研究指导原则（试行）[M]. 北京：中国医药科技出版社，2002.

小蓟饮子各配伍组对关木通肾毒性的比较研究

【摘要】　目的：研究小蓟饮子中君药、臣药、佐药、使药对关木通的减毒作用。方法：将 40 只大鼠随机分为关木通对照组、君药（生地黄）＋关木通组、臣药（小蓟、藕节、蒲黄）＋关木通组、佐药（滑石、淡竹叶、栀子、当归）＋关木通组、使药（炙甘草）＋关木通组，每组 8 只，灌胃 3 周，观察大鼠一般情况及相关肾功能指标，并测定各组马兜铃酸Ⅰ的含量。结果：君药＋关木通组、臣药＋关木通组大鼠的一般情况较关木通对照组有明显改善，相关肾功能指标（BUN、SCr）水平明显低于关木通对照组（$P<0.01$），马兜铃酸Ⅰ的含量也低于关木通对照组。结论：小蓟饮子中的君药、臣药能减轻关木通的肾毒性。

【关键词】　关木通；小蓟饮子；肾毒性

1993 年以来，国内外陆续有关于关木通等中草药引起肾毒性的报道。传统经方根据君、臣、佐、使的配伍原则组方，为有毒中药的减毒使用提供了一条有效途径。本研究选用小蓟饮子中的君药、臣药、佐药、使药进行减毒作用实验研究，观察各组药液对实验大鼠一般情况的影响及对肾功能的影响，并对各组药液进行马兜铃酸（AA）Ⅰ含量测定。现报道如下。

1　材料与方法

1.1　动物及分组

SD 雄性大鼠，体重（250±10）g（购于华中科技大学同济医学院实验动物中心），清洁级饲养。将大鼠随机分为关木通对照组、君药（生地黄）＋关木通组、臣药（小蓟、藕节、蒲黄）＋关木通组、佐药（滑石、淡竹叶、栀子、当归）＋关木通组、使药（炙甘草）＋关木通组。每组 8 只。

注：国家药品监督管理局已取消关木通（马兜铃科）的药用标准，此处仅作研究用，临床不推荐使用。

1.2 药物

各中药材（均购自湖北省中医院药剂科），马兜铃酸对照品（Sigma 公司）。

1.3 药液制备

各组药液中关木通含量一致，每组其余各药的用量根据原方比例而定。取各组生药，清水浸泡 30 min，煮沸 30 min 后倾出药液，残渣再加清水煮沸 20 min，两次药液合并后过滤，浓缩至每毫升水煎液中含关木通含量为 2 g。

1.4 实验方法

各组大鼠分别给予对应中药水煎液，按关木通含量以每天 24 g/kg 的剂量灌胃，每天 1 次，连续给药 3 周。观察各组大鼠的一般情况，包括毛色、活动、饮食和体重。3 周后，于实验结束当天予以乙醚麻醉，选取眼静脉采血，送湖北省中医院检验科测定相关肾功能指标（BUN、SCr）。

1.5 马兜铃酸含量测定

采用高效液相色谱法检测水煎液。分别取各组水煎液，用 0.45 μm 滤膜过滤，进样 20 μL，记录峰面积，计算马兜铃酸含量。色谱条件：以甲醇-水-冰醋酸（75：24：1）为流动相，紫外检测波长为 320 nm，流速为 1.0 mL/min。

1.6 统计学处理

使用 SPSS 12.0 软件进行分析，数据以 $\bar{x} \pm s$ 表示，组间比较采用 t 检验。

2 结果

2.1 各组大鼠一般情况

各组大鼠的一般情况见表 1。

表 1 各组大鼠的一般情况

组别	例数	毛色	活动	饮食	体重
关木通对照组	8	干枯，无光泽	倦怠，反应迟钝	食欲差，食量明显减少	明显减轻
君药＋关木通组	8	尚润泽	稍倦怠，反应较灵敏	食欲一般，食量稍减少	无明显减轻

组别	例数	毛色	活动	饮食	体重
臣药+关木通组	8	尚润泽	稍倦怠,反应较灵敏	食欲一般,食量稍减少	无明显减轻
佐药+关木通组	8	干枯,无光泽	倦怠,反应迟钝	食欲差,食量明显减少	明显减轻
使药+关木通组	8	干枯,无光泽	倦怠,反应迟钝	食欲差,食量明显减少	明显减轻

2.2 各组大鼠肾功能指标比较

各组大鼠肾功能指标比较见表2。

表2 各组大鼠肾功能指标比较

组别	例数	BUN/(mmol/L)	SCr/(μmol/L)
关木通对照组	8	25.74 ± 2.59	146.63 ± 22.89
君药+关木通组	8	$5.93\pm1.26^{\triangle}$	$53.75\pm11.56^{\triangle}$
臣药+关木通组	8	$5.46\pm1.06^{\triangle}$	$53.00\pm6.14^{\triangle}$
佐药+关木通组	8	24.43 ± 2.11	125.88 ± 18.11
使药+关木通组	8	27.39 ± 2.86	145.25 ± 33.58

注:与关木通对照组比较,$^{\triangle}P<0.01$。

2.3 各组水煎液马兜铃酸含量

经过方法学验证,在该色谱条件下,线性范围良好,准确度和精密度较高,马兜铃酸峰可以与其他杂质峰完全分离,峰形对称。经计算,各组水煎液中马兜铃酸Ⅰ的含量分别为 0.6034 mg/mL、0.1119 mg/mL、0.1600 mg/mL、1.0549 mg/mL、1.0910 mg/mL。见图1。

3 讨论

马兜铃酸肾病的报道,引起了人们对包括关木通在内的 40 余味马兜铃属中草药的恐惧,有的甚至因此而完全排斥中草药,否定其作用,这无疑阻碍了中医药的正常健康发展。在中医药逐步国际化的进程中,对中药安全合理使用方

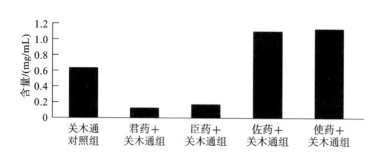

图 1　各组水煎液中马兜铃酸 I 的含量

法的研究显得尤为重要。

　　药物的配伍应用是中医用药的主要形式,是方剂学的精髓,合理的配伍可调其偏性,制其毒性,使不良反应减少或消除,使各具特性的药物综合起来发挥作用。本研究选用了既往使用关木通的经方小蓟饮子进行研究,对其君药、臣药、佐药、使药的减毒作用进行实验研究。结果发现,君药＋关木通组、臣药＋关木通组大鼠毛色尚润泽,反应灵敏,饮食尚可,体重无明显减轻,且相关肾功能指标(BUN、SCr)水平明显低于关木通对照组。这说明小蓟饮子中的君药、臣药对关木通的肾毒性有一定的减轻作用。

　　关木通为马兜铃属植物东北马兜铃的木质茎,含马兜铃酸 I 及马兜铃酸 IV 等成分。目前认为关木通引起肾毒性的主要成分为马兜铃酸 I、马兜铃酸 II、马兜铃酸 B、马兜铃酸 C、马兜铃酸 D。日本报道以马兜铃酸 I、马兜铃酸 II、马兜铃酸 D 为主,而在比利时以马兜铃酸 I、马兜铃酸 II、马兜铃酸 B、马兜铃酸 C 为主。国内李恒等的动物实验也证实:关木通提取的纯品马兜铃酸 I 所致大鼠急性肾损伤与关木通所致大鼠急性肾损伤比较,两者非常相似。本研究采用高效液相色谱法对各实验组的马兜铃酸 I 含量进行测定,结果发现,君药＋关木通组、臣药＋关木通组的马兜铃酸 I 的含量明显低于关木通对照组,表明小蓟饮子中的君药、臣药能降低关木通中马兜铃酸 I 的含量。通过本实验,我们发现小蓟饮子中的君药、臣药能减轻关木通的肾毒性,但这两种减毒配伍究竟通过哪些具体途径或哪些药物成分达到减毒功效,值得我们进行更深入的研究。

参 考 文 献

[1] 段富津.方剂学[M].上海:上海科学技术出版社,1995.

[2] 范颖,马骥.复方配伍研究探讨[J].中国中医基础医学杂志,2003,9(1):56-57.

[3] 徐国钧,何宏贤,徐珞珊,等.中国药材学[M].北京:中国医药科技出版社,1996.

[4] 饶向荣,李深,李秀英,等.对美国 FDA 关于含马兜铃酸中草药肾损害两个通告的分析[J].中国中医药信息杂志,2001,8(2):82-86.

[5] 李恒,刘志红,裘奇,等.马兜铃酸-Ⅰ所致大鼠急性肾损伤的实验研究[J].中华肾脏病杂志,2002,18(1):53-55.

中西医结合治疗慢性肾衰竭临床观察

2005 年以来,笔者在导师指导下,采用中西医结合方法治疗慢性肾衰竭 (CRF)40 例,取得了较好疗效,现报道如下。

1 临床资料

本研究共纳入观察病例 40 例,其中男 19 例,女 21 例;年龄 31～74 岁;病程 2～15 年;血肌酐 387～715 μmol/L,血尿素氮 12～35 mmol/L;糖尿病肾病 7 例,慢性肾小球肾炎 10 例,慢性肾盂肾炎 17 例,狼疮性肾炎 1 例,药物性肾损害 2 例,原因未明 3 例;伴贫血 30 例,伴高血压 19 例。

临床表现:腰膝酸软(28 例),倦怠乏力(40 例),畏寒肢冷(17 例),五心烦热 (23 例),食少纳呆(17 例),下肢水肿(36 例),夜尿清长(31 例),尿血(29 例)。诊断标准依据《实用内科学》中有关诊断标准拟定。

2 治疗方法

2.1 饮食疗法

(1) 限制蛋白质摄入量:患者蛋白质的摄入量宜根据肾小球滤过率(GFR)调整。一般认为,GFR 降至 50 mL/min 以下者,应限制蛋白质摄入量:GFR 为 10～20 mL/min 者,每日蛋白质摄入量为 0.6 g/kg;GFR 大于 20 mL/min 者,每日蛋白质摄入量可至 0.7 g/kg。每日摄入的蛋白质中 50％～60％ 必须是富含必需氨基酸的蛋白质,如鸡蛋、鱼、瘦肉和牛奶等;少食富含植物蛋白的食物,如花生及其制品等。为了限制植物蛋白的摄入,可部分采用小麦淀粉(澄面)作为主食来代替大米、面粉。

(2) 高热量摄入:患者每日至少需要摄入 125.6 kJ(以每千克体重计)热量,消瘦者或肥胖者酌情加减。

(3) 其他:①钠的摄入:除水肿、高血压和少尿患者要限制食盐外,一般不宜严格限制。②给予低磷饮食:每日不超过 600 mg。③饮水:尿少、水肿、心力衰竭者,严格控制进水量,尿量>1000 mL 而又无水肿者,不宜限制水的摄入量。

2.2 西药治疗

高血压者,口服降压药控制血压;糖尿病者,用药物控制血糖;已服用激素者,可在医生指导下逐步减少用量;酸中毒者,可服用小苏打纠正酸中毒;低钙血症者,加服钙片;伴贫血者,皮下注射促红细胞生成素,50 U/kg,隔日 1 次,6～8 周后,当红细胞比容上升到 30％～40％后,改为维持量(25 U/kg)。

2.3 中药治疗

在西医治疗的基础上,使用湖北省中医院经验方:黄芪、当归、益母草、制何首乌、肉苁蓉、菟丝子各 9 g,白术、茯苓、姜半夏、川芎、丹参、大黄、淫羊藿各 6 g,菊花、甘草各 3 g。

加减:呕吐甚者加竹茹 6 g,枳实 9 g;尿血者加生地黄 15 g、小蓟 9 g、白茅根 9 g;便血者加生地榆 9 g、槐花 9 g、黄连 6 g;水肿甚者,白术和益母草加至 15 g,加桂枝 6 g。

每日 1 剂,加水 500 mL,浓煎至 200 mL,分 2 次饭后温服。1 个月为 1 个疗程。

3 治疗结果

3.1 疗效标准

本研究的疗效标准参照《中药新药临床研究指导原则(试行)》制定。①显效(21 例),血肌酐降低≥30％,临床症状明显好转;②有效(16 例),20％≤血肌酐降低＜30％,临床症状有所好转;③无效(3 例),不符合显效或有效标准。总有效率为 92.5％。

3.2 治疗前后血肌酐、血尿素氮变化

治疗前后血肌酐、血尿素氮变化见表 1。

表 1　治疗前后血肌酐、血尿素氮变化($n=40,\bar{x}\pm s$)

项目	治疗前	治疗 3 周后
血肌酐/(μmol/L)	486.34±176.18	333.16±130.22*
血尿素氮/(mmol/L)	22.56±9.47	16.35±7.81

注:与治疗前比较,* $P<0.01$。

4　体会

CRF 是一组难治性的临床综合症候群。目前，现代医学使用血液净化方法治疗终末期 CRF，以延长患者生命。但在延缓 CRF 进程和阻断恶性循环方面，尚未取得根本性突破。笔者认为，充分发挥中医药多途径、多层次、多环节、全身调节的优势，配合西药调动其他脏腑的代偿功能，发挥机体自身调节机制，保护残存肾功能，延缓慢性肾功能不全的进程，是当前最有希望取得某些突破的 CRF 治疗方法。

治疗原发病和纠正可逆因素是治疗 CRF 的关键。CRF 非透析治疗的基本原理包括以下方面。

（1）减少尿毒症毒素和代谢废物的蓄积，利用肾外途径增加尿毒症毒素的排出。

（2）避免或消除能导致 CRF 急剧恶化的因素。

（3）治疗原发病，控制导致 CRF 渐进性发展的各种因素。

（4）针对各系统症状和并发症进行治疗。

中医治疗主要针对脾肾气虚、脾肾阳虚、肝肾阴虚、气阴两虚和阴阳两虚五个证型辨证选方。由于 CRF 具有以脾肾亏虚为本、湿毒内蕴为标的特点，应注重虚实并理、补泻合用和攻补兼施。对肾衰竭者，除要激发肾的代偿功能和保护肾脏外，还要积极调整其他脏腑，尤其要调整脾的运化功能。对水路不畅者，活血祛瘀是必要手段。方中黄芪、白术、茯苓、姜半夏健脾补气、利水化湿（浊），以促进脾对水的运化和对气化的代偿。为了激发肾的代偿功能，除要补肾阳外，还要补精、固精、通便，所以选用制何首乌、肉苁蓉、淫羊藿、菟丝子；由于改善血液循环是全身性的，且须兼顾活血而不伤血，故选用丹参、川芎、当归、益母草、大黄，益母草能利水消肿，大黄可泄浊排毒。由于肝肾之气宜于升发，郁则助热生风，故少量用菊花疏散肝热，以调理气机。

中医药治疗 CRF 特色显著，前景广阔，但也存在不少待解决的问题。因此，今后应注意与西医相结合，发挥优势，弥补不足，互相协助，进一步提高临床治疗效果。

参 考 文 献

［1］陈灏珠.实用内科学［M］.10 版.北京:人民卫生出版社,1997.

［2］郑筱萸.中药新药临床研究指导原则(试行)［M］.北京:中国医药科技出版社,2002.

中西医结合治疗慢性肾衰竭的临床观察

【摘要】 目的：观察中西医结合治疗慢性肾衰竭（CRF）的临床效果。方法：将135例患者随机分为三组，A组为西医治疗加尿毒清颗粒加保肾膏三伏穴位敷贴治疗组，B组为西医治疗加尿毒清颗粒加保肾膏非三伏穴位敷贴对照组，C组为西医治疗加尿毒清颗粒对照组，每组45例。结果：A组在总有效率，降低血尿素氮、血肌酐、24 h尿蛋白定量及升高肌酐清除率、血红蛋白、血白蛋白方面与B、C两组比较，差异均有统计学意义（$P<0.05$）。结论：中西医结合加三伏穴位敷贴能有效改善患者临床症状及各项实验室指标。

【关键词】 慢性肾衰竭；中西医结合疗法；保肾膏；穴位敷贴；三伏天

近年来，笔者采用中西医结合加三伏穴位敷贴治疗慢性肾衰竭（CRF），收到良好效果，现将临床观察结果报道如下。

1 资料与方法

1.1 病例选择及分组

参照《中药新药临床研究指导原则（试行）》中慢性肾衰竭（CRF）的诊断标准，选取2003年6月至2005年6月在湖北省中医院就诊的患者135例，随机分为三组：A组（45例），西医治疗加尿毒清颗粒加保肾膏三伏穴位敷贴治疗组；B组（45例），西医治疗加尿毒清颗粒加保肾膏非三伏穴位敷贴对照组；C组（45例），西医治疗加尿毒清颗粒对照组。

1.2 一般资料

本研究共纳入观察病例135例：住院患者23例，门诊患者112例；男73例，女62例；年龄18～65岁，平均38.65岁；病程1～22年，平均5.68年；原发性慢性肾小球肾炎68例，慢性肾盂肾炎45例，糖尿病肾病22例；CRF代偿期40例，失代偿期68例，肾衰竭期27例。三组患者在性别、年龄、病程、原发病、肾功能分期等方面比较，差异均无统计学意义（$P>0.05$），具有可比性。

1.3 治疗方法

1.3.1 药物来源 保肾膏由湖北省中医院制剂中心制作。保肾膏1号由肉桂、丁香、淫羊藿、肉苁蓉、乌梅、花椒组成。保肾膏2号由丁香、川牛膝、何首乌、乌梅、花椒组成。保肾膏3号由肉桂、丁香、川牛膝、何首乌、花椒组成。将上药按一定比例混合,研磨成细粉,再加生姜汁、蜂蜜按一定比例调成糊状,密封保存。

尿毒清颗粒由广州康臣药业有限公司生产,5克/包,批号为20030428,是治疗慢性肾衰竭的常用中成药。

1.3.2 方法 三组均予以优质低蛋白、低磷、低脂饮食,采用补充必需氨基酸等支持疗法,对症处理,如降压、纠正水和电解质紊乱及酸碱平衡失调、利尿消肿、控制感染、改善微循环、纠正肾性贫血等。

（1）C组:在上述治疗的基础上,加尿毒清颗粒,温开水冲服,每天4次,6时、12时、18时各服5 g,22时服10 g。

（2）A组:在C组治疗的基础上,另将保肾膏调制成五分硬币大小,敷贴于双肾俞、命门、双复溜穴。治疗在三伏天进行,每伏的第1天敷贴1次（每10天敷贴1次）,每次4 Ch。中医辨证分型为肾阳虚型、肾阴虚型、肾阴阳两虚型的患者,分别使用保肾膏1号、保肾膏2号、保肾膏3号敷贴。

（3）B组:与A组治疗方法一样,仅治疗在非三伏天进行。

1.4 疗效标准

本研究疗效标准参照《中药新药临床研究指导原则（试行）》制定。

（1）显效:①临床症状积分减少≥60%;②肌酐清除率增加≥20%;③血肌酐降低≥20%。以上①项必备,②、③具备一项。

（2）有效:①30%≤临床症状积分减少<60%;②10%≤肌酐清除率增加<20%;③30%≤血肌酐降低<20%;④治疗前后以血肌酐的对数或倒数进行直线回归分析,其斜率有明显意义。以上①项必备,其他具备一项。

（3）稳定:①临床症状有改善,临床症状积分减少<30%;②肌酐清除率无降低,或肌酐清除率增加<10%;③血肌酐未升高,或血肌酐降低<10%。以上

①项必备,②、③具备一项。

（4）无效:①临床症状无改善或加重;②肌酐清除率降低;③血肌酐升高。以上①项必备,②、③具备一项。

1.5 观察指标及统计学方法

观察患者治疗前后临床症状及实验室检查指标的变化。实验室检查指标包括 24 h 尿蛋白定量(24hUPQ)、血肌酐(SCr)、血尿素氮(BUN)、肌酐清除率(CCr)、血清白蛋白(Alb)、血红蛋白(Hb)。

所有数据均运用医学统计软件 SPSS 11.0 处理,计量资料分析采用 t 检验,计数资料分析采用卡方检验,等级资料分析采用 Ridit 分析。

2 结果

2.1 三组临床疗效比较

三组临床疗效比较见表1。

表 1 三组临床疗效比较

组别	例数	显效	有效	稳定	无效	总有效率/(%)
A 组	45	6	18	11	10	77.78*
B 组	45	3	14	15	13	71.11
C 组	45	1	13	17	14	68.89

注:与 B、C 组比较,* $P<0.05$。

2.2 三组治疗前后临床症状积分比较

三组治疗前后临床症状积分比较见表2。

表 2 三组治疗前后临床症状积分比较($\bar{x}\pm s$)

组别	例数	治疗前	治疗后	分差
A 组	45	22.45±7.72	11.32±4.75△	11.13±1.35*
B 组	45	21.33±7.44	11.46±4.37△	9.87±1.28
C 组	45	21.64±7.37	12.33±4.63△	9.31±1.30

注:与本组治疗前比较,△ $P<0.05$;与 B、C 组比较,* $P<0.05$。

2.3 三组治疗前后 BUN、SCr 及 CCr 结果比较

三组治疗前后 BUN、SCr、CCr 结果比较见表 3。

表 3 三组治疗前后 BUN、SCr、CCr 结果比较($\bar{x}\pm s$)

组别	时间	BUN/(mmol/L)	SCr/(μmol/L)	CCr/(mL/min)
A 组	治疗前	13.47±3.14	372.69±63.80	27.45±7.29
	治疗后	9.76±2.96△*	317.89±49.20△*	35.44±7.30△*
B 组	治疗前	12.96±3.28	374.78±58.67	27.81±7.97
	治疗后	11.32±3.03△	345.12±55.52△	31.72±7.03△
C 组	治疗前	13.06±4.87	376.13±60.70	28.51±8.19
	治疗后	11.30±3.28△	353.23±45.91△	31.92±7.38△

注:与本组治疗前比较,△$P<0.05$;与 B、C 组同期比较,* $P<0.05$。

2.4 三组治疗前后 24hUPQ、Hb、Alb 结果比较

三组治疗前后 24hUPQ、Hb、Alb 结果比较见表 4。

表 4 三组治疗前后 24hUPQ、Hb、Alb 结果比较($\bar{x}\pm s$)

组别	时间	24hUPQ/(g/24 h)	Hb/(g/L)	Alb/(g/L)
A 组	治疗前	1.42±0.75	80.27±12.36	27.33±5.73
	治疗后	0.75±0.36△*	93.47±13.46△*	33.15±5.92△*
B 组	治疗前	1.45±0.68	80.13±12.12	26.51±5.85
	治疗后	0.95±0.40△	86.63±12.88△	30.08±5.89△
C 组	治疗前	1.47±0.62	79.46±11.97	26.74±5.67
	治疗后	1.18±0.48△	84.84±13.26△	29.11±5.49△

注:与本组治疗前比较,△$P<0.05$;与 B、C 组同期比较,* $P<0.05$。

3 讨论

中医学认为,慢性肾衰竭(CRF)属"水肿""关格""虚劳""癃闭""溺毒""腰痛""肾风"等病证范畴,其病机虚实夹杂,阴阳交损,单一治法往往顾此失彼。穴位敷贴疗法是在中医整体观、经络学说和透皮吸收理论的指导下,将药物敷贴在人体体表特定部位以治疗疾病的一种方法。它通过腧穴相互协同、相互排斥的整体性及每个腧穴的特殊性,使药物较长时间作用于腧穴或释放到全身,

继而产生整体调节作用。敷贴疗法还可避免肝脏的首过效应、胃肠道副作用及耐药性，能使药物直达病所发挥作用。肾俞穴属足太阳膀胱经，为肾的背俞穴，具有补肾益精、纳气利水、强腰聪耳之功；复溜穴属足少阴肾经，具有滋阴补肾、通调水道之功；命门穴属督脉，具有补肾壮阳、益气固本之功。保肾膏1号以肉桂为君药，补火助阳、散寒止痛、温经通脉；淫羊藿、肉苁蓉、丁香三药共为臣药，以加强肉桂温肾助阳之功；花椒温补脾肾，为佐药；乌梅养阴生津，取其反佐之作用。诸药合用，温而不燥，补阳而不伤阴，散收合用，共奏温肾壮阳之功。保肾膏2号以何首乌为君药，补肝肾、益精血；川牛膝与乌梅共为臣药，合用取其"酸甘化阴"之意，以加强何首乌滋补肾阴之功；丁香温中降逆、补肾助阳；花椒温补脾肾，两者同用取其反佐之功，以防滋阴药之腻滞。诸药合用，滋而不腻，共奏滋阴补肾之功。保肾膏3号中，肉桂辛甘且热，善于温肾助阳，何首乌甘涩微温，善于补肝肾，益精血，二者配伍，能补阴助阳，共为君药；丁香、花椒加强补肾助阳之功，川牛膝补肝肾、引火下行，共为臣药。诸药合用，阴阳并补。

《黄帝内经》中物候学思想认为，人是自然的一部分，人与自然同处于同一生态体系，故自然气候、物候变化直接影响着人体的生理病理变化。人体脉象变化是随四时春温、夏暖、秋凉、冬寒及春生夏长、秋收冬藏的气候、物候变化，而有春弦、夏洪、秋毛、冬石的生理变化的，因此不同岁运岁气之纪的药食五味之所宜是不同的。择季用药是一种根据机体生理病理随季节变化的相应规律给予辨证论治，并达到最佳治疗效果的治疗方法，它是时间医学中择时用药的一部分，属于中医学因时制宜这一治疗原则范畴。CRF患者以肾阳虚为主，或阳损及阴出现阴阳两虚。根据《素问·四气调神大论》中"春夏养阳"之原则，以及中医"天人相应"之治则，春夏为阳升阳旺之季，人之阳气亦随之而旺，人应顺应季节变化，珍惜养护人体之阳气。选择三伏天治疗是因盛夏气候炎热，此时阳气最盛，人体腠理开泄透达，营卫通达，人体之阳气若得天阳相助，配以辛温、走窜、通经之药物，通过刺激相关穴位，疏通经络、温阳益气、温补脾肾，增强机体免疫功能，可起到防病治病的作用。

在西医治疗的基础上，采用内服中药加三伏穴位敷贴的方法治疗CRF，有助于药物有效成分通过经络、穴位的作用直达病所,增强患者免疫功能、调节蛋白质代谢、改善肾功能,延缓病情进展,是一种治疗 CRF 的简便、有效的方法。

参 考 文 献

郑筱萸.中药新药临床研究指导原则(试行)[M].北京:中国医药科技出版社,2002.

小蓟饮子及其配伍对关木通减毒作用的实验研究

【摘要】 目的:了解小蓟饮子减轻关木通肾毒性作用的途径。方法:将56只大鼠随机分为7组,每组8只,分别给予生理盐水(A组)、关木通水煎液(B组)、小蓟饮子水煎液(C组)及关木通分别与小蓟饮子中君药(D组)、臣药(E组)、佐药(F组)、使药(G组)配伍的水煎液灌胃,3周后测定相关肾功能指标并进行肾组织形态学检查。结果:小蓟饮子全方组(C组),关木通与小蓟饮子中君药、臣药配伍组(D、E组)大鼠肾功能与A组相比差异无统计学意义($P>0.05$),肾组织形态学改变也轻微。结论:小蓟饮子全方及其君药、臣药能够减轻关木通肾毒性。

【关键词】 小蓟饮子;配伍;关木通;肾毒性

近年来对关木通等含马兜铃酸(AA)的中药引起的肾损害已陆续有文献报道,马兜铃酸肾病(AAN)在国际上引起了广泛关注。笔者在长期临床工作中发现,关木通在小蓟饮子等经方中有使用,提示小蓟饮子可能具有抑制关木通所含马兜铃酸的肾毒性的作用。根据中药配伍增效减毒的基本理论和实践经验,笔者拟通过动物实验研究小蓟饮子及其配伍对关木通的减毒作用。

1 材料与方法

1.1 动物及分组

56只SD雄性大鼠,体重(250 ± 10) g,购于华中科技大学同济医学院实验动物中心,生产许可证号为SCXK(鄂)2004-0007。将大鼠随机分为7组:①A组:正常对照组。②B组:关木通对照组。③C组:小蓟饮子全方组(关木通、生地黄、小蓟、藕节、蒲黄、滑石、淡竹叶、栀子、当归、炙甘草)。④D组:关木通＋君药组(关木通、生地黄)。⑤E组:关木通＋臣药组(关木通、小蓟、藕节、蒲

注:国家药品监督管理局已取消关木通(马兜铃科)的药用标准,此处仅作研究用,临床不推荐使用。

黄)。⑥F组:关木通+佐药组(关木通、滑石、淡竹叶、栀子、当归)。⑦G组:关木通+使药组(关木通、炙甘草)。每组8只。

1.2 药液制备

各组实验中药材均购自湖北省中医院药剂科,各组药液中关木通含量一致,每组其余各药的用量根据原方比例而定。取各组原药材,清水浸泡30 min,煮沸30 min后,倾出药液,残渣再加清水煮沸20 min,两次药液合并后过滤,浓缩至每毫升水煎液中关木通含量为2 g。

1.3 给药

本研究采用灌胃给药,每天1次,连续3周,A组每只大鼠每天给予3 mL生理盐水灌胃,其余各组每只大鼠每天给予3 mL各组药材水煎液灌胃。给药期间各组大鼠自由饮水和进食。

1.4 生化指标检测

各组大鼠分别于实验结束当天进行眼静脉采血,送湖北省中医院检验科测定相关肾功能指标。

1.5 肾组织病理检查

采血后留取大鼠肾组织(分2份),经过固定、脱水、透明、包埋、切片、染色后,分别在普通光镜和电镜下观察肾组织形态学改变。

1.6 统计学方法

使用SPSS 12.0软件进行处理,数据以$\bar{x} \pm s$表示,组间比较采用t检验。

2 结果

2.1 各组大鼠血液相关肾功能指标

各组大鼠血液相关肾功能指标见表1。

表1 各组大鼠血液相关肾功能指标

组别	例数	BUN/(mmol/L)	SCr/(μmol/L)
A组	8	5.28±0.42	51.38±7.03
B组	8	25.74±2.59	146.63±22.89

组别	例数	BUN/(mmol/L)	SCr/(μmol/L)
C组	8	5.83±0.56[△]	48.25±13.22[△]
D组	8	5.93±1.26[△]	53.75±11.56[△]
E组	8	5.46±1.06[△]	53.00±6.14[△]
F组	8	24.43±2.11	125.88±18.11
G组	8	27.39±2.86	145.25±33.58

注:与B组比较,[△]$P<0.01$。

2.2 光镜观察结果

A组:肾小球、肾小管及肾间质未见明显异常。B组:肾小管上皮细胞严重水肿,肾小管集合管内可见大量蛋白管型,部分区域肾间质有炎症细胞浸润,肾小球未见明显异常。C组、D组、E组:肾小管上皮细胞轻度水肿,轻度肾间质炎症,各组间未见明显差异,肾小球未见明显异常。F组:肾小管上皮细胞中度水肿,部分集合管内可见蛋白管型,轻度肾间质炎症,肾小球未见明显异常。G组:肾小管上皮细胞重度水肿,管腔变大,肾小管集合管内可见大量蛋白管型,部分区域肾间质有炎症细胞浸润,肾小球未见明显异常。

2.3 电镜观察结果

A组:肾小球大小正常,肾小球上皮细胞无增生,无肿胀,基底膜光滑,无肿胀,无电子致密物沉积。肾小管管腔无扩大,上皮细胞无肿胀,肾间质无白细胞浸润、无水肿、无纤维化,肾间质内线粒体大小形态正常,微绒毛排列规则,肾小管基底膜无电子致密物沉积。

B组:肾小球增大,上皮细胞肿胀,突起间隙变窄呈线状,血管腔内有白细胞。肾小管上皮细胞中有溶酶体降解现象,溶酶体可呈不规则的圆形。上皮细胞中基质溶解,形成许多不规则的空腔,甚至部分微绒毛中基质溶解,呈膜泡状,排列紊乱,有些肾小管管腔内有电子致密物沉积。

C组、D组、E组:肾小球上皮细胞轻度肿胀,突起间隙不规则,部分细胞基质溶解,呈低密度改变,部分内皮细胞轻度肿胀,肾小球基底膜未见明显病理改变。部分肾小管上皮细胞中有轻度的线粒体肿胀。C组、D组、E组病理改变较B组轻微,D组肾小球、肾小管变化稍大,C组和E组病变相差无几。

F组:肾小球上皮细胞肿胀,突起之间呈线状间隙,血管受压,管腔变窄、不规则。肾小管上皮细胞中基质溶解,线粒体肿胀,胞核、胞质及微绒毛均肿胀。

G组:肾小球上皮细胞肿胀,突起之间呈线状间隙,血管受压,管腔变窄、不规则,红细胞受压变形,肾小管管腔内有电子致密物沉积,甚至上皮细胞内可见沉积物。上皮细胞中线粒体肿胀,基质溶解,形成空腔,微绒毛肿胀,界限不清。

3 讨论

自从吴松寒于1964年报道了服用大剂量木通煎剂可引起急性肾衰竭,尤其是比利时学者Vanherweghem于1993年报道了使用含广防己减肥药造成慢性进行性肾衰竭病例以来,AAN在国际上引起了巨大反响,有的国家甚至完全排斥中草药,否定其作用,这无疑阻碍了中医药的正常健康发展。在临床中,我们发现关木通有在经方小蓟饮子中使用,查阅近几十年的文献,未见相关肾毒性报道,提示经方可能通过药物配伍抑制或减轻其肾毒性。药物的配伍应用是中医用药的主要形式,通过合理的配伍,调其偏性,制其毒性,使不良反应减少或消除,使各具特性的药物综合起来发挥作用。

小蓟饮子究竟通过哪种或哪些具体配伍减轻关木通的肾毒性呢?为此,我们对小蓟饮子进行了析方研究。实验结果显示:小蓟饮子全方组、关木通+小蓟饮子君药组、关木通+小蓟饮子臣药组大鼠的相关肾功能指标(BUN、SCr)水平明显低于关木通对照组($P<0.01$),与正常对照组比较差异无统计学意义($P>0.05$)。观察各组大鼠肾组织切片,也可以清楚地看到以上3组与关木通对照组相比,病理改变减轻。这表明小蓟饮子全方及小蓟饮子中的君药、臣药有减轻关木通肾毒性的作用。复方配伍内涵丰富,各减毒配伍组究竟通过哪种具体途径达到减毒功效,值得我们深入研究。

参 考 文 献

[1] 吴松寒.木通所致急性肾功能衰竭二例报告[J].江苏中医,1964(10):

临床与实验研究

12-13.

［2］Vanherweghem J L，Depierreux M，Tielemans C，et al. Rapidly progressive inter-stitial renal fibrosis in young women：association with slimming regimen including Chinese herbs[J]. Lancet，1993，341（8842）：387-391.

［3］许济群.方剂学[M].上海：上海科学技术出版社，1985.

排石冲剂治疗尿路结石的临床研究

2001年12月至2004年10月,湖北省中医院肾内科对门诊及住院病房收治的尿路结石患者,采用院内研制的排石冲剂进行治疗,获得了较好的效果,现将结果报道如下。

1　临床资料

1.1　一般资料

患者70例,其中住院患者32例,门诊患者38例,男女不限,年龄18～65岁。将70例患者随机分为排石冲剂治疗组(50例)、尿石通对照组(20例)。两组患者在年龄、病程、症状评分指数等方面,差异无统计学意义($P>0.05$),具有可比性。

1.2　诊断标准

本研究诊断标准参照《中药新药临床研究指导原则(试行)》中的中药新药治疗尿路结石的临床研究来制定。

西医诊断标准:①病史和症状:有典型的、突然发作的肾绞痛或输尿管绞痛,伴肉眼或镜下血尿;或仅有腰腹部钝痛,酸胀不适;膀胱、尿道结石者则有排尿困难、尿流中断、尿潴留及终末血尿等症状。②体征:急性发作时肾区或输尿管部位有叩击痛或压痛。③X线检查:X线平片上可显示结石的大小、形态、数目。④超声波检查:可见结石的存在及其大小、位置,肾积水的程度。⑤尿液检查:尿液镜检可见红细胞常增多,尤其是绞痛发作或运动后,并发感染时可见较多白细胞或脓细胞。符合①②③⑤项和(或)④项即可诊断。

中医诊断标准:①湿热下注证:腰痛,少腹急满,小便频数短赤,溺时涩痛难忍,淋漓不爽,或恶寒发热,舌苔黄腻,脉弦滑或滑数。②气滞血瘀证:腰部隐痛、钝痛,或溺时小便突然中断,疼痛剧烈,上连腹部,砂石排出后疼痛即缓解;或腰、侧腹部疼痛如掣如绞,痛引少腹,频频发作,痛时面色苍白、冷汗、呕恶,伴尿血或尿色赤黄,舌质暗红或有瘀斑,脉弦紧或缓涩。

2 治疗方法

2.1 治疗组

口服排石冲剂(由金钱草、海金沙、鸡内金、王不留行、滑石、牡蛎、冬葵子、白芍、甘草、石韦、川楝子等中药组成),每次 6 g,每天 2 次,1.5 个月为 1 个疗程。

2.2 对照组

口服尿石通丸(由广金钱草、海金沙、茯苓、苘麻子、鸡内金、牛膝等 10 味中药组成),每次 7 g,每天 2 次,1.5 个月为 1 个疗程。

2.3 疗效判定标准

本研究疗效判定标准参照《中药新药临床研究指导原则(试行)》中的中药新药治疗尿路结石的临床研究来制定。

(1) 痊愈:①结石排出,并收集到结石标本;②复查腹部 X 线平片,结石阴影消失;③虽未收集到结石标本,却在某次排尿过程中有明显的尿石排出感,复查 X 线平片,结石阴影消失;④虽无明显尿石排出感,但长期无自觉症状,多次复查 X 线平片,结石阴影消失,超声波检查亦显示梗阻解除、积水减轻或消失。符合上述条件之一者,即为痊愈。

(2) 有效:①肾结石通过第一狭窄,降入输尿管上段;②多发结石部分排出;③结石虽无移动,但经治疗后患侧肾积水明显减轻或消失;④连续 X 线平片观察,结石在变小(排除因结石旋转、投照角度改变等所致 X 线平片所见结石大小的改变);⑤出现明显的结石裂解溶碎现象;⑥并发的尿路感染症状得以控制或明显减轻。满足上述条件之一者,即为有效。

(3) 无效:①结石无移动;②继发积水、梗阻,并发的尿路感染症状不见减轻,甚至日趋严重;③肾功能进一步受损;④自觉症状无改善。上述条件均具备者为无效。

3 结果

3.1 两组临床疗效比较

两组临床疗效比较见表 1。

表 1　两组临床疗效比较

组别	例数	痊愈	有效	无效	总有效率/（%）
治疗组	50	34	9	7	86.0△
对照组	20	8	6	6	70.0

注：与对照组比较，△$P<0.05$。

3.2　两组不同中医证型疗效比较

两组不同中医证型疗效比较见表 2。

表 2　两组不同中医证型疗效比较

辨证分型	治疗组（$n=50$）					对照组（$n=20$）				
	例数	痊愈	有效	无效	总有效率/（%）	例数	痊愈	有效	无效	总有效率/（%）
湿热下注	26	16	5	5	80.8	12	7	4	1	91.7
气滞血瘀	24	18	4	2	91.7△	8	1	2	5	37.5

注：与对照组比较，△$P<0.05$。

3.3　两组不同大小结石疗效比较

两组不同大小结石疗效比较见表 3。

表 3　两组不同大小结石疗效比较

结石直径/cm	治疗组（$n=50$）					对照组（$n=20$）				
	例数	痊愈	有效	无效	总有效率/（%）	例数	痊愈	有效	无效	总有效率/（%）
<0.6	28	17	5	6	78.6	11	5	4	2	81.8
$\geqslant0.6$，<1.0	22	17	4	1	95.5△	9	3	2	4	55.6

注：与对照组比较，△$P<0.05$。

3.4　两组治疗前后临床症状积分比较

两组治疗前后积分比较见表 4。

表4　两组治疗前后临床症状积分比较($\bar{x}\pm s$)

组别	例数	治疗前积分	治疗后积分	分差
治疗组	50	9.16±1.13	1.08±0.27△	8.08±1.03△
对照组	20	9.50±0.51	3.95±1.47	5.55±1.88

注：与对照组比较，△$P<0.05$。

3.5　两组治疗前后安全性指标比较

两组治疗后血常规、便常规、肝功能、肾功能、心电图检测均无明显异常，治疗前虽有个别项目异常，但治疗后无加重，表明排石冲剂安全有效，无毒副作用。

4　讨论

中医学认为，尿路结石的产生，常因湿热蕴结下焦，膀胱气化不利，尿液受湿热煎熬，日积月累，浊质凝结。其病邪主要为湿热、气滞与血瘀，病位主要在肾与膀胱。

排石冲剂在传统中医辨证论治基础上，针对尿路结石的主要发病机制，严格按君药、臣药、佐药、使药的配伍原则组方。方中金钱草为君药，利水通淋，软坚散结排石，为治疗结石之要药。海金沙、鸡内金、牡蛎为臣药，海金沙善治各种淋证，解热毒气，鸡内金强于化石通淋，牡蛎则重在软坚化石，诸药共同辅助君药，加强利尿通淋排石之功。滑石、冬葵子、石韦、王不留行、川楝子、白芍为佐药，佐助君药、臣药加强疗效，同时又可治疗兼证，滑石、冬葵子、石韦合用可清热利湿通淋，治疗湿热之证，王不留行、川楝子、白芍合用可理气活血止痛，治疗气滞血瘀之证。甘草为使药，调和诸药之性。全方共奏清热利湿、行气活血、排石通淋之功。

现代医学研究表明，清热利湿药可增大输尿管动作电位，增加尿量，并间接引起输尿管蠕动增强，推动结石下移和促进结石排出。同时有动物实验表明：金钱草能使动物肾脏内钙含量降低，钙的沉积减少，使尿液酸化，预防尿石形成。其还能通过利尿作用使输尿管蠕动增强，使尿液变为酸性，促使碱性条件下的尿石溶解。王不留行、川楝子等活血化瘀药能明显增强输尿管蠕动频率和力量,并且在不增加尿流量的情况下,使肾盂内压力显著增大,从而促进结石排出。植物分离及药物实验验证活血化瘀药具有抗炎抗菌作用,能有效缓解尿路感染等并发症。

临床研究结果表明,排石冲剂治疗直径小于 1.0 cm 的尿路结石(湿热下注证、气滞血瘀证)有较好的效果,能改善临床症状及阳性体征,临床应用安全有效,无毒副作用,是治疗尿路结石的一种有效药物,有较高的临床应用价值。

参 考 文 献

[1] 邝荔,何建华,钟红兴,等.中药在 ESWL 术后的作用研究[J].中国医药学报,2002,17(7):439-440.

[2] 詹时军,陈书存,张小斌.利尿排石汤治疗泌尿系结石 30 例[J].陕西中医,2003,24(10):893-894.

[3] 顾伯华.实用中医外科学[M].上海:上海科学技术出版社,1985.

保肾膏三伏穴位敷贴治疗慢性肾衰竭30例临床观察

【摘要】 目的:观察保肾膏三伏穴位敷贴治疗慢性肾衰竭(CRF)的临床效果。方法:将90例CRF患者随机分为3组,A组(30例)用保肾膏三伏穴位敷贴治疗,B组(30例)用保肾膏非三伏穴位敷贴治疗,C组(30例)用尿毒清颗粒口服治疗。结果:A组在总有效率、改善患者临床症状、降低血尿素氮(BUN)及升高血清白蛋白(Alb)、血红蛋白(Hb)水平等方面与B组比较差异有统计学意义($P<0.05$),而与C组比较差异无统计学意义($P>0.05$)。结论:保肾膏三伏穴位敷贴能够改善患者临床症状,降低尿蛋白含量,提高血红蛋白及血清白蛋白水平,改善肾功能,延缓CRF的进展,临床应用简便有效。

【关键词】 慢性肾衰竭;慢性/穴位疗法;穴位敷贴法;保肾膏

本研究运用保肾膏三伏穴位敷贴治疗慢性肾衰竭(CRF)患者30例,取得较满意的临床效果。现总结如下。

1 临床资料

1.1 一般资料

本研究共纳入90例患者:住院患者12例,门诊患者78例;男49例,女41例;年龄18～65岁,平均35.63岁;病程1～22年,平均3.86年;原发性慢性肾小球肾炎49例,慢性肾盂肾炎32例,糖尿病肾病9例;CRF代偿期25例,失代偿期54例,肾衰竭期11例。将这些患者随机分为3组:A组(30例)为保肾膏三伏穴位敷贴治疗组,B组(30例)为保肾膏非三伏穴位敷贴对照组,C组(30例)为尿毒清颗粒对照组。3组患者在性别、年龄、病程、原发病、肾功能分期等方面差异均无统计学意义($P>0.05$),具有可比性。

1.2 诊断依据

中医诊断标准依据《中药新药临床研究指导原则(试行)》制定。A组和B

组中医辨证分型均分为肾阴虚型、肾阳虚型、肾阴阳两虚型。

西医诊断按照 1992 年全国肾脏病学术会议中慢性肾衰竭的诊断标准。

1.3 病例排除标准

（1）年龄在 18 岁以下或 65 岁以上者，妊娠或哺乳期妇女，过敏体质者。

（2）合并心血管、肝、脑和造血系统等严重原发病及精神障碍患者。

（3）肌酐清除率（CCr）＜10 mL/min，血肌酐（SCr）＞707 μmol/L 的尿毒症期患者或需要透析的慢性肾衰竭患者。

2 治疗及观察方法

2.1 药物来源

保肾膏由湖北省中医院制剂中心制备。保肾膏 0 号由丁香、川牛膝、何首乌、乌梅、花椒以 1∶2∶4∶2∶1 的比例混合而成；保肾膏 1 号由肉桂、丁香、淫羊藿、肉苁蓉、乌梅、花椒以 1∶2∶4∶4∶4∶2 的比例混合而成；保肾膏 2 号由肉桂、丁香、川牛膝、何首乌、花椒以 1∶2∶4∶8∶2 的比例混合而成。将上述药物研磨成细粉，加生姜汁、蜂蜜调成糊状，密封保存。尿毒清颗粒由广州康臣药业有限公司生产。

2.2 药物使用方法及观察项目

3 组均采用常规治疗，即予以优质低蛋白、低磷、低脂饮食，补充必需氨基酸等；进行对症处理，如降压、纠正水和电解质紊乱及酸碱平衡失调、控制感染等。A 组加用保肾膏，将保肾膏调制成五分硬币大小，敷贴于双肾俞、命门、双复溜穴，治疗在三伏天进行，每伏的第 1 天敷贴 1 次（每 10 天敷贴 1 次），每次 4～6 h，中医辨证分型为肾阴虚型、肾阳虚型、肾阴阳两虚型的患者，分别用保肾膏 0 号、保肾膏 1 号、保肾膏 2 号敷贴，疗程均为 1 个月。B 组加用保肾膏，将保肾膏调制成五分硬币大小敷贴于双肾俞、命门、双复溜穴，治疗在非三伏天进行，每10 天敷贴 1 次，每次 4～6 h，中医辨证分型为肾阴虚型、肾阳虚型、肾阴阳两虚型的患者，分别用保肾膏 0 号、保肾膏 1 号、保肾膏 2 号敷贴，疗程均为 1 个月。C 组加用尿毒清颗粒，温开水冲服，每天 4 次，6 时、12 时、18 时各服 5 g，22 时服 10 g,疗程为 1 个月。于治疗前及治疗后 1 个月各检查 24 h 尿蛋白定量（24hUPQ,磺基水杨酸法）、血红蛋白（Hb,仪器法）、血清白蛋白（Alb,溴甲酚绿比色法）、血尿素氮（BUN,酶法）、血肌酐（SCr,苦味酸法）、肌酐清除率（CCr,苦味酸法）。治疗前后分别记录倦怠乏力、腰膝酸软、食少纳呆、恶心呕吐等相关症状的积分。

2.3 统计学方法

所有数据均运用 SPSS 11.0 软件处理,计量资料以均数±标准差（$\bar{x}\pm s$）表示,采用 t 检验分析;计数资料分析采用卡方检验;等级资料分析采用 Ridit 分析。

3 治疗结果

3.1 疗效判定标准

本研究疗效判定标准依据《中药新药临床研究指导原则（试行）》制定。

（1）显效:①临床症状积分减少≥60％;②CCr 增加≥20％;③SCr 降低≥20％。以上①项必备,②、③具备 1 项。

（2）有效:①30％≤临床症状积分减少＜60％;②10％≤CCr 增加＜20％;③10％≤SCr 降低＜20％;④治疗前后以 SCr 的对数或倒数,进行直线回归分析,其斜率有明显意义。以上①项必备,其他具备 1 项。

（3）稳定:①临床症状有所改善,临床症状积分减少＜30％;②CCr 无降低,或 CCr 增加＜10％;③SCr 无增加,或 SCr 降低＜10％。以上①项必备,②、③具备 1 项。

（4）无效:①临床症状无改善或加重;②CCr 降低;③SCr 增加。以上①项必备,②、③具备 1 项。

3.2 结果

（1）3 组临床疗效比较:如表 1 所示,A 组与 C 组总有效率比较差异无统计学意义（$P>0.05$）,A 组与 B 组总有效率比较差异有统计学意义（$P<0.05$）,表明 A 组临床疗效优于 B 组而与 C 组相近。

表1　3组临床疗效比较

组别	例数	显效	有效	稳定	无效	总有效率/(%)
A组	30	2	11	10	7	76.67*
B组	30	0	6	7	17	43.33
C组	30	2	10	9	9	70.00

注：与B组比较，* $P<0.05$。

（2）3组治疗前后临床症状积分比较：如表2所示，3组治疗后临床症状积分较治疗前均明显下降（$P<0.01$）。A组、C组两组分差比较差异无统计学意义（$P>0.05$），A组、B组两组分差比较差异有统计学意义（$P<0.05$），表明A组在改善患者临床症状方面优于B组而与C组相近。

表2　3组治疗前后临床症状积分比较（$\bar{x}\pm s$）

组别	例数	治疗前	治疗后	分差
A组	30	21.23±5.62	9.72±4.51*	11.51±3.15△
B组	30	20.02±5.75	13.23±1.32*	6.79±3.28
C组	30	20.32±5.54	9.61±1.43*	10.71±3.36△

注：与本组治疗前比较，* $P<0.01$；与B组同项比较，△$P<0.05$。

（3）3组治疗前后24hUPQ、Hb、Alb比较：如表3所示，3组治疗后24hUPQ较治疗前均显著下降（$P<0.05$），A组、C组治疗后Hb、Alb较治疗前均显著升高（$P<0.05$），B组治疗后Hb、Alb虽有升高，但与治疗前相比差异无统计学意义（$P>0.05$）。组间比较，A组与B组在升高Hb、Alb方面差异均有统计学意义（$P<0.05$），A组与C组差异无统计学意义（$P>0.05$），表明A组在升高Hb、Alb方面优于B组而与C组相近。

表3　3组治疗前后24hUPQ,Hb,Alb比较（$\bar{x}\pm s$）

组别	时间	24hUPQ/(g/24 h)	Hb/(g/L)	Alb/(g/L)
A组	治疗前	1.35±0.66	80.33±18.52	25.79±6.23
	治疗后	0.89±0.71*	91.53±14.11*△	39.80±8.71*△

组别	时间	24hUPQ/(g/24 h)	Hb/(g/L)	Alb/(g/L)
B组	治疗前	1.26±0.75	81.23±17.29	26.23±5.19
	治疗后	0.81±0.51*	82.12±18.69	27.83±7.35
C组	治疗前	1.30±0.76	79.52±19.12	25.63±6.83
	治疗后	0.81±0.57*	90.63±21.93*	30.20±7.05*△

注:与本组治疗前比较,* $P<0.05$;与B组治疗后比较,△ $P<0.05$。

（4）3组治疗前后 BUN、SCr 及 CCr 比较:如表4所示,A组、C组治疗后BUN、SCr 较治疗前均显著下降（$P<0.05$ 或 $P<0.01$）,B组治疗后 BUN、SCr 虽有下降,但与治疗前相比差异无统计学意义（$P>0.05$）;A组、C组治疗后CCr 较治疗前均明显升高（$P<0.05$）,B组治疗后 CCr 虽有升高,但与治疗前相比差异无统计学意义（$P>0.05$）。组间比较,A组与B组治疗后 BUN 差异有统计学意义（$P<0.05$）,SCr 和 CCr 差异无统计学意义（$P>0.05$）,A、C 两组3个指标差异均无统计学意义（$P>0.05$）,表明A组在改善患者肾功能方面与C组相近。

表4 3组治疗前后 BUN、SCr、CCr 比较（$\bar{x}\pm s$）

组别	时间	BUN/(mmol/L)	SCr/(μmol/L)	CCr/(μmol/L)
A组	治疗前	15.27±4.21	380.16±64.27	29.45±8.11
	治疗后	11.38±3.20**△	350.31±48.76*	31.14±7.25*
B组	治疗前	14.56±5.12	384.13±59.10	30.31±8.21
	治疗后	13.40±3.33	368.69±14.46	33.51±7.31
C组	治疗前	14.46±3.16	382.06±65.40	29.91±8.89
	治疗后	10.60±2.48**	350.81±47.42*	34.68±7.50*

注:与本组治疗前比较,* $P<0.05$,** $P<0.01$;与B组治疗后比较,△ $P<0.05$。

4 讨论

穴位敷贴疗法是在中医经络学说的指导下,在辨证论治的基础上,将药物敷贴在体表的特定部位以治疗疾病的一种方法。随着内服药物疗法毒副作用和耐药性的增加,穴位敷贴疗法日益受到重视。清代名医徐灵胎认为,用膏贴之,闭塞其气,使药性从毛孔而入其腠理,通经贯络,或提而出之,或攻而败之,较之服药尤有力,此至妙之法。该论述明确阐述了穴位敷贴疗法药物吸收的机制。本研究所选的双肾俞、命门、双复溜穴均具有补肾益精、纳气利水之功,是治疗肾病的常用穴位。CRF 患者以肾阳虚为主,或阳损及阴出现阴阳两虚。根据《素问·四气调神大论》中"春夏养阳"的原则,以及中医"天人相应"的治则,春夏为阳升阳旺之季,人之阳气亦随之而旺,人应顺应季节变化,珍惜养护人体之阳气。选择三伏天治疗是因盛夏气候炎热,此时阳气最盛,人体腠理开泄透达,营卫通达,人体之阳气若得天阳相助,配以辛温、走窜、通经之药物,通过刺激相关穴位,疏通经络、温阳益气、温补脾肾,增强机体免疫功能,从而起到防病治病的作用。

保肾膏 0 号、保肾膏 1 号、保肾膏 2 号分别针对 CRF 肾阴虚、肾阳虚、肾阴阳两虚的致病因素,以滋阴补肾、温肾壮阳、阴阳双补为原则组方,在分别重用何首乌、乌梅、肉桂、淫羊藿等滋阴、壮阳药物的同时,佐以丁香、花椒等促渗剂。现代药理学研究表明,何首乌具有提升机体造血功能的作用,可使骨髓造血干细胞明显增多;乌梅提取物具有抗凝血、抗纤溶活性,可改善肾脏的高凝状态;肉桂具有扩张血管、降低血压、缓解胃肠道痉挛的作用,淫羊藿能使残余肾小球内压力明显降低,从而减轻肾小球高灌注、高压力的危害。丁香、花椒均具有促进药物透皮吸收的作用。因而在中医内病外治理论和时间医学理论的指导下,运用保肾膏敷贴治疗肾阴虚型、肾阳虚型、肾阴阳两虚型 CRF 均有较好的效果。

近年来由于透析疗法和肾移植的开展,CRF 的治疗取得了很大进展,但这两种疗法对设备的要求高,费用昂贵,难以普及。在临床实践中我们体会到,用中药穴位外敷配合时间医学理论,再结合西医的饮食疗法、利尿降压、纠正水和电解质紊乱及酸碱平衡失调、控制感染等综合疗法,实为当前治疗 CRF 的较好选择。

参 考 文 献

[1] 郑筱萸.中药新药临床研究指导原则(试行)[M].北京:中国医药科技

出版社,2002.

　　[2]王海燕,郑法雷,刘玉春,等.原发性肾小球疾病分型与治疗及诊断标准专题座谈会纪要[J].中华内科杂志,1993,32(2):131-134.

　　[3]马清钧,王淑玲.常用中药现代研究与临床[M].天津:天津科技翻译出版公司,1995.

　　[4]冼寒梅,黄海滨.肉桂用法改革初探[J].右江民族医学院学报,1996,18(2):215.

　　[5]程庆琭,陈香美,师锁柱,等.中药淫羊藿对慢性肾衰大鼠免疫病理及细胞外基质的影响[J].中华内科杂志,1994,33(2):83-86.

维肾素膏防治亚健康状态肾虚证的临床研究

1 临床资料

2006 年、2007 年冬令"三九"期间判断为亚健康状态者共 120 例,随机分为维肾素膏方组(70 例)、空白对照组(50 例)。

2 研究方法

2.1 调查工具

本研究调查工具为亚健康人群中医基本证候流行病学调查问卷,由"亚健康人群中医基本证候流行病学调查"课题组研制。

2.2 中药治疗方法

(1)维肾素膏方组:给予维肾素膏口服,每次 30 g,每天 2 次,早晚空腹服用,30 天为 1 个疗程。中医辨证分型为肾阳虚证、肾阴虚证者,分别给予维肾素膏 3 号(由炙甘草、生地黄、阿胶、党参、麦冬、胡麻仁、桂枝、生姜等组成)、维肾素膏 4 号(由炙甘草、生地黄、阿胶、生白芍、麦冬、火麻仁等组成)。服药期间不同时服用其他药物。

(2)空白对照组:不服用任何药物。

2.3 统计指标的选取

(1)总体疗效。

(2)主要躯体症状。

(3)肾虚症状。

(4)生存质量。

3 诊疗标准

3.1 诊断标准

亚健康状态判断参考标准由"亚健康人群中医基本证候流行病学调查"课题核心工作组和议题小组研讨形成。

肾阴虚证与肾阳虚证的判断标准：①肾阳虚证型；②肾阴虚证型；③中医症状分级量化标准。

3.2 中医证候疗效判定标准

本研究的中医证候疗效判定标准参照《中药新药临床研究指导原则（试行）》来制定。

4 结果

4.1 两组人群总疗效比较

经统计学分析，维肾素膏方组总有效率为 78.57%，与空白对照组相比差异有统计学意义（$P<0.05$），表明维肾素膏方组总体疗效优于空白对照组。

4.2 两组不同中医证型疗效比较

两组不同中医证型疗效比较见表 1。

表 1 两组不同中医证型疗效比较

组别	辨证分型	例数	痊愈	显效	有效	无效	总有效率/（%）
维肾素膏方组	肾阳虚证	38	8	11	10	9	76.32*
	肾阴虚证	32	5	13	8	6	81.25*
空白对照组	肾阳虚证	27	0	1	14	12	55.56
	肾阴虚证	23	0	0	9	14	39.13

注：与空白对照组同证型比较，* $P<0.05$。

4.3 维肾素膏对亚健康状态肾阴虚证、肾阳虚证者主要躯体症状的影响

维肾素膏方组与空白对照组主要躯体症状总积分比较如表 2 所示。

表 2 维肾素膏方组与空白对照组主要躯体症状总积分比较（$\bar{x}\pm s$）

组别	例数	治疗前	治疗后
维肾素膏方组	70	41.97 ± 7.63	34.48 ± 5.74*
空白对照组	50	42.06 ± 6.46	40.31 ± 6.78

注：与同组治疗前比较，* $P<0.05$。

维肾素膏方组治疗前后 18 项主要躯体症状的评分比较如下。经维肾素膏治疗后，各项症状评分均数下降。经统计分析，疲乏、气短、头晕、咽干、手足心

热、自汗、盗汗、胸闷、口苦、眼干涩 10 项症状评分与治疗前相比差异有统计学意义（$P<0.05$），说明维肾素膏能改善亚健康状态肾阴虚证、肾阳虚证者的上述躯体症状。头重、身痛、心慌、身重、咽异物感、眼酸胀、腹胀、口疮 8 项症状评分与治疗前相比差异无统计学意义（$P>0.05$），说明维肾素膏治疗后这 8 项症状的改善不明显。

4.4 维肾素膏对亚健康状态肾虚症状的影响

维肾素膏方组与空白对照组不同中医证型主要躯体症状总积分比较见表 3。

表 3 维肾素膏方组与空白对照组不同中医证型主要躯体症状总积分比较（$\bar{x}\pm s$）

组别	肾阳虚证		肾阴虚证	
	治疗前	治疗后	治疗前	治疗后
维肾素膏方组	16.83 ± 5.03	$9.26\pm3.57^*$	21.56 ± 4.53	$10.35\pm3.27^*$
空白对照组	17.02 ± 4.15	15.67 ± 6.31	22.13 ± 4.82	20.75 ± 5.16

注：与同组治疗前比较，$^*P<0.05$。

4.5 维肾素膏方组治疗前后各项肾虚症状的评分比较

维肾素膏方组治疗前后各项肾虚症状的评分比较见表 4。

表 4 维肾素膏方组治疗前后各项肾虚症状的评分比较（$\bar{x}\pm s$）

症状名称	单项症状评分	
	治疗前	治疗后
腰膝酸软（肾阳虚证）	5.54 ± 2.11	$3.63\pm1.58^*$
腰膝酸软（肾阴虚证）	5.07 ± 1.95	$2.83\pm1.64^*$
五心烦热	4.77 ± 2.09	$2.69\pm1.49^*$
畏寒肢冷	4.34 ± 2.96	$2.03\pm1.43^*$
性欲减退	2.88 ± 2.04	$1.92\pm1.21^*$

注：与同组治疗前比较，$^*P<0.05$。

4.6 维肾素膏对亚健康状态者生存质量的影响

治疗前后两组生存质量各领域评分比较见表 5。

表5　治疗前后两组生存质量各领域评分比较（$\bar{x} \pm s$）

项目	维肾素膏方组		空白对照组	
	治疗前	治疗后	治疗前	治疗后
生理领域	13.17±1.92	15.93±2.17*	13.67±1.73	14.01±1.86
心理领域	13.89±1.68	15.75±1.99*	14.15±1.38	13.95±1.49
社会关系领域	14.57±1.46	16.23±1.54*	14.78±1.13	15.11±1.34
环境领域	14.23±1.58	13.98±1.35	14.61±1.92	14.92±1.18

注：与同组治疗前比较，* $P < 0.05$。

5　讨论

膏方在冬令服用的重要原因有两点：一是冬季万物收藏，人亦应之，中医学有"冬藏精""秋冬养阴"的理论，认为冬季是补益肾精的大好季节，可服用膏方及时进补，属于择季用药；二是古代无冷藏设备，冬季气温较低，膏滋可以保存较长时间。民谚有"三九补一冬，来年无病痛"。按照中医"冬至一阳生"的观点，冬至是冬三月气候转变的分界线。冬至之后，阴气始退，阳气渐回，此时进补能够使自然界阴阳之气相配合，促进体内阳气萌生。从冬至开始到三九天是当年进补的黄金时段，通过膏方培补元气，机体阳气升发，体内的阴、阳、气、血、津液都得到充实，增强体质，增加抗病能力，可以保证来年春天机体充沛的精力。亚健康状态肾阴虚证、肾阳虚证的病理本质为肾虚，肾在季节上合冬月，故在冬令采用调肾补肾之膏方治之，以达到最佳治疗效果。维肾素膏3号沿用炙甘草汤，维肾素膏4号沿用加减复脉汤，加入一定量的蜂蜜，经湖北省中医院制剂中心精细熬制而成。

炙甘草汤出自《伤寒论》原文177条，"伤寒，脉结代，心动悸，炙甘草汤主之"。由该条文可知炙甘草汤的主治证的病因、病机及主治证的特征。本条收载于太阳篇，表明其病因为外邪侵犯，邪留太阳，又因太阳与少阴为表里，太阳表邪容易直入伤及少阴心肾，但因病者素体气血不足，不耐外邪侵扰，从而损伤心之阴、阳、气、血，表现为"脉结代，心动悸"，正如《医宗金鉴》所言，"但据结代不足之阴脉，即主以炙甘草汤者，以其人平日血气衰微，不任寒邪，故脉不能续行也"。方中炙甘草既能益气补中,以复脉之本,又能通利血气,补中有通,且能祛表邪,以之为主药健胃固中气之虚羸,协阴阳,和不调之营卫,治虚劳内伤;又配人参、大枣补气滋液,使气血生化有源,以复脉之本;配生地黄、麦冬、阿胶、胡麻仁养心血,滋心液,以充脉之体;更加桂枝振奋心阳;配生姜更能温通血脉;用清酒煎煮通阳以利血脉,使滋阴而无滞结之患。如此,辛温助阳之品与甘寒养阴之味相配,一方面滋养五脏之阴精,化五脏之气,使五脏气充,以助血运之力;另一方面滋阴益营使血脉充盈。令阳生阴长,阴阳双补,滋阴养血,使心悸得安,病脉得复。故又名复脉汤。

加减复脉汤是《温病条辨》中治疗下焦温病的著名方剂。吴瑭巧借张仲景《伤寒论》治疗血气虚衰、真气危竭之复脉汤,删去辛甘温之人参、桂枝、大枣、生姜、清酒,加入养血滋阴敛阴之芍药,名曰加减复脉汤,以救阴液为主。该方以甘润存津立法,方中炙甘草益气扶正;生地黄、麦冬、生白芍、阿胶养血滋阴退热,火麻仁润燥,共奏滋阴养精、生津润燥之功。临床若温热病邪深入下焦,阴液耗损,症见耳聋、齿黑、唇舌干燥、五心烦热、盗汗、脉虚大等肾阴被灼者,或见手足蠕动、抽搐、身热、舌质绛、烦躁不宁等肝阴亏损者,均可用加减复脉汤治之;若邪侵入下焦,见阴虚热扰之证,如症见身热、面赤、口干、舌燥、大便干燥、神倦欲睡、耳聋、手足心热甚、脉虚大等,亦可用加减复脉汤滋阴潜阳,润燥通便。

本研究用炙甘草汤、加减复脉汤治疗亚健康状态之肾阴虚证、肾阳虚证,是认为其能补下焦之阴阳。"形不足者温之以气,精不足者补之以味",热伤下焦阴精,可用味厚质重、血肉有情之品补之,在临床实践中我们发现,复脉汤、加减复脉汤等复脉辈在补益肾阴肾精上有独特的疗效;方中炙甘草甘平、生地黄甘苦平、麦冬甘微苦微寒、生白芍甘苦酸、火麻仁甘平、阿胶甘平,全方以甘味立法,有阴阳形气俱不足者,调之以甘味,加以甘寒滋阴、酸以敛阴,酸以收之,甘以缓之,故酸甘相合,用补阴血,再加阿胶血肉有情之品补阴血之亏虚,共补下焦肝肾阴精之不足。

安坎速对小鼠腹腔巨噬细胞吞噬功能的影响

【摘要】 目的:观察安坎速对小鼠腹腔巨噬细胞吞噬功能的影响。方法:取体重 18～22 g 的昆明小鼠 50 只,随机分为生理盐水组、环磷酰胺组和安坎速低剂量组、安坎速中剂量组、安坎速高剂量组。治疗 2 周后向小鼠腹腔注射 5% 鸡红细胞悬液,8～12 h 后处死小鼠,抽出腹腔洗液,油镜下计数载玻片上巨噬细胞,计算吞噬指数和吞噬百分率。结果:安坎速低剂量组、安坎速中剂量组、安坎速高剂量组与生理盐水组及环磷酰胺组比较,吞噬指数、吞噬百分率均显著升高(P<0.01),而环磷酰胺组与生理盐水组比较,吞噬指数、吞噬百分率略有降低,但差异无统计学意义(P>0.05)。结论:安坎速能显著提升小鼠腹腔巨噬细胞吞噬指数和吞噬百分率,提示其可提高机体免疫力。

【关键词】 安坎速;腹腔巨噬细胞;吞噬功能

中医对疾病的治疗着眼于整体论治,标本兼顾,重视提高人体自身的抗病能力,即调节机体内环境,增强机体免疫力。补益中药可提高机体免疫力。本研究观察安坎速对机体免疫功能的影响。

1 材料与方法

1.1 实验动物

健康昆明小鼠,体重 18～22 g,雌雄各半,由华中科技大学同济医学院实验动物中心提供;公鸡,市购。

1.2 药物

安坎速口服液,药物配方取自张仲景的半夏泻心汤,由湖北省中医院制剂中心制备;环磷酰胺(4 mg/mL),由上海华联制药有限公司生产。

1.3 试剂与仪器

阿氏液、2%碘酊、75%乙醇、松柏油、生理盐水、4%吉姆萨-瑞特染液,均由湖北省中医院检验中心提供。DS-1 型电子秤,LG10-3 医用离心机,HW-2 型恒温孵箱,HB-2 型生物显微镜,SN695B 型 Y 测量仪。

1.4　5％鸡红细胞悬液(CRBC)制备

鸡翅下静脉无菌采血,将采集的鸡血置于三角烧瓶中,加入相当于血液量 5 倍的阿氏液,摇匀,于 4 ℃冰箱储存。使用时用生理盐水洗涤 3 次,以 1500 r/min 的转速分离红细胞 2 次,以 2000 r/min 的转速分离 1 次,每次 5 min,至红细胞比容恒定。然后按此比容量,用生理盐水配成 2％～5％的浓度。

1.5　实验动物分组及给药方法

小鼠随机分为生理盐水组、环磷酰胺组、安坎速低剂量组、安坎速中剂量组、安坎速高剂量组,每组 10 只。环磷酰胺组腹腔注射 0.2 mL 环磷酰胺(0.04 g/mL),每 3 天 1 次;安坎速组灌胃 0.5 mL 安坎速(低、中、高剂量组生药含量分别为 0.25 g/mL、0.5 g/mL、1 g/mL),每天 1 次;生理盐水组予以等体积生理盐水灌胃,每天 1 次,共 2 周。

1.6　取材与指标检测

末次给药后 2 h,各组小鼠腹腔注射 5％鸡红细胞悬液 1 mL,8～12 h 后将小鼠脱颈椎处死,仰位固定于鼠板。剪开腹部皮肤,经腹腔注入生理盐水 2 mL,转动固定板 1 min,然后抽出腹腔洗液 1 mL,滴涂于干净载玻片上,每片 0.2 mL,每只鼠 2 片,放在垫有湿纱布的搪瓷盒中,置 37 ℃孵箱中温育 30 min 后取出载玻片,投入生理盐水中漂洗,以除去未贴片的细胞,晾干处理,以丙酮-甲醇(1：1)固定液固定 5 min,再用 4％吉姆萨-瑞特染液染色 3 min 后用蒸馏水漂洗,晾干。在油镜下每片计数巨噬细胞 200 个,按下式计算吞噬指数和吞噬百分率。

吞噬指数＝(被吞噬的鸡红细胞总数/200 个巨噬细胞)/2

吞噬百分率＝(吞噬鸡红细胞的巨噬细胞总数/200 个巨噬细胞)×100％

1.7　统计学方法

实验数据以均数±标准差($\bar{x}\pm s$)表示,两组间比较采用 t 检验,多组间比较用单因素方差分析。

2 结果

安坎速低剂量组、安坎速中剂量组、安坎速高剂量组与生理盐水组比较,吞噬指数、吞噬百分率均显著升高($P<0.01$),与环磷酰胺组比较,吞噬指数、吞噬百分率也显著升高($P<0.01$);而环磷酰胺组与生理盐水组比较,吞噬指数、吞噬百分率略有降低,差异无统计学意义($P>0.05$),结果见表1。

表1 安坎速对小鼠腹腔巨噬细胞吞噬功能的影响

组别	只数	吞噬指数	吞噬百分率/(%)
生理盐水组	10	0.48±0.06	29.2±12.5
环磷酰胺组	10	0.46±0.05	26.3±14.1
安坎速低剂量组	10	0.68±0.07**	50.8±13.7**
安坎速中剂量组	10	0.89±0.19**	58.2±16.2**
安坎速高剂量组	10	1.01±0.08**	67.4±15.3**

注:与生理盐水组及环磷酰胺组比较,** $P<0.01$。

3 讨论

中医治病是有其独特规律的,这一规律就是辨证治疗规律,是根据人体患病后所反映的症状,用相应药物治疗的一种具有调节功能的治疗规律。庞祝如将其归纳为三点:一是非特殊性,即几乎所有疾病可适用;二是聚焦于患者生理功能的促进,而不直接聚焦于病源和症状的消灭;三是整体性,即照顾到患者整体的生理功能,根据全身证候而采取相适应的综合疗法。其内容原理是根据机体抗病的生理功能的反射性现象,给予相应的扶助和调节,使机体的生理功能战胜病因的侵害,而恢复其正常状态。冯世纶等将其定义为,于患病人体一般规律反应的基础上,而适应整体,讲求疾病的通治方法。最能体现中医这种治疗规律,就是张仲景的《伤寒杂病论》。本实验所用安坎速原方为张仲景的半夏泻心汤,从方药组成及用量可知,此方以祛邪为主,兼顾扶正。方中人参、甘草、大枣甘温益气补其虚,半夏、干姜辛散开结散寒,与人参、甘草、大枣配伍升补清阳,黄连、黄芩苦降清热以泄其浊阴。综观全方,一方面用辛开苦降、寒温并投以祛"客邪",另一方面用甘温调补以扶正,同时正复方能邪祛,也是祛除

"客邪"的前提。

现代研究表明,在免疫反应过程中巨噬细胞具有吞噬与分解异物、杀死及消化病原体、杀伤肿瘤细胞的作用,并在免疫应答中发挥一定作用。巨噬细胞表面有膜受体,可引起一系列代谢及功能的变化,对细胞的吞噬、识别、趋化、运动、分裂、生长及免疫反应等均起着关键的作用。本实验用现代医学的手段观察安坎速对机体免疫功能的影响,结果显示,安坎速具有显著提升小鼠腹腔巨噬细胞吞噬指数和吞噬百分率的功效,且药效具有剂量依赖性,提示安坎速能提高机体的免疫力,印证了中医理论的指导性原则。

参 考 文 献

[1] 马振亚.中药方剂免疫药理研究[M].西安:陕西科学技术出版社,1986.

[2] 花宝金,鲍艳举.半夏泻心汤治肿瘤体悟[J].中医杂志,2007,48(1):19-21.

[3] 庞祝如.从伤寒论体会中医的治疗规律[J].中医杂志,1956(4):179-183.

[4] 冯世纶,张长恩.中国汤液经方[M].北京:人民军医出版社,2005.

[5] 陈爱葵,龙晓凤,张树地,等.冬虫夏草精粉对小白鼠免疫功能的影响研究[J].中医药学刊,2004,22(9):1756-1757.

中西医结合治疗难治性肾病临床观察

1998 年以来,笔者采用中西医结合方法治疗难治性肾病,取得较满意的临床效果。现总结如下。

1 临床资料

1.1 一般资料

本研究共纳入 72 例患者:住院患者 50 例,门诊患者 22 例;男 49 例,女 23 例;年龄 18～65 岁,平均年龄 36.60 岁;疗程 56～221 天,平均 95 天。

将患者随机分为两组:治疗组为中西医结合治疗组(40 例),对照组为单纯西药组(32 例)。两组患者在性别、年龄、证型等方面差异无统计学意义($P>0.05$),具有可比性。

1.2 诊断依据

中医诊断依据《中药新药临床研究指导原则(试行)》对肾病综合征的规定。中医辨证分为以下几类。

(1) 本证:肺肾气虚证、脾肾阳虚证、肝肾阴虚证、气阴两虚证。

(2) 标证:外感证(有风寒和风热之分)、湿热证、血瘀证。

辨证分型时须标本结合,以本为主。如肺肾气虚兼风寒或风热证,脾肾阳虚兼血瘀、湿浊证,肝肾阴虚兼湿热证等。

西医诊断按照第二届全国肾脏病学术会议修订的肾小球疾病临床分型意见中肾病综合征的诊断标准,确诊为原发性肾病综合征,同时具备以下任何一项,即诊断为难治性肾病:①按制定的泼尼松标准疗法,初治 8 周无效或仅部分有效者;②按制定的泼尼松标准疗法,初治 8 周内有反应,但复发后再治无效者;③经泼尼松治疗后经常复发或依赖者;④用细胞毒药物治疗无反应或反应迟缓者。

病例排除标准:①年龄在 18 岁以下或 65 岁以上者,妊娠或哺乳期妇女,对药物过敏者;②合并尿路感染者,有心血管、肝脏、造血系统等严重原发病者,精神障碍患者;③不符合纳入标准,未按规定用药,无法判断疗效或资料不全等影响疗效或安全性判断者。

2　治疗方法

2.1　治疗组

（1）中医辨证治疗:①脾肾阳虚证:真武汤、济生肾气丸化裁;②肺肾气虚证:四君子汤合金匮肾气丸化裁;③肝肾阴虚证:杞菊地黄丸化裁;④气阴两虚证:参麦地黄汤化裁;⑤风热侵袭证:越婢加术汤化裁;⑥湿热内盛证:疏凿饮子化裁;⑦瘀血内阻证:益肾汤化裁。

（2）西药治疗:泼尼松每日 1 mg/kg,晨起顿服,共服 8～12 周。有效病例每 2～3 周减原用量的 10%,当减至每日 20 mg 左右时,病情易反弹,更当谨慎。最后以最小有效量(每日 10～15 mg)作为维持量,再服半年至 1 年或更久。

若标准疗法无效,则采用强化疗法,可选甲基泼尼松龙 1.0 g 加入 5% 葡萄糖溶液 500 mL 中,静脉滴注,每日 1 次,连用 3 日。第 4 日改用泼尼松,用法同前。或选环磷酰胺 0.5～0.6 g 加入生理盐水 500 mL 中,静脉滴注,连用 2 日,每月 1 次,总量为 6～8 g。

2.2　对照组

采用上述西药治疗。

3　治疗结果

3.1　疗效判定标准

本研究依据《中药新药临床研究指导原则(试行)》制定疗效判定标准。

（1）完全缓解:水肿等症状与体征完全消失;24 h 尿蛋白定量持续小于 0.1 g,高倍镜下尿红细胞消失,尿沉渣计数正常,血清白蛋白恢复到 35 g/L 以上,血清总胆固醇、甘油三酯基本正常,肾功能正常。

（2）基本缓解:水肿等症状与体征完全消失;24 h 尿蛋白定量持续在 0.11～0.5 g 之间,血清白蛋白恢复到 30～35 g/L,血清总胆固醇、甘油三酯接近正常,肾功能正常或基本正常(与正常值相差不超过 15%)。

(3)有效:水肿等症状与体征明显好转;24 h 尿蛋白定量持续在 0.51~2 g 之间,血清总胆固醇、甘油三酯与治疗前相比有所改善,肾功能有所改善。

(4)无效:水肿等症状与体征无明显好转;24 h 尿蛋白定量＞2 g,肾功能无好转。

3.2　结果

两组临床疗效比较见表 1。

表 1　两组临床疗效比较

组别	例数	完全缓解	基本缓解	有效	无效	总有效率/(%)
治疗组	40	7	18	10	5	87.5
对照组	32	3	7	10	12	62.5

注:两组总有效率比效,$P<0.05$。

3.3　不良反应观察

治疗组出现感染、痤疮、中毒性肝损害、月经不调、脱发、胃肠功能紊乱等不良反应者 12 例,占 30.0%;对照组出现不良反应者 16 例,占 50.0%。治疗组不良反应发生率显著低于对照组($P<0.05$)。

4　讨论

难治性肾病综合征,是指经过泼尼松标准疗法连续治疗 8 周后无效,或经泼尼松标准疗法治疗后缓解,但经常复发(1 年内复发 3 次或半年内复发超过 2 次)的原发性肾病综合征。前者称为激素无效型,后者称为常复发型。激素依赖型可视为常复发型中严重的一类。

现代医学认为,本病的治疗难在激素无效或经常复发,难治因素归结于病理类型。西医采用泼尼松标准疗法、甲基泼尼松龙或环磷酰胺强化疗法,易使病情复杂化和出现令人难以耐受的毒副作用。而采用中西医结合治疗,则可提高缓解率,减轻西药带来的毒副作用。

难治性肾病综合征病机复杂,一病多证,一证多变,难以把握。在难治性肾病综合征的发生和发展过程中,脾肾亏虚为本因,风邪劳倦为诱因,湿热瘀血为标因。湿热瘀血既是该病的病理产物,又是导致病情加重、进展恶化的因素。湿热瘀血来源于脏腑气血亏虚,而一旦形成,反过来又损伤正气,使脾肾更虚,导致病情迁延难愈。本病辨证分为本证和标证:属脾肾阳虚者,当温补脾肾;属肺肾气虚者,当补肺益肾;属肝肾阴虚者,当滋补肝肾;属气阴两虚者,当益气养阴;属风邪侵袭者,当宣肺解表;属湿热内盛者,当分利湿热;属瘀血内阻者,当活血化瘀。同时,嘱患者注意劳逸结合,避免应用伤肾药物。

滋阴活血法治疗难治性肾病综合征的经验

难治性肾病综合征,一般是指通过正规糖皮质激素和细胞毒药物治疗无效的原发性肾病综合征。近年来,笔者采用以滋阴活血为主的联合疗法治疗难治性肾病综合征,取得较好的效果,现报道如下。

1 临床资料

1.1 一般资料

本研究共纳入病例 13 例:住院患者 12 例,门诊患者 1 例;男 10 例,女 3 例,年龄 18～60 岁;病程长者 13 年,平均 3.7 年。13 例患者均有水肿,程度轻重不一,经泼尼松(强的松)、环磷酰胺、雷公藤治疗无效。

1.2 实验室检查

尿常规:蛋白(＋＋＋)～(＋＋＋＋)11 例,(＋＋)2 例;红细胞(＋＋＋)～(＋＋＋＋)3 例,(＋＋)2 例,(＋)3 例。24 h 尿蛋白定量均大于 3.5 g,均值为 11.9 g,患者血清白蛋白均小于 27 g/L,最低者为 13 g/L。血胆固醇大于 6.0 mmol/L 者 7 例,血胆固醇 5.0～6.0 mmol/L 者 6 例。肾功能:血尿素氮 7～15 mmol/L 者 9 例,小于 7 mmol/L 者 3 例,最高者为 23 mmol/L。全血黏度普遍升高。

1.3 诊断与分型标准

本研究病例均符合 1985 年第二届全国肾脏病学术会议上制定的肾小球疾病的诊断与分型标准,其中 Ⅰ 型 3 例,Ⅱ 型 10 例。

1.4 治疗方法

本研究病例主要是本虚标实,虚即气虚,实即血瘀湿热,故采用滋阴活血兼清热利湿法。方药主要有知母、黄柏、生地黄、山茱萸、山药、茯苓、薏苡仁、玄参、丹参、益母草、泽泻、甘草。肺气虚、易感冒者,加玉屏风散,重用黄芪至 30～60 g;脾虚湿盛者,加党参、苍术;肝阳上亢者,加石决明、夏枯草、杭菊花;肝肾阴虚者,加枸杞子,重用生地黄至 30 g;咽喉疼痛者,加射干、山豆根、玉蝴蝶、西青果、板蓝根之类;血尿明显者,加小蓟、蒲黄、黄芩炭、白茅根,生地黄改为生地黄炭;遗精早泄者,加煅龙骨、煅牡蛎、莲须、金樱子之品;大便干结者,加生何首乌、桑椹、肉苁蓉、大黄。适当应用西药,控制感染、配合饮食疗法、去除病因、摘除扁桃体等。

2 治疗结果

2.1 疗效判断标准

(1)完全缓解:症状、体征消失,尿常规转阴,24 h 尿蛋白定量小于 0.5 g,血清白蛋白大于 35 g/L,血胆固醇、肾功能正常。

(2)基本缓解:症状、体征基本消失,尿蛋白(+),尿红细胞(+),24 h 尿蛋白定量小于 1 g,血清白蛋白大于 30 g/L,血胆固醇下降,肾功能正常。

(3)无效:症状、体征、实验室检查结果均无改善。

2.2 治疗结果

13 例患者中,完全缓解 7 例(53.8%),基本缓解 5 例(38.5%),无效 1 例(7.7%),总有效率为 92.3%。

3 典型病例

赵某,男。患者因双下肢水肿 2 个月,加重 1 个月,伴咳喘入院。体温 36.4 ℃,心率 90 次/分,律齐,双肺可闻及干、湿啰音。血压 140/90 mmHg,尿蛋白(++++),颗粒管型(++),透明管型(+),红细胞(+),脓细胞少许,24 h 尿蛋白定量为 10.9 g,血胆固醇 8.7 mmol/L,血清白蛋白 14 g/L,血尿素氮 15 mmol/L,血肌酐 135 μmol/L,双侧肾图示分泌正常,排泄轻度延缓,尿中 β_2-微球蛋白、IgG 均高于正常值,红细胞沉降率 70 mm/h。诊断为肾病综合征 Ⅱ 型。经补充白蛋白、利尿扩容等治疗,用泼尼松 50 mg,1 日 1 次,治疗 10 周无效,遂减量,并加雷公藤 2~4 片,每日 3 次,治疗 1.5 个月,仍未能控制,又加用左旋咪唑 25 mg、每日 3 次等治疗,效果仍不佳,尿蛋白(++)~(++++),24 h 尿蛋白定量在 4.9 g 以上,血清白蛋白 14~24 g/L,症状改善不明显,经采用滋阴活血法治疗3周,24 h尿蛋白定量为0.3 g,血清白蛋白34 g/L,激素的用量也减至15 mg/d,目前仍在巩固治疗。

4 讨论

难治性肾病综合征患者由于长期利尿和采用激素治疗,证型往往变更,阴虚者居多,故立滋阴法,重用生地黄、黄柏、玄参滋阴清热。临证之时,绝不可凭主观,一见迁延难愈之肾病,便乱投大辛大热之品,而贻误病机。知常达变,审因论治,谨守病机,各司其属,有其证,用是方,才能应之以效。

肾病综合征患者从尿中丢失免疫球蛋白和补体成分,患者的免疫功能常降低,正气虚弱,加上长期的激素治疗,易合并各种感染。"邪之所凑,其气必虚",感染的存在往往又激发或加重抗原抗体反应,导致肾脏的炎症损伤得以持续和复燃。临床上,常见感冒加重病情或诱导急性发作,致使病情越来越严重或迁延不愈,故用玉屏风散,固表祛邪,重用黄芪,提高免疫力,抑制活性介质的释放,干扰和阻断过敏反应的发展,预防感冒,减少或中止肾组织损害。

难治性肾病综合征患者常处于血液高凝状态。本组病例全血黏度普遍升高。中医学早就注意到水气病与血瘀的关系,如《医碥》曰:"气、水、血三者,病常相因……有先病血结而水随蓄者。"难治性肾病综合征多属非微小病变型,肾组织血流不畅,有免疫损伤,血小板凝聚,有小血栓形成,诱发纤维蛋白沉积,造成肾小球基底和邻近肾组织的破坏,故以丹参、益母草活血化瘀。有文献报道,丹参能扩张末梢小动脉,降低血脂,改善局部循环,减少炎性渗出,促进炎症吸收,使肾组织中非特异性炎症过程局限或终止,以利于肾组织恢复,还能抵抗血小板聚集、抗凝血,使血流通畅。益母草具有显著抗血小板聚集作用,在抗血小板的作用上比阿司匹林更为理想。

大量运用激素后,外源性激素在体内大量增加,常可引起阴虚阳亢症状;细胞毒药物可引起胃肠道反应,患者难以接受,治疗很难持续,运用中药可减轻以上不良反应,使治疗顺利进行。有学者报道,生地黄、知母、甘草能拮抗外源性皮质激素对下丘脑-垂体-肾上腺轴的抑制作用,有激素样作用,但无抑制肾上腺皮质的副作用,有助于激素的撤减,有助于消除激素的副作用。

本研究病例单用激素不能取效者 2 例,激素加环磷酰胺加肝素治疗无效者 6 例,激素反应大而不能继续治疗者 2 例,激素加雷公藤治疗无效者 3 例,经用中药后,均有不同程度的改善。其中完全缓解者 7 例,基本缓解者 5 例,无效者 1 例,说明中医药滋阴活血法对难治性肾病综合征的疗效是肯定的。

护胃膏敷贴神阙穴治疗虚寒证及
气滞血瘀证胃脘痛的临床研究

【摘要】 140例胃脘痛患者随机分为2组：治疗组100例，用护胃膏敷贴神阙穴治疗；对照组40例，用胃乃安胶囊口服治疗。治疗1个月后，治疗组的证候和胃镜总有效率分别为94.0%和52.6%，护胃膏治疗虚寒证、慢性胃炎的证候治愈率、显效率明显优于对照组（$P<0.05$或$P<0.01$）。护胃膏对胃脘痛症状的改善优于对照组（$P<0.01$）。护胃膏对胃脘痛虚寒证的胃镜疗效及消化性溃疡面积的缩小作用，明显优于对照组（$P<0.05$）。

【关键词】 胃脘痛；穴位疗法；敷神阙穴；护胃膏

自1995年3月至1997年9月，本研究以胃乃安治疗胃脘痛为对照，对护胃膏治疗胃脘痛进行了临床验证，兹总结如下。

1 临床资料

1.1 一般资料

本研究共纳入符合标准的患者140例：住院患者104例，门诊患者36例；男70例，女70例；年龄18～65岁，平均年龄36.3岁；虚寒证87例，气滞血瘀证53例；慢性胃炎85例，消化性溃疡55例；重度胃痛7例，中度胃痛83例，轻度胃痛50例。随机分为2组，治疗组100例，对照组40例。两组一般情况一致，差异无统计学意义（$P>0.05$）。

1.2 诊断与病例选择标准

中医诊断参照《中药新药临床研究指导原则（试行）》中胃脘痛的临床研究指导原则制定的标准。根据胃镜检查和病理活检结果做出西医诊断。全部病例均符合以上诊断标准，属中医虚寒证及气滞血瘀证。

2 治疗及观察方法

治疗组用护胃膏（由武汉南威科技发展公司医学研究中心研制）进行治疗。

护胃膏由白术、吴茱萸、丁香、肉桂、当归、川芎、延胡索、厚朴、冰片等组成。将上述中药制成浸膏,以海绵状的橡胶等材料为基质,按一定比例充分混匀,进行涂膏、切段、盖衬,切成小张,检验分装。规格:每张 7 cm×10 cm,约含生药 5.0 g。每天早上使用 1 张,贴神阙穴 12 h 以上,痛甚者疼痛部位加贴 1 张,30 天为 1 个疗程。对照组用胃乃安胶囊(广州白云山中一药业有限公司)进行治疗,0.3 克/粒,1.2 克/次,3 次/天,口服,30 天为 1 个疗程。

临床观察包括症状观察、胃镜检查及副作用观察。症状观察:以胃脘痛、胃纳减少、呕恶、嗳气呃逆、肢冷畏寒、倦怠乏力等症状作为主要观察指标,分别按"重""中""轻""无"予以记录。副作用观察:选取皮肤瘙痒、皮肤红斑、皮肤水肿等症状作为观察指标,按"重""中""轻""无"予以记录。

3　结果分析

3.1　证候疗效判定标准

本研究依据《中药新药临床研究指导原则(试行)》的有关章节制定临床证候疗效判定标准。

(1)临床治愈:主症与次症全部消失。

(2)显效:主症与次症均有明显改善,或个别主症轻度改善,但其他症状全部消失。

(3)有效:主症、次症均有改善,或主症无改善,但次症全部消失。

(4)无效:主症、次症均无改善。

3.2　胃镜疗效判定标准

(1)临床治愈:炎症消失或溃疡完全愈合,局部轻度充血。

(2)显效:炎症及溃疡基本消失。

(3)有效:溃疡部分愈合,有炎症,溃疡面积缩小 50% 及以上。

(4)无效:炎症无变化,溃疡面积缩小不及 50%。

3.3　症状疗效分析

护胃膏治疗胃脘痛、肢冷畏寒、倦怠乏力、胃纳减少、上腹痞满、呕恶、嗳气呃逆的有效率分别为 99.0％、76.0％、88.4％、69.4％、88.4％、82.5％、81.4％，而胃乃安治疗胃脘痛、肢冷畏寒、倦怠乏力、胃纳减少、上腹痞满、呕恶、嗳气呃逆的有效率分别为 80.0％、79.4％、80.0％、73.7％、86.7％、41.7％、67.7％。在对胃脘痛的改善方面，治疗组显著优于对照组（$P<0.05$），治疗组倦怠乏力的有效率也有较对照组高的趋势。

3.4 证候疗效分析

治疗组胃脘痛的证候治愈率、显效率、有效率及总有效率分别为 16.0％、45.0％、33.0％ 及 94.0％，对照组胃脘痛的证候治愈率、显效率、有效率及总有效率分别为 7.5％、20.0％、65.0％ 及 92.5％。两组总有效率差异无统计学意义（$P>0.05$），但治疗组证候治愈率、显效率显著高于对照组（$P<0.01$）。

3.5 病种对证候疗效的影响分析

如表 1 所示，护胃膏治疗慢性胃炎及消化性溃疡的证候总有效率与胃乃安相当（$P>0.05$），但治疗组中慢性胃炎的证候治愈率、显效率明显优于对照组（$P<0.01$）。

表 1　两组证候疗效与病种的关系比较

病种	组别	例数	临床治愈 例数（比例）	显效 例数（比例）	有效 例数（比例）	无效 例数（比例）
慢性胃炎	治疗组	62	12(19.4％)△	31(50.0％)△	16(25.8％)	3(4.8％)
	对照组	23	2(8.7％)	3(13.0％)	17(73.9％)	1(4.3％)
消化性溃疡	治疗组	38	4(10.5％)	14(36.8％)	17(44.7％)	3(7.9％)
	对照组	17	1(5.9％)	5(29.4％)	9(52.9％)	2(11.8％)

注：与同病种对照组比较，△$P<0.01$。

3.6 证型对证候疗效的影响分析

如表 2 所示，护胃膏治疗虚寒证及气滞血瘀证的证候总有效率与胃乃安相当（$P>0.05$），但护胃膏治疗虚寒证的证候治愈率、显效率明显高于胃乃安（$P<0.05$）。

表 2　两组证候疗效与证型的关系比较

证型	组别	例数	临床治愈 例数（比例）	显效 例数（比例）	有效 例数（比例）	无效 例数（比例）
虚寒证	治疗组	63	14(22.2%)△	34(54.0%)△	12(19.0%)	3(4.8%)
	对照组	24	3(12.5%)	7(29.2%)	13(54.2%)	1(4.1%)
气滞血瘀证	治疗组	37	2(5.4%)	11(29.7%)	21(56.8%)	3(8.1%)
	对照组	16	0	1(6.3%)	13(81.3%)	2(12.4%)

注：与同证型对照组比较，△$P<0.05$。

3.7　胃镜疗效分析

两组胃镜复查共 88 例。治疗组胃镜复查 57 例，属慢性胃炎者 39 例，属消化性溃疡者 18 例；对照组胃镜复查 31 例，属慢性胃炎者 16 例，属消化性溃疡者 15 例。治疗组胃脘痛的胃镜显效率、有效率及总有效率分别为 17.5%、35.1% 及 52.6%，对照组胃脘痛的胃镜显效率、有效率及总有效率分别为 3.2%、29.0% 及 32.3%。两组间差异无统计学意义（$P>0.05$）。

3.8　病种对胃镜疗效的影响分析

如表 3 所示，护胃膏治疗慢性胃炎及消化性溃疡的胃镜显效率、有效率及总有效率与胃乃安相比差异无统计学意义（$P>0.05$）。

表 3　两组胃镜疗效与病种的关系比较

病种	组别	例数	临床治愈 例数（比例）	显效 例数（比例）	有效 例数（比例）	无效 例数（比例）
慢性胃炎	治疗组	39	0	10(25.6%)	13(33.3%)	16(41.0%)
	对照组	16	0	1(6.2%)	8(50.0%)	7(43.8%)
消化性溃疡	治疗组	18	0	0	7(38.9%)	11(61.1%)
	对照组	15	0	0	1(6.7%)	14(93.3%)

3.9　证型对胃镜疗效的影响分析

如表 4 所示，治疗组虚寒证的胃镜显效率、有效率及总有效率显著高于对照组（$P<0.05$），而对气滞血瘀证，两组作用相似（$P>0.05$）。

表 4　两组胃镜疗效与证型的关系比较

证型	组别	例数	临床治愈 例数（比例）	显效 例数（比例）	有效 例数（比例）	无效 例数（比例）
虚寒证	治疗组	38	0	8(21.1%)△	19(50.0%)△	11(28.9%)
	对照组	19	0	1(5.3%)	6(31.6%)	12(63.2%)
气滞血瘀证	治疗组	19	0	2(10.5%)	1(5.3%)	16(84.2%)
	对照组	12	0	0	3(25.0%)	9(75.0%)

注：与同证型对照组比较，△$P<0.05$。

3.10　溃疡面积疗效比较

如表 5 所示，治疗组治疗后溃疡面积明显缩小，与对照组治疗后溃疡面积比较，差异有统计学意义（$P<0.05$）。

表 5　两组治疗前后溃疡面积比较

组别	例数	溃疡面积/mm²	
		治疗前	治疗后
治疗组	38	120.21±133.08	72.84±93.65*
对照组	17	148.73±89.53	140.27±78.19

注：与对照组治疗后比较，*$P<0.05$。

3.11　不良反应分析

治疗组有 7 例在使用期间出现轻度皮肤瘙痒，其中 2 例伴轻度皮肤红斑，不影响继续用药，停药后瘙痒及红斑消退，未见其他不良反应。

4　体会

本研究中患者病位在胃，然脾胃相连，故胃脘痛与脾的关系甚为密切。胃脘痛虽有虚实之别，然据临床所见，胃脘痛，特别是慢性胃脘痛以虚实夹杂为多。虚者，脾胃气虚、脾胃阳虚；实者，寒邪客胃、胃络瘀滞，均可使胃之气机失于和降而形成胃脘痛。故有医家指出，胃脘痛，脾胃"气虚"是病本，"邪之所凑"

是病标。故胃脘痛治宜健脾温阳、行气活血、和胃止痛。

护胃膏集温中健脾、行气活血、和胃止痛于一体,兼有芳香透达之功,治疗虚寒证型及气滞血瘀证型胃脘痛效果显著,尤其能提高虚寒证型慢性胃炎的证候治愈率、显效率,使虚寒证型消化性溃疡面积明显缩小,均优于胃乃安。同时,护胃膏使用方便、疗效可靠、无明显副作用,为中药外用治疗胃脘痛之良方。

肾康冲剂治疗慢性肾衰竭氮质血症临床观察

【关键词】 慢性肾衰竭；氮质血症；中医药疗法；肾康冲剂；临床观察

肾康冲剂是在湖北省中医院肾病科的经验方肾康汤的基础上研制而成的冲剂。笔者用肾康冲剂治疗慢性肾衰竭氮质血症患者 30 例，并进行临床观察，现报道如下。

1 一般资料

本研究共纳入病例 30 例：男 13 例，女 17 例；年龄 30 岁以下者 8 例，30～50岁者 13 例，50 岁以上者 9 例。所有病例均经《新编肾脏病学》中慢性肾衰竭氮质血症期诊断标准确诊。

2 治疗方法

肾康冲剂由湖北省中医院制剂中心加工完成，主要由生地黄、熟地黄、山茱萸、丹参、益母草、川芎、大黄、茯苓、法半夏、竹茹等组成。每次服 10 g，每日 3次，温开水冲服。疗程为 4 周。

3 治疗结果

3.1 临床症状改善情况

慢性肾衰竭氮质血症期的临床症状以口干口苦、气短乏力、自汗恶风、纳差腹胀、恶心欲呕、腰膝酸痛、头痛头晕、皮肤瘙痒、肢体水肿、夜尿增多为主。经治疗，各种症状有所改善。

3.2 主要实验室指标改善情况

结果显示，治疗后患者血尿素氮（BUN）较治疗前显著降低（$P<0.05$）。血肌酐（SCr）、血红蛋白（Hb）经治疗有改善趋势，但差异无统计学意义。详见表 1。

表 1 肾康冲剂治疗前后实验室指标比较

实验室指标	例数	治疗前	治疗后	P
Hb/(g/L)	30	71.32 ± 20.06	75.68 ± 6.47	>0.05

实验室指标	例数	治疗前	治疗后	P
BUN/(mmol/L)	30	19.41 ± 6.40	15.51 ± 6.15	<0.05
SCr/(μmol/L)	30	517.84 ± 321.36	492.63 ± 289.02	>0.05

3.3 临床疗效

本研究的临床疗效参照 1987 年在天津召开的全国中医肾衰学术会议精神修订的疗效标准进行判定。

(1) 显效,9 例,治疗后 BUN 下降,较治疗前下降大于或等于 30%,SCr 有所下降,临床症状明显改善或消失。

(2) 有效,18 例,治疗后 BUN 下降大于或等于 20%,SCr 稳定,临床症状改善。

(3) 无效,3 例,治疗后 BUN、SCr 无下降或升高,临床症状有或无改善或加重。

4 讨论

笔者认为,阳虚生水湿为慢性肾衰竭初期的主要病理机制。随着病情发展到氮质血症期,患者常出现阴精亏虚之象。阴虚无以化气,气虚无以行水,故形成顽固性水肿。张锡纯谓:"水肿之证,有虚有实……然其证实者甚少,而虚者居多。至其证属虚矣,又当详辨其为阴虚、阳虚,或阴阳俱虚……阴虚者,其血分枯耗,宜重用滋阴之药……夫利水之药,非不可用,然贵深究其病因,而为根本之调治,利水之药,不过用作向导而已。"故欲使水化,当补阴以化气。本病之后期常见明显的血瘀证候,故治当补阴化气,配以活血化瘀降浊。肾康冲剂中,生地黄、熟地黄、山茱萸滋阴补肾,丹参、益母草、川芎活血化瘀,大黄、茯苓、法半夏、竹茹通腑利湿降浊。临床观察结果显示,肾康冲剂总有效率为 90%。经肾康冲剂治疗后,BUN 较治疗前显著下降($P<0.05$),BUN 下降与临床症状改善相平行,尤以口干、口苦、纳差、恶心欲呕、皮肤瘙痒等症状改善明显。经治疗后,SCr 较治疗前有所下降,但差异无统计学意义。总之,肾康冲剂治疗慢性肾

功能衰竭氮质血症效果满意,且使用方便、无副作用。

参 考 文 献

赵景波,陈洪华,郝培来,等.新编肾脏病学[M].济南:山东科学技术出版社,1995.

胃痛止电敷中脘穴治疗急性寒证胃痛效果观察

【摘要】 本研究用胃痛止电敷中脘穴治疗急性寒证胃痛 40 例,总有效率为 90.00%;西药对照治疗 32 例,总有效率为 71.88%;直流电对照治疗 27 例,总有效率为 59.26%。经统计学处理,治疗组与两对照组总有效率相比,差异均有统计学意义($P<0.05$ 及 $P<0.01$)。

【关键词】 胃痛;中医药疗法;治疗应用;胃痛止

自 1988 年 9 月至 1993 年 1 月,笔者采用胃痛止外敷中脘穴加直流电(简称胃痛止电敷中脘穴)治疗急性寒证胃痛 40 例,并设西药对照组 32 例、直流电疗对照组 27 例。现将观察结果报道如下。

1 临床资料

1.1 观察对象

将以上腹胃脘部突发性中度以上疼痛为主症的寒证胃痛患者作为观察对象,共 99 例。

1.2 一般资料

99 例患者中,男性 56 例,女性 43 例,年龄最小者 19 岁,最大者 68 岁。

1.3 胃痛程度

参照《急症胃痛诊疗规范》分级标准分为轻、中、重 3 级。本研究的 99 例患者中,中度胃痛者 71 例,重度胃痛者 28 例。经统计学处理,3 组病例在胃痛程度上差异无统计学意义。

1.4 实验室检查

本研究病例中,经纤维胃镜检查 78 例,经上消化道钡餐造影检查 16 例,另有 5 例急症胃痛患者,经门诊给药疼痛缓解,未进行检查。其中明确诊断为胃及十二指肠球部溃疡 36 例,各种胃炎及十二指肠球炎 34 例,胃痉挛 20 例。另有诊断为胃下垂、胃黏膜脱垂、胃息肉、胃神经官能症等 9 例。

2　诊断标准

急性寒证胃痛包括寒凝证和虚寒证两类,依据全国急症胃痛协作组制定的统一标准进行诊断。

2.1　寒凝证

主症:胃凉暴痛,遇冷加重,口淡无味,纳呆喜热。兼症:寒热表证,泛吐清水,大便溏薄,小便清长。舌质淡,苔薄白,脉弦紧。

2.2　虚寒证

主症:胃凉隐痛,喜暖喜按,倦怠乏力,畏寒肢冷。兼症:遇冷痛甚,喜热饮食,纳少便溏,口淡流涎。舌质淡,有齿痕,苔薄白,脉沉细迟。

凡具备主症第 1 项和舌象、脉象,加其他主症 2 项,即可做出该证诊断;或具备主症第 1 项和舌象、脉象,加其他主症 1 项及兼症 2 项亦可做出诊断。99 例患者中,寒凝证者 41 例,虚寒证者 58 例。

3　治疗方法

3.1　胃痛止药物组成

胃痛止由高良姜、香附、吴茱萸、小茴香等组成。

3.2　胃痛止制备

上述药物用粉碎机粉碎,经 40 目筛过筛,加清水浸泡 1 h,煎 45 min,倒出药液;再加适量清水,煎 30 min,倒出药液,过滤去渣。由于煎出的药液 pH 值为 5~6,用于治疗时的 pH 值需在 6.5~7.0 之间,因此,煎出的药液要进行 pH 值的调整。

3.3　穴位选择

中脘穴。

3.4　具体治法

3.4.1　外用治疗

先取大小为 6 cm×8 cm×0.5 cm 的衬垫 2 块分别放入药液和蒸馏水中浸泡,并加热到 40 ℃左右。将经药液浸泡的衬垫紧贴在中脘穴,经蒸馏水浸泡的衬垫紧贴在背部与中脘穴相对的部位,然后在衬垫上放置 5 cm×8 cm 的铅质薄片与防湿的塑料布,并用绷带或沙袋固定。治疗时的电流为 2.5 mA。通电时间一般为 30 min。断电后经药液浸泡的衬垫仍外敷于中脘穴。

3.4.2 对照治疗 直流电疗对照组使用的衬垫仅用蒸馏水进行浸泡,其他(如电极放置、通电时间和电流)与胃痛止电敷中脘穴治疗组相同。西药对照组选用山莨菪碱(654-2)10 mg、颠茄合剂 10 mL、溴丙胺太林 15 mg 口服,山莨菪碱 10 mg 肌内注射或阿托品 0.5 mg 肌内注射。

4 治疗结果

4.1 疗效评定标准

本研究疗效评定参照《急症胃痛诊疗规范》执行。

(1)显效:用药后 30 min 内胃痛消失,观察 60 min 胃痛不复发。

(2)有效:用药后 30 min 内胃痛减轻 1 个级别,或用药后 60 min 内胃痛消失。

(3)无效:用药后观察 60 min 胃痛未消失或加重。

4.2 结果

胃痛止电敷中脘穴治疗急性寒证胃痛 40 例,显效 23 例,有效 13 例,无效 4 例,总有效率 90.00%;西药对照治疗 32 例,总有效率为 71.88%;直流电对照治疗 27 例,显效 5 例,有效 11 例,无效 11 例,总有效率 59.26%。经统计学处理,治疗组与两对照组相比,总有效率差异均有统计学意义($P<0.05$ 及 $P<0.01$)。

5 实验研究

实验方法略。通过实验,得出如下结论。

(1)胃痛止对家兔离体肠平滑肌自发性活动具有明显的抑制作用。

(2)胃痛止对乙酰胆碱、组胺、氯化钡所引起的兔肠平滑肌痉挛具有明显的解痉作用。其抗氯化钡的作用强于抗乙酰胆碱及组胺的作用。

(3)胃痛止能明显抑制小鼠在体肠蠕动。

6 讨论与体会

胃痛止电敷中脘穴治疗急性寒证胃痛，采用的是药疗、热疗、直流电疗及经络治疗等多途径相结合的方法。从临床观察结果看，胃痛止电敷中脘穴对胃及十二指肠球部溃疡、各种胃炎及十二指肠球炎、胃痉挛等疾病引起的急性寒证胃痛有明显的止痛作用。用药后止痛起效时间最快 2 min，大部分患者为 10～20 min，胃痛缓解后没有复发现象。西药对照组止痛起效时间最快为 5 min，多数患者为 15～30 min，但疼痛缓解后复发率较高，且有口干、心悸、皮肤潮红等副作用。直流电疗对照组止痛起效时间最快为 3 min，但有效率低，且易复发。胃痛止电敷中脘穴治疗急性寒证胃痛具有高效、速效、使用简便、无副作用等特点，此法为目前中医治疗急性寒证胃痛提供了一条新途径。

止血贴剂外敷涌泉穴治疗咯血的药理研究

【摘要】 实验研究显示,止血贴剂具有显著的抗小白鼠耳肿胀作用,能激发单核巨噬细胞系统的吞噬活性,提高 T 细胞的应答能力,缩短家兔凝血时间,促进体外凝血及缩短凝血酶原时间。

【关键词】 止血贴剂;药理实验;涌泉穴

咯血是临床常见的急重症,可通过"引热引血下行"而达到治疗目的。笔者以止血贴剂外敷涌泉穴治疗咯血,取得了满意效果。现对该方的药理作用报道如下。

1 实验材料

1.1 实验动物

昆明种小白鼠、日本家兔、Wistar 大鼠,均由湖北中医学院动物房(现湖北中医药大学实验动物中心)提供。

1.2 药品

止血贴剂由肉桂、冰片、硫黄、大蒜等组成。将方中中药粉剂按一定比例捣成泥状,供实验室应用。氢化可的松注射液(批号 920302),酚磺乙胺注射液(批号 920111),枸橼酸钠(批号 910528-05),植物血凝素(批号 920404),20% 乌拉坦注射液、林格液(市售)。

2 方法与结果

2.1 止血贴剂抗小白鼠耳肿胀实验

取体重 25～30 g 的雄性小白鼠 50 只,按体重随机分为 5 组,每组 10 只。Ⅰ、Ⅱ、Ⅲ组用止血贴剂外敷两足涌泉穴,剂量分别为 4.03 g/kg、8.06 g/kg 和 40.3 g/kg,Ⅳ组敷生理盐水(每只小白鼠 0.4 mL),连续 5 天。第 5 天用混合致炎液(内含 2% 巴豆油、20% 乙醇、5% 蒸馏水和 73% 乙醚)分别涂于小白鼠右耳前后两面,每只 0.1 mL。0.5 h 后,Ⅴ组小白鼠腹腔注射氢化可的松注射液

12.5 mg/kg。4 h 后将动物断颈处死，每只小白鼠剪去左右两耳，用 9 mm 直径打孔器分别在同一部位打下圆耳片，用扭力天平称量。每只小白鼠的右耳片重量减去左耳片重量即为肿胀程度。对各组小白鼠耳肿胀程度进行统计学处理。结果显示 I～V 组小白鼠耳肿胀程度（mg）依次为 1.38±0.99*、1.27±0.69*、1.31±0.76*、2.24±0.61、0.86±0.54*（与生理盐水组比较，* $P<0.01$）。

2.2 止血贴剂对小白鼠静脉注射炭粒廓清作用的影响

选取 18～22 g 的昆明种小白鼠 50 只，雌雄兼用，按体重、性别随机分为 5 组，每组 10 只。I、II、III 组用止血贴剂外敷小白鼠两足涌泉穴，剂量分别为 4.03 g/kg、8.06 g/kg、40.3 g/kg，IV 组敷生理盐水（每只小白鼠 0.4 mL），V 组小白鼠每只每天用左旋咪唑 48 mg 灌胃，连续 7 天。于第 8 天用药后 0.5 h，按 0.1 mL/10 g 的比例给每只小白鼠尾静脉注射 16 mg/mL 的印度墨汁。其后每 5 min 用吸管（预先用肝素液湿润）经眼后静脉丛取血，每次 0.02 mL，连续 2 次。将血液加入盛有 2 mL 蒸馏水的试管内，摇匀，用 721 型分光光度计在 600 nm 波长处记录吸光度（OD），计算廓清指数 K 值，结果显示 I～V 组 K 值依次为 0.0322±0.0105*、0.0336±9.4300^{-3}*、0.0314±6.0579^{-3}**、0.0179±0.0132、0.0307±6.2129^{-3}**（与生理盐水组比较，* $P<0.05$，** $P<0.01$）。

2.3 止血贴剂对 PHA 刺激淋巴细胞转化的影响

取雄性小白鼠 50 只，按体重随机分为 5 组，每组 10 只。I、II、III 组用止血贴剂外敷小白鼠两足涌泉穴，剂量分别为 4.03 g/kg、8.06 g/kg、40.3 g/kg，IV 组敷生理盐水（每只小白鼠 0.4 mL），V 组为阳性对照组，每天每只用左旋咪唑 48 mg 灌胃，于给药次日起，每只每天肌内注射植物血凝素（PHA）10 mg/kg，连续 3 天。第 8 天起尾静脉采血涂片，用甲醇固定，经瑞特染色后，于油镜下计数 100 个淋巴细胞中的母细胞及过滤细胞百分率。结果显示 I～V 组淋巴细胞转化率（%）依次为 54.7±3.4*、62.4±2.8*、64.6±3.3*、38.3±8.5、68.6±8.7*（与生理盐水组比较，* $P<0.01$）。

2.4 止血贴剂对家兔凝血时间的影响

取健康家兔 40 只，雌雄各半，随机分为 5 组。I、II、III 组用止血贴剂外敷家兔两足涌泉穴,剂量分别为 1.0 g/kg、2.1 g/kg 和 10.5 g/kg,连续 7 天。于第 8 天在Ⅳ组家兔耳缘静脉注射生理盐水 2.0 mL/kg,Ⅴ组由耳缘静脉注射酚磺乙胺,剂量为 0.35g/kg,15 min 后各组动物均由耳缘静脉取血,于载玻片的两端各滴 1 滴血,血滴直径 5 mm,立即用秒表计时。每隔 30 s 用清洁大头针自血滴边缘向里轻轻拨动 1 次,并观察有无血丝挑起。从采血开始至挑起血丝止,所需时间即凝血时间。另一滴血供最后复验。结果显示Ⅰ~Ⅴ组家兔凝血时间(min)依次为 $6.23 \pm 1.22^*$、$2.10 \pm 0.80^*$、$4.30 \pm 1.50^*$、9.54 ± 1.10、$1.68 \pm 0.33^*$(与生理盐水组比较,$^* P < 0.01$)。

2.5 止血贴剂对家兔血浆复钙时间的影响

取健康家兔 1 只,耳缘静脉取血 8 mL,加入放有 38 g/L 枸橼酸钠溶液 1.0 mL 的离心管内,混匀后以 1000 r/min 的转速离心 10 min,分离血浆备用。取试管 20 支,每支试管加入混合血浆 0.1 mL,每 5 支 1 组,共 4 组。Ⅰ~Ⅲ组分别加入止血贴剂 100%、50%、25% 的水煎液 0.1 mL,Ⅳ组加入生理盐水 0.1 mL,随即放入 37 ℃水浴中温育 1 min,然后各加入 0.025 mol/L 的氯化钙溶液 0.1 mL,混匀后再放入 37 ℃水浴中,同时开始计时,1 min 后每隔 10 s 缓慢倾斜试管 1 次。记录自加 Ca^{2+} 至纤维蛋白形成,液面不动所需时间。计算 5 支试管的均值,即为每组血浆复钙时间。结果显示Ⅰ~Ⅲ组家兔血浆复钙时间依次为 $5.71 \pm 0.46^*$、$5.58 \pm 1.13^*$、$6.2 \pm 0.54^*$(与生理盐水组比较,$^* P < 0.01$)。

2.6 止血贴剂对家兔凝血酶原时间的影响

取健康家兔 20 只,性别不限,体重 1.7~2.2 kg,随机分为 5 组,Ⅰ、Ⅱ、Ⅲ组为止血贴剂组,剂量分别为 1.0 g/kg、2.0 g/kg、10 g/kg,将其敷于两足涌泉穴,连续 7 天;Ⅳ组为生理盐水组;Ⅴ组为阳性对照组。于第 8 天,Ⅳ组、Ⅴ组分别肌内注射生理盐水和三七注射液 2 mL/kg,30 min 后 5 组家兔均由耳缘静脉取血 1.8 mL,放入加有枸橼酸钠溶液 0.2 mL 的离心管内,混合后以 3000 r/min 的转速离心 10 min,分离血浆备用。每组取试管 5 支,每管分别加入兔脑粉浸出液(凝血活酶)和氯化钙溶液各 0.1 mL,再加入兔血浆 0.1 mL。混匀后立即放入 37 ℃水浴中温育,同时开始计时。每隔 2～3 s 倾斜试管 1 次,记录纤维蛋白凝固,液面不动所需时间,求出每组的平均值。结果显示Ⅰ～Ⅴ组凝血酶原时间(s)依次为 19.2±0.8*、18.5±1.8*、20.3±0.8*、57.1±6.6、19.3±1.3*(与生理盐水组比较,* $P<0.01$)。

2.7　止血贴剂皮肤急性毒性试验观察

取健康家兔 16 只,雌雄各半,给药前 24 h 将动物脊柱两侧毛脱掉,去毛范围相当于体表面积的 10％左右(约 150 cm²)。将 16 只家兔随机分为 4 组,每组 4 只,Ⅰ、Ⅱ、Ⅲ组为止血贴剂组,剂量分别为 2.33 g/kg、7.51 g/kg、28.3 g/kg,Ⅳ组为对照组。试验时将止血贴剂均匀地涂敷于兔背部去毛区,并用医用橡皮膏加以固定,Ⅳ组用 130 cm²的医用橡皮膏作为对照,敷贴约 24 h 后,用温水除去残留的药物,每天观察,连续 7 天。给药后动物无任何中毒表现,无动物死亡,动物体重、皮肤、毛发、眼睛和黏膜均无异常改变,呼吸系统、循环系统、中枢神经系统、四肢活动均正常,与对照组无差异。损伤部位皮肤自行结痂、脱落,未留痕迹,无渗出、红肿等炎症反应。

3　结论

本研究结果表明,止血贴剂具有很强的抗小白鼠耳肿胀作用,能激发单核巨噬细胞系统的吞噬活性,提高小鼠网状内皮系统的吞噬能力和 T 细胞的应答能力,明显缩短家兔凝血时间(具有促体外凝血和缩短凝血酶原时间的作用),无毒副作用。本研究结果提示止血贴剂可通过多途径、多因素的复合作用达到明显的止血效果。

胃痛止治疗急性胃痛的药理研究

【摘要】 药理实验证明,胃痛止Ⅰ号对在体肠平滑肌,胃痛止Ⅱ号及胃痛止外用号对在体和离体肠平滑肌自发性活动具有明显的抑制作用;3种药物均具有抗组胺和抗氯化钡的作用,胃痛止Ⅱ号、胃痛止外用号还具有抗乙酰胆碱的作用。实验还观察到,胃痛止Ⅰ号、胃痛止Ⅱ号有明显的镇痛作用。

【关键词】 急性胃痛;药理实验;胃痛止

胃痛止是治疗急性胃痛的系列制剂。胃痛止外用号(由高良姜、香附、小茴香、吴茱萸等组成)用于治疗急性胃痛寒证,胃痛止Ⅰ号(由黄芩、黄连、干姜、法半夏、党参、甘草等组成)用于治疗急性胃痛热证和寒热错杂证,胃痛止Ⅱ号(由小茴香、厚朴、香附、木香、延胡索等组成)用于治疗急性胃痛气滞证。胃痛止在临床运用上有显著疗效。本研究观察了胃痛止对动物离体肠平滑肌、在体肠平滑肌的抑制、镇痛等作用,对其作用机制进行了初步探讨。

1 材料

1.1 药品

胃痛止Ⅰ号、胃痛止Ⅱ号、胃痛止外用号乙醇提取液 3 g/mL,临用时配成所需浓度。乙酰胆碱 100 μg/mL(批号 860920)、组胺 100 μg/mL(由中国科学院分子细胞科学卓越创新中心生产)。氯化钡 10 mg/mL 及阿司匹林 12.5 mg/mL(市售)。

1.2 动物

家兔,每只 2 kg,由湖北中医药大学实验动物中心提供;昆明种小白鼠18~22 g,由湖北省疾病预防控制中心提供。

1.3 器材

超级恒温器、张力换能器、生理记录仪等。

2 方法与结果

2.1 胃痛止对家兔肠平滑肌的作用

2.1.1 准备 将家兔处死,剖腹,取一段空肠置于充氧(含 5%CO_2)的台氏液中,pH 值均为 7 左右。沿肠壁分离肠系膜,用台氏液将肠内容物冲洗干净。选取 2～2.5 cm 标本一段,两端穿线,一端系于通气钩上,轻轻放入 37.5 ℃的恒温麦氏浴槽中,另一端系于张力换能器上,用 LMS-2A 型生理记录仪(由成都仪器厂生产)描记肠平滑肌收缩活动。

2.1.2 胃痛止对家兔离体肠平滑肌的作用 胃痛止外用号、胃痛止Ⅱ号治疗后家兔的离体肠标本出现收缩张力降低,而胃痛止Ⅰ号治疗前后比较抑制作用较弱。结果见表 1。

表 1 胃痛止对家兔离体肠平滑肌的影响

组别	给药剂量/(mg/mL)	抑制率/(%)	波幅抑制高度/mm	P
胃痛止外用号	12.5	71.4±22.9	11.2±8.3($n=5$)	<0.05
胃痛止Ⅰ号	12.5	11.9±7.8	4.0±6.1($n=3$)	>0.05
胃痛止Ⅱ号	12.5	65.7±46	11.0±2.6($n=3$)	<0.05

2.1.3 胃痛止抗乙酰胆碱、组胺和氯化钡的作用 胃痛止外用号、胃痛止Ⅱ号对乙酰胆碱、组胺、氯化钡所引起的兔肠平滑肌痉挛具有明显的缓解作用。胃痛止Ⅱ号抗乙酰胆碱、组胺的作用强于抗氯化钡的作用,而胃痛止外用号抗氯化钡的作用强于抗乙酰胆碱、组胺的作用。胃痛止Ⅰ号对组胺、氯化钡所引起的兔肠平滑肌痉挛均有明显的拮抗作用,而对乙酰胆碱引起的兔肠平滑肌痉挛作用较轻。结果见表 2。

表 2 胃痛止抗乙酰胆碱、组胺和氯化钡的作用

组别作用		给药剂量/(mg/mL)	抑制率/(%)	波幅抑制高度/mm	P
胃痛止外用号	抗乙酰胆碱	12.5	84.0±9.2	14.8±8.4($n=5$)	<0.05
	抗组胺	12.5	83.0±9.2	11.4±6.2($n=5$)	<0.05
	抗氯化钡	12.5	67.8±19.3	10.2±2.5($n=5$)	<0.01

组别作用		给药剂量/ (mg/mL)	抑制率 /(%)	波幅抑制高度 /mm	P
胃痛止Ⅰ号	抗乙酰胆碱	12.5	30.0±14.3	7.3±4.7(n=3)	>0.05
	抗组胺	12.5	61.5±16.7	10.0±3.8(n=3)	<0.05
	抗氯化钡	12.5	43.9±15.6	11.7±4.0(n=3)	<0.01
胃痛止Ⅱ号	抗乙酰胆碱	12.5	71.8±8.8	12.0±1.0(n=3)	<0.01
	抗组胺	12.5	77.2±4.9	14.3±1.5(n=3)	<0.01
	抗氯化钡	12.5	76.9±4.1	13.3±2.5(n=3)	<0.05

2.2 胃痛止对小白鼠肠蠕动的影响

小白鼠于实验前禁食 24 h,然后经口给予含有墨汁的药物(每 5 mL 药物中加墨汁 1 mL),30 min 后采用颈椎脱位法处死,剖腹,将消化道自贲门至直肠末端部分完整地摘出,不加牵引,平铺于实验台上,测量其长度,并记录墨汁前沿到贲门的距离,计算其与胃肠道全长的百分比,进行各组平均值间的 t 检验。

实验结果显示,胃痛止Ⅰ号、胃痛止Ⅱ号、胃痛止外用号及阿托品均能显著抑制小白鼠肠蠕动。结果见表 3。

表 3 胃痛止对小白鼠在体肠平滑肌的影响

组别	给药剂量 /(g/kg)	动物数	(有墨汁胃肠道长度/胃肠道全长) /(%)	P
生理盐水	—	8	85.11±1.32	
阿托品	0.05	9	62.73±14.30	<0.01
胃痛止Ⅰ号	10.0	8	64.76±11.77	<0.01
	20.0	8	63.16±16.01	<0.01
胃痛止Ⅱ号	10.0	8	72.96±7.66	<0.01
	20.0	7	75.27±10.61	<0.05
胃痛止外用号	10.0	7	77.45±6.64	<0.01
	20.0	9	70.62±7.83	<0.01

注:生理盐水组仅给予生理盐水 20 mL。

2.3 胃痛止对小白鼠的镇痛作用（热板法）

调节恒温水浴温度使水温在（55.0±0.5）℃，将容积为 500 mL 的铜锅放入其中，使锅底接触水面。每次取雌性小白鼠 1 只放入铜锅内，记录自放入铜锅至出现舔后足所需时间（s），作为该鼠的痛阈值。凡 30 s 内不出现舔后足者，弃之不用。取预选合格的小白鼠 65 只，随机分为 8 组，灌胃给药。40 min 后按热板法进行实验，测定各鼠痛阈值，与生理盐水组进行比较。

结果提示，胃痛止Ⅰ号、胃痛止Ⅱ号、阿司匹林有明显的镇痛作用，胃痛止外用号镇痛作用不显著，见表 4。

表 4　胃痛止对小白鼠的镇痛作用（热板法）

组别	给药剂量/(g/kg)	动物数	痛阈值/s	P
生理盐水	—	8	17.32±7.99	
阿司匹林	0.25	9	28.51±6.73	<0.01
胃痛止Ⅰ号	10.0	9	31.68±13.52	<0.05
	20.0	8	29.21±19.26	<0.05
胃痛止Ⅱ号	10.0	8	33.98±11.30	<0.01
	20.0	9	36.44±6.48	<0.01
胃痛止外用号	10.0	7	20.96±6.96	>0.05
	20.0	7	16.87±4.53	>0.05

注：生理盐水组仅给予生理盐水 20 mL。

3　讨论

本实验证明了胃痛止Ⅰ号对在体肠平滑肌，胃痛止Ⅱ号及胃痛止外用号对在体和离体肠平滑肌自发性活动的抑制作用。

3 种药物均具有抗组胺和抗氯化钡的作用，胃痛止Ⅱ号及胃痛止外用号还具有抗乙酰胆碱的作用。

本实验还观察到，胃痛止Ⅰ号、胃痛止Ⅱ号有明显的镇痛作用。以上实验为解释胃痛止治疗急性胃痛的作用提供了理论依据。

胃痛止Ⅱ号治疗急性气滞胃痛的临床报道

从 1989 年起,笔者对 83 例急性气滞胃痛患者运用胃痛止Ⅱ号进行前瞻性研究,取得了满意效果。现将研究结果报道如下。

1 临床资料

1.1 一般资料

将胃脘部突发性疼痛持续 30 min 以上不能缓解的患者,作为本研究的观察对象。一共 83 例,男性 50 例,女性 33 例,年龄在 18～68 岁之间。治疗组 46 例,对照组 37 例。其中,经纤维胃镜检查 66 例,经上消化道钡餐造影检查 15 例。诊断为胃及十二指肠球部溃疡 45 例,各种胃炎及十二指肠球炎 32 例,胃痉挛 5 例,胃黏膜脱垂 1 例。

1.2 诊断

根据全国急症胃痛协作组在 1988 年青岛会议上制定的胃痛气滞证诊断标准,凡具备主症第 1 项和舌象、脉象,加上其他主症 2 项,或加其他主症 1 项和兼症 2 项者,即可诊断为急性胃痛气滞证。根据疼痛程度,83 例患者中,轻度胃痛者 3 例,中度胃痛者 53 例,重度胃痛者 27 例。发病最短者 30 min,最长者反复发作 40 年,其他多数在 2～10 年间。经统计学处理,两组患者胃痛程度无明显差异。

2 方法与结果

2.1 治法

胃痛止Ⅱ号由小茴香、香附、木香、厚朴、延胡索等组成,具有理气止痛的功效。胃痛止Ⅱ号经粉碎后制成散剂备用。

治疗组用胃痛止Ⅱ号 6 g,温开水调成糊状吞服,用药后 15 min 无效者,再服 3 g。疼痛缓解后,仍继续服用,每天 3 次,每次 6 g,15 天为 1 个疗程,休息 1 周后可进行第 2 个疗程。

对照组按常规使用山莨菪碱（654-2）、颠茄合剂、溴丙胺太林、阿托品等药物。

2.2 疗效评定标准

本研究的主要目的是观察胃痛止Ⅱ号的止痛效果。按前述会议制定的标准评定疗效。

（1）显效：用药后 30 min 内胃痛消失，观察 60 min 胃痛不复发。

（2）有效：服药后 30 min 内胃痛减轻 1 个级别，或用药后 60 min 内胃痛消失。

（3）无效：用药后 60 min 胃痛无缓解。

2.3 观察结果

治疗组 46 例中，显效 28 例，有效 14 例，无效 4 例，总有效率 91.30%。对照组 37 例中，显效 14 例，有效 13 例，无效 10 例，总有效率 72.97%。经统计学处理，差异具有统计学意义（$P < 0.05$）。

3 讨论

急性气滞胃痛多因忧思恼怒，气郁伤肝，肝失疏泄，横逆犯胃，气机阻滞，不通则痛，故治当以理气为法。方中香附味辛能散，微苦能降，微甘能和，兼通十二经气分；木香气芳香而辛散温通，擅长调中宣滞，行气止痛；佐以辛散温通之延胡索，既可行气，又能活血。诸药合用，疏肝行气，活血止痛，既治新病气滞之暴痛，又疗久病入络之顽疾。药理实验显示，胃痛止Ⅱ号对离体、在体肠平滑肌的自发性活动有明显的抑制作用，并能拮抗乙酰胆碱、组胺、氯化钡所引起的肠痉挛，还具有明显的止痛作用。因此，胃痛止Ⅱ号的止痛作用可能是通过改善胃肠平滑肌的紧张性和提高患者的痛阈值来实现的。

临床研究提示，胃痛止Ⅱ号对胃及十二指肠球部溃疡，各种胃炎、十二指肠炎及胃痉挛等疾病引起的急性胃痛有明显的抑制效果。治疗组服药后止痛起效时间最快为 5 min，胃痛缓解后无复发现象；对照组止痛起效时间最快为 3 min，但疼痛缓解后复发率高，且有口干、心悸、皮肤潮红等副作用。因此，胃痛止Ⅱ号治疗急性气滞胃痛具有速效、使用简便等特点。

半夏泻心方汤剂与散剂治疗
急性热证胃痛的比较研究

【摘要】 本研究将 114 例急性热证胃痛患者随机分为 3 组,治疗 A 组(37例)用半夏泻心方汤剂治疗,总有效率为 75.68%;治疗 B 组(35 例)用半夏泻心方散剂治疗,总有效率为 80.00%;西药对照组(42 例)用常规西药治疗,总有效率为 73.81%。经统计学处理,3 组总有效率差异无统计学意义($P>0.05$),但半夏泻心方散剂具有给药方便、价格低廉、无毒副作用等特点,充分显示了散剂的优越性。实验结果提示:半夏泻心方乙醇提取液小剂量组对小白鼠具有明显的镇痛作用($P<0.05$),大剂量组镇痛作用不显著($P>0.05$);大、小两种剂量均能明显抑制小白鼠在体肠平滑肌的活动($P<0.01$)。

【关键词】 胃痛;中医药治疗;半夏泻心方;治疗应用

半夏泻心汤为《伤寒论》中治疗寒热错杂之痞证要方,本为煎剂,临床上实际应用时也可制成多种剂型,以下总称为半夏泻心方。1987 年至今,笔者对114 例急性热证胃痛患者运用两种剂型与剂量的半夏泻心方进行了前瞻性比较研究,结果显示散剂较传统汤剂有明显的优越性,并做初步动物实验进行验证,现将研究结果报道如下。

1 临床研究

1.1 临床资料

(1)观察对象:在 1 年内经纤维胃镜或钡餐检查明确诊断为各种胃炎、十二指肠球炎、胃及十二指肠球部溃疡、胃黏膜脱垂等,胃脘部突发性疼痛持续半小时以上不能缓解的患者。

(2)性别与年龄:本研究 114 例患者中,男性 82 例,女性 32 例,年龄为 17~62 岁,平均年龄 40 岁。

(3)胃痛程度:根据全国急症胃痛诊断标准,轻度胃痛者 10 例,中度胃痛者

75 例,重度胃痛者 29 例。经统计学处理,各观察组在胃痛程度上无显著性差异。

(4)病种分类:本研究病例中,经纤维胃镜检查 102 例,经上消化道钡餐造影检查 10 例,另有 2 例急性胃痛患者,经急诊治疗疼痛缓解,未进行检查。根据临床症状、体征及胃镜、钡餐检查结果明确诊断为胃及十二指肠球部溃疡者 34 例,占 29.82%;各种胃炎及十二指肠球炎者 73 例,占 64.04%;其他 7 例,占 6.14%。

1.2　诊断标准

半夏泻心方汤剂及半夏泻心方散剂适用于急性热证胃痛,包括湿热证和寒热错杂证。湿热证依据全国急症胃痛协作组制定的标准进行诊断。寒热错杂证是指湿热证与虚寒证同时出现,既具备虚寒证的主症 3 项,又具备湿热证的主症 2 项和舌象、脉象,则诊断为急性寒热错杂证胃痛。

1.3　治疗方法

(1)药物组成:两种半夏泻心方均由法半夏、干姜、黄连、黄芩、党参、甘草等组成。

(2)药物制备:半夏泻心方汤剂取常用剂量药物水煎取汁 200 mL,无须特殊制备。半夏泻心方散剂是将上述药物经粉碎机粉碎,过筛,制成散剂,按所需比例装瓶储存备用。

(3)具体治疗:本研究中 114 例患者,随机分成 3 组,治疗 A 组用半夏泻心方汤剂 200 mL(相当于生药 48 g),1 次顿服;治疗 B 组用半夏泻心方散剂 6 g,温开水调成糊状,吞服。西药对照组按常规应用山莨菪碱(654-2)、颠茄合剂、溴丙胺太林、阿托品或西咪替丁等药物治疗。

1.4　治疗结果

(1)疗效评定标准:疗效按全国急症胃痛协作组制定的标准进行评定。疗效评定分为显效、有效、无效三级。

(2)观察结果:半夏泻心方汤剂与散剂的临床止痛效果对比见表 1。

表 1　半夏泻心方汤剂与散剂临床止痛效果对比

组别	例数	显效	有效	无效	总有效率/(%)	χ^2	P
治疗 A 组	37	20	8	9	75.68		
西药对照组	42	15	16	11	73.81	4.25	>0.05
治疗 B 组	35	19	9	7	80.00		

2　实验研究

2.1　两种剂量的半夏泻心方对小白鼠肠蠕动的影响

（1）药品：半夏泻心方乙醇提取液 3 g/mL，临用时配成所需浓度，阿托品 0.5 mg/2 mL，市售。生理盐水，市售。

（2）动物：昆明种小白鼠，体重 18～22 g，由湖北省疾病预防控制中心提供。

（3）方法：小白鼠于实验前禁食 24 h，然后经口给予含有墨汁的药物（每 5 mL 药物中加墨汁 1 mL）。30 min 后用颈椎脱位法处死，剖腹，将消化道自贲门至直肠末端部分完整地摘出，不加牵引，平铺于实验台上，测量其长度，并记录墨汁前沿到贲门的距离，计算其与胃肠道全长的百分比，将其他组的平均值与生理盐水组进行 t 检验。

（4）结果：半夏泻心方对小白鼠在体肠平滑肌的影响见表 2。

表 2　半夏泻心方对小白鼠在体肠平滑肌的影响

组别	剂量	动物数	（有墨汁胃肠道长度/胃肠道全长） （$\bar{x} \pm s$）/(%)	P
生理盐水组	20.0 mL	8	85.11±1.32	
阿托品组	0.05 g/kg	9	62.73±14.30	<0.01
半夏泻心方小剂量组	10.0 g/kg	8	64.76±11.77	<0.01
半夏泻心方大剂量组	20.0 g/kg	8	63.16±16.01	<0.01

2.2　两种剂量的半夏泻心方对小白鼠的镇痛作用

（1）药品：阿司匹林 12.5 mg/mL（市售）。

（2）方法：调节恒温水浴温度使水温在（55.0±0.5）℃。将容积为 500 mL

的铜锅放入其中，使锅底接触水面。每次取雌性小白鼠1只，放入铜锅内，记录自放入铜锅至出现小白鼠舔后足所需时间(s)，作为该鼠的痛阈值。凡30 s内不出现舔后足者，弃之不用。取预选合格的小白鼠34只，随机分为4组，灌胃给药。40 min后按热板法进行实验，测定各鼠痛阈值，与生理盐水组进行比较。

（3）结果：半夏泻心方对小白鼠的镇痛作用见表3。

表3　半夏泻心方对小白鼠的镇痛作用(热板法)

组别	剂量	动物数	痛阈值($\bar{x}\pm s$)/s	P
生理盐水组	20.0 mL	8	17.32±7.99	
阿司匹林组	0.25 g/kg	9	28.51±6.73	<0.01
半夏泻心方小剂量组	10.0 g/kg	9	31.68+13.52	<0.05
半夏泻心方大剂量组	20.0 g/kg	8	29.21+19.26	>0.05

3　讨论与体会

半夏泻心方是临床治疗胃脘痛的常用方剂。本研究用其治疗急性热证（包括湿热证和寒热错杂证）胃痛，临床观察患者114例，随机分为3组，经统计学处理，半夏泻心方汤剂组、半夏泻心方散剂组的显效率、有效率、无效率、总有效率与西药对照组相比，差异没有统计学意义（$P>0.05$），但无西药对照组普遍存在的口干、心悸、皮肤干燥潮红等不良反应。在给药方法上，口服半夏泻心方散剂，一方面能及时给药，适应临床急症的需要，另一方面散剂用量仅相当于汤剂用量的1/10～1/5，节约了药材，从临床观察看，这种给药剂量仍能获得满意的效果。实验研究显示，半夏泻心方大、小两种剂量均能显著抑制小白鼠在体肠平滑肌的活动。因此，半夏泻心方散剂治疗急性热证胃痛具有效果可靠、无副作用、价格低廉、使用简便等特点。

研究提示：半夏泻心方乙醇提取液小剂量组对小白鼠有明显的镇痛作用（$P<0.05$），大剂量组镇痛作用不明显（$P>0.05$）。由此看来，半夏泻心方作用的强弱与剂量的大小并非呈正相关，这一现象有待今后进一步研究。

胃痛止I号治疗急性热证胃痛的临床与实验研究

【摘要】 将77例急性热证胃痛患者随机分为两组:治疗组(35例)应用胃痛止Ⅰ号,总有效率为80.00%;对照组(42例)应用常规西药,总有效率为73.81%,两者疗效相当(P>0.05)。但对照组复发率高,且患者服用西药后,有口干、心悸、皮肤干燥潮红等不良反应,而治疗组胃痛止Ⅰ号作用稳定,无副作用。实验提示,胃痛止Ⅰ号能显著抑制在体肠平滑肌的活动(P<0.01),拮抗组胺、氯化钡所引起的肠痉挛(P<0.05),并有显著的镇痛作用。

【关键词】 胃痛/中医药疗法;热证/中医药疗法;胃痛止/治疗应用

从1989年起,笔者对77例急性热证胃痛患者运用胃痛止Ⅰ号进行了前瞻性研究,取得了满意的效果,现将研究结果报道如下。

1 临床研究

1.1 临床资料

本研究共纳入77例患者:男性58例,女性19例,年龄17~62岁,平均年龄41岁。

根据全国急症胃痛诊断标准,轻度胃痛者9例,中度胃痛者60例,重度胃痛者8例。经统计学处理,两组患者在胃痛程度上无显著性差异。

本研究病例中,经纤维胃镜检查61例,经上消化道钡餐造影检查16例。经临床及实验室检查明确诊断为胃及十二指肠球部溃疡者31例,各种胃炎及十二指肠球炎者33例,胃下垂者4例,胃神经官能症者9例。

1.2 治疗方法

(1)药物组成:胃痛止Ⅰ号,由黄连、黄芩、干姜、法半夏、党参、甘草等组成。

(2)药物制备:上述药物经粉碎,过筛,制成散剂,按所需比例装瓶储存备用。

(3)具体治疗:本研究中77例患者,随机分为两组。治疗组,用胃痛止Ⅰ号6 g,温开水调成糊状,吞服,用药后15 min无效者,再加3 g,服法同前;对照组,按常规使用山莨菪碱(654-2)、颠茄合剂、溴丙胺太林、阿托品等药物。

1.3 治疗结果

本研究的主要目的是观察中药的止痛效果,疗效按全国急症胃痛协作组制定的标准进行评定,疗效评定分为显效、有效、无效三级。胃痛止Ⅰ号止痛效果评定见表1。

表1 胃痛止Ⅰ号止痛效果评定

组别	总例数	显效	有效	无效	总有效率/(%)	χ^2	P
治疗组	35	19	9	7	80.00	0.408	>0.05
对照组	42	15	16	11	73.81		

2 实验研究

2.1 胃痛止Ⅰ号对兔离体肠平滑肌的作用

(1) 材料:①药品:胃痛止Ⅰ号乙醇提取液 3 g/mL,临用时配成所需浓度。乙酰胆碱 100 μg/mL(批号 860920)、组胺 100 μg/mL(由中国科学院分子细胞科学卓越创新中心生产)。氯化钡 10 mg/mL(市售)。②动物:家兔,每只 2 kg,由湖北省疾病预防控制中心提供。③器材:超级恒温器,张力换能器,生理记录仪。

(2) 方法:将家兔处死,剖腹,取一段空肠置于充氧(含 5%CO_2)的台氏液中,pH 值为 7 左右。沿肠壁分离肠系膜,用台氏液将肠内容物冲洗干净。选取 2~2.5 cm 标本一段,两端穿线,一端系于通气钩上,放入 37.5 ℃的恒温麦氏浴槽中,另一端系于张力换能器上,用 LMS-2A 型生理记录仪(由成都仪器厂生产)描记肠平滑肌收缩活动。

(3) 结果:胃痛止Ⅰ号对兔离体肠平滑肌的影响见表2。

表2 胃痛止Ⅰ号对兔离体肠平滑肌的影响

实验内容	剂量/(mg/mL)	抑制率/(%)	波幅抑制高度/mm	P
对自发性活动的影响	12.5	11.9±7.8	4.0±6.1(n=3)	>0.05
对乙酰胆碱的解痉作用	12.5	30.0±14.3	7.3±4.7(n=3)	>0.05

实验内容	剂量/ (mg/mL)	抑制率/(%)	波幅抑制高度 /mm	P
对组胺的解痉作用	12.5	61.5±16.7	10.0±3.8($n=3$)	<0.05
对氯化钡的解痉作用	12.5	43.9±15.6	11.7±4.0($n=3$)	<0.01

2.2 胃痛止 I 号对小白鼠肠蠕动的影响

(1)动物:昆明种小白鼠,每只 18～22 g,由湖北省疾病预防控制中心提供。

(2)方法:小白鼠于实验前禁食 24 h,然后经口给予含有墨汁的药物(每 5 mL 药物中加墨汁 1 mL),30 min 后采用颈椎脱位法处死,剖腹,将消化道自贲门至直肠末端部分完整地摘出,不加牵引,平铺于实验台上,测量其长度,并记录墨汁前沿到贲门的距离,计算其与胃肠道全长的百分比,将其他组的平均值与生理盐水组进行 t 检验。

(3)结果:胃痛止 I 号对小白鼠在体肠平滑肌的影响见表3。

表3 胃痛止 I 号对小白鼠在体肠平滑肌的影响

组别	剂量	动物数	(有墨汁胃肠道长度/胃肠道全长) /(%)	P
生理盐水组	20.0 mL	8	85.11±1.32	
阿托品组	0.05 g/kg	9	62.73±14.30	<0.01
胃痛止 I 号 A 组	10.0 g/kg	8	64.76±11.77	<0.01
胃痛止 I 号 B 组	20.0 g/kg	8	63.16±16.01	<0.01

2.3 胃痛止 I 号对小白鼠的镇痛作用

(1)药品:阿司匹林 12.5 mg/mL(市售)。

(2)方法:调节恒温水浴温度使水温在(55.0±0.5)℃,将容积为 500 mL 的铜锅放入其中,使锅底接触水面。每次取雌性小白鼠 1 只,放入铜锅内,记录自放入铜锅至出现小白鼠舔后足所需时间(s),作为该鼠的痛阈值。凡 30 s 内不出现舔后足者,弃之不用。取预选合格的小白鼠 34 只,随机分为 4 组,灌胃给药。40 min 后按热板法进行实验,测定各鼠痛阈值,与生理盐水组进行比较。

（3）结果：胃痛止Ⅰ号对小白鼠的镇痛作用见表 4。

表 4　胃痛止Ⅰ号对小白鼠的镇痛作用（热板法）

组别	剂量	动物数	痛阈值/s	P
生理盐水组	20.0 mL	8	17.32±7.99	
阿司匹林组	0.25 g/kg	9	28.51±8.73	<0.01
胃痛止Ⅰ号 A 组	10.0 g/kg	9	31.68±13.52	<0.05
胃痛止Ⅰ号 B 组	20.0 g/kg	8	29.21±19.26	>0.05

2.4　急性毒性试验（最大耐受量测定）

取小白鼠 10 只，雌雄各半，灌服胃痛止Ⅰ号，剂量为 120 g/kg（最大容量），观察 7 天，无不良反应，无小白鼠死亡。结果表明，小白鼠可耐受成人胃痛止Ⅰ号用量的 333 倍。

3　讨论与体会

胃痛止Ⅰ号由半夏泻心汤组成，半夏泻心汤是临床治疗胃脘痛的常用方剂。本研究应用其治疗急性热证（包括湿热证和寒热错杂证）胃痛，治疗组与对照组比较，疗效差异无统计学意义（$\chi^2=0.408$，$P>0.05$）。但对照组患者服用西药后，普遍有心悸、口干、皮肤干燥潮红等不良反应，而应用胃痛止Ⅰ号的临床及实验证实其无副作用。

实验研究显示，胃痛止Ⅰ号能明显抑制小白鼠在体肠平滑肌的活动，拮抗组胺、氯化钡所引起的肠平滑肌痉挛，并具有明显的镇痛作用。中医认为，急性胃痛多由胃失和降，气机阻滞所致，"不通则痛"。胃痛止Ⅰ号对肠平滑肌自发性活动的抑制、解痉及对小白鼠的镇痛作用，可能是通过改善胃肠平滑肌的紧张性和提高患者的痛阈值来实现的，可使脾升胃降，气机得通，"通则不痛"。

胃痛止Ⅰ号采用散剂口服形式，一方面能及时给药，适应临床急症的需要；另一方面用量只相当于传统汤剂用量的 1/10～1/5，节约了成本。从临床及实验观察看，这种用量能获得满意的效果。

研究提示，胃痛止Ⅰ号对胃及十二指肠球部溃疡、各种胃炎、十二指肠球炎及胃痉挛等引起的急性胃痛,有明显的抑制效果。治疗组服药后止痛起效时间最快为 5 min,胃痛缓解后少有复发现象;对照组止痛起效时间最快为 3 min,但疼痛缓解后复发率高。

综上所述,胃痛止Ⅰ号具有高效、速效、稳效、无副作用、使用方便等特点,为半夏泻心汤治疗急性热证胃痛提供了依据。

参 考 文 献

国家中医药管理局医政司,中华全国中医学会内科学会. 中医急症研究[M].上海:上海中医学院出版社,1989.

荆楚中医药继承与创新出版工程·
荆楚医学流派名家系列（第一辑）

巴元明

医案精选

急性肾小球肾炎

急性肾小球肾炎是一组病因不一,临床表现为急性起病,以血尿为主,伴不同程度蛋白尿,可有水肿、高血压或肾功能不全等特点的肾小球疾病,多有呼吸道及皮肤的前驱感染,以 3～12 岁小儿多见。本病有多种病因,但绝大多数由 A 组乙型溶血性链球菌感染引起。急性肾小球肾炎为西医病名,中医无完全对应的疾病名称,但根据其临床表现,多属"水肿""血尿"等范畴。

一、病因病机

邪之所凑,其气必虚,阴虚者阳必凑之。急性肾小球肾炎的病因不外内、外两端。就内因而言,主要是先天禀赋不足,或后天饮食失节,劳逸不当,导致脾肾亏虚。外因方面,则多为六淫外袭,疮毒内陷。

1. 六淫外袭

《医宗金鉴》云:"风水得之,内有水气,外感风邪……皮水得之,内有水气,皮受湿邪。"明代戴思恭《证治要诀》曰:"有患生疮,用干疮药太早,致遍身肿。"由于小儿腠理不密,皮肤娇嫩,最易感染。"风为百病之长",风是导致多种疾病发生的因素。"风为阳邪",风也是热性病的常见病因,风邪外袭、水湿内侵、饮食不节,或疮毒感染、湿热内侵,水液的气化功能失常,可引发急性肾小球肾炎。

2. 肾元亏虚

急性肾小球肾炎的发生原因除外邪侵袭、肺脾受损外,更重要的是肾元亏虚。肾为先天之本,脾胃为后天之本。肾元亏虚可因先天不足而来,亦可因后天饮食失节、劳逸不当、调理失宜,先有脾胃虚弱,后有肾元不足,此即所谓后天不能充养先天所致。脾肾先虚,外邪侵袭,内外两因相合,水液不得正常代谢而停于体内,外溢肌肤则发为水肿。肾元亏虚,精微外泄,可见蛋白尿。《素问·

水热穴论》云："肾者，至阴也。至阴者，盛水也……肾何以能聚水而生病……肾者，胃之关也，关门不利，故聚水而从其类也。"《诸病源候论》云："风水病……风气内入，还客于肾，脾虚又不能制于水，故水散溢皮肤，又与风湿相搏，故云风水也。"

总体而言，正气不足复感外邪入侵是急性肾小球肾炎发生的主要原因，病位主要在肾，但与肺脾密切相关。证候演变趋向是从表及里，由上焦、中焦而达下焦，从标实为主逐渐向正虚邪实、虚实夹杂演变。

二、辨证论治

巴元明教授认为，急性肾小球肾炎多由感受外邪引起，应首先辨外邪的性质，其次辨寒热虚实，再辨病变部位。治疗原则不外乎扶正与祛邪两个方面。祛邪以疏风解表、宣肺利水、清热解毒等为法，扶正则以益气养阴、健脾益肾为要。

1. 风水相搏证

症见：水肿自眼睑和面部开始迅速波及全身，以头面部肿势为著，皮色光亮，按之凹陷，随手而起，尿少色赤，微恶风寒或发热汗出，咽喉红肿疼痛，口渴或不渴，骨节酸痛，鼻塞，咳嗽，气短，舌质淡，苔薄白或薄黄，脉浮紧或浮数。

治法：疏风宣肺，利水消肿。

方剂：麻黄连翘赤小豆汤合越婢汤加减。

药用：麻黄、桂枝、连翘、杏仁、赤小豆、茯苓、猪苓、泽泻、车前子、陈皮、姜皮、甘草。

临证加减：咳嗽气喘加葶苈子、紫苏子、射干；骨节酸痛加羌活、防己；发热、汗出、口干渴、苔薄黄加金银花、黄芩；血压升高去麻黄，加浮萍、钩藤。

2. 湿热内侵证

症见：小便短赤，甚则尿血，发热或不发热，水肿或轻或重，烦热口渴，口苦口黏,头身困重,倦怠乏力,脘闷纳差,大便黏滞不爽,常有近期疮毒史,舌质红,苔黄腻,脉滑数。

治法:清热利湿,凉血止血。

方剂:五味消毒饮合小蓟饮子加减。

药用:金银花、野菊花、蒲公英、紫花地丁、紫背天葵、生地黄、小蓟、滑石、淡竹叶、通草、蒲黄、当归、甘草。

临证加减:小便赤涩加白花蛇舌草、石韦、金钱草;口苦、口黏加苍术、黄柏、黄连、吴茱萸;皮肤湿疹加苦参、白鲜皮、地肤子;便秘加生大黄。

3. 阴虚邪恋证

症见:神倦乏力,头晕,手足心热,腰酸盗汗,或有反复咽喉红肿,镜下血尿持续不消,舌质红,苔少,脉细数。

治法:滋阴补肾,兼清余热。

方剂:知柏地黄丸合二至丸加减。

药用:知母、黄柏、熟地黄、山药、山茱萸、泽泻、牡丹皮、茯苓、墨旱莲、女贞子。

临证加减:血尿加仙鹤草、茜草;反复咽红或咽喉肿大加玄参、山豆根、板蓝根。

4. 气虚邪恋证

症见:身倦乏力,面色萎黄,纳少便溏,自汗,易感冒,舌质淡红,苔白,脉缓弱。

治法:健脾益气,兼化湿浊。

方剂:参苓白术散合防己黄芪汤加减。

药用:人参、茯苓、白术、白扁豆、陈皮、黄连、山药、砂仁、桔梗、黄芪、防己。

临证加减:舌质淡暗或有瘀点加丹参、桃仁、红花、泽兰。

三、典型病案

病案 1　王某,女,15 岁。2017 年 1 月初诊。眼睑及双下肢水肿 1 日。

患者诉 2016 年 12 月因鼻塞、咽喉肿痛，自服伤风感冒胶囊。2017 年 1 月 7 日晨起出现眼睑及双下肢水肿，至下午症状未缓解，遂来就诊。

现症见：眼睑及双下肢水肿，伴咽喉肿痛，咳嗽，咳少量黄色痰，尿短少、色黄。舌质淡红、苔薄白，脉浮数。尿常规示尿蛋白（＋），尿隐血（＋＋＋）。肾功能：尿素氮 6.42 mmol/L，肌酐 160.6 μmol/L。既往休检肾功能正常。

辨证分析：四诊合参，本病属中医学"水肿"范畴，证属风水相搏，水毒内停证。外感风邪，循口鼻咽喉而入，肺卫气化功能失调，失其宣发肃降，发为面肿目裹。水毒下行，水道不利，治节无权，膀胱开阖失衡，加之肾的气化功能受影响，关门不利，致使尿少而肢肿。本病起病急骤，毒舍于心肾，导致脏器受损，出现急性肾衰竭。

治法：疏风宣肺，利水解毒。

处方：炙麻黄 10 g、生石膏 30 g、白术 10 g、甘草 6 g、生地黄 12 g、当归 10 g、麦冬 10 g、栀子 10 g、丹参 20 g、牡丹皮 6 g、紫苏梗 20 g、益母草 15 g、生姜 6 g、大枣 4 枚。水煎服，日 1 剂。并嘱患者禁食肉、蛋、奶、海鲜等。

二诊：服 14 剂后，患者眼睑及双下肢水肿明显减轻，咳嗽、咽喉肿痛较前缓解，尿量增多。复查尿常规示尿蛋白（±），尿隐血（＋）。继续服 15 剂，水肿消失，大小便正常，复查尿常规、肾功能指标在正常范围。

随访半年，未见复发。

按：本案属中医学"水肿"之"阳水"范畴，风邪外袭，内舍于肺，肺失宣降，水道不通，导致风遏水阻，风水相搏，流溢肌肤，发为水肿。水道不通，则外侵肌肉为肿，犯及中焦则为呕，再及上焦则为喘，数日不通，则奔迫难堪，必致危殆。患者已经出现尿少、肾功能不全，此乃急性肾炎之重者，急需祛邪排毒、通利水道。选用越婢加术汤加减，方中炙麻黄疏风宣肺，白术、生姜淡渗利水，生石膏清热宣肺，生地黄、当归、麦冬养阴清热，栀子、牡丹皮清热解毒，丹参、益母草活血利水消肿。全方共奏疏风宣肺、清热解毒、活血利水之效。

慢性肾小球肾炎

慢性肾小球肾炎是由多种原因引起的、多种病理类型组成的原发于肾小球的一组疾病,临床常表现为不同程度的水肿,长期持续性蛋白尿、血尿等,部分患者出现不同程度的高血压,后期可导致肾衰竭等不良结局。本病起病隐匿,病程较长,病情迁延难愈,具有进行性发展倾向。历来中医典籍中无从查找慢性肾小球肾炎病名,根据其临床表现的不同,可归属中医学"水肿""风水""腰痛""虚劳""肾风"等范畴。西医临床对其具体的发病机制尚不明确,慢性肾小球肾炎常见的病理分型有系膜增生性肾小球肾炎、膜性肾病、局灶节段性肾小球硬化、系膜毛细血管性肾小球肾炎等。当前治疗慢性肾小球肾炎的主要目的是防止或延缓肾功能进行性恶化,改善临床症状及防治心脑血管并发症。本病的主要治疗措施包括应用血管紧张素转换酶抑制剂、血管紧张素受体拮抗剂、限盐,限制蛋白质,控制高血压和减少尿蛋白,伴大量蛋白尿者应用糖皮质激素和细胞毒药物等,上述治疗措施虽能在一定程度上缓解病情,但治疗效果并不埋想。目前在找国,慢性肾小球肾炎仍是引起终末期肾病的首位原因,而中医药在治疗慢性肾小球肾炎方面有一定成效。巴元明教授在长期治疗肾病的过程中,对慢性肾小球肾炎的治疗用药积累了丰富的临床经验。

一、病因病机

巴元明教授认为慢性肾小球肾炎属本虚标实,在本虚的基础上,实邪为患。本虚多责之先天禀赋不足,或久病体虚,或七情劳倦内伤,或饮食不当致肺、脾、肾脏腑亏损,此为发病的内在因素,标实主要是外感风寒湿热浊毒侵袭及瘀血交阻,可诱发及加重本病,亦可在整个病程中夹杂出现。

1. 脾肾两虚是病变的基础,关键在肾虚

慢性肾小球肾炎的发生与脏腑虚损关系密切,尤其是肺、脾、肾功能失调。

如《景岳全书·肿胀》指出："凡水肿等证,乃脾、肺、肾三脏相干之病。盖水为至阴,故其本在肾;水化于气,故其标在肺;水唯畏土,故其制在脾。今肺虚则气不化精而化水,脾虚则土不制水而反克,肾虚则水无所主而妄行。"《诸病源候论》云:"水病者,由肾脾俱虚故也。"《黄帝内经》中有"其本在肾,其末在肺"和"诸湿肿满,皆属于脾"之说。肺主一身之气,通调水道。风邪犯肺,肺气失于宣畅,通调水道功能失常,风水相搏,发为水肿。脾主运化,布散水精,外感水湿,脾阳被困,或饮食劳倦损及脾气,造成脾失转输,水湿内停,乃成水肿。肾主水,水液的输布有赖于肾阳的蒸腾气化、开阖作用,禀赋不足,肾精亏虚,或久病劳欲,损及肾脏,则肾失蒸化,开阖不利,水液泛滥,则为水肿。慢性肾小球肾炎的发病内因主要为脏腑功能虚损,本虚多责之肾气亏虚,或脾气不足,其中肾虚最为关键。《素问·六节藏象论》言:"肾者,主蛰,封藏之本,精之处也。"肾为脏腑阴阳之本,生命之源,肾藏精,内藏"先天之精"和"后天之精",先天之精乃禀受于父母,"后天之精"有赖于脾胃运化水谷之精气而化生,肾中精气对维持脏腑气血阴阳平衡至关重要。蛋白质同属人体的精微物质,禀受于先天,充养于后天,内藏于肾,肾之精气虚损,致脏腑气血阴阳失调,则肾失封藏,精微外泄,可见蛋白尿。

慢性肾小球肾炎除与肺、脾、肾相关外,还涉及肝,肝主疏泄,条畅气机,维持气机升降出入有序,若肝主疏泄失常,气机紊乱,水液不循常道,水湿内停,泛溢肌肤则见水肿。故本病固然与肺的通调水道、脾的传输、肾的气化有关,也与肝的疏泄戚戚相关。

慢性肾小球肾炎本虚之源在脏腑功能虚损,以及气、血、阴、阳的失调,其中肾虚是发病的关键,若肾气充足,即使存在外邪入侵,也不会发病。肾气不足,易受外邪侵袭,病邪乘虚而入,肾病及脾,一方面由于脾肾亏虚,卫外不固,外邪乘虚而入,另一方面病程迁延日久导致脏腑功能不足,气血阴阳失调,随着疾病的发展而产生水湿、湿热、瘀血等病理产物且相互兼夹为病,导致虚实夹杂之证。"邪之所凑,其气必虚","虚"之病机贯穿始末。

2. 外感是主要的诱发及加重因素

巴元明教授在临床治疗中注重审因施治,发现慢性肾小球肾炎患者在起病前有外感病史,认为慢性肾小球肾炎的发病往往与外感病密切相关,而且在整个病程中疾病常因外感而诱发或加重。慢性肾小球肾炎患者脏腑亏虚,正气不足,"邪之所凑,其气必虚",故外感之邪乘虚而入,伤及脏腑,如《诸病源候论·血病诸候》云:"风邪入于少阴,则尿血。"多数慢性肾小球肾炎患者发生外感病时常伴咽痛等症状,《灵枢·经脉》云:"肾足少阴之脉……其直者,从肾上贯肝膈,入肺中,循喉咙,挟舌本。"从经脉循行来看,咽为肾所主,外邪侵袭咽喉后可循经直传肾脏,引起腰痛、血尿、蛋白尿、水肿等。在治疗时,需先宣散外邪,同时固护正气。

3. 水湿、湿热、瘀血是主要的病理产物

素体脏腑虚损,正气不足,外感水湿,或因肺失通调、脾失健运、肾失开阖导致湿从内生。脾肾亏虚,湿邪不化,阻滞日久,容易热化,而酿为湿热。或失治、误治、发汗、下利太过,耗伤阴液,滋生内热,或过服温补,阳复太过,或用激素等药物,热与水湿相合而成湿热。本病日久,迁延不愈,"久病入络",则出现瘀血阻滞,或水湿日久,化热生浊,阻滞气机,气血运行不畅,或气虚体弱,血液运行之力,或专事收涩止血,或过用温燥,津血损伤,均可致病。水湿、湿热、瘀血在慢性肾小球肾炎的发生和发展过程中,相互影响,彼此促进,加重病情。

慢性肾小球肾炎迁延日久,病机错综复杂,呈现表里夹杂、寒热错综、虚实并见的病机特点,但脏腑虚损是其病机关键之所在。

二、辨证论治

临证辨治慢性肾小球肾炎,巴元明教授立足本虚,重视脏腑。慢性肾小球肾炎的发生与肺、脾、肾关系密切。辨证之时,首先辨明正虚的部位,是以一脏为主,还是多脏并病,同时亦要分清脏腑气血阴阳的亏损。其次在正虚的基础上辨明是否有兼夹证,如外感、水湿、湿热、瘀血等。在辨证治疗时将正虚与邪实相结合,以正虚为本、邪实为标,分清正虚邪实之轻重,辨别标本之缓急,即使病情变化多端,也可在辨证的基础上灵活随证加减变化。

（一）本证

1. 脾肾气虚证

症见:腰脊酸痛,疲倦乏力,或水肿,纳少或脘胀,大便溏,尿频或夜尿多,舌质淡红、有齿痕,苔薄白,脉细。

治法:健脾益肾。

方药:异功散加减。

药用:党参、生黄芪、生白术、茯苓、薏苡仁、杜仲、怀牛膝、泽泻、甘草。

临证加减:若属脾虚湿困,加制苍术、藿香、佩兰、厚朴化湿健脾;脾虚便溏者加炒白扁豆、炒芡实健脾助运;水肿明显者加车前子、猪苓利水消肿。

2. 肺肾气虚证

症见:颜面水肿或肢体肿胀,疲倦乏力,少气懒言,易感冒,腰脊酸痛,面色萎黄,舌质淡,有齿痕,苔白润,脉细弱。

治法:补益肺肾。

方剂:玉屏风散合六味地黄丸加减。

药用:黄芪、白术、防风、生地黄、山茱萸、山药、泽泻、茯苓、牡丹皮。

临证加减:兼外感表证者,宜先解表,兼风寒者可用麻黄汤加减,兼风热者可用银翘散加减;头面肿甚、咽干咽痛者,可用麻黄连翘赤小豆汤;水气壅滞、遍及三焦、水肿甚、尿少、大便干结者,可用己椒苈黄丸合五苓散加减;尿蛋白多者可加芡实、金樱子;尿中红细胞多者加墨旱莲、白茅根、茜草。

3. 脾肾阳虚证

症见:全身水肿,面色白,畏寒肢冷,腰脊冷痛(腰膝酸痛),纳少或便溏(泄泻、五更泄泻);精神萎靡,性功能失常(遗精、阳痿、早泄),或月经失调,舌质嫩淡胖,有齿痕,苔白,脉沉细或沉迟无力。

治法:温补脾肾。

方剂:附子理中丸或济生肾气丸加减。

药用:附子、炙桂枝、党参、白术、生黄芪、茯苓皮、车前子、泽泻、干姜、炙甘草。

临证加减:肾阳虚甚、形寒肢冷、大便溏薄明显者,可加肉桂、补骨脂以助温补脾肾之力;水肿明显者,可用实脾饮合真武汤以温阳利水;伴有胸水而咳逆上气、不能平卧者,可加用葶苈大枣泻肺汤,泻肺行水,下气平喘;伴腹水者,可加用五皮饮以利其水。

4. 气阴两虚证

症见:面色无华,少气乏力,或易感冒,午后低热,或手足心热,腰痛或水肿;口干咽燥或咽部暗红、咽痛,舌质红或偏红,少苔,脉细或弱。

治法:益气养阴。

方剂:参芪地黄汤加减。

药用:党参、黄芪、生地黄、山药、山茱萸、牡丹皮、泽泻、茯苓。

临证加减:大便干者,可加玄参、柏子仁、生大黄以清热润肠通便;口干咽燥、干咳少痰、小便短赤、大便干者,可改用人参固本丸加减;咽痛日久、咽喉暗红者,可加沙参、麦冬、桃仁、赤芍以活血养阴;兼见纳呆腹胀者,可加砂仁、木香以理气和胃;兼心气虚者,可加麦冬、五味子以养心气;肾气虚甚者,可加菟丝子、覆盆子以养肾气。

5. 肝肾阴虚证

症见:目睛干涩或视物模糊,头晕耳鸣,五心烦热或手足心热或口干咽燥,腰脊酸痛;遗精,滑精,或月经失调,舌质红,苔少,脉弦细或细数。

治法:滋养肝肾。

方剂:杞菊地黄丸加减。

药用:熟地黄、山茱萸、山药、泽泻、牡丹皮、茯苓、枸杞子、菊花。

临证加减:肝阴虚甚者,可加当归、白芍以加强养肝阴之力;兼心阴虚者,可加柏子仁、炒酸枣仁、五味子以养心安神;兼肺阴虚者,可加天冬、麦冬、五味子以养肺滋阴；兼肝阳上亢者，可加天麻、钩藤、僵蚕以平肝潜阳；兼下焦湿热者，可加知母、黄柏、石韦以清热利湿；伴血尿者，可去熟地黄，加生地黄、大蓟、小蓟、白茅根以清热凉血止血；大便干结者，可加生大黄以泻热通便。

（二）兼证

1. 水湿证

症见：颜面或肢体水肿，口淡乏味，胸痞腹胀，小便不利，舌苔白或白腻，脉细或细沉。

治法：健脾益气，行气化湿。

方剂：五皮饮加减。

药用：陈皮、茯苓皮、姜皮、桑白皮、大腹皮等。

临证加减：兼湿热，脘闷纳呆，口干不欲饮，小便黄赤、灼热或涩痛不利，舌苔黄腻，脉濡数或滑数，加黄连、半枝莲、白花蛇舌草、土茯苓、蒲公英。

2. 湿热证

症见：皮肤疖肿、疮疡，咽喉肿痛，小便黄赤、灼热或涩痛不利，面目或肢体水肿；口苦或口干、口黏；脘闷纳呆，口干不欲饮，苔黄腻，脉濡数或滑数。

治法：清利湿热。

方剂：龙胆泻肝汤加减。

药用：龙胆、柴胡、泽泻、车前子、通草、生地黄、当归、炒栀子、炒黄芩、甘草。

临证加减：湿热蕴积上焦、咳吐黄痰甚者，可用杏仁滑石汤加减；湿热中阻、以痞满腹胀为主者，可用黄连温胆汤加减；湿热蕴结下焦者，可用八正散加减；热结咽喉，咽喉肿痛明显者，可用银翘散合玄麦甘桔汤加减。

3. 血瘀证

症见：面色黧黑或晦暗，腰痛固定或呈刺痛，肌肤甲错或肢体麻木。舌色紫暗或有瘀点、瘀斑，脉象细涩。

治法：活血化瘀。

方剂：血府逐瘀汤加减。

药用：柴胡、当归、生地黄、川芎、赤芍、牛膝、桔梗、枳壳、甘草、桃仁、红花。

临证加减：虚实皆重者，可按正虚辨证加入丹参、泽兰，以活血化瘀；兼气虚、阳虚者，可改用桂枝茯苓丸加味，以益气活血。

4. 湿浊证

症见：纳呆，恶心或呕吐，口中黏腻，脘胀或腹胀，身重困倦，精神萎靡。舌质淡红，苔白厚腻，脉沉濡。

治法：化湿泄浊。

方剂：胃苓汤加减。

药用：制苍术、白术、茯苓、泽泻、猪苓、车前子（包）、姜半夏、陈皮、制大黄、六月雪。

临证加减：恶心呕吐较甚者，可加姜竹茹以和胃降逆；血肌酐、尿素氮升高明显者，可配合生大黄、蒲公英、煅牡蛎保留灌肠，也可于方中加大六月雪用量以化湿泄浊。

三、典型病案

病案 1 王某，男，37 岁。2014 年 5 月 12 日初诊。间断眼睑、颜面水肿 1 年余。

患者诉 1 年前无明显诱因出现眼睑、颜面水肿，尿常规示蛋白尿（＋＋），24 h 尿蛋白定量为 1.2 g。查肾功能示血肌酐 76 μmol/L，eGFR 94.56 mL/min，在当地医院就诊，诊断为慢性肾小球肾炎，为求进一步治疗来诊。

现症见：眼睑、颜面水肿，腰酸痛不适，双下肢乏力，易出汗，平素易感冒，尿泡沫多，尿色、尿量正常，大便正常。舌质淡，苔白，脉细弱。尿常规示尿蛋白（＋＋），肾功能未见异常。

辨证分析：四诊合参，本病属中医"水肿"范畴，属肺肾气虚、肾元不固证。

肾气亏虚，肾封藏功能失司，则精微物质遗于体外，造成蛋白尿。腰为肾之府，肾络瘀阻，不通则痛，故有腰酸痛，肺气虚，卫外不固，易感受外邪，气虚不摄津，则自汗。

治法：补肺益肾，益气固精。

处方：生地黄 15 g、白术 10 g、茯苓 15 g、山药 15 g、山茱萸 15 g、玉米须 10 g、金樱子 15 g、芡实 30 g、穿山龙 15 g、分心木 15 g、防风 12 g、黄芪 15 g、川续断 10 g。7 剂，日 1 剂，水煎服。

二诊：服上方 1 周后，患者腰痛及下肢乏力较前缓解，水肿好转，时有自汗，舌质淡，苔白，脉细弱。尿常规示尿蛋白（＋）；24 h 尿蛋白定量为 0.8 g。守上方 7 剂。

三诊：服前方后患者未诉不适，腰痛及下肢乏力明显好转，无眼睑、颜面水肿，舌脉如前。查尿常规示尿蛋白（±），24 h 尿蛋白定量为 0.37 g。守上方 10 剂继服。

按：患者肺气虚，卫外不固，外感之邪易乘虚而入，肺失宣降，不能通调水道，下输膀胱，水液不循常道，泛溢肌肤发为水肿，故可见眼睑、颜面水肿。《素问·汤液醪醴论》提出"开鬼门""洁净府""去菀陈莝"，阳水以祛邪为主，阴水以扶正为主，拟方玉屏风散合六味地黄丸加减。方中生地黄甘寒质润，长于滋肾养阴；黄芪甘温，善入脾胃，既能补中益气，又能利水消肿；山茱萸既滋补肝肾，又固涩精气，补益之中具封藏之功，以减少尿蛋白；山药、茯苓健脾补虚兼能涩精固肾；玉米须淡渗利湿，合茯苓、山药、黄芪则健脾利湿之功益著，精微化而气血生，更有助于培固正气，从根本上调整患者的脏腑功能，提高机体的抵抗力；川续断补肝肾强筋骨；防风、穿山龙祛风除湿；分心木涩精缩尿；金樱子、芡实益肾涩精以减少尿蛋白。

病案 2 杨某，女，52 岁。2015 年 2 月 23 日初诊。发现蛋白尿、血尿 7 年余。

患者诉 7 年前因腰痛伴双下肢水肿，查尿常规示尿蛋白（＋＋），尿隐血（＋＋）。伴血压升高，测血压最高为 170/100 mmHg，当前口服贝那普利片，剂量为 10 mg，1 次/日，行降压治疗，血压控制尚可。在武汉市某医院就诊，诊断为慢性肾小球肾炎,间断口服中药治疗,多次复查尿常规,结果显示尿蛋白波动在(＋＋)～(＋＋＋),尿隐血(＋＋),遂来就诊。

现症见:疲倦乏力,腰痛不适,纳差,口干咽干,手足心热,大便干,尿泡沫多。舌质暗红,苔薄黄,脉沉细。查尿常规示尿蛋白(＋＋＋),尿隐血(＋＋)。

辨证分析:四诊合参,本病属中医学"腰痛"范畴,属气阴两虚、湿热内停证。患者久病肾虚,肾气不固,精微下注,则见蛋白尿;肾阴亏虚,虚火内生,损及肾络,发为血尿;肾络瘀阻,不通则痛,故有腰痛;阴虚内热,津液不足,则有口干咽干、手足心热、大便干等。

治法:益气固精,滋阴清热。

处方:天冬 10 g、生地黄 15 g、熟地黄 10 g、党参 30 g、知母 12 g、黄柏 10 g、砂仁 5 g、山药 15 g、黄芪 20 g、茯苓 15 g、金樱子 15 g、芡实 30 g、穿山龙 15 g、分心木 15 g、炙甘草 6 g、丹参 10 g。7 剂,日 1 剂,水煎服。

二诊:服上方 1 周后,患者乏力、腰痛症状较前好转,时有口干咽干,尿泡沫减少。舌质红,苔根部薄黄,脉沉细。查尿常规示尿蛋白(＋＋),尿隐血(＋＋)。继服上方 7 剂。

三诊:患者腰痛明显好转,时有手足心热,口干咽干好转,尿泡沫明显减少。舌质红,苔根部薄黄,脉沉细。查尿常规示尿蛋白(＋),尿隐血(＋＋)。守上方加白茅根 30 g、茜草 15 g。10 剂继服。

四诊:患者腰痛较前明显好转,尿泡沫消失,余无特殊不适。舌质红,苔根部薄黄,脉沉细。查尿常规示尿蛋白(＋),尿隐血(＋)。守上方继服。

按:本案患者证属气阴两虚,肾藏精,肾封藏失司,精微外泄,"精气夺则虚",久则伤阴,阴虚则火旺,故治以益气固精,滋阴清热。天冬滋阴补肺升水;黄柏、知母滋阴泻火,使水升火降不伤阴,潜藏相火;生地黄清热凉血、养阴生津;熟地黄补肾滋阴;砂仁化湿行气兼行滞醒脾;金樱子、芡实益肾固精以减少尿蛋白;分心木涩精止血;后加用白茅根、茜草凉血止血以消除血尿;久病入络,肾络瘀阻,见舌质暗红等血瘀征象,故运用丹参、穿山龙以达活血化瘀之效。四诊后患者症状明显好转,实验室检查结果基本正常。

原发性肾病综合征

原发性肾病综合征是多种原因引起肾损害致大量蛋白尿、低蛋白血症、水肿和高脂血症等临床表现的临床综合征，据其临床表现属于中医学"水肿""尿浊""虚劳"等范畴。本病由脏腑虚损、风湿热瘀诸邪阻滞所致。由于本病具有不同的病理类型，各种病理类型的治疗措施、预后存在很大差异，单一采用中医药治疗仍然存在一定的困难。目前免疫抑制剂仍是原发性肾病综合征的主要治疗药物。尽管激素等免疫抑制剂引起的不良反应较多，但现阶段中医药治疗还无法完全替代激素疗法。巴元明教授从事肾病临床工作三十余载，在中西医结合治疗原发性肾病综合征方面积累了丰富的临床经验，尤其是在运用中药分阶段及辨证论治方面经验丰富。对于激素敏感的原发性肾病综合征患者，中医药在减轻激素不良反应、提高机体对激素的敏感性、增强激素疗法的疗效以及防治撤减激素后的反跳现象、减少和延缓肾病综合征复发等方面，临床效果显著。

一、病因病机

巴元明教授认为，本病多属中医学"水肿"范畴，其发生主要是因为先天不足，外感及内伤致脏腑气血阴阳亏虚，使肺失通调、脾失传输、肾失开阖，膀胱气化不利，导致水液潴留，泛溢肌肤而发病。

1. 外因

风寒或风热之邪袭肺，肺失宣降，水道不通，水湿泛溢肌肤；或因肌肤痈疡，疮毒未解，内归脾肺，导致水液代谢受阻；或久居湿地，冒雨涉水，水湿内侵；或饮食劳倦，损伤脾胃，脾失健运，水湿内聚。

2. 内因

本病内在因素是脏腑阴阳气血亏虚，尤其是肺、脾、肾三脏精气亏虚。正气亏虚,易感外邪而发病。脏腑功能失调,肺失宣降,脾失健运,肾失封藏,致使水道通调失宜,水湿停聚,气化不行,精微外泄而发病。

二、辨证施治

巴元明教授认为,原发性肾病综合征的病机可概括为本虚标实。本虚多为脾肾阳虚、肝肾阴虚,标实则主要包括外感、水湿、瘀血。在治疗上,激素是治疗原发性肾病综合征的主要药物。但这类药物在治疗的同时也过多损害机体的正常免疫功能,特别是细胞免疫功能,从而产生诸多毒性反应,使病情反复。中西医结合治疗本病,一方面可以缓解或消除症状,提高机体免疫力,部分中药更具有消除蛋白尿及部分替代激素等药物的作用;另一方面,中药可以减轻激素疗法的不良反应及拮抗撤减激素后的反跳现象,是提高治疗原发性肾病综合征疗效和减少复发的重要一环。

(一) 标证

1. 外邪侵袭证

症见:肿势骤增,而且周身尽肿,尿少,或咽喉肿痛,或恶寒发热,或咳嗽气喘,苔薄黄或薄白,脉滑或滑数。

治法:疏风解表,宣肺利水。

方药:①偏风热者,银翘散加减:金银花、连翘、芦根、桔梗、薄荷、蒲公英、淡豆豉、西青果、赤小豆、茯苓、益母草、车前子。②偏风寒者,守上方去金银花、薄荷、蒲公英、淡豆豉、赤小豆,加炙麻黄、荆芥、紫苏叶、生姜、陈皮。

2. 水湿浸淫证

症见:全身水肿,按之没指,小便短少,身体困重、胸闷、纳差、泛恶,苔白腻,脉沉缓。

治法:利水消肿,通阳化气。

方剂：五苓散合五皮饮加减。

药用：桑白皮、陈皮、姜皮、大腹皮、茯苓皮、猪苓、泽泻、白术、山药、益母草、车前子、黄芪。

临证加减：湿郁化热、小便色黄、口干口苦、大便干结、舌质红、苔黄腻者，可加黄芩、蒲公英、黄柏、大黄；大便泄泻、肛门坠胀、里急后重者，可加用广木香、黄连、香连丸以清热化湿，行气止痛；风湿痹痛、关节麻木者，可加用穿山龙、分心木。

3. 湿热内蕴证

症见：水肿，口干口苦，身体困重，小便色黄，大便干结，舌质红，苔黄腻，脉弦数。

治法：清利湿热。

方剂：二妙四土汤加减。

药用：苍术、黄柏、土茯苓、土大黄、土贝母、土牛膝、忍冬藤、金刚藤、法半夏、陈皮、当归、丹参。

临证加减：伴气虚者，可加用黄芪、党参；睡眠欠佳者，可加用远志、酸枣仁、煅龙骨、煅牡蛎；水肿甚者，可加用茯苓、猪苓、桑白皮等。

4. 瘀血内阻证

症见：面色黧黑或晦暗，腰痛固定或呈刺痛，肌肤甲错或肢体麻木，唇、舌、肌肤有瘀点或色素沉着，尿中红细胞较多，兼见溲少，水肿、纳差或有泛恶，舌质暗，苔薄腻，脉细涩。

治法：活血化瘀利水。

方剂：桃红四物汤加减。

药用：桃仁、红花、赤芍、生地黄、当归、黄芪、陈皮、党参、益母草、蒲黄、车前子、王不留行。

（二）本证

1. 脾肾阳虚证

多见于激素应用前或减量后。

症见:面色苍白,形寒怯冷,肢体或全身明显水肿,可伴腹水,甚则胸闷气急,不能平卧,尿少,腹胀神萎,或见腰酸腿软,纳少便溏,口黏淡不渴,性功能失常或月经不调,舌质淡胖、齿痕明显,苔薄白或白腻而滑,脉沉细。

治法:温补脾肾,活血利水。

方剂:济生肾气丸合水陆二仙丹加减。

药用:制附子、肉桂、生地黄、山茱萸、牡丹皮、山药、泽泻、茯苓、车前子、益母草、金樱子、芡实。

临证加减:气虚甚者,加党参、黄芪;脾胃欠佳者,加焦山楂、焦麦芽、焦神曲;畏冷、腰冷痛明显者,可加淫羊藿、干姜、巴戟天、续断。

2. 肝肾阴虚证

多见于大剂量激素应用时。

症见:目睛干涩或视物模糊,头晕耳鸣,五心烦热,口干咽燥,腰背酸痛,梦遗或月经失调,面色红润,全身水肿或下肢水肿,舌红少苔,脉弦细或细数。

治法:滋补肝肾,活血利水。

方剂:一贯煎合杞菊地黄丸加减。

药用:生地黄、当归、麦冬、沙参、枸杞子、泽泻、山药、山茱萸、茯苓、益母草、怀牛膝、车前子。

临证加减:阴虚火旺者,加知母、黄柏、地骨皮;气虚者,加黄芪、党参;肝火犯胃者,加黄连、吴茱萸(6:1);睡眠欠佳者,加煅龙骨、煅牡蛎。

3. 气阴两虚证

症见:神疲乏力,面浮肢肿,手足心热,咽燥口干,少气懒言,腰酸身重,或自汗,易感冒,心烦少寐,便结,尿短赤,舌嫩或胖、质偏红,少苔,脉虚细或偏数。

治法:益气养阴。

方剂:参芪地黄汤加减。

药用:党参、黄芪、生地黄、山茱萸、山药、知母、黄柏、女贞子、墨旱莲、猪苓、茯苓、益母草、泽泻。

临证加减：腰酸软者，加杜仲、续断补肝肾；有血尿者，加炒地榆、茜草、藕节，收涩止血；兼湿浊者，加陈皮、制半夏、竹茹、砂仁，健脾祛湿；蛋白尿严重者，加用金樱子、芡实。

三、典型病案

病案 1 徐某，男，41 岁。2018 年 6 月 23 日初诊。双下肢水肿 2 个多月。

患者诉 2 个月前无明显诱因出现双下肢水肿，在武汉市某医院进行尿常规检查示尿蛋白（＋＋＋），尿隐血（－），白细胞酶（－），红细胞 $5.0/\mu L$，白细胞 $10.7/\mu L$，尿胆原（＋），当时考虑肾病综合征。予以抗炎、对症等治疗，水肿较前减轻，转来本院就诊。

现症见：双下肢凹陷性水肿，腰隐痛，口干，饮水可缓解，轻微倦怠乏力，大便每日 1～2 次、质可，夜尿 1～2 次，小便色黄。无肝炎、结核病病史。查体：体温 36.7 ℃，脉搏 86 次/分，血压 120/80 mmHg。神清，精神可，心、肺无异常，双肾区无叩击痛。舌质淡红，苔白，脉细。肾功能检查：尿素氮 6.2 mmol/L，肌酐 71 $\mu mol/L$，血钾 4.64 mmol/L，肾小球滤过率 110.8 mL/min。既往史：有高血压、糖尿病病史。

辨证分析：四诊合参，本病属中医学之"水肿"范畴，证属气阴两虚。巴元明教授指出，肺通调水道，脾运化水液，肾主水，功能失调、水液不循常道、泛溢肌肤，发为水肿；脾虚，可见倦怠乏力；腰为肾之府，肾虚而水气内盛，故见腰痛；津不上承，可见口干。

治法：补益肾气、固肾涩精。

处方：党参 15 g、熟地黄 15 g、山药 15 g、山茱萸 15 g、枸杞子 15 g、杜仲 15 g、当归 15 g、陈皮 10 g、甘草 6 g、金樱子 15 g、芡实 30 g、穿山龙 15 g、分心木 15 g、黄芪 15 g、茯苓 30 g。

二诊：服药 7 剂后，患者水肿明显减轻，眠欠佳、易醒，余未诉特殊不适，舌质淡红，苔白，脉细。复查尿常规示尿蛋白（＋＋），尿隐血（－），尿糖（＋＋＋），尿比重 1.035。守上方加煅龙骨 30 g、煅牡蛎 30 g，服用 14 剂。

三诊：服药 14 剂后，患者双下肢无水肿，夜尿 1～2 次，睡眠较前好转，余未诉特殊不适。舌质淡红，苔白，脉细。复查尿常规示尿蛋白（＋），尿隐血（－），白细胞酶（－），红细胞 4.7/μL，白细胞 3.6/μL。继守上方巩固治疗，1 个月后复诊，水肿完全消退，未诉特殊不适。

按：本案患者肾气亏虚，固涩失常。肾主水，脏腑功能失调，水液不循常道，泛溢肌肤则水肿；肾为先天之本，主藏精，尿蛋白的出现意味着精微物质的泄漏，说明肾失封藏，固摄无权。本案例属气阴两虚证，治疗的重点在于补益肾气、固肾涩精，以参芪地黄汤加减治疗。复诊时患者睡眠欠佳，巴元明教授加用煅龙骨、煅牡蛎，在益肾固涩的功效基础上起镇静安神之效。后复诊，肾主水功能恢复，水液循常道，水肿消退，尿蛋白明显减少，治疗有效。

病案 2 李某，男，47 岁。2017 年 3 月 28 日初诊。双下肢水肿 1 年余。

患者诉 1 年前无明显诱因出现双下肢明显水肿，于湖北省中医院查尿常规示尿蛋白（＋＋＋＋），尿隐血（＋＋），白细胞酶（＋），红细胞 103.5/μL，白细胞 147.3/μL。24 h 尿蛋白定量为 17446 mg。予以泼尼松治疗。

现症见：双下肢凹陷性水肿，倦怠乏力，尿量少，大便每日 1～2 次、质可，夜尿 1～2 次。无肝炎、结核病病史。查体：体温 36.8 ℃，脉搏 89 次/分，血压 125/80 mmHg。神清，精神可，心、肺无异常，双肾区无叩击痛。舌质淡红，苔白，脉细。既往史：甲状腺功能减退，高脂血症。

辨证分析：四诊合参，本病属中医学之"水肿"范畴，证属气阴两虚。此患者久病水肿，正气日衰，阳气渐耗，阳不化气，气不行水，水湿下聚，见双下肢肿甚；脾虚运化无力，可见倦怠乏力；肾阳不足，膀胱气化不利，可见尿量少。

治法：补益肾气、固肾涩精。

处方：党参 15 g、熟地黄 15 g、山药 15 g、山茱萸 15 g、枸杞子 15 g、杜仲 15 g、当归 15 g、陈皮 10 g、甘草 6 g、金樱子 15 g、芡实 30 g、穿山龙 15 g、分心木 15 g、黄芪 15 g、茯苓 30 g、荔枝核 10 g、僵蚕 10 g、蝉蜕 10 g。

二诊：服药 14 剂后，患者水肿减轻，纳眠可，大便每日 1 次、质可，夜尿 1

次,舌质红,苔黄,脉数。复查尿常规:尿蛋白(＋＋＋),尿隐血(＋)。肾功能(一)。巴元明教授据其脉象认为患者转为阴虚火旺,予知柏地黄汤加减以滋阴降火、清热固精。处方:知母 10 g、黄柏 15 g、熟地黄 15 g、山药 15 g、山茱萸 10 g、泽泻 10 g、牡丹皮 10 g、川牛膝 15 g、穿山龙 10 g、分心木 15 g、白茅根 30 g、茜草 10 g、黄芪 15 g、党参 15 g、金樱子 15 g、芡实 30 g。

三诊:服药 1 个月后,患者双下肢无水肿,夜尿 1～2 次,余未诉特殊不适。尿常规示尿蛋白(＋),尿隐血(一),白细胞酶(一),红细胞 15.4/μL,尿比重 1.005。疗效显著。

按:本案患者初诊时为气阴亏虚、固涩失常之象,后复诊时因用激素等阳刚之品,阴虚阳亢之象明显,治宜知柏地黄汤加减,以滋阴清热、降火固精,加用黄芪、党参益气固表、补血利尿,固表实卫以增强患者抵抗力的同时补气血以利水行,加用金樱子、芡实取水陆二仙丹之意,加强对蛋白尿的治疗,三诊时诸症好转,理化检查结果明显改善,疗效显著。

病案 3 周某,女,48 岁。2016 年 6 月 19 日初诊。反复双下肢水肿半年余。

患者诉半年前无明显诱因出现双下肢水肿,住院诊疗考虑肾病综合征,给予激素治疗,水肿仍反复发作,现双下肢、颜面水肿明显加重,遂来门诊求诊。

现症见:颜面及双下肢水肿,腰酸痛,倦怠乏力,食欲欠佳,大便可,尿量少。舌质淡红,苔白,脉细。尿常规示尿蛋白(＋＋＋),尿隐血(±),白细胞酶(一),红细胞 66.1/μL,白细胞 23.6/μL。肾功能:尿素氮 5.5 mmol/L,血肌酐 63 μmol/L,尿酸 400 μmol/L,血钾 4.88 mmol/L,肾小球滤过率 132 mL/min。

辨证分析:四诊合参,本病属中医学之"水肿"范畴,证属脾肾气虚。巴元明教授认为,此患者久病水肿,正气日衰,阳气渐耗,阳不化气,气不行水,故见颜面及双下肢水肿;腰为肾之府,肾虚而水气内盛,故见腰痛;脾阳虚衰,运化无力,见食欲欠佳、倦怠乏力。

治法:益气健脾,温肾利水。

处方:熟地黄 15 g、山药 15 g、山茱萸 10 g、党参 15 g、薏苡仁 15 g、玉米须

10 g、金樱子 15 g、芡实 30 g、穿山龙 15 g、分心木 15 g、白茅根 30 g、茜草 10 g、小蓟 10 g、黄芪 30 g、茯苓 50 g、猪苓 15 g、白术 15 g、桂枝 5 g。

西药予以泼尼松,每日 55 mg,口服。

二诊:服上方 7 剂后,患者症状均有所好转,舌质淡红,苔白,脉弦细。守上方继服 14 剂。

三诊:患者双下肢轻度水肿,无颜面水肿,舌质红,苔黄腻,脉弦细。巴元明教授认为据舌脉表现可见激素助湿生热,故守原方加用土茯苓 30 g、土牛膝 10 g、土贝母 10 g、土大黄 10 g,在温肾健脾的同时合用清热利湿之品,减轻激素的不良反应。

四诊:服药 1 个月后,患者无水肿,症状均消退。尿常规示尿蛋白(+),尿隐血(±),白细胞酶(-),红细胞 34.2/μL,白细胞 17.8/μL。治疗有效。

按:本案患者水肿半年余,水湿不化,阻滞气血运行的同时损伤脾肾,使之无力化气行水,故水湿难祛。巴元明教授指出,若欲制水,必先培土,土旺则水制。本案患者证属脾肾气虚,当益气健脾,温肾利水。激素的使用使湿热之象明显,故加用清热利湿之品。后复诊,脾运化水液、肾主水功能恢复,水液循常道,水肿消退。治疗有效。

病案 4 杜某,男,65 岁。2017 年 9 月 25 日初诊。反复双下肢水肿 2 年余。

患者诉 2 年前无明显诱因出现双下肢水肿,经综合检查后诊断为肾病综合征,予以甲泼尼龙片、吗替麦考酚酯分散片等治疗,水肿一度消退,现双下肢及颜面水肿明显,遂来门诊求诊。

现症见:颜面及双下肢水肿,胃胀,食欲欠佳,眠欠佳,入睡困难,可睡 3~4 h,大便可,小便色黄,夜尿 4 次。舌质绛,苔厚腻,脉弦。尿常规示尿蛋白(++),尿隐血(-),白细胞酶(-)。

辨证分析:四诊合参,本病属中医学之"水肿"范畴,证属湿热内蕴,热毒入络。患者气机阻滞、水湿内停,故见颜面及双下肢水肿;水湿积聚日久化热,湿热蕴结则小便色黄而频;心肾不交,热甚扰心故失眠。

治法:清利湿热。

处方:苍术 10 g、黄柏 10 g、土茯苓 15 g、土大黄 10 g、土贝母 10 g、土牛膝 10 g、忍冬藤 15 g、金刚藤 15 g、法半夏 10 g、陈皮 10 g、当归 10 g、丹参 15 g、黄芪 15 g、茯苓 50 g、猪苓 15 g、远志 15 g、酸枣仁 12 g、夏枯草 10 g。

西药予以甲泼尼龙片 7 片,qd;吗替麦考酚酯分散片 4 片,qd。

二诊:服上方 14 剂后,患者颜面及双下肢水肿减轻,纳可,睡眠好转,夜尿 2~3 次。舌质绛,苔白,脉弦细。守上方继服 14 剂。

三诊:患者无水肿,症状均明显好转。尿常规示尿蛋白(＋),尿隐血(－),白细胞酶(－),治疗有效。

按:本案患者水肿日久,水湿日久不化,阻滞气血运行的同时损伤脾肾,脾为先天之本,肾为后天之本,若欲制水,必先培土,土旺则水制,据患者舌脉可见其湿热壅盛,热毒入络,治以清热利湿,透邪宁络,利水消肿。加用祛湿及镇静安神之品助脾运化水液及肾主水功能恢复,水液循常道,水肿消退,治疗有效。

病案 5 喻某,女,64 岁。2018 年 4 月 19 日初诊。反复双下肢水肿 4 年余。

患者诉 4 年前无明显诱因出现双下肢水肿,多次住院治疗,曾诊断为肾病综合征。现双下肢水肿,遂来门诊求诊。

现症见:感冒 3 日,鼻塞,流浊涕,咽痛,咳黄痰,头晕头痛,双下肢水肿,劳累后腰痛,倦怠乏力,双下肢乏力,口干口苦,纳可,眠欠佳、多梦,二便可。舌质淡红,苔白,脉细。尿常规示尿蛋白(＋＋＋),尿隐血(＋),白细胞酶(±),红细胞 13.4/μL,白细胞 10.2/μL,尿比重 1.038。

辨证分析:四诊合参,本病属中医学之"水肿"范畴,证属风热感冒。患者久病水肿,正气日衰,气不行水,故双下肢水肿;腰为肾之府,肾虚而水气内盛,故见腰痛;脾虚运化无力,见倦怠乏力、双下肢乏力;津不上承,见口干、口苦;心肾不交故睡眠欠佳、多梦易醒。但患者风热感冒明显,巴元明教授认为治病求本,但急者治其标,故先治感冒之病,以防感冒及水肿程度加重。

治法:辛凉透表,清热解毒。

处方：金银花 10 g、连翘 10 g、荆芥 10 g、牛蒡子 10 g、薄荷 10 g、甘草 10 g、淡竹叶 10 g、芦根 15 g、前胡 10 g、桔梗 10 g、麦冬 10 g、玄参 10 g、黄芪 15 g、茯苓 30 g。

二诊：服上方 7 剂后，患者感冒症状消失，双下肢水肿，倦怠乏力，双下肢乏力，口干口苦，眠欠佳、多梦、易醒，舌质淡红，苔白，脉弦细。处方：熟地黄 15 g、山药 15 g、山茱萸 10 g、党参 15 g、薏苡仁 15 g、玉米须 10 g、金樱子 15 g、芡实 30 g、穿山龙 15 g、分心木 15 g、白茅根 30 g、茜草 10 g、小蓟 10 g、黄芪 15 g、茯苓 30 g、红景天 10 g、远志 15 g、酸枣仁 12 g。

三诊：患者症状均明显减轻，舌质淡红，苔白，脉弦细。守上方。

四诊：服药 14 剂后，患者无水肿，症状均消退。尿常规示尿蛋白（＋），尿隐血（＋），白细胞酶（－），治疗有效。

按：本案患者水湿不化，阻滞气血运行的同时损伤脾肾，使之无力化气行水。初诊时感冒症状明显，巴元明教授以急者治其标的原则，辛凉透表，清热解毒以解风热感冒。后重温肾健脾，滋阴降火、清热固精。患者睡眠欠佳，加用远志、酸枣仁安神宁志，红景天补益气血。患者复诊时，脾运化水液、肾主水功能恢复，水液循常道，水肿消退。治疗有效。

难治性肾病综合征

难治性肾病综合征，是指原发性肾病综合征经标准激素疗法治疗，无效或激素依赖，或有疗效而后复发的疾病。激素依赖型肾病综合征是指激素治疗有效，但激素停药或减量 2 周内复发，且重复 3 次以上；激素无效型肾病综合征者则是对标准激素疗法无反应者。激素无效型肾病综合征，其病理类型大多为膜增殖性肾炎、晚期膜性肾病、晚期局灶节段性肾小球硬化。常复发型肾病综合征，其病理类型大多为微小病变型、系膜增生型肾炎。对本病的治疗，西医目前主要应用激素、免疫抑制剂等方式。然而在长期的临床实践中，由于药物的毒副作用、疗效不确切，以及用药周期长、复发率高、患者依从性差等，难治性肾病综合征的治疗较其他慢性肾脏病棘手，且预后较差。因此，运用中医药治疗难治性肾病综合征，减轻激素、免疫抑制剂等带来的各种不良反应，以提高临床疗效，减少复发，保护肾功能，已经成为中医肾病工作者努力的目标。

巴元明教授在长期的临床实践中，尤擅运用中西医结合疗法来治疗难治性肾病综合征，并屡获良效，积累了丰富的临床经验。

一、病因病机

巴元明教授认为，难治性肾病综合征西医疗效不佳主要是因为激素治疗无效或反复发作。激素联合免疫抑制剂，如环磷酰胺、环孢素或霉酚酸酯等，对治疗难治性肾病综合征虽有一定效果，但长期使用免疫抑制剂可引起许多不良反应，包括胃肠道反应、肝损害、严重感染、出血性膀胱炎及致癌和致畸等，部分患者不能耐受；而环孢素又可激活 Ang Ⅱ，造成血压升高，也可引起以肾脏小血管及间质损害为主的肾损害；霉酚酸酯虽不良反应较少，但其在肾小球疾病治疗中的确切作用和地位有待进一步研究和探讨。本病的难治因素最终归结于其病理类型。中医药治疗难在病机复杂，一病多证，一证多变，难以掌控。巴元明教授认为,本病病机复杂多变,但终为本虚、标实两端。本虚为肺、脾、肾三脏亏虚,标实则为外感、湿热、水湿、瘀血四个方面,其中脾肾亏虚是病机关键。

1. 风邪侵袭

"正气存内,邪不可干"。难治性肾病综合征患者由于使用激素,免疫球蛋白丢失,致免疫力逐渐降低,正气日亏。风为百病之长,易挟寒、热、湿邪侵袭人体。肺为水之上源,"伤于风者,上先受之",肺气不宣,水气不行,则发为水肿。经常感冒者,病情易复发或加重,尿蛋白增多。

2. 水湿浸渍

久居湿地,涉水冒雨,时令阴雨等,均可致湿邪内侵。脾为湿困,运化失权,脾气不能升清降浊,水液泛溢肌肤,发为水肿。

3. 湿热内蕴

素体虚弱,易感受湿热之邪;长期使用激素、免疫抑制剂等,均有助湿化热之弊。脾肾气虚,水湿不化,则易于招引外邪,以致湿热之客邪再至,内外相引而为害。终则湿热蕴滞,胶着不化,水瘀积久,郁蕴化热,又造成湿、热、瘀相互攀缘,纠集结聚,交相济恶之势,常可导致水肿、蛋白尿加重,病情反复发作、缠绵难愈。

4. 劳倦内伤

劳倦太过,生育不节,房劳过度,致脾气亏虚,肾精亏耗,肾气内戕,不能化气行水,膀胱气化失常,开阖不利,水液内停,形成水肿。因此,体虚劳倦也是诱使本病发生、复发及加重的重要因素。

5. 瘀血内阻

中医学早已有水病致使血瘀的叙述。如《素问·调经论》曰:"孙络水溢,则经有留血。"瘀血的形成原因主要包括以下方面:①阴虚血稠而瘀;②湿热阻滞气机,血行不畅而成瘀;③长期利尿,血容量减少而成瘀;④气行则血行,气虚则推动血行无力而成瘀;⑤阳虚失于温化,血液凝固而血瘀。《医碥》云:"气、水、血三者,病常相因,有先病气滞而后血结者,有病血结而后气滞者,有先病水肿而后血随败者,有先病血结而水随蓄者。"气、血、水三者相合,以致虚虚实实,病情加重,并促进了病程进展。

6. 脾肾亏虚

脾主运化,脾虚则水湿不化,水液内聚,而成水肿;脾为后天之本,气血生化之源,脾虚无力化生气血,则营养不良。肾为先天之本,主水,藏精。肾虚则不能化气行水,膀胱气化不利,水液不循常道,横溢肌肤,形成水肿;肾不藏精,精微漏泄,则为蛋白尿。先天禀赋薄弱、后天失养、劳倦过度、水湿血瘀,均可导致脾肾亏虚。病情迁延不愈,而致脾肾愈虚,因虚致实,虚实夹杂,病情难复。因此,脾肾亏虚是难治性肾病综合征之水肿、低蛋白血症、高脂血症、大量蛋白尿的根本原因。脾为肺母,脾虚日久,则土不生金,肺气亏虚,导致肺、脾、肾三脏同虚,进而使病证错综复杂。同时,各种致病因素相互兼夹,相互影响,相互作用,形成恶性循环,导致疾病难愈。

二、辨证论治

临证辨治难治性肾病综合征,巴元明教授重视其与脏腑的关系。由于水液代谢以肺、脾、肾三脏为主,尤其是脾、肾二脏。巴元明教授认为,先、后天之本均能直接影响水液的代谢及蛋白尿的形成。因此,巴元明教授辨证首辨是否脾肾亏虚,同时在正虚的基础上辨明是否有兼夹证,如外感、水湿、湿热、瘀血等标实之证。

（一）本证

1. 脾肾阳虚证

症见:面色㿠白,腰膝酸软,面浮肢肿,纳少腹胀,大便溏薄,小便短少,形寒肢冷,舌质淡、边有齿痕,苔薄白,脉沉细。

治法:温肾健脾,化气行水。

方剂:五苓散合加味肾气汤加减。

药用:猪苓、茯苓、泽泻、白术、桂枝、生地黄、山药、山茱萸、怀牛膝、干姜、车前子、木香、黄芪、益母草。

临证加减:气虚明显者加党参,阳虚明显者加淫羊藿,脾胃虚者加陈皮、甘草、大枣,腰痛明显者加续断、杜仲、桑寄生。

2. 肺肾亏虚证

症见:面浮肢肿,乏力气短,胸闷,自汗,易感冒,面色无华,腰酸,舌质淡,苔薄白,脉细弱。

治法:补肺益肾。

方剂:玉屏风散合六味地黄丸加减。

药用:黄芪、防风、白术、泽泻、茯苓、党参、生地黄、山药、山茱萸、猪苓、车前子、牡丹皮。

临证加减:咳嗽气喘者加紫苏子、葶苈子、紫菀,骨节酸痛者加羌活、独活,发热、口渴、苔薄黄者加金银花、连翘。

3. 阴虚火旺证

症见:头晕耳鸣,咽干口燥,腰膝酸软,五心烦热,目睛干涩或视物模糊,下肢水肿,舌质红,苔少,脉细数。

治法:滋阴降火。

方剂:知柏地黄丸加减。

药用:知母、黄柏、生地黄、山药、山茱萸、茯苓、泽泻、牡丹皮、川牛膝、白茅根、茜草、党参、穿山龙、分心木、积雪草。

临证加减:咳嗽气喘者加紫苏子、葶苈子、紫菀,骨节酸痛者加羌活、独活,发热、口渴、苔薄黄者加金银花、连翘,气虚者加黄芪。

4. 气阴两虚证

症见:面色无华,自汗,少气懒言,口干咽燥,手足心热,腰膝酸软,舌质红,苔少,脉细弱。

治法:益气养阴。

方剂:参芪地黄汤合水陆二仙丹加减。

药用:党参、黄芪、生地黄、泽泻、山茱萸、山药、茯苓、金樱子、芡实、玉米须、白茅根、茜草、小蓟、薏苡仁、穿山龙、分心木、猫爪草、积雪草。

临证加减:腰膝酸软者加续断、杜仲、桑寄生、怀牛膝,伴血尿者加藕节、地榆炭,腹胀明显者加炒谷芽、炒麦芽、白术,脾虚便溏者加白扁豆,易感冒者加防风、白术,颜面肿甚者加陈皮、桑白皮。

(二) 标证

1. 水湿浸渍证

症见:全身水肿,身体困重,神疲乏力,胸闷,呕恶,纳呆,小便短少,舌质淡,苔白腻,脉沉缓。

治法:温阳化气,健脾利水。

方剂:五苓散合五皮散加减。

药用:姜皮、陈皮、大腹皮、茯苓、泽泻、猪苓、白术、桂枝、车前子、赤小豆、益母草。

临证加减:肿甚而喘者加葶苈子、杏仁,大便难解者加大黄、牛膝,皮肤湿疹者加苦参、白鲜皮。

2. 湿热内蕴证

症见:身肿,胸腹痞满,烦热口渴,渴而不欲饮或喜热饮,大便干结,小便不利,皮肤疖肿疮疡,舌质红,苔黄腻,脉滑数。

治法:清热利水渗湿。

方剂:二妙散合四土汤加减。

药用:苍术、黄柏、土茯苓、大黄、土贝母、土牛膝、忍冬藤、金刚藤、法半夏、陈皮、当归、丹参。

临证加减：皮肤肿痒者加苦参、地肤子、白鲜皮，大便难解者加芒硝，口燥咽干者加滑石、茯苓、泽泻。

3. 风水相搏证

症见：一身面目悉肿，咽喉肿痛，或发热恶风，或喘息气急，小便不利，苔白，脉浮紧。

治法：疏风宣肺利水。

方剂：越婢加术汤合五皮散加减。

药用：炙麻黄、杏仁、白术、茯苓、陈皮、大腹皮、赤小豆、泽泻、生姜。

临证加减：气喘明显者加葶苈子、紫苏子、大枣，咽痛明显者加射干、板蓝根、大青叶，血压升高者去炙麻黄，加浮萍、钩藤。

4. 瘀血内阻证

症见：面色黧黑或晦暗，腰痛固定或呈刺痛，肌肤甲错或肢体麻木，水肿难消，唇、舌、肌肤有瘀点或色素沉着，舌质暗，苔薄腻，脉细涩。

治法：活血化瘀利水。

方剂：血府逐瘀汤加减。

药用：桃仁、红花、茯苓、黄芪、生地黄、川牛膝、当归、川芎、赤芍、甘草、柴胡、白术、丹参、木香、车前子、猪苓。

临证加减：肿甚加防己、姜皮、泽泻，气虚加党参、红景天、山药，腰酸腰痛加续断、杜仲、桑寄生。

三、典型病案

病案 1 王某，男，27 岁。2017 年 3 月 22 日初诊。反复颜面及双下肢水肿 2 年余。

患者诉 2 年前无明显诱因出现双下肢水肿，经综合检查后诊断为肾病综合征，予环磷酰胺、泼尼松等治疗，水肿一度消退，尿蛋白转阴。后复发，常出现双下肢、颜面水肿，尿蛋白增多，反复住院治疗，略有好转。1周前劳累后再发颜面及双下肢水肿，尿少，口干口苦，遂来求诊。

现症见：颜面、双下肢水肿，尿量减少，腹胀痞满，胸闷气短，口干口苦，大便干，烦热不安，腰痛。舌质暗红，苔黄，脉滑数。查尿常规：尿蛋白（＋＋＋）。查肝功能：总蛋白 45 g/L，白蛋白 20 g/L，24 h 尿蛋白定量为 4.83 g。

辨证分析：四诊合参，本病属中医学之"水肿"范畴，证属湿热内蕴。巴元明教授认为，此患者外感水湿毒邪而发水肿，患病日久，水湿不去，郁而化热，酿成湿热。湿热之邪壅于肌肤经络之间，发为水肿。湿热困脾，则脾虚运化无力，见腹胀痞满；腰为肾之府，肾虚而水气内盛，故见腰痛；湿热下注，膀胱气化不利，见尿量少；湿热熏蒸，津不上承，见口干口苦、烦躁不安。法当清热利水渗湿。方拟二妙散合四土汤加减。

治法：清热利水渗湿。

处方：苍术 10 g、黄柏 10 g、土茯苓 30 g、土大黄 10 g、土贝母 10 g、土牛膝 10 g、忍冬藤 30 g、金刚藤 30 g、法半夏 10 g、陈皮 10 g、当归 10 g、丹参 10 g、黄芪 30 g、茯苓 30 g、猪苓 10 g、炒二芽各 30 g。7 剂，水煎服，日 1 剂，分 2 次服。西药予泼尼松每日 50 mg，口服。

二诊：服上方 1 周后，患者腹胀痞满、水肿、口干口苦有所好转，尿量增加。舌质暗红，苔黄，脉滑数。守上方加知母 10 g，继服 14 剂，日 1 剂，分 2 次服。

三诊：患者纳食可，颜面不肿，双下肢水肿、胸闷气短好转，大便可。舌质红，苔稍黄，脉滑。由于激素会助湿生热，治疗上效不更方，去炒二芽，继服 14 剂，日 1 剂，分 2 次服，以减轻激素的不良反应。服此方 1 个多月，患者水肿消退，无腹胀痞满、胸闷气短。复查尿常规：尿蛋白（＋），24 h 尿蛋白定量为 1.038 g。查肝功能：总蛋白 58 g/L，白蛋白 32 g/L，治疗有效。

按：本病西医诊断为肾病综合征，属中医学"水肿"范畴，证属湿热内蕴。患者外感水湿毒邪而发病，水湿不去日久，郁而化热，酿成湿热。湿热之邪壅于肌肤经络之间，发为水肿。湿热久居，耗伤阴液，故临床治以清热利水渗湿。拟方二妙散合四土汤加减。二诊时加知母 10 g 以滋肾阴、润肾燥。三诊时脾胃功能恢复,则去炒二芽。本案患者后复诊,随症加减,脾运化水液、肾主水功能恢复,水液循常道,水肿消退。治疗有效。

病案 2 李某,女,52 岁。2018 年 9 月 12 日初诊。水肿 1 年余。

患者诉 1 年前受凉后感咽痛不适,在仙桃市某医院诊断为急性咽炎,予以抗生素等治疗 5 日,症状缓解。后出现眼睑水肿,继则出现颜面、双下肢水肿,并呈进行性加重。在当地医院查尿常规:尿蛋白(＋＋＋)。血浆蛋白低,血脂高。24 h 尿蛋白定量为 4.08 g。予以泼尼松、肝素、阿司匹林等治疗(具体剂量不详),效果欠佳,遂来就诊。24 h 尿蛋白定量为 4.68 g。查肝功能:总蛋白 56 g/L,白蛋白 28 g/L。

现症见:颜面、双下肢中重水肿,乏力气短,口干口苦,腰膝酸软,纳差。舌质红,苔薄黄,脉弦。查尿常规:尿蛋白(＋＋＋),白细胞(＋＋)。

辨证分析:本病属中医学"水肿"范畴,证属脾肾气阴两虚。患者长期用激素等助湿生热之品,久用则伤脾、伤肾,致脾肾气阴两虚,脾虚则运化无权,肾虚则气化不行,故有水肿、口苦口干、腰膝酸软、纳差等表现。法当益气养阴,健脾利水。方拟五苓散合参芪地黄汤加减。

治法:益气养阴,健脾利水。

处方:党参 30 g、黄芪 30 g、生地黄 15 g、茯苓 30 g、猪苓 15 g、泽泻 10 g、山药 30 g、山茱萸 15 g、白术 10 g、益母草 20 g。7 剂,水煎服,日 1 剂,分 2 次服。

二诊:服前方后患者乏力、纳差、腰膝酸软稍好转,仍诉口干口苦,大便正常,尿频、尿急,无尿痛,双下肢轻度水肿。舌质红,苔少,脉弦。查尿常规:尿蛋白(＋＋),白细胞(＋)。激素助湿生热,湿热下注膀胱,气化不利,则有尿频、尿急。守上方加蒲公英 15 g,清热解毒。14 剂,水煎服,日 1 剂,分 2 次服。

三诊:患者乏力、纳差、腰膝酸软、口干口苦均有好转,诉小便泡沫多,头昏,视物模糊,手抖,双下肢无力。大便干结,2 日 1 次。双下肢水肿不明显。舌质红,苔薄白,脉弦滑。查尿常规:尿蛋白(＋)。患者肝肾阴虚之症状明显。守上方去猪苓,加川牛膝 15 g、枸杞子 15 g、金樱子 15 g、芡实 30 g。7 剂,水煎服,日 1 剂,分 2 次服。

四诊：患者未诉特殊不适，双下肢不肿。舌质红，苔薄黄，脉弦细。查尿常规：尿蛋白（一）。24 h 尿蛋白定量为 0.253 g。查肝功能：总蛋白 68 g/L，白蛋白 37 g/L。守上方续服，7 剂，水煎服，日 1 剂，分 2 次服。

按：难治性肾病综合征病机复杂、病证多变，巴元明教授从根本病位出发，抓住疾病本质，立足脾肾。该患者因水肿，长期用激素等助湿生热之品，久服伤脾、伤肾，致脾肾阴虚，脾虚则运化无权，肾虚则气化不行，故有水肿、乏力气短、口干口苦、腰膝酸软、纳差等表现。临床多采用益气养阴、健脾利水法治疗。拟方五苓散合参芪地黄汤加减。三诊时激素助湿生热，致使肝肾阴虚，形体清窍失于滋养。去猪苓以防伤阴，加川牛膝、枸杞子以滋肝肾之阴，加金樱子、芡实以固精。四诊后患者阴液得复，肢体官窍得养，诸症消失，宜长期服用六味地黄丸加减方以巩固疗效。

病案 3 许某，男，15 岁。2018 年 8 月 1 日初诊。水肿 1 年余。

患者诉 5 岁时曾患肾病综合征，经治疗后痊愈。1 年前运动后出现眼睑水肿，双下肢水肿，腰膝酸软，口干，小便泡沫多。查尿常规：尿蛋白（＋＋＋），经相关检查后诊断为肾病综合征。予以抗感染、抗炎、利尿等对症处理，病情有所缓解，但感冒等后易反复，遂来求诊。

现症见：眼睑水肿，乏力，纳差，恶心欲吐，腰酸痛，小便短少，小便有泡沫，大便黏腻，双下肢水肿。舌质淡，苔白，脉沉弱。查尿常规：尿蛋白（＋＋）。24 h 尿蛋白定量为 4.97 g。肝功能：总蛋白 53 g/L，白蛋白 27 g/L，胆固醇 6.51 mmol/L。

辨证分析：四诊合参，本病属中医学之"水肿"范畴，证属水湿浸渍。患者先天禀赋不足，汗出当风，感受外邪，肺通调水道、脾运化水液、肾主水功能失调，水液不循常道，泛溢肌肤，则发为水肿；脾气虚，见乏力、纳差；脾为湿困，见恶心欲吐；水湿内聚，三焦决渎失司，膀胱气化失常，故小便短少；肾失封藏，肾精不固，故见小便有泡沫。

治法：温阳化气，健脾利水。

处方：姜皮 5 g、桂枝 5 g、陈皮 10 g、大腹皮 10 g、泽泻 10 g、白术 10 g、炮姜

10 g、茯苓 15 g、猪苓 10 g、党参 15 g、枸杞子 15 g、益母草 15 g、车前子 15 g、黄芪 30 g。7 剂,水煎服,日 1 剂,分 2 次服。

二诊:患者水肿稍有好转,仍感乏力,纳差。尿中泡沫减少,尿量有所增加。水湿从小便走,故水肿好转。守上方加金樱子 15 g、芡实 30 g。14 剂,水煎服,日 1 剂,分 2 次服。

三诊:患者颜面不肿,乏力、纳差有所好转,小便可,胸骨后有烧灼感,不反酸。守上方去炮姜、桂枝,加川黄连 5 g。14 剂,水煎服,日 1 剂,分 2 次服。

四诊:服上方后,患者无水肿,乏力明显减轻,纳可,胸骨后无烧灼不适,尿中泡沫少,尿量可。查尿常规:尿蛋白(+),24 h 尿蛋白定量为 0.329 g。肝功能:总蛋白 55 g/L,白蛋白 36 g/L,胆固醇 7.35 mmol/L。守上方,14 剂,水煎服,日 1 剂,分 2 次服。

按:本案患者先天不足,脾肾亏虚,感受水湿之邪发病。《素问·灵兰秘典论》中有"膀胱者,州都之官,津液藏焉,气化则能出矣。"巴元明教授认为,水湿为阴邪,易伤人体阳气,阳虚不能化气行水,故患者尿少、水肿。根据《素问·汤液醪醴论》"去菀陈莝……开鬼门,洁净府"治疗水肿的原则,巴元明教授指出,桂枝入膀胱温阳化气,炮姜入脾胃长于温中、健运脾阳,两者同用,利其小便,水肿明显消失。三诊时,胃火上逆,故胸骨后有烧灼感。川黄连善清中焦胃火,但过于苦寒,故用量小。

病案 4　刘某,男,17 岁。2016 年 11 月 22 日初诊。颜面及双下肢反复水肿 2 个多月。

患者诉 2 个月前受凉后出现鼻塞、流涕,3 日后出现颜面及双下肢水肿,于当地医院就诊,确诊为肾病综合征,予以泼尼松、双嘧达莫及利尿药等治疗后,水肿基本消退。查尿常规:尿蛋白(++)。3 日前,感冒后又出现眼睑及双下肢水肿,尿量少,今来求治。

现症见:颜面水肿,双下肢不肿,咽干咽痛,咳嗽,痰少,腹胀,尿量少,大便溏薄。舌质红,苔薄白,脉浮滑。查尿常规:尿蛋白(+++),尿隐血(++)。查肝功能:总蛋白 56 g/L,白蛋白 25.3 g/L。24 h 尿蛋白定量为 3.32 g。

辨证分析:四诊合参,本病属中医学之"水肿"范畴,证属风水相搏。巴元明教授指出,患者感受风邪,内舍于肺,肺失宣降,不能通调水道,下输膀胱,故尿少水肿;风为阳邪,其性轻扬,风水相搏,推波助澜,故见颜面水肿;肺气上逆,则咳嗽;风邪挟热,则咽喉肿痛;脾虚运化无力,则腹胀;小肠不能分清泌浊,故大便溏薄。

治法:疏风宣肺利水。

处方:金银花10 g、连翘10 g、荆芥10 g、牛蒡子10 g、薄荷10 g、甘草10 g、淡竹叶10 g、芦根15 g、前胡10 g、桔梗10 g、麦冬10 g、玄参10 g、黄芪15 g、茯苓15 g。14剂,水煎服,日1剂,分2次服。

二诊:服前方后患者无腹胀、咳嗽,无咽痛,颜面水肿好转,纳食可,大便调,舌质红,苔薄黄,脉缓。处方:金银花10 g、连翘10 g、麻黄10 g、杏仁10 g、甘草10 g、白术10 g、山药15 g、山茱萸15 g、茯苓15 g、陈皮10 g、泽泻10 g、淡竹叶10 g、生姜10 g、黄芪15 g、白茅根15 g、茜草15 g、金樱子15 g、芡实30 g。14剂,水煎服,日1剂,分2次服。

三诊:服二诊方后患者未诉不适,颜面、双下肢无水肿,舌脉如前。尿常规(一)。24 h尿蛋白定量为0.138 g。查肝功能:白蛋白30 g/L,总蛋白52 g/L,胆固醇7.15 mmol/L。效不更方,续守上方,14剂,水煎服,日1剂,分2次服。

按:本案患者感受风邪,内舍于肺,影响肺的宣发肃降功能,发为水肿。然肺脾为子母之脏,子病未有不累及其母者。故在宣肺利水的同时,更应健脾,使土旺便可制水。虽肺之治节不行,决无肿满之患。越婢加术汤由越婢汤加白术组成。越婢汤发散其表,白术治其里,使风邪从皮毛而散,水湿从小便而利。两者配合,表里双解,表和里通,诸症得除。五皮散中陈皮、茯苓两味,本为脾药,其皆能行中带补,匡正除邪。

病案5 蔡某,男,19岁。2018年4月11日初诊。间断颜面、双下肢水肿6个月。

患者诉2017年10月无明显诱因出现颜面、双下肢水肿,无尿频、尿急、尿痛。在某医院检查尿常规:尿蛋白(+++),尿隐血(+),白细胞(+)。24 h尿蛋白定量为 5.38 g。查肝功能:总蛋白 48.3 g/L,白蛋白 24.7 g/L,总胆固醇 9.31 mmol/L,甘油三酯 3.55 mmol/L。诊断为肾病综合征,并予以规范激素治疗等,症状好转出院。3 日前,患者再次出现颜面、双下肢水肿,现服甲泼尼龙,每日 32 mg,为求进一步诊治,遂来就诊。

现症见:颜面水肿,面部痤疮,双下肢不肿,乏力,纳少,尿量少、泡沫多。舌质红,苔黄腻,脉沉。

辨证分析:本病属中医学之"水肿"范畴,证属脾肾气虚,湿热内蕴。患者先天禀赋不足,水肿日久,脾肾气虚,脾虚不能运化水液,肾虚不能主水,则水液泛滥,故而颜面及双下肢反复水肿;气血生化乏源,则有乏力;肾虚精微失固,膀胱气化失司,故见尿量少、泡沫多;患者久用激素,助湿生热,则舌质红,苔黄腻。

治法:补脾益肾,清热利水渗湿。

处方:黄芪 30 g、党参 15 g、白术 10 g、山药 15 g、黄柏 10 g、生地黄 15 g、泽泻 10 g、茯苓 15 g、山茱萸 15 g、金樱子 15 g、芡实 30 g、大腹皮 5 g、陈皮 10 g、白茅根 30 g、茜草 10 g、川牛膝 15 g、穿山龙 10 g、金银花 15 g、蒲公英 10 g。7 剂,水煎服,日 1 剂,分 2 次服。

二诊:服前方后患者诉痤疮减少,颜面水肿减轻,双下肢不肿,尿量较前增加、泡沫减少,纳尚可,乏力。舌质红,苔黄,脉沉弦。查尿常规:尿蛋白(＋＋),尿隐血(＋)。效不更方,7 剂,水煎服,日 1 剂,分 2 次服。

三诊:患者面部少量痤疮,颜面稍水肿,双下肢不肿。尿量可,纳食可,乏力明显好转。舌质红,苔黄,脉沉。查尿常规:尿蛋白(＋＋)。守上方,7 剂,水煎服,日 1 剂,分 2 次服。

四诊:患者面部痤疮减少,颜面水肿消失,双下肢不肿,尿量可,泡沫少,偶感乏力,纳食可。舌质红,苔黄,脉细。24 h 尿蛋白定量为 3.238 g。守上方,7 剂,水煎服,日 1 剂,分 2 次服。

五诊:患者面部痤疮减少,余可。舌质红,苔黄,脉沉弦。查尿常规:尿蛋白(＋)。查肝功能:总蛋白 56 g/L,白蛋白 37 g/L,甘油三酯 6.58 mmol/L。守上方,7 剂,水煎服,日 1 剂,分 2 次服。

按：本病属中医学之"水肿"范畴。水不自行，赖气以动。水肿一证，是全身气化功能障碍的一种表现。本案患者先天禀赋不足，脾肾亏虚，水液不循常道，进而反复水肿。肾病综合征患者免疫功能紊乱，加上久用激素，助湿生热，机体免疫力下降，容易发生细菌感染，发于面部，而成痤疮。金银花、蒲公英清热利水解毒。治疗有效，继续治疗。

糖尿病肾病

糖尿病肾病是多年糖尿病代谢异常引起肾小球损伤的一种肾病。一般认为遗传缺陷基础附加代谢异常为肾脏病变发生的主要因素。患者逐渐出现肾小球毛细血管基底膜增厚,继而出现糖尿病性肾小球硬化病变。糖尿病患者死于肾脏病变的概率为非肾脏病变患者的 17 倍。依据长期的糖尿病病史,早期肾功能改变,蛋白尿、高血压、肾病综合征,视网膜病变,下肢血管及冠状动脉硬化病变等可以确诊。

关于糖尿病肾病的临床表现,多见于中医学的消渴、水肿、虚劳、眩晕等疾病的描述中。如《杂病源流犀烛·三消源流》记载的"有消渴后身肿者,有消渴面目足膝肿、小便少者",这些记载与糖尿病肾病的临床表现颇相似;当糖尿病发展到出现高血压的表现时,可据中医学之眩晕病辨证;当糖尿病发展到出现肾病综合征而表现为高度水肿时,又与《金匮要略》按五脏的证候而分的肾水有许多类似之处;糖尿病肾病持续发展,肾功能不断损伤,全身功能减退,此时便可出现中医学所谈的虚劳之候。

一、病因病机

饮食不节,情志失调,房劳伤肾,先天禀赋不足或失治、误治等是本病发生的重要因素;阴津亏损,进而阴损及阳,是其基本病理。巴元明教授认为,糖尿病肾病在糖尿病阴虚基础上发展而来,久病必虚,久病必瘀,久病及肾,脾肾两虚,病情继续发展,肾体劳衰,肾用失司,气血俱伤,阴阳俱虚,脾肾失养,血脉瘀阻,浊毒内停,最终使肾元衰败,五脏受损。巴元明教授认为,糖尿病肾病病机不外乎本虚标实,既有正气的损耗,又有浊邪阻滞,以脾肾两虚为主,气阴两虚为基本病机,水湿、湿热、瘀血、浊毒为标,且瘀贯穿始终。

1. 饮食不节，积热伤津

长期过食肥甘、醇酒厚味、辛辣刺激食物，损伤脾胃；脾胃运化失司，积于胃中酿成内热，消谷耗液，津液不足，脏腑经络皆失濡养发为消渴。

2. 情志失调，郁火伤阴

长期过度的精神刺激，如郁怒伤肝，肝气郁结，郁久化火，火热炽盛，不仅上灼胃津，下耗胃液；而且肝之疏泄太过，肾之闭藏失司，津液泄于下则虚火上炎，发为消渴、眩晕。

3. 先天禀赋不足，五脏虚弱

先天禀赋不足，五脏虚弱，尤其是肾脏素虚，与本病的发生有很重要的关系，因五脏主藏精，精为人身之本，肾又受五脏六腑之精而藏之，若五脏虚羸，则精气不足，气血虚弱，肾亦无精可藏，复因调摄不适，终致精亏液竭，脏腑更损而发为虚劳、消渴、水肿，故《灵枢·五变》云："五脏皆柔弱者，善病消瘅。"

4. 房劳过度，肾精亏损

房事不节，劳伤过度，肾精亏损，虚火内生，则火因水竭而益烈，水因火烈而益干，说明恣情纵欲，耗损真阴，积微成损，积损成衰，与本病的发生有一定关系。

5. 失治误治，脏腑更损

失治误治，疾病缠绵不愈，使津液耗损，或久病误服温燥之品，致使燥热内生，阴津亏耗，脏腑经络皆失濡养，脏腑功能日渐虚羸，日久"五脏之伤，穷必及肾"，肾脏虚衰，无力蒸化水液，水湿潴留而为水肿，如《圣济总录》云："消渴……此久不愈，能为水肿。"病变的部位虽与五脏有关，但主要在肝、脾（胃）、肾三脏，尤以肾为重。

二、辨证论治

糖尿病肾病由糖尿病进一步发展所致，故在病程初期可参照糖尿病辨证施治。糖尿病肾病中期逐渐出现阳虚症状，随着病情的加重，阳虚的程度加重，故治疗时当重辨阴虚、阳虚的主次，即使阳虚，治疗时也不可过用温补，以防伤津致阴更虚，另外阴虚血液黏稠，易致阴虚血瘀。这与现代医学的肾小球动脉硬化、血液黏稠度增高的病理改变有相似之处，为中医采用活血化瘀治法提供了科学依据，故治疗时在养阴的基础上佐以活血化瘀之品以提高疗效。

1. 肝肾阴虚证

症见：尿频量多，混浊如膏，或尿甜，腰膝酸软无力，头昏耳鸣，多梦遗精，皮肤干燥，全身瘙痒，舌红少苔，脉细微。

治法：滋养肝肾、益精补血。

方剂：六味地黄丸（《小儿药证直诀》）。

药用：熟地黄、山药、茯苓、牡丹皮、泽泻、山茱萸。

临证加减：阴虚火旺、骨蒸潮热、盗汗遗精者，加知母、黄柏，即知柏地黄丸，以滋阴降火；尿频、尿急、小便不利、尿常规检查有大量白细胞者，加金银花、连翘、赤小豆、白茅根，以清热利尿。

2. 气阴两虚证

症见：纳差，神疲乏力，面色无华，心悸气短，尿频量多，偶有下肢微肿，肢体麻痛，舌质红或淡，脉细数或沉细无力。

治法：益气养阴。

方剂：参芪地黄汤加减。

药用：党参、黄芪、生地黄、泽泻、茯苓、山药、山茱萸、益母草等。

临证加减：纳差、腹胀明显者，加炒谷芽、炒麦芽、白术；脾虚便溏者，加炒白扁豆健脾助运；水肿明显者，加大茯苓用量以利水消肿；自汗者，加生脉散（太子参、麦冬、五味子）；表卫不固、易感冒者，加防风、白术；颜面肿者，加姜皮、陈皮；心悸明显者，方中党参改用太子参。可加用中成药肾炎康复片以加强益气养阴作用。气虚自汗者可用黄芪颗粒。

3. 阴阳两虚证

症见：面色㿠白，形寒肢冷，腰酸腰痛，伴水肿，大便时干时溏，小便频数，甚至混浊如膏,舌质淡红,舌体胖大,脉沉细。

治法:温阳滋肾固涩。

方剂:金匮肾气丸(《金匮要略》)。

药用:制附子、肉桂、熟地黄、山药、山茱萸、泽泻、覆盆子、桑螵蛸、当归、桃仁、赤芍。

临证加减:失眠者,加酸枣仁、柏子仁养心安神;身窜痛者,加鸡血藤、蜈蚣通络活血;胸痹者,加丹参、降香理气活血,通络止痛。

4. 瘀血阻络证

症见:口唇紫暗,面色晦暗或黧黑,腰膝酸软,甚则腰痛,肌肤甲错,或肢体麻木,舌质紫暗或见瘀斑,苔薄白,脉迟缓或弦涩。

治法:破血下瘀,益气养阴。

方剂:桃核承气汤。

药用:桃仁、桂枝、炙甘草、熟大黄、芒硝、红景天、五加皮、生地黄等。

临证加减:腰痛者,加川续断、杜仲。

5. 水湿浸渍证

症见:颜面及双下肢水肿,伴腹部胀满,腰酸腿软,面色苍白或萎黄,神疲乏力,心悸气短,多尿或少尿,舌质淡胖,脉沉细等。

治法:补肾健脾,利水消肿。

方剂:芪苓消肿汤。

药用:黄芪、茯苓、生地黄、山药、山茱萸、猪苓、大腹皮、车前子、赤小豆、怀牛膝、知母、益母草、王不留行、木香等。

临证加减:气郁气滞者,加郁金、枳壳、陈皮、香附;脾虚不运、纳呆、便溏者,加炒谷芽、炒麦芽、白术、山楂、法半夏等;失眠者,加酸枣仁、炙远志、合欢花、首乌藤;气虚明显者,加党参健脾益气;湿热明显者,加黄柏、苍术、薏苡仁;肝硬化腹水者,加枳实、泽兰等。

三、典型病案

病案 1 李某,男,48 岁。眼睑及下肢水肿、血压升高 2 个多月。

患者诉 2 个月前出现眼睑及下肢水肿,血压升高,未予特殊治疗;8 年前因体检发现血糖高,空腹血糖 12.88 mmol/L,尿蛋白阳性,后住院治疗诊断为 2 型糖尿病。2 年前住院复查示尿蛋白(+++),24 h 尿蛋白定量为 9.80 g。查肾功能:血肌酐 223 μmol/L。行肾脏穿刺活检术,病理结果显示"弥漫性结节硬化型糖尿病性肾病",出院后患者规律门诊复查,半年来复查肾功能示血肌酐呈持续缓慢升高趋势。

现症见:眼睑及下肢水肿,面色无华,气短乏力,腰膝酸软,口干咽燥、饮水多,易饥,手足心发热汗出,尿少色黄,睡眠欠佳、多梦,舌质淡、有齿痕,脉沉细。辅助检查结果如下。查尿常规:尿蛋白(++),尿糖(+),尿隐血(+)。尿总蛋白 2.8 g/L,尿白蛋白 1560 mg/L。生化:白蛋白 41.8 g/L,血肌酐 181 μmol/L。

辨证分析:四诊合参,本病属中医学之"消渴病肾病"范畴,证属气阴两亏。

治法:益气养阴。

处方:党参 15 g、黄芪 15 g、茯苓 30 g、生地黄 15 g、山药 15 g、山茱萸 10 g、薏苡仁 15 g、玉米须 10 g、金樱子 15 g、芡实 30 g、白茅根 30 g、茜草 10 g、小蓟 10 g、穿山龙 15 g、分心木 15 g。14 剂,水煎服,日 1 剂,分 2 次服。

二诊:患者仍有乏力,眼睑水肿,腰部酸胀感,喉间有痰,皮肤轻微瘙痒感,轻微反酸,守上方加竹茹 10 g、吴茱萸 3 g、黄连 6 g,清热化痰,和胃降逆。14 剂,水煎服,日 1 剂,分 2 次服。

三诊:患者症状有所改善,间断眼睑水肿,乏力较前好转,时有干咳,用药后查肾功能示血肌酐 123 μmol/L,继服初诊处方,以巩固疗效。

按:糖尿病日久伤阴耗气,故以参芪地黄汤加减以益气养阴。巴元明教授认为,燥热伤阴,胃火热盛,耗气伤阴,故口渴多饮,善食易饥,多汗;火热耗气伤阴，肌肉失养，气血不能上荣则面色无华；气血不足以养心则心神不宁，失眠多梦。全方气阴并补，升清摄精，补而不滞，气阴自复。

病案 2 张某，女，58 岁。反复泡沫尿 3 年余，加重 2 周。

患者诉 3 年前体检时发现蛋白尿、血尿，尿液分析示尿蛋白（＋＋），未予特殊治疗，自诉尿蛋白波动在（＋）～（＋＋＋），近 1 年自觉尿中泡沫增多，故 1 个月前住院治疗，检查结果如下。尿常规：尿蛋白（＋＋），24 h 尿蛋白定量为 1.2 g。肾功能：尿素氮 5.4 mmol/L，血肌酐 162 μmol/L，尿酸 333 μmol/L。血脂：TG 1.5 mmol/L，TC 4.8 mmol/L；空腹血糖 9.5 mmol/L，糖化血红蛋白 7.5%。血清白蛋白 38 g/L。眼底检查：糖尿病性视网膜病变。出院诊断：糖尿病肾病Ⅳ期，糖尿病性视网膜病变。

现症见：小便混浊，双下肢轻度水肿延久不退，肿势轻重不一，腰部刺痛，皮肤瘀斑，伴瘙痒，疲劳乏力，头晕耳鸣，舌质紫暗，苔白，脉沉细涩。

辨证分析：四诊合参，本病属中医学之"消渴病肾病"范畴，证属瘀血阻络。

治法：破血下瘀，益气养阴。

处方：桃仁 12 g、桂枝 6 g、炙甘草 6 g、熟大黄 5 g、芒硝 5 g、红景天 20 g、五加皮 10 g、生地黄 15 g、黄芪 15 g、茯苓 30 g。14 剂，水煎服，日 1 剂，分 2 次服。

二诊：服上方 14 剂后，患者皮肤瘀斑伴瘙痒减轻，疲劳乏力好转，水肿减轻，夜尿次数增多，小便有灼热感，尿量少，视物模糊，睡眠欠佳、入睡困难，舌质暗，苔薄白，脉弦涩。处方：黄芪 15 g、茯苓 30 g、紫花地丁 10 g、蒲公英 10 g、远志 15 g、合欢皮 10 g、知母 10 g、黄柏 15 g、生地黄 15 g、山药 15 g、山茱萸 10 g、泽泻 10 g、牡丹皮 10 g、川牛膝 15 g、白茅根 30 g、茜草 10 g、党参 15 g、分心木 15 g、六月雪 15 g。14 剂，水煎服，日 1 剂，分 2 次服。

三诊：药后患者小便症状好转，腰部隐痛，双下肢水肿减轻，偶有头晕耳鸣，守初诊方加续断 10 g、杜仲 10 g，继续巩固治疗。

按：巴元明教授认为糖尿病肾病由糖尿病迁延不愈而来，患者血液处于高凝、高黏状态，病程迁延，"久病必瘀"，故病变不论在哪一时期均挟血瘀存在，瘀血阻络是糖尿病肾病患者的特点，在辨证施治上又应当加入活血祛瘀之品，肾络损伤,肾脏虚损,肾用失职,气化不利,气血运行不畅,血行迟滞而成瘀,导致肾络痹阻不通,方用六味地黄汤合四物汤加减以滋阴益肾,活血化瘀。

病案 3 李某,女,54 岁。发现血肌酐水平升高 1 年余,间断双下肢水肿半年余。

患者诉 1 年前因糖尿病住院治疗,查肾功能:血肌酐 130 μmol/L,肾小球滤过率(估算)42.4 mL/min。尿液分析:尿蛋白(＋＋),尿微量白蛋白 530.7 mg/L,24 h 尿蛋白定量为 7030.03 mg,诊断为糖尿病肾病。半年前复查肾功能:血肌酐 163 μmol/L,肾小球滤过率 39.01 mL/min。尿液分析:尿蛋白(＋＋＋)。近半年来间断双下肢水肿,未予特殊处理,症状无改善,遂来就诊。

现症见:双下肢对称性凹陷性水肿,伴眼睑水肿,小便泡沫多,尿量少,视力下降,眼睛干涩,纳可,眠差、易醒,大便每日 1～2 次、黏滞,舌质红,苔黄腻,脉滑。辅助检查结果如下。尿液分析:尿蛋白(＋＋＋)。肝肾功能:血肌酐 155 μmol/L。

辨证分析:四诊合参,本病当属中医学之"水肿"范畴,证属水湿浸渍。

治法:补肾健脾,利水消肿。

处方:黄芪 15 g、茯苓 30 g、猪苓 10 g、生地黄 15 g、山药 15 g、山茱萸 10 g、党参 15 g、薏苡仁 15 g、玉米须 10 g、金樱子 15 g、芡实 30 g、白茅根 30 g、茜草 10 g、小蓟 10 g、穿山龙 15 g、分心木 15 g、车前子 10 g、益母草 10 g、知母 10 g。14 剂,水煎服,日 1 剂,分 2 次服。

二诊:患者小便泡沫减少,大便症状较初诊时有所缓解,仍有水肿,睡眠欠佳、入睡困难。守上方加酸枣仁 20 g、远志 15 g,14 剂。

三诊:患者双下肢水肿减轻,复查肾功能:血肌酐 130 μmol/L,血压维持在135/80 mmHg 左右,继服上方随诊,病情维持稳定。

按:巴元明教授认为,腰膝以下,肾气主之,肾阳衰微,阳虚水泛,阴盛于下,故见腰以下肿甚,腰为肾之府,肾虚而水气内盛,肾与膀胱为表里,肾阳不足,导致膀胱气化不利,则尿量减少;脾气虚弱,不能运化水谷精微,上疏于肺而布运全身,水谷精微反与湿浊混杂,从小便而泄。肾气不固,气化蒸腾作用减弱,易致精气下泄而为蛋白尿，常以补脾益肾涩精，恢复脾肾功能而收效，脾阳不振，宿滞内阻，水湿泛滥横溢，浸淫三焦，投以健脾利湿、扶元之剂，壮其命门真火，自能巩固肾气而元阳自充。

病案 4 郭某，男，58岁。发现蛋白尿1年余，发现血肌酐水平升高3个多月。

患者诉1年前尿常规检查示尿蛋白（＋＋＋）。3个月前住院治疗检查肾功能：血肌酐 145.6 μmol/L。尿常规：尿蛋白（＋＋＋）。空腹血糖 7.4 mmol/L，查尿白蛋白排泄率为 168 μg/min，诊断为高血压3级（极高危）、2型糖尿病、糖尿病肾病、高甘油三酯血症，此前多次因血糖、血压控制欠佳住院治疗，此后规律复查尿常规示尿蛋白（＋＋～＋＋＋＋），肾功能示血肌酐波动在 115～153 μmol/L。

现症见：睡眠欠佳，可睡 2～3 h，口干明显，易出汗，双下肢酸软乏力，夜尿 3 次，轻微尿频，尿量增多，大便 1～2 日 1 行、质干结，舌质红，苔薄，脉细数。辅助检查结果如下。尿常规：尿蛋白（＋＋＋），尿隐血（－）。肾功能：血肌酐 142 μmol/L，肾小球滤过率 46.6 mL/min。血压 140/95 mmHg。

辨证分析：四诊合参，本病属中医学之"消渴病肾病"范畴，证属气阴两亏。

治法：益气养阴。

处方：党参 30 g、黄芪 15 g、生地黄 15 g、山药 30 g、茯苓 30 g、天冬 10 g、熟地黄 10 g、黄柏 10 g、砂仁 5 g、炙甘草 6 g、肉苁蓉 10 g、穿山龙 10 g、分心木 30 g、猫爪草 15 g、积雪草 15 g、六月雪 15 g、熟大黄 5 g、煅龙骨 30 g、煅牡蛎 30 g。14 剂，水煎服，日 1 剂，分 2 次服。

二诊：患者诉口干缓解，咽喉肿痛 1 周余，咳嗽有痰，胃胀，食欲欠佳，恶心欲呕吐，时有头晕，仍有睡眠欠佳，轻微乏力，复查尿常规示尿蛋白（＋＋），查肾功能示血肌酐 134 μmol/L。处方：郁金 10 g、薄荷 10 g、三棱 10 g、莪术 10 g、竹茹 10 g、煅龙骨 30 g、煅牡蛎 30 g、天冬 10 g、熟地黄 10 g、生地黄 15 g、党参 30 g、黄柏 10 g、砂仁 5 g、炙甘草 6 g、肉苁蓉 10 g、穿山龙 15 g、分心木 15 g、积雪草 15 g。14 剂，水煎服，日 1 剂，分 2 次服。

三诊：患者临床症状均较前明显改善，继服初诊方益气养阴以巩固治疗。

按：巴元明教授认为，燥热伤阴，胃中津液不足，肺受燔灼，肾不纳气，而症见乏力,小便频数;胃火热盛,耗气伤阴,故口渴多饮,多汗;燥热伤肾,气化失常,不能主水,故尿量多;气血不足以养心则心神不宁,易失眠;气虚不运,肌肉失充,故膝软;气虚无力蠕动大肠,阴血不能濡润大肠,故大便秘结;舌质红,苔薄,脉细数,无力,为气阴两虚之象。

病案 5 余某,女,45 岁。周身乏力 1 年余,腰痛 1 年余。

患者诉 1 年前出现周身乏力、腰痛症状,10 年前因"多饮多食多尿"住院检查诊断为 2 型糖尿病,此后口服降糖药治疗,血糖控制尚可,1 个月前查 24 h 尿蛋白定量为 2904.8 mg,肾功能检查示血肌酐 148 μmol/L,双肾及输尿管彩超未见异常,诊断为"慢性肾脏病 3 期,糖尿病肾病"。患者自诉腰痛明显,自行使用活血类膏药(具体不详)敷贴,效果欠佳,遂来就诊。

现症见:倦怠乏力,双侧腰部酸痛,胸闷气短,头晕,轻度耳鸣,口干口苦,轻微尿频,小便有泡沫,夜尿 2 次,大便每日 1 次,偏干,眠欠佳,轻微盗汗,舌红少苔,脉弦细。辅助检查结果如下。尿常规:尿蛋白(＋＋＋)。门诊查血压为 155/90 mmHg。

辨证分析:四诊合参,本病属中医学之"腰痛病"范畴,证属肝肾阴虚。

治法:滋养肝肾,益精补血。

处方:枸杞 10 g、五味子 10 g、知母 10 g、黄柏 15 g、生地黄 15 g、山药 15 g、山茱萸 10 g、泽泻 10 g、牡丹皮 10 g、川牛膝 15 g、穿山龙 10 g、白茅根 30 g、茜草 10 g、党参 15 g、车前子 10 g、菟丝子 10 g、覆盆子 10 g。14 剂,水煎服,日 1 剂,分 2 次服。

二诊:服上方 14 剂后,患者腰痛缓解,仍有轻微乏力,口干,大便干,守上方加麦冬 10 g。

三诊:患者诸症好转,稍有乏力,纳眠可,二便调,继续守上方以巩固治疗。

按:巴元明教授认为肝肾阴虚,肝之疏泄过度,肾之固摄失常,津液直趋膀胱,故尿频尿多;大量水谷精微下泄则尿液混浊;腰为肾之府,为肾所主,膝为筋之府,为肝所主,筋骨失养,故腰膝酸软乏力;肝肾精血不能濡润清窍,故头晕耳鸣,舌红少苔,脉弦细,为阴虚内热之象。

IgA 肾病

IgA 肾病是在肾小球系膜区 IgA 沉积或以 IgA 为主沉积的原发性肾小球疾病，病理改变和临床表现多种多样，但以肾小球系膜增生为典型病理改变。60%～70%的患者临床表现以持续性或间断性的血尿为主，或伴轻度蛋白尿；10%～15%的患者伴高血压、尿量减少、轻度水肿等症状；少数患者（<10%）可合并急性肾衰竭。当肾功能正常，伴轻、中度蛋白尿或病理类型为轻、中度时，单用中药治疗颇有效果；而肾功能正常，但伴中、重度蛋白尿或病理类型为中、重度以及肾功能不全，且病理类型为活动型时，以中西医结合治疗为主。根据临床表现，本病归属于中医学"尿血""肾风""尿浊""腰痛"等病证范畴。

巴元明教授从事医疗、教学、科研工作三十余载，在中医药治疗 IgA 肾病方面经验丰富，临床疗效卓著。

一、病因病机

巴元明教授认为，本病正气亏虚为本，邪实为标。脏腑功能不足，风、热、湿、瘀之邪侵袭脏腑经络，阴阳气血失调而发病。肾为发病部位，肝肾阴虚或气阴两虚是发病的内在因素，湿热毒邪是其标，而肾阴虚是发病及病机演变的关键环节。

1. 外邪侵袭

外邪主要是指风热邪毒与湿热邪毒。风热易袭肺脏，肺、肾两脏互为母子，母病及子，同时风热之邪侵袭咽喉，循经而下犯肾；湿热之邪注于下焦蕴结于肾，另外心火热移膀胱，火热伤及脉络，或因气血不畅，久而瘀滞损伤脉络，精微物质溢于脉外。

2. 正气亏虚

正气亏虚主要涉及肝、脾、肾三脏,肝藏血,肾藏精,乙癸同源,精血互化,一旦两脏功能失司,则精微物质不能封藏。肾为元阴元阳之脏,是先天之本;脾是气血生化之源,为后天之本。后天有赖先天阴阳的温煦,先天有赖后天气血的濡养。若肾元阳不足不能温煦脾土,则气血化源不足而不能濡养肾脏,久之则脾肾俱虚,阴阳失调,气血虚损,失去升清降浊、统摄固精之功能。肝属木,主藏血和疏泄,体阴而用阳。脾属土,主运化水谷精微。若肝肾阴血不足,水不涵木,则肝疏泄功能失司,而致气滞血瘀。反之,肝木不能条达则克脾土,久之影响脾脏的升清统摄功能,精微外泄。三脏互为因果,关系密切。

二、辨证论治

巴元明教授认为,本病辨证要把握本虚标实,注重分期辨证论治。

(一)邪实为主阶段

1. 风热犯肺证

症见:血尿及蛋白尿,在恶风发热之后,伴咽喉疼痛、鼻干、口干或咳嗽,舌苔薄黄,脉浮或浮数。

治法:辛凉解表,清热解毒。

方剂:银翘散加减。

药用:金银花、连翘、桔梗、半枝莲、鱼腥草、白茅根、蒲公英、小蓟、蒲黄炭、玄参、西青果等。

临证加减:咽痛明显者,加白花蛇舌草、板蓝根;有痰者,加前胡、浙贝母;燥咳者,加麦冬;热毒重者,方用五味消毒饮加减;咳嗽严重者,方用桑菊饮加减。

本病初期虽为邪实,但仍以正虚为本。切忌大苦大寒之品伤阴耗气,故祛邪以防伤正,中病即止。

2. 湿热蕴结证

症见：小便频数，赤涩热痛，混浊，或带血色，兼夹血丝、血块，或白如泔浆，胸脘满闷。舌质红，苔黄或黄腻，脉濡数或滑数。

治法：清热利湿，凉血止血。

方剂：小蓟饮子或导赤散加减。

药用：生地黄、小蓟、蒲黄、藕节、怀牛膝、车前子、白茅根、茜草、甘草梢等。

临证加减：小便频数甚者，加瞿麦、萹蓄、滑石等利尿通淋；腰痛者，加川续断；湿盛者，加薏苡仁；尿赤、下焦热盛者，加知母、黄柏；尿血盛者，加墨旱莲、仙鹤草；胸脘满闷者，加枳实。

3. 瘀阻脉络证

症见：尿血暗红，反复发作，腰部刺痛。面色黧黑，肌肤甲错。舌质紫暗或有瘀点、瘀斑，或舌下脉络瘀滞，脉涩。

治法：养血活血，化瘀止血。

方剂：桃红四物汤加减。

药用：当归、生地黄、川芎、白芍、桃仁、红花等。

临证加减：瘀滞明显者，加赤芍、牛膝；兼气滞者，加枳壳、柴胡、桔梗等。

（二）本虚为主阶段

随着病情的迁延，强调从肝、肾、脾三脏辨证论治。但本病发病的关键在于肾阴虚，应在辨证施治过程中紧紧抓住阴虚本质，故遣方以六味地黄丸为基础方，补中有泻，寓泻于补，共奏补阴之效。注意不可用附子、肉桂等温燥之药，亦忌单用大剂量渗利之品，以防更伤肾阴。同时，应兼顾血瘀、水湿等邪实，注意标本同治。

1. 阴虚火旺证

症见：腰膝酸软，头晕目眩，耳鸣，盗汗，手足心热，舌燥咽干，牙齿动摇，遗精,骨蒸潮热,足跟作痛,小便淋漓,舌红少苔,脉沉细数。

治法:滋补肝肾,滋阴降火。

方剂:知柏地黄丸合二至丸加减。

药用:知母、黄柏、生地黄、泽泻、茯苓、山药、山茱萸、女贞子、墨旱莲、金樱子、芡实、地榆炭、槐角炭等。

临证加减:若心悸气短,合用生脉饮;腰酸膝冷兼见肾阳虚者,加菟丝子、淫羊藿、黄精;阴虚盗汗者,加白芍、牡蛎、浮小麦;兼脾虚气滞者,加砂仁、陈皮以健脾行气。

2. 肝肾阴虚证

症见:腰膝酸软,心烦失眠,潮热汗出,口干不欲饮,或头晕目眩,眼目干涩或视物模糊,五心烦热,神疲乏力,尿少色黄,大便干结,舌质红或暗,苔薄黄,脉细数或弦细。

治法:滋肾养肝。

方剂:杞菊地黄丸加减。

药用:枸杞子、菊花、生地黄炭、泽泻、茯苓、山药、山茱萸、怀牛膝、车前子、白茅根、茜草、川续断等。

临证加减:头痛以及两胁部胀痛者,加川芎、白芍;心烦失眠者,加首乌藤、酸枣仁;大便秘结者,加熟大黄、当归、何首乌;舌质暗者,加三七粉。

3. 气阴亏虚证

症见:神疲乏力,或潮热盗汗,或腰部不适,口燥咽干,手足心热,面色萎黄或潮热,舌质淡红,苔薄白,脉细缓或虚弱。

治法:益气养阴。

方剂:参芪地黄汤加减。

药用:党参、黄芪、生地黄、茯苓、山药、山茱萸、牡丹皮、女贞子、墨旱莲、茜草等。

临证加减:盗汗者,加浮小麦、青蒿;情志不畅、胸闷叹息者,加玫瑰花、合欢花；尿中白浊明显者，加水陆二仙丹。

4. 脾肾气虚证

症见：倦怠乏力，气短懒言，食少纳呆，腰膝酸软，脘腹胀满，大便不实，口淡不渴，舌质淡有齿痕，脉细。

治法：补气健脾益肾。

方剂：四君子汤合济生肾气丸加减。

药用：党参、黄芪、白术、茯苓、山药、山茱萸、怀牛膝、车前子、淫羊藿等。

临证加减：胸脘痞闷者，加砂仁、陈皮、法半夏、炒谷芽、炒麦芽、鸡内金；失眠者，加茯神；尿血、尿浊日久者，加牡蛎、金樱子、芡实；气虚下陷明显者，亦可用补中益气汤加减。反复感冒恶风、表虚证明显者，用玉屏风散，重用黄芪，固护肌表，抵抗外邪入侵。

5. 脾肾阳虚证

症见：畏寒肢冷，倦怠乏力，气短懒言，食少纳呆，腰膝酸软，腰部冷痛，脘腹胀满，大便不实，夜尿清长，舌质淡有齿痕，脉沉弱。

治法：温肾补脾。

方剂：真武汤合济生肾气丸加减。

药用：茯苓、泽泻、猪苓、白术、淡附片、熟地黄、山茱萸、山药、竹茹等。

临证加减：肾阳虚明显者，加菟丝子；血虚者，加当归、何首乌；兼夹血瘀明显者，加王不留行、牡丹皮、赤芍、蒲黄、丹参、益母草、泽兰等，或用桃红四物汤及桂枝茯苓丸加减。脏腑功能失调、水液不循常道、外溢于肌肤而发水肿者，酌情用五皮散合实脾散加减。

三、典型病案

病案 1 刘某，女，48 岁。2018 年 3 月初诊。发现血尿、蛋白尿 6 年余。

患者诉 2012 年因双下肢水肿来院检查发现尿蛋白、尿隐血阳性，并行肾穿刺活检诊断为 IgA 肾病,予以泼尼松等对症治疗,尿隐血与尿蛋白一直波动在(＋)～(＋＋)。现为进一步治疗来求诊。

现症见:头昏,易感疲倦乏力,腰痛,午后双下肢稍水肿,口干,偶有口苦,纳可,睡眠欠佳,大、小便正常。查体:体温 36.5 ℃,脉搏 72 次/分,呼吸 18 次/分,血压 120/70 mmHg。精神可,咽不红,扁桃体不大,双肺呼吸音清,未闻及干、湿啰音,律齐,腹软,双肾叩击痛(一),双下肢轻度凹陷性水肿。舌质绛,苔薄白,脉弦细。查尿常规:尿隐血(＋),尿蛋白(＋＋)。

辨证分析:四诊合参,本病当属中医学"肾风"(阴虚火旺,湿热内蕴证)范畴。

治法:滋阴降火,清热利湿。

处方:知母 10 g、黄柏 15 g、生地黄 15 g、山药 15 g、山茱萸 15 g、茯苓 30 g、泽泻 10 g、牡丹皮 10 g、川牛膝 15 g、穿山龙 10 g、白茅根 30 g、茜草 10 g、党参 15 g、黄芪 15 g、土茯苓 15 g、土贝母 10 g、土大黄 10 g、猪苓 10 g。水煎服,日 1 剂,分 2 次服。

二诊:患者双下肢无水肿,腰痛减轻,偶感疲倦乏力,偶有口干,无口苦,纳可,睡眠一般,大、小便正常。查体:血压 130/80 mmHg,舌质绛,苔薄白,脉弦细。复查尿常规:尿隐血(一),尿蛋白(＋)。考虑到患者双下肢已无水肿,守上方去猪苓,另加法半夏 15 g。

三诊:患者腰痛、口干好转,无明显乏力,偶有肩、膝关节疼痛,纳可,睡眠好转,大、小便正常。查体:血压 130/80 mmHg。舌质淡红,苔薄白,脉细。复查尿常规:尿隐血(一),尿蛋白(±)。患者湿热之邪渐消,但有关节疼痛,守上方去土茯苓、土大黄、土贝母,另加刘寄奴 25 g、徐长卿 25 g。

随诊半年,患者病情稳定,多次复查尿常规:尿隐血(一),尿蛋白波动在(一)～(±)。

按:本案为女性患者,病史已有 6 年余,疾病以本虚为主,其年龄近 50 岁,故以阴虚为主。阴虚火旺,虚火上炎则口干、口苦,灼伤津液,生成湿热之邪。在治疗时既要清热化湿,又要顾护阴津,以防进一步耗伤阴液,处方以知柏地黄丸为主方,兼用土茯苓、土贝母、土大黄、猪苓以清热利湿,标本兼顾,祛湿热之邪而不伤阴。

病案 2 王某,男,38 岁。2017 年 8 月初诊。发现血尿、蛋白尿 4 年余。

患者诉 2013 年体检发现尿隐血、尿蛋白阳性,于外院行肾穿刺活检诊断为 IgA 肾病,予以黄葵胶囊等药物对症治疗,尿隐血与尿蛋白一直波动在(＋＋)～(＋＋＋),现为进一步治疗来求诊。

现症见:疲倦乏力,右侧腰部隐痛,纳可,睡眠可,大、小便正常。查体:体温 36.6 ℃,脉搏 70 次/分,呼吸 18 次/分,血压 125/70 mmHg。精神可,咽不红,扁桃体不大,双肺呼吸音清,未闻及干、湿啰音,律齐,腹软,双肾叩击痛(－),双下肢不肿。舌质淡红,苔薄白,脉细滑。尿常规:尿隐血(＋＋＋),尿蛋白(＋＋)。

辨证分析:四诊合参,本病当属中医学"肾风"(气阴两虚证)范畴。

治法:益气养阴,固精祛湿。

处方:生地黄 15 g、山药 15 g、茯苓 30 g、山茱萸 10 g、党参 15 g、黄芪 15 g、薏苡仁 15 g、玉米须 10 g、白茅根 30 g、茜草 10 g、小蓟 10 g、金樱子 15 g、芡实 30 g。水煎服,日 1 剂,分 2 次服。

二诊:患者腰痛、疲倦乏力均较前好转,偶有视物模糊,纳可,睡眠可,大、小便正常。查体:血压 130/75 mmHg。舌质淡红,苔薄白,脉细。复查尿常规:尿隐血(＋＋),尿蛋白(±)。守上方加枸杞子 15 g、菊花 10 g。

三诊:患者无明显腰痛及疲倦乏力,纳眠可,大、小便正常。查体:血压 125/70 mmHg,舌质淡红,苔薄白,脉细。复查尿常规:尿隐血(＋),尿蛋白(±)。效不更方。随诊,病情稳定。

按:本案为壮年男性患者,身形瘦长,根据"肥人多痰,瘦人多火",可知其体质偏于阴虚,虚火耗气伤津,则气阴两虚,气虚失于固摄,精微物质丢失,可见蛋白尿、血尿;气虚水停,水湿留于体内,可见疲倦乏力。治以参芪地黄汤加减,其中以生地黄清热养阴,加用薏苡仁、玉米须、白茅根利水以消湿邪,茜草、小蓟凉血止血。二诊时患者前述症状好转,但有视物模糊,故加枸杞子、菊花以明目。

三诊时症状均不明显,继服前述方药以加强疗效。

病案 3 张某,男,30 岁。2018 年 12 月初诊。发现血尿、蛋白尿 2 年余。

患者诉 2016 年因婚前检查发现尿隐血、尿蛋白均阳性,住院行肾穿刺活检诊断为 IgA 肾病,予以激素及免疫抑制剂治疗,治疗期间尿隐血与尿蛋白一直波动在(＋＋)～(＋＋＋),考虑激素治疗无效并逐渐减量,目前服用甲泼尼龙片每次半片,隔日 1 次,他克莫司片每次半片,隔日 1 次。

现症见:疲倦乏力,精神欠佳,纳可,睡眠一般,大便可,夜尿 1～2 次。查体:体温 36.6 ℃,脉搏 74 次/分,呼吸 18 次/分,血压 130/90 mmHg。咽不红,扁桃体不大,双肺呼吸音清,未闻及干、湿啰音,律齐,腹软,双肾叩击痛(一),双下肢轻度凹陷性水肿。舌质绛,苔白,脉细滑。查尿常规:尿隐血(＋＋＋),尿蛋白(＋＋＋)。

辨证分析:四诊合参,本病当属中医学"肾风"(湿热内蕴,热毒入络证)范畴。

治法:清热利湿,透邪通络。

处方:苍术 10 g、黄柏 10 g、土茯苓 30 g、土大黄 10 g、土贝母 10 g、土牛膝10 g、忍冬藤 30 g、金刚藤 30 g、法半夏 10 g、陈皮 10 g、当归 10 g、丹参 15 g、黄芪 15 g、茯苓 30 g。水煎服,日 1 剂,分 2 次服。同时服用厄贝沙坦片,每次 1片,每日 1 次,黄葵胶囊每次 5 颗,每日 3 次,甲泼尼龙片、他克莫司片遵医嘱逐渐减量至停药。

二诊:患者疲倦乏力较前好转,双下肢稍水肿,精神好转,纳可,睡眠欠佳,易醒,大便可,夜尿 1～2 次。查体:血压 130/85 mmHg,舌质绛,苔薄白,脉细。查尿常规:尿隐血(＋＋),尿蛋白(＋＋)。守上方加益智仁 10 g、乌药 10 g、远志 15 g、酸枣仁 12 g。

三诊:患者双下肢无水肿,无明显乏力,精神可,纳可,睡眠可,大便可,夜尿1 次。查体:血压 130/85 mmHg,舌质淡红,苔薄白,脉细。查尿常规:尿隐血(＋)、尿蛋白(±)。继用上方随诊,病情维持稳定。

按:本案为年轻男性患者,平素喜食肥甘厚腻之品,损伤脾胃,生成湿热之邪,中焦气机不畅,则疲倦乏力;又湿性重浊,趋于下则可见双下肢水肿,下犯肾络,发为本病。处方以二妙散合四土汤为基础方清热利湿、透邪外出,方中苍术、黄柏清热燥湿,土茯苓、土大黄、土贝母、土牛膝清热除湿,凉血解毒,当归、丹参、金刚藤、忍冬藤活血通络使水湿有去路,陈皮、法半夏健脾理气则水湿自行。上药共用,中焦脾气健运,三焦、肾络通畅,气机条畅,湿热渐消,肾脏功能恢复。二诊时,患者睡眠欠佳,夜尿频数,故加用益智仁、乌药固精缩尿,远志、酸枣仁养心安神。三诊时症状均好转,效不更方。

病案 4 钱某,女,34 岁。2019 年 6 月初诊。发现蛋白尿、血尿 4 年,血肌酐水平升高 3 个月。

患者诉 2015 年体检发现尿蛋白、尿隐血阳性,未予以重视及治疗,2019 年 3 月查肾功能发现血肌酐水平升高,同年 5 月住院行肾穿刺活检诊断为局灶增生性 IgA 肾病,予以百令胶囊治疗,尿隐血与尿蛋白一直波动在(+)～(++),血肌酐波动在 90～110 μmol/L,现为进一步治疗来求诊。

现症见:偶有咽干,纳可,睡眠可,大、小便正常。查体:体温 36.6 ℃,脉搏 70 次/分,呼吸 18 次/分,血压 105/80 mmHg。咽不红,扁桃体不大,双肺呼吸音清,未闻及干、湿啰音,律齐,腹软,双肾叩击痛(一),双下肢不肿。舌质淡红,苔薄白,脉细。查尿常规:尿隐血(+),尿蛋白(++)。查肾功能:血肌酐 98 μmol/L,eGFR 65.0 mL/min。

辨证分析:四诊合参,本病当属"肾风"(气阴两虚,湿毒内停证)范畴。

治法:益气养阴,利湿解毒。

处方:熟地黄 15 g、山药 15 g、茯苓 30 g、山茱萸 10 g、党参 15 g、黄芪 15 g、薏苡仁 15 g、玉米须 10 g、白茅根 30 g、茜草 10 g、小蓟 10 g、金樱子 15 g、芡实 30 g、穿山龙 15 g、分心木 15 g、六月雪 15 g、熟大黄 5 g。水煎服,日 1 剂,分 2 次服。同时服用羟苯磺酸钙胶囊(每次 2 颗,每日 3 次)以改善循环。

二诊:患者偶有腰部刺痛,纳可,睡眠可,大、小便正常。查体:血压 120/85 mmHg,舌质淡红,苔薄白,脉细。查尿常规:尿隐血(+),尿蛋白(+)。查肾功能:血肌酐 88 μmol/L,eGFR 73.6 mL/min。守上方加苏木 10 g、土鳖虫 10 g。

三诊:患者无明显腰痛,纳可,睡眠可,大、小便正常。查体:血压 120/70 mmHg,舌质淡红,苔薄白,脉细。查尿常规:尿隐血(±),尿蛋白(±)。查肾功能:血肌酐 80 μmol/L,eGFR 82.8 mL/min。守上方去苏木、土鳖虫。随诊 3 个月,病情稳定。

按:本案为年轻女性患者,发现蛋白尿、血尿 4 年,一直未予以治疗,致病情进展至血肌酐水平升高。患者就诊时仅有咽干不适,辨证与辨病相结合,气阴两虚为疾病发生的根本,日久则水湿失于疏泄,生成湿毒邪气。治以六味地黄汤为主方滋补三阴(即肝阴、脾阴、肾阴),重在补肾阴。同时加用黄芪、党参以健脾益气,加用薏苡仁、玉米须、白茅根以利湿,加用分心木、穿山龙、六月雪、熟大黄以解毒。二诊时患者腰部刺痛,酌加苏木、土鳖虫以活血祛瘀。三诊时患者已无刺痛感,故去苏木、土鳖虫以防耗气伤津。

病案 5 方某,女,40 岁。2018 年 8 月初诊。发现蛋白尿、血尿 5 年余。

患者诉 2013 年体检发现尿隐血、尿蛋白阳性,于外院行肾穿刺活检诊断为 IgA 肾病,一直口服中草药治疗,尿隐血与尿蛋白一直波动在(+)～(+++),现为进 步治疗来求诊。

现症见:无明显不适,纳可,睡眠可,大、小便正常。查体:体温 36.7 ℃,脉搏 72 次/分,呼吸 18 次/分,血压 125/70 mmHg。精神可,咽不红,扁桃体不大,双肺呼吸音清,未闻及干、湿啰音,律齐,腹软,双肾叩击痛(-),双下肢不肿。舌质淡红,苔薄白,脉细滑。查尿常规:尿隐血(+),尿蛋白(+++)。

辨证分析:四诊合参,本病属中医学"腰痛"(气阴两虚,精关不固证)范畴。

治法:益气养阴,固肾摄精。

处方:党参 15 g、黄芪 15 g、熟地黄 15 g、山药 15 g、山茱萸 15 g、茯苓 30 g、枸杞子 15 g、杜仲 15 g、当归 15 g、陈皮 10 g、甘草 6 g、金樱子 15 g、芡实 30 g、穿山龙 15 g、分心木 15 g。水煎服,日 1 剂,分 2 次服。

二诊:患者无明显不适,纳可,睡眠可,大、小便正常。查体:血压 125/80 mmHg,舌质淡红,苔白,脉细。查尿常规:尿隐血(+),尿蛋白(++)。守上方加土茯苓 15 g。

三诊：患者纳可，睡眠可，大、小便正常。查体：血压 120/75 mmHg，舌质淡红，苔白，脉细。查尿常规：尿隐血（－），尿蛋白（±）。守上方加僵蚕 10 g、蝉蜕 6 g。

随诊半年，未见复发。

按：本案患者无明显不适症状，辨病论治，其肾气不足，肾精失于固摄，可见尿蛋白、尿隐血等精微物质流失之象，故治以参芪地黄汤加减以补气养阴，固肾摄精。而疾病日久，恐生成湿热瘀毒，故加用土茯苓解毒泄浊，僵蚕、蝉蜕解毒散结，清热息风。

尿酸性肾病

　　尿酸性肾病是一种慢性原发性高尿酸血症肾病,是由于嘌呤代谢紊乱、尿酸产生过多或排泄减少而形成高尿酸血症,导致尿酸及其结晶沉积于肾脏造成肾损害的一类疾病,亦称痛风性肾病。本病病变主要累及肾小管和间质,晚期多数肾小球受累,患者出现氮质血症甚至尿毒症。尿酸性肾病主要临床表现为慢性高尿酸血症、轻中度蛋白尿、肉眼或镜下血尿、白细胞尿,多伴肥胖、高血压、血脂紊乱、水肿,并伴腰酸、腰痛、神疲乏力、夜尿增多、关节肿胀或屈伸不利,甚至心悸气短、眩晕、耳鸣、恶心呕吐、口有尿臭、皮肤瘙痒、尿少、尿闭等症状。随着人们生活水平的提高及饮食结构的改变,我国尿酸性肾病的发病率呈迅速上升趋势。目前西医治疗尿酸性肾病在急性期以抗炎止痛为主,如使用秋水仙碱、非甾体抗炎药、糖皮质激素等;慢性期以降尿酸治疗为主,然而,患者普遍存在停药后复发、指标反复等情况,并且西医尚无有效方法控制尿酸性肾病患者肾功能继续恶化的进展速度。巴元明教授躬身肾病临床二十余载,在尿酸性肾病的治疗上积累了丰富的经验。

一、病因病机

　　巴元明教授认为,慢性尿酸性肾病属中医学"淋证""腰痛""痹病""水肿""虚劳""关格"等范畴,多属本虚标实、虚实夹杂之证。

　　1. 脾肾不足为发病之本

　　先天不足,年老体弱,或房事不节,劳力伤肾,药毒伤肾,导致肾元亏损,肾失气化,则津液生成、输布、代谢失常,湿邪痰浊滞留关节、经脉,内舍于正虚之肾,发为本病。若饮食不节,过饥过饱,暴饮暴食,嗜食肥甘厚腻,或情志内伤等,皆可伤脾,脾虚则运化无权,水液代谢障碍,水湿潴留,久而成瘀,结于关节、肌肉、肾脏发为本病。

2. 湿、热、痰、瘀为病发之标

湿、热、痰、瘀既是发病因素也是病理产物，脾肾亏损，津液代谢失常，水湿停聚，日久化热，炼液成痰成瘀，流注筋脉关节，发为本病。反之，痰湿瘀浊日久，又可进一步伤脾及肾，两者可互为因果，使病情恶化，缠绵难愈。

3. 情志失调，七情伤肝

气机逆乱常影响脏腑气机升降出入，使病情加剧或反复气郁化火，灼伤肾阴，导致肾阴不足，或气滞血瘀，肾络受损。

概而言之，慢性尿酸性肾病病机总属本虚标实。本虚为先天禀赋不足，尤以脾肾亏虚为发病根本，以湿、热、痰、瘀为标。脏腑虚损、体内气血津液代谢失调是发病的主因，饮食劳倦、七情内伤，外邪相引为发病的诱因。在正虚方面，一般初期可见脾肾气虚、肝肾阴虚；病至后期，精气俱损，可发展为气阴两虚，甚则阴阳两虚。在标实方面，痰浊、瘀血、水湿、湿热可贯穿疾病的始终。

二、辨证论治

巴元明教授认为，本病总属本虚标实，尤以脾肾亏损为根本，临床辨证应首辨虚实。虚证辨明阴、阳，证属脾肾气虚，或肝肾阴虚，或气阴两虚；标实当辨明水湿、痰浊、湿热、瘀血之偏盛主次。治疗原则在于标本兼顾，急则治其标，标实之证重在清热利湿、祛痰降浊、化气行水和活血化瘀，兼顾补肾健脾；缓则治其本，本虚之证则重在补益脾肾、滋补肝肾，兼以祛邪。根据正虚邪实的轻重缓急而有所侧重。

（一）本证

1. 脾肾气虚证

症见：劳则乏力、腰痛、夜尿频且清长，偶见水肿，纳差，腹胀或便溏，四肢欠温,舌质淡红,舌胖、边有齿痕,苔白,脉沉缓或濡缓。

治法:补益脾肾。

方剂:参苓白术散加减。

药用:党参、茯苓、白术、山药、薏苡仁、白扁豆、枳实、厚朴、陈皮、金樱子、芡实等。

临证加减:关节痹阻者,可选用草薢、黄柏、苍术、独活、忍冬藤、桃仁、赤芍等;有结石者,加金钱草、鸡内金、海金沙、石韦等;尿频、尿痛者,加金银花、蒲公英;夜尿频多者,加益智仁、桑螵蛸等;腰痛甚者,加杜仲、续断等。

2. 肝肾阴虚证

症见:头昏耳鸣,口干少饮,腰膝酸软,心烦失眠,筋脉拘挛,关节肿痛,大便干结,舌质红或暗红,少苔,脉细数。

治法:滋补肝肾。

方剂:一贯煎加减。

药用:沙参、川楝子、当归、枸杞子、生地黄、山药、山茱萸、茯苓、牛膝、半夏等。

临证加减:口干咽燥,手足心热者,加知母、黄柏等;大便干结甚者,加生何首乌等;心烦失眠者,加炒栀子、淡豆豉;关节肿痛者,加忍冬藤、威灵仙、雷公藤等。

3. 气阴两虚证

症见:神疲乏力,腰膝酸软,夜尿频多,手足心热,大便干结,面色无华,或有关节肿痛,舌质红或舌体淡胖,苔白,脉弦细或细弱。

治法:益气养阴。

方剂:参芪地黄丸加减。

药用:党参、黄芪、生地黄、茯苓、山药、山茱萸、泽泻、当归、枸杞子、杜仲等。

临证加减:湿热重者,加滑石、草果、车前子等;兼瘀血者,加益母草、丹参、赤芍、牛膝等;关节肿痛者,加威灵仙、忍冬藤等。

4. 脾肾阳虚证

症见：尿少水肿，畏寒时冷，腰膝酸软或冷痛，面色晦滞黧黑，便溏或便秘，手足心热，失眠，纳差，呕恶，口有尿味，胸闷气短，皮肤瘙痒，舌质淡胖、少津，有齿痕，脉细无力或数。

治法：温补脾肾，利湿泄浊。

方剂：济生肾气丸加减。

药用：制附子、生地黄、茯苓、山药、车前子、山茱萸、陈皮、淫羊藿、牛膝、黄芪、益母草、制大黄等。

临证加减：皮肤瘙痒者，加地肤子、白鲜皮、土茯苓等；失眠者，加远志、酸枣仁、法半夏、煅龙骨、煅牡蛎等。

（二）兼证

巴元明教授强调，慢性尿酸性肾病总属本虚标实，临床证候复杂多变，虚实夹杂，治疗时在扶正的基础上，需兼顾痰浊、湿热、瘀血等病理因素所致的兼夹证候的治疗。

1. 痰湿阻络证

症见：面色萎黄，纳差，恶心欲吐，关节局部疼痛，反复发作。关节肿大僵硬变形，屈伸不利，皮下有结节。下肢水肿时轻时重，全身乏力。舌质淡胖，苔白腻，脉沉迟弱。

治法：祛痰通络，健脾除湿。

方剂：薏苡仁汤加减。

药用：薏苡仁、苍术、羌活、独活、怀牛膝、茯苓、陈皮、白芥子、姜汁、冬瓜皮、泽泻等。

临证加减：关节疼痛者，加威灵仙、雷公藤、忍冬藤等；痰湿盛者，加半夏、天南星；水肿、小便不利者，加车前子以利水祛湿。

2. 湿热痹阻证

症见：关节局部红肿灼热，痛不可触，得冷稍舒，伴发热、恶风、口渴、烦闷不安等全身症状,小便短少黄赤,下肢水肿,腰酸,大便秘结,舌质红,苔黄燥或黄腻,脉滑数或弦数。

治法:清热利湿,通络止痛。

方剂:三妙丸合白虎桂枝汤加减。

药用:苍术、黄柏、怀牛膝、知母、石膏、粳米、桂枝、金银花、连翘、蒲公英、土茯苓、虎杖、甘草等。

临证加减:血尿者,加小蓟、白茅根、蒲黄等;蛋白尿者,加党参、黄芪、炒白术;心烦口渴者,加玄参、麦冬、生地黄。

3. 瘀血内阻证

症见:腰膝酸软,夜寐不安,关节常有刺痛或隐痛,痛有定处,日渐加剧,舌质紫暗或有瘀斑,舌光无苔或少苔,脉弦细涩。

治法:行气活血,祛瘀通络。

方剂:桃红四物汤加减。

药用:桃仁、红花、当归、川芎、赤芍、忍冬藤、虎杖、萆薢、泽泻、土茯苓、蒲公英、地龙。

临证加减:关节疼痛者,加威灵仙、雷公藤;兼气虚者,加黄芪、党参;兼失眠者,加茯苓、远志、酸枣仁、炒栀子。

三、典型病案

病案 1 陈某,男,68 岁。2018 年 5 月 21 日初诊。双手足指间关节肿胀疼痛 2 年余,伴双下肢轻度水肿半个月。

现症见:双手足指间关节疼痛,肿胀变形,活动不利,双下肢轻度水肿,腰酸,乏力,夜尿频数,腹胀,舌质红,苔黄,脉沉涩。生化检查:血肌酐 277 μmol/L,血尿素氮 8.5 mmol/L,血尿酸 664 μmol/L,尿蛋白(++),红细胞(++),电解质及肝功能均正常。

辨证分析:本病属中医学"痹病"范畴,证属瘀热痹阻。

治法:清热利湿,活血通痹。

处方:桃仁 10 g、桂枝 10 g、川芎 10 g、赤芍 15 g、当归 20 g、黄柏 10 g、蒲公英 10 g、薏苡仁 30 g、泽泻 20 g、土牛膝 15 g、土茯苓 15 g、土大黄 10 g、土贝母 10 g、黄芪 30 g。7 剂,日 1 剂,分 2 次服。嘱患者低嘌呤、清淡饮食,适起居,调情志。

二诊:1 周后,患者关节红肿疼痛缓解,夜尿频、心烦,夜寐不安。守上方加炒栀子 10 g、淡豆豉 10 g、金钱草 30 g、萆薢 15 g。7 剂,日 1 剂,分 2 次服。

随症加减治疗并随访。2018 年 6 月 7 日检查示血肌酐 121 μmol/L、血尿酸 408 μmol/L,尿蛋白(＋)、尿隐血(－)。患者自诉服药后疼痛缓解,诸症状均有所减轻。

按:本案患者既往有痛风性关节炎病史 10 余年,为慢性高尿酸性肾病。症见手足关节肿胀,疼痛,伴腰酸乏力,双下肢轻度水肿,夜尿频数,舌质红、苔黄,脉沉涩,故辨其为瘀热痹阻,治以清热利湿、活血通痹。方投桃红四物汤合四土汤加减,土茯苓、土贝母、土牛膝、黄柏、蒲公英、泽泻清热解毒,利湿泄浊;薏苡仁健脾利湿,桃仁、川芎、桂枝、赤芍活血化瘀、通络止痛;患者年迈,病程日久,加黄芪、当归以益气养血活血。二诊时症状减轻,夜尿频,心烦,夜寐不安,加金钱草、萆薢增其清热利湿泄浊之力,加淡豆豉、炒栀子以泻火除烦安神。复查见血肌酐、尿酸水平明显下降,病情趋于平稳,患者遂自行停药。在治疗过程中,巴元明教授谨守病机、首辨虚实,标本兼顾,随症加减,邪去正安。

病案 2 胡某,男,46 岁。2019 年 5 月 16 日初诊。反复踝关节疼痛 3 年。

现症见:踝关节肿胀疼痛、屈伸不利,伴腰膝酸软,困倦乏力,气短,怕冷,双下肢水肿,纳差,夜尿清长,大便可,舌质淡胖、边有齿痕,苔白,脉沉。患者有痛风病史 6 年,痛风发作时踝关节疼痛,遇寒加剧。生化检查:血肌酐 287 μmol/L,血尿素氮 8.5 mmol/L,血尿酸 521 μmol/L,尿蛋白(＋)。

辨证分析:本病属中医学"痹病"范畴,证属脾肾阳虚,湿浊内盛。

治法:温补脾肾,利湿泄浊。

处方:制附子 6 g、生地黄 15 g、茯苓 15 g、山药 15 g、车前子 10 g、山茱萸 15 g、淫羊藿 20 g、川牛膝 10 g、忍冬藤 30 g、金刚藤 30 g、穿山龙 10 g、茯苓 30 g、黄芪 15 g、党参 30 g、法半夏 10 g、陈皮 10 g、益母草 15 g。7 剂,日 1 剂,分 2 次服。嘱患者低嘌呤饮食,避免劳累和情绪波动。

二诊:患者关节肿胀疼痛减轻,双下肢水肿缓解。舌质淡,苔白,脉细。复查血肌酐 169 μmol/L,血尿素氮 8.0 mmol/L,血尿酸 453 μmol/L,尿蛋白(+)。守初诊方继服 7 剂。

三诊:患者无关节疼痛,无双下肢水肿,腰膝酸软明显减轻,畏寒,舌质淡,苔白,脉弦细。守上方加肉苁蓉 10 g、锁阳 10 g。继服 7 剂。

四诊:患者诸症缓解,舌质淡,苔白,脉细。复查血肌酐 118 μmol/L,血尿素氮 6.7 mmol/L,血尿酸 386 μmol/L。守方随症加减以巩固疗效。

按:本案患者为中年男性,反复踝关节疼痛,病程迁延日久,脾肾亏虚,湿浊内盛,痹阻肢体关节,不通则痛。治疗当温补脾肾、祛湿化浊,通痹止痛。方用济生肾气丸加减。方中制附子、淫羊藿温补肾阳;生地黄、山药、山茱萸平补肝肾;党参、黄芪健脾益气以固本培元;川牛膝、忍冬藤、金刚藤、穿山龙、益母草活血通经,祛风除湿;法半夏、陈皮、茯苓健脾利湿,使邪有出路。三诊时加肉苁蓉、锁阳以加强温补肾阳之效。诸药加减,补虚泻实,标本兼顾。

慢性肾衰竭

慢性肾衰竭又称慢性肾功能衰竭，是由原发性或继发性肾病和各种先天性、遗传性肾病等持续进展而来的临床综合征。其临床表现多样，范围可从无症状、实验室检查异常（代谢产物潴留，水、电解质紊乱及酸碱代谢失衡等）到尿毒症。

流行病学调查显示，慢性肾衰竭的发病率已经呈现逐年上升的趋势，我国成年人群中，慢性肾脏病的发病率已经达到 10.8%，据此估计，我国慢性肾脏病患者人数已有 1.195 亿人，而进展至终末期肾病的患者数量已经超过 200 万人，慢性肾衰竭已然成为当今世界威胁人类健康的重大疾病，在人类主要死亡原因中占第 5~9 位。本病目前尚无根治的疗法，随着发病率的升高，其治疗费用越来越高，给社会带来极大的经济负担，现代医学治疗慢性肾衰竭有一定的效果，但存在着毒副作用大、医疗费用高，以及血液透析、肾移植尚不能普及等问题。中医治疗慢性肾衰竭具有减轻症状、缓解病情、明显延长患者进入肾脏替代治疗的时间等重要意义及独特优势。

巴元明教授躬身肾病临床三十余年，积累了丰富的临床经验，对慢性肾衰竭有着深刻的认识，采用中西医结合治疗慢性肾衰竭，取得了良好的效果。

一、病因病机

慢性肾衰竭在中医内科学中并没有对应的病名，一般认为其属于中医内科学的"水肿""肾劳""关格""虚劳""腰痛"等范畴，是多种肾病反复迁延不愈而致。正是由于其病情缠绵日久，正气受损，故而机体容易复感外邪，进一步使病情加重。巴元明教授认为其病机关键在于正气虚和邪气实，正气虚以脾、肾两脏的正气虚损为主，而邪气实则以湿、热、浊、毒、血瘀、气滞等因素为主。

1. 脾肾亏虚为本

肾为先天之本,主藏精,主水液,主骨生髓;脾为后天之本,气血生化之源,既能运化水谷精微,也能运化水湿,两者相互滋生,相互充养。病理上,脾肾亦互为因果,相互影响。若先天禀赋不足、外感皮肤疮毒、饮食失节、劳倦太过、肾毒性药物等先天或后天因素侵犯肾脏,失治误治,肾病日久,命门火衰,累及脾脏,或脾肾同病,致使脾肾衰败。肾虚则气化蒸腾无力,使水液妄行,津液分布异常,并影响尿液的生成和排泄,可表现为尿少、水肿等症;脾虚则运化失司,水液不能正常输布、转运,停聚中焦,气血无以化生,临床表现为恶心呕吐、乏力、贫血等。故《诸病源候论》谓:"肾者主水,脾胃俱主土,土性克水。脾与胃合,相为表里。胃为水谷之海,今胃虚不能传化水气,使水气渗溢经络,浸渍腑脏。脾得水湿之气,加之则病,脾病则不能制水,故水气独归于肾……水病者,由肾脾俱虚故也。"

2. 湿浊瘀毒为标

脾肾虚衰,肾虚则气化开阖失常,脾虚则运化功能失司,水液不能正常输布,清阳不升而受阻,浊邪不降而上逆,停聚体内,壅滞二焦。脾失健运,肾失温化,以致水湿内生,聚湿成浊邪,或壅滞于心、肺,或停聚于中焦,形成多种病证。病程日久,气血不足,推动无力,血行不畅而致瘀,且"久则血病入络",终致络阻血瘀。湿、浊、瘀蓄积体内,秽浊积久,酿为浊毒。湿浊瘀毒既是疾病发展的病理产物,亦是病理因素,可进一步加速疾病的发展,加速肾功能的恶化。

二、辨证论治

巴元明教授认为慢性肾衰竭的中医辨证分型以本虚为纲、标实为目。根据患者本虚标实的情况而分别施治。

1. 脾肾气虚证

症见:倦怠乏力,少气懒言,食少纳呆,腰膝酸软,或伴脘腹胀满,大便不实,口淡不渴,舌质淡,有齿痕,脉沉细。

治法:补气健脾益肾。

方剂:四君子汤合济生肾气丸加减。

药用:党参、黄芪、白术、茯苓、山药、山茱萸、怀牛膝、车前子、淫羊藿等。

临证加减:纳差、腹胀明显者,加炒谷芽、炒麦芽;腰膝酸痛甚者,加杜仲、续断;脾虚便溏者,加炒白扁豆健脾助运;大便干结者,加熟大黄或虎杖通腑泄浊;水肿明显者,加猪苓、泽泻利水消肿。

2. 气阴两虚证

症见:倦怠乏力,腰膝酸软,口干咽燥,五心烦热,或伴夜尿清长,舌质淡,有齿痕,脉沉细。

治法:健脾补肾,益气养阴。

方剂:参芪地黄汤加减。

药用:党参、黄芪、熟地黄、茯苓、山药、山茱萸、薏苡仁、玉米须、穿山龙、分心木、六月雪等。

临证加减:表卫不固、常感冒者,加防风、白术;脾虚偏重、脘闷腹胀、纳呆、下肢水肿、大便稀者,加白扁豆、车前子;真阴亏损、虚火上炎、潮热盗汗、五心烦热者,加知母、黄柏;血尿者,加白茅根、茜草、小蓟;蛋白尿明显者,加金樱子、芡实;腰痛者,加杜仲、续断、徐长卿、刘寄奴;湿热之象明显者,加瞿麦、萹蓄、蒲公英、土茯苓、土牛膝、土贝母;水肿、少尿者,加泽泻、车前子;心悸明显者,方中党参改为太子参;睡眠不佳者,加酸枣仁、合欢花、首乌藤;血压偏高者,加天麻、钩藤。

3. 肝肾阴虚证

症见:头晕、头痛,腰膝酸软,口干咽燥,五心烦热,或伴大便干结,尿少色黄,舌质淡红,少苔,脉沉细或弦细。

治法:滋补肝肾。

方剂:一贯煎加减。

药用:生地黄、沙参、当归、枸杞子、川楝子、怀牛膝、车前子、茯苓、山药、山茱萸等。

临证加减:头晕、头痛明显,耳鸣眩晕,血压升高者,可加天麻、钩藤、夏枯草以清泻肝火。

4. 阴阳两虚证

症见:畏寒肢冷,五心烦热,口干咽燥,腰膝酸软,恶心呕吐,肢体困重,食少纳呆,或伴夜尿清长,大便干结,脘腹胀满,口中黏腻,舌质暗,苔厚腻,脉沉细。

治法:健脾补肾,益气养血,通腑泄浊。

方剂:自拟肾康汤加减。

药用:黄芪、党参、桃仁、赤芍、丹参、当归、陈皮、法半夏、熟大黄、茯苓、干姜等。

临证加减:湿浊较重、舌苔白腻者,加苍术、白术、薏苡仁以运脾燥湿,加厚朴以行气化湿;尿量少者,加泽泻、车前子、猪苓以利水消肿。

5. 湿热内蕴证

症见:恶心呕吐,身重困倦,食少纳呆,口干、口苦,或伴脘腹胀满,口中黏腻,舌质绛,苔黄腻或白腻,脉沉。

治法:中焦湿热者,宜清化和中;寒热互结者,宜寒热平调;湿热伤络者,宜清热利湿宁络。

方剂:中焦湿热者,以黄连温胆汤主之;寒热互结者,予以半夏泻心汤加减;湿热伤络者,以四土汤合清络饮加减。

药用:中焦湿热者,用黄连、陈皮、法半夏、枳实、竹茹、厚朴等;寒热互结者,用黄连、黄芩、干姜、党参、陈皮、法半夏、紫苏等;湿热伤络者,用土茯苓、土大黄、土牛膝、土贝母、忍冬藤、金刚藤等。

临证加减:皮肤瘙痒者,加地肤子、白鲜皮等。

三、典型病案

病案 1 魏某,女,50 岁。2018 年 3 月 6 日初诊。发现血肌酐水平升高 3 个多月。

患者诉 3 个月前因咳嗽、咳痰于当地医院就诊。查尿常规:尿蛋白(＋＋＋)。查肾功能:血肌酐 140.5 μmol/L。予以尿毒清颗粒、百令胶囊口服,效果欠佳。2018 年 3 月 6 日复查:血肌酐 182 μmol/L,尿蛋白(＋＋),尿隐血(＋),肾脏彩超检查示双肾符合慢性肾功能受损声像图,遂来我院就诊。

现症见:腰酸痛,疲劳乏力,四肢倦怠,晨起恶心,口干,偶有头晕、心慌、胸闷,纳尚可,睡眠欠佳,大便每日 2 次,质可,夜尿 2 次。舌质淡红,苔白厚,脉细。

辨证分析:本病属中医学之"虚劳"范畴,证属气阴两虚兼湿毒内停。

治法:益气养阴,利湿解毒。

处方:黄芪 15 g、茯苓 30 g、熟地黄 15 g、山药 15 g、山茱萸 10 g、党参 15 g、薏苡仁 15 g、玉米须 10 g、白茅根 30 g、茜草 10 g、小蓟 10 g、金樱子 15 g、芡实 30 g、穿山龙 15 g、分心木 15 g、六月雪 15 g。21 剂,水煎服,日 1 剂,分 2 次服。

二诊:2018 年 4 月 3 日。患者诉腰酸痛较前好转,仍感乏力,牙痛,口干饮水少,偶发心慌、胸闷,无头晕,食欲下降,睡眠尚可,夜间盗汗,大便秘结,夜尿 2 次。舌质绛,苔白,脉细。检查结果如下。尿常规:尿蛋白(＋＋),浊度(＋)。处方:苍术 10 g、黄柏 10 g、土茯苓 15 g、土大黄 10 g、土贝母 10 g、土牛膝 10 g、忍冬藤 15 g、金刚藤 15 g、法半夏 10 g、陈皮 10 g、当归 10 g、丹参 15 g、黄芪 15 g、茯苓 30 g、败酱草 20 g。28 剂,水煎服,日 1 剂,分 2 次服。

三诊:2018 年 5 月 1 日。患者诉稍感乏力,心慌、胸闷次数减少,口干、口苦,纳眠尚可,大便每日 1~2 次,质可,排便困难,夜尿 1 次。舌质绛,苔白,脉细。检查结果如下。尿常规:尿蛋白(＋)。肾功能:血尿素氮 9.6 mmol/L,血肌酐 95 μmol/L,肾小球滤过率 52.9 mL/min。处方:守二诊方去败酱草,加熟大黄 5 g。28 剂,巩固治疗。

后患者规律门诊复诊,症状明显缓解,复查血肌酐波动在 80～100 μmol/L,尿蛋白波动在(±)～(＋)。

按:本案患者证属气阴两虚,湿热浊毒内蕴。脾气亏虚,不能运化水湿,湿浊阻滞中焦,气机不畅则见恶心。脾主四肢肌肉,脾失健运,不能濡养肌肉,则见倦怠乏力。肾藏精,主水液,肾气不固,精微不藏,则见夜尿、蛋白尿。脾虚健运不及,肾虚气化无权,水液代谢失常,水湿内停,湿久化热,热伤阴津,阴液亏虚则见口干。本方以黄芪、党参、山药益气养阴;熟地黄、山茱萸滋补肝肾;茯苓、薏苡仁、玉米须健脾利湿;白茅根、茜草、小蓟清热凉血;金樱子、芡实、分心木益肾固精;穿山龙、六月雪祛风除湿、通络泄浊。诸药合用,共奏益气养阴、利湿清热、通络泄浊之效,兼顾扶正祛邪。二诊见患者口干饮水少,夜间盗汗,大便秘结,舌质绛,乃湿热伤络之象,故改予二妙四土汤合清络饮加减,以清热利湿,透邪宁络,活血解毒。

病案 2 雷某,男,76 岁,2017 年 9 月 20 日初诊。发现血肌酐水平升高 1 年余。

患者诉 1 年前因双下肢水肿,于外院查肾功能示血肌酐 220 μmol/L,诊断为慢性肾衰竭。曾服用尿毒清颗粒、百令胶囊等。近 2 周来疲乏无力,遂来我院门诊就诊。

现症见:疲乏无力,久坐后觉腰部少许酸痛不适,双下肢近踝关节处轻度水肿,平素易感冒。查尿常规:尿隐血(＋),尿蛋白(＋)。舌质淡,苔薄,脉细。

辨证分析:本病属中医学之"水肿"范畴,证属气阴两虚兼湿浊内蕴。

治法:益气养阴,利湿泄浊。

处方:黄芪 15 g、防风 10 g、白术 15 g、沙参 15 g、麦冬 15 g、五味子 10 g、生地黄 15 g、牡丹皮 15 g、山药 15 g、山茱萸 12 g、茯苓 15 g、熟大黄 10 g、黄精 15 g、淫羊藿 15 g、分心木 15 g、猪苓 15 g。14 剂,水煎服,日 1 剂,分 2 次服。

二诊:2017 年 10 月 4 日。患者下肢水肿消失,疲乏感减轻,腰部仍觉酸痛,纳寐可,夜尿 1～2 次,大便每日 1 行,质稀。尿检:尿隐血(±),尿蛋白(＋)。

嘱续服初诊方 14 剂。

三诊：半个月后复诊，患者无特殊不适，查肾功能：血肌酐 181.8 μmol/L，血尿素氮 15.98 mmol/L，尿检未见异常。嘱续服初诊方，随访，患者病情稳定。

按：慢性肾衰竭总的治则为补虚泻实。《素问·至真要大论》曰："久而增气，物化之常也；气增而久，夭之由也。"若着眼于气阴两虚这个病机特点而治以益气养阴之法，病情将会更快地向好的方面转化。加之患者平素易感冒，故本方以玉屏风散合六味地黄丸加减，益气养阴，通腑泄浊，标本同治，攻补兼施。张景岳谓："善补阴者，必于阳中求阴，则阴得阳生而泉源不竭。"巴元明教授临床上常以滋阴为主之处方配用淫羊藿等温阳之品，以达到阳中求阴的效果。然而补则有闭门留寇之嫌，泻则有损伤正气之虞，因此，在攻补兼施的同时，注重健脾胃，从而改善患者临床症状，提高消化吸收功能，促进有毒物质的排出。

病案 3 严某，男，55 岁。2017 年 7 月 19 日初诊。发现血肌酐水平升高 3 年余，恶心、纳差 1 个月。

患者诉 10 年前体检发现血尿、蛋白尿，曾间断服用中药治疗，效果欠佳。3 年前体检发现肾功能不全，血肌酐水平逐渐升高。遂来求诊。

现症见：乏力、恶心纳差，伴轻度头晕、心慌、胸闷，睡眠差，双下肢不肿，大便干结，尿量可。舌质淡暗，苔黄腻，脉细。查尿常规：尿蛋白（＋＋）。查肾功能：血尿素氮 18.9 mmol/L，血肌酐 385 μmol/L。查血常规：血红蛋白 98 g/L。

辨证分析：四诊合参，本病属中医学"虚劳"的范畴，证属气阴两虚兼湿浊内蕴。

治法：益气养阴，利湿解毒。

处方：黄芪 15 g、党参 15 g、生地黄 10 g、山茱萸 10 g、山药 15 g、当归 10 g、陈皮 10 g、法半夏 10 g、熟大黄 10 g、茯苓 30 g、砂仁 5 g、桃仁 10 g、丹参 20 g。7 剂，水煎服，日 1 剂，分 2 次服。

二诊：2017 年 7 月 26 日。患者乏力、恶心减轻，大便通，余无特殊不适。守上方加淫羊藿 10 g。21 剂，煎服法同前。

三诊：2017 年 8 月 16 日。患者食欲、乏力明显好转，复查肾功能：血尿素氮

10.3 mmol/L,血肌酐 179 μmol/L。病情较前改善,继续巩固治疗。

按:巴元明教授根据慢性肾衰竭本虚标实的病因病机,立补脾益肾、祛瘀泄浊两大治则;善用熟大黄,重在通腑泄浊,《神农本草经》中谓大黄"荡涤肠胃,推陈致新……安和五脏";辨病与辨证结合,肾病日久,肾精亏损,肾主骨生髓,则骨失精之养,以六味地黄丸为基础滋阴补肾。方中重用补气活血药,意在健脾益气,恢复中焦,标本兼顾,寓补于泻,以达补肾健脾、通腑泄浊、行瘀解毒之功。

病案4 李某,男,55岁。2018年10月31日初诊。发现蛋白尿6年,血肌酐水平升高半年。

患者诉6年前体检发现蛋白尿,半年前开始出现血肌酐水平升高(具体不详),现服用复方 α-酮酸片、尿毒清颗粒、羟苯磺酸钙颗粒、肾元颗粒。近来无明显诱因,患者出现眼睑水肿,遂来我院就诊。

现症见:眼睑水肿,自觉怕冷,大便可,小便欠通利、尿不尽,夜尿3次,偶有心慌、胸闷,精神可,纳眠尚可。舌质绛,舌苔白,脉细。2018年10月31日查尿常规:尿蛋白(+)。查肾功能:血尿素氮9.5 mmol/L,血肌酐151 μmol/L,肾小球滤过率44.1 mL/min。

辨证分析:四诊合参,本病属中医学"水肿"的范畴,证属湿热内蕴,瘀毒内停。

治法:清热利湿,活血解毒。

处方:苍术10 g、黄柏10 g、土茯苓30 g、土大黄20 g、土贝母10 g、土牛膝10 g、萆薢30 g、金刚藤30 g、忍冬藤30 g、金钱草30 g、海金沙15 g、益母草30 g、莱菔子10 g、猪苓10 g、泽泻10 g、当归10 g、川芎10 g、黄芪15 g、茯苓30 g、熟大黄10 g。14剂,水煎服,日1剂,分2次服。

二诊:2018年12月5日。患者眼睑水肿消退,怕冷明显减轻,偶有腰脊酸痛,偶有耳鸣,夜尿2次,余无特殊不适。舌质淡红,舌苔薄白,脉细。查尿常规:尿蛋白(+)。查肾功能:血尿素氮9.9 mmol/L,血肌酐131 μmol/L,肾小球滤过率52.6 mL/min。处方:党参15 g、熟大黄10 g、山药15 g、山茱萸15 g、枸杞子15 g、杜仲15 g、当归15 g、陈皮10 g、甘草6 g、金樱子15 g、芡实30 g、穿山龙 10 g、分心木 30 g、猫爪草 15 g、六月雪 15 g、黄芪 15 g、茯苓 30 g。28 剂，水煎服，日 1 剂，分 2 次服。

三诊：2019 年 1 月 23 日。患者未诉特殊不适，查尿常规：尿蛋白（±）。查肾功能：血尿素氮 7.09 mmol/L，血肌酐 110 μmol/L，肾小球滤过率 56 mL/min。守上方 14 剂，巩固治疗。

后患者规律复查，病情稳定，复查血肌酐波动在 100～118 μmol/L。

按：本案患者证属湿热内蕴，瘀毒内停。初诊时虽有怕冷之象，但并非阳虚所致，因其舌质绛，苔白，乃湿热内阻，三焦元真之气难通，故有此象，非阳气不足而然，此即温病学家所言之"湿胜阳微"，故自觉怕冷；治以清热利湿，活血解毒。二诊见其湿热之象明显减轻，见耳鸣、蛋白尿，乃脾肾气虚，精微物质下泄，故将治法改为健脾益肾，利湿解毒。

病案 5 王某，男，36 岁，2018 年 9 月 5 日初诊。发现尿检异常 1 年，血肌酐水平升高 3 个月。

患者诉 1 年前尿检发现异常，未行特殊治疗，3 个月前体检发现血肌酐水平升高（具体不详），于外院行肾穿刺活检诊断为 IgA 肾病。今为求进一步治疗，遂来我院门诊就诊。

现症见：无特殊不适，纳眠可，二便调。舌质淡红，舌苔薄白，脉细。查尿常规：尿隐血（＋＋），尿红细胞 18/μL。查肾功能：血肌酐 118 μmol/L，肾小球滤过率 62 mL/min。

辨证论治：四诊合参，本病属中医学"肾劳"范畴，证属气阴两虚兼湿浊内停。

治法：益气养阴，利湿解毒。

处方：党参 15 g、黄芪 15 g、生地黄 15 g、山药 15 g、山茱萸 10 g、玉米须 10 g、金樱子 15 g、芡实 30 g、穿山龙 10 g、分心木 30 g、猫爪草 15 g、积雪草 15 g、六月雪 15 g、茯苓 30 g、薏苡仁 15 g、白茅根 30 g、茜草 10 g、小蓟 10 g。14 剂，水煎服，日 1 剂，分 2 次服。

二诊：2018 年 10 月 10 日。患者无特殊不适，复查尿常规：尿隐血（＋＋），尿红细胞 13/μL。复查肾功能：血肌酐 113 μmol/L，肾小球滤过率 65.6 mL/min。守上方，14 剂，水煎服，日 1 剂，分 2 次服。

三诊：2018 年 10 月 24 日。复查尿常规：尿蛋白（±），尿隐血（＋）。复查肾功能：血肌酐 94 μmol/L，肾小球滤过率 69.4 mL/min。效不更方，巩固治疗。14 剂，水煎服，日 1 剂，分 2 次服。

后规律复查，患者病情稳定，复查尿隐血波动在（±）～（＋），血肌酐波动在 90～100 μmol/L。

按：本案"肾劳"患者证属气阴两虚兼湿浊内停。尿血主要由湿热所致，治疗上先分清虚实，实者清热利湿止血，虚者滋阴凉血止血。长期血尿，日久伤阴，阴虚及气，则见气阴两伤，故予以参芪地黄汤加减以益气养阴；脾肾气虚，水液输布失调，湿浊毒邪内停，则见血肌酐水平升高，故兼以利湿解毒，疗效显著。

狼疮性肾炎

狼疮性肾炎是自身免疫性疾病系统性红斑狼疮常见的并发症之一。几乎所有系统性红斑狼疮患者病程中都合并肾功能损害,25%~50%的患者接受诊断时有肾病临床表现。狼疮性肾炎在中医古籍中无对应病名,现代医家依据临床表现将其归于中医学的"尿血""阴阳毒""红蝴蝶疮""水肿""腰痛"等范畴。明代朱梓《普济方·肾脏门》中"夫肾脏风毒流注腰脚者,其状腰脚沉重,筋脉拘急,或作寒热,或为疼痛,或发疮疡"的描述与狼疮性肾炎水肿生疮的临床特点相似,可见"肾脏风毒"属狼疮性肾炎病名范畴。目前,现代医学多采用糖皮质激素、细胞毒药物等多种手段治疗狼疮性肾炎,虽取得了一定的效果,但不良反应多,且易复发。巴元明教授从事肾病研究三十余载,应用中医药及中西医结合治疗在防治狼疮性肾炎方面取得了较好的效果。

一、病因病机

巴元明教授认为脾肾亏虚是狼疮性肾炎发生的内在基础,六淫疫疠之邪则为外部条件。故狼疮性肾炎属本虚标实,以脾肾亏虚为本贯穿病程始终,以风湿、湿热、瘀血为标且可诱发疾病活动,两者相互影响。

1. 脾肾亏虚为本

先天禀赋不足或七情内伤、劳累过度以致阴阳气血失衡、五脏六腑受损、气血运行不畅,气滞血瘀,经络阻隔,为本病发病的根本。肾为先天之本,肾虚时五脏六腑之阴阳皆不足,反之,五脏六腑的虚损也会影响肾的功能。脾为后天之本,蛋白质等精微物质的生成与脾主运化水谷有关,其固藏与肾有关。《素问·经脉别论》云:"饮入于胃,游溢精气,上输于脾,脾气散精,上归于肺,通调水道,下输膀胱,水精四布。"水谷精微、津液由脾肾两脏吸收并输布至全身各脏腑,体内的代谢废物和浊液有赖于脾肾功能正常而排出。病理状态下,脾虚失运,肾失气化,精微物质消化吸收减弱,精微下泄而成蛋白尿、血尿,肌肤发斑,水谷精微不能化生为精、气、血、津液,导致水湿停滞,甚至水湿泛滥,四肢发为水肿。

2. 热毒湿瘀为标

狼疮性肾炎是脏腑亏虚所致,尤其是脾、肺、肾三脏,脾失升清、肺失通调水道、肾失气化导致湿浊内停,蕴成毒邪,漫及三焦,阻滞机体气机运行。《血证论》有"血水同源""血与水本不相离"的说法。湿浊阻滞气机,损伤阳气导致血瘀,血不利则为水;反过来瘀血又影响脏腑气机,水液运行输布失常,湿浊内停。水血为病既可以作为致病因素引起急性病变,又可以是多种慢性疾病和病理因素的产物。此外,久病耗伤正气,肾虚水湿停聚成水肿、小便不利;湿、瘀壅结,浸淫肌表而见皮疹红斑,瘀阻血脉或湿扰脾统血而出现血尿;湿瘀交阻,肾精失固,精血随小便下泄而成蛋白尿。

二、辨证论治

对于狼疮性肾炎的治疗,巴元明教授主张采用中西医结合疗法,取其优势互补,协同共奏。狼疮性肾炎活动期应以西药糖皮质激素及细胞毒药物为主,中药调理为辅,尽早控制症状,阻断肾脏病理损害;缓解期以中医辨证治疗为主,西药治疗为辅,调节免疫功能,促进机体康复,防止复发。

1. 湿热蕴结证

症见:腰膝酸软,身重困倦,恶心呕吐,口干、口苦,口中黏腻,腹胀,舌质绛,苔黄腻或白腻,脉沉。

治法:清热利湿。

方剂:四土汤加减。

药用:土茯苓、土大黄、土牛膝、土贝母、忍冬藤、金刚藤等。

临证加减:大便秘结者,可加大黄;抽搐者,加钩藤、全蝎等。

2. 阴虚内热证

症见：泡沫尿，下肢水肿，乏力，腰膝酸软，两颧红赤，形体消瘦，潮热盗汗，五心烦热，夜热早凉，口燥咽干。舌质红，苔少，脉细数。

治法：养阴清热。

方剂：玉女煎合竹叶石膏汤加减。

药用：生地黄、生石膏、麦冬、知母、玄参、淡竹叶、川牛膝、忍冬藤、青蒿、莪术、半夏、粳米、陈皮、甘草。

临证加减：瘀血甚者，加当归、赤芍、泽兰。

3. 脾肾阳虚证

症见：泡沫尿，腰膝酸软，面部及四肢水肿，乏力，面色无华，畏寒肢冷，腹部胀满，纳少，便溏泄泻，尿少。舌质淡胖，苔白，脉沉细弱。

治法：温补脾肾。

方剂：真武汤合济生肾气丸加减。

药用：茯苓、泽泻、猪苓、白术、淡附片、熟地黄、山茱萸、山药、竹茹。

临证加减：水肿甚者，加车前子、汉防己；夹瘀血者，加当归、丹参。

4. 气阴两虚证

症见：泡沫尿，神疲乏力，腰膝酸软，面浮肢肿，面色萎黄，纳谷不香。舌质淡，苔白，脉细弱。

治法：益气养阴。

方剂：参芪地黄汤加减。

药用：党参、黄芪、生地黄、茯苓、山药、山茱萸、白术、丹参、川芎、黄精。

临证加减：兼有尿血者，加生侧柏叶、生地榆、小蓟；夹水湿而见下肢水肿者，可加车前子、汉防己。

三、典型病案

病案 1 华某，女，25 岁。2018 年 2 月初诊。尿检异常 5 年余。

患者诉 2012 年前体检发现尿蛋白阳性,肾穿刺活检确诊为狼疮性肾炎,曾予以醋酸泼尼松、他克莫司、吗替麦考酚酯治疗,疗效不佳,遂来就诊。

现症见:腰脊酸痛,倦怠乏力,颜面发热伴红疹,胃脘胀满,反酸,腹痛,大便质稀,小便欠通利,尿频、尿急,精神可,睡眠欠佳,舌质淡红,舌苔薄白,脉细。查尿常规:尿蛋白(＋),尿隐血(＋)。

辨证分析:本病属中医学"尿血"之范畴,证属气阴两虚。

治法:益气养阴。

处方:知母 10 g、败酱草 10 g、生地黄 15 g、山药 15 g、山茱萸 10 g、泽泻 10 g、牡丹皮 10 g、川牛膝 15 g、穿山龙 10 g、白茅根 30 g、茜草 10 g、党参 15 g、黄芪 15 g、茯苓 30 g、黄连 6 g、吴茱萸 3 g、煅龙骨 30 g、煅牡蛎 30 g、土茯苓 15 g、黄柏 15 g。14 剂,水煎服,日 1 剂,分 2 次服。

二诊:服上方半个月,患者自觉诸症减轻,尿检结果:尿蛋白(±),尿隐血(＋)。继续服上方加减调治 2 个月。患者病情稳定,尿隐血和尿蛋白波动于(－)～(±),继续巩固治疗。

按:本案患者病程较久,加之久用激素类药物进 少耗损气阴,故初诊时患者呈现典型的气阴两虚证表现,治以益气养阴,方用参芪地黄汤,疗效显著。

病案 2 姜某,女,52 岁。2018 年 4 月初诊。反复水肿、尿血 2 年余。

患者诉 2016 年 1 月因双下肢水肿住院,肾穿刺活检确诊为狼疮性肾炎。经糖皮质激素和细胞毒药物治疗后,水肿消失,但蛋白尿、血尿持续不消,遂来就诊。

现症见:腰脊冷痛,双下肢轻度水肿,乏力,关节疼痛,轻度头晕、视物模糊,口干、口苦,时有呃逆,大便质稀,外阴瘙痒,小便无异常,精神可,纳一般,睡眠欠佳,舌质淡红,苔薄白,脉细。查尿常规:尿蛋白(＋＋),尿隐血(＋)。

辨证分析:本病属中医学"水肿"之范畴,证属湿热蕴结。

治法:清热利湿。

处方:土牛膝 10 g、土茯苓 30 g、土大黄 10 g、土贝母 10 g、忍冬藤 30 g、金刚藤 30 g、法半夏 15 g、陈皮 10 g、荷叶 10 g、丝瓜络 10 g、当归 10 g、丹参 15 g、

黄芪 15 g、茯苓 30 g、黄连 10 g、柴胡 10 g、郁金 10 g、苍术 10 g、黄柏 10 g。14 剂，水煎服，日 1 剂，分 2 次服。

二诊：患者双下肢水肿、乏力及口干、口苦症状明显好转，偶腰脊冷痛，纳可，大便可。查尿常规：尿蛋白（＋），尿隐血（＋）。继续服用上方 14 剂，日 1 剂。

三诊：患者腰脊冷痛较前好转，纳眠可，二便调。查尿常规：尿蛋白（－），尿隐血（＋）。继续服上方加减调治 1 个月巩固治疗。

按：本案患者因湿热毒邪壅于肌肤经络之间，发为水肿。热毒凝滞，湿热蕴结，阻遏经络而见关节疼痛。久病未愈，湿热蕴结于肾络，肾络受损失于封藏，出现蛋白尿、血尿的症状，故本案患者采用清热利湿法治疗，效果显著。

病案 3 赵某，女，64 岁。2018 年 10 月初诊。颊部红斑、关节疼痛 5 年，复发加重 1 周。

患者诉 5 年前在某医院风湿免疫科确诊为系统性红斑狼疮，2 年前进展为狼疮性肾炎，曾用泼尼松、雷公藤多苷、环磷酰胺治疗效果不佳，现仍使用泼尼松、环磷酰胺治疗。

现症见：颊部红斑，腰脊隐痛，腰膝酸软，关节疼痛，口燥咽干，大便时干时稀，小便泡沫多，中度夜尿频，精神可，纳可，睡眠欠佳。舌质绛，苔薄白，脉细。查尿常规：尿隐血（＋＋）。

辨证分析：本病属中医学“尿血”之范畴，证属阴虚火旺。

治法：滋阴降火。

处方：白茅根 30 g、穿山龙 10 g、党参 15 g、分心木 30 g、积雪草 15 g、黄芪 15 g、茯苓 30 g、远志 15 g、酸枣仁 12 g、煅龙骨 30 g、煅牡蛎 30 g、白芷 10 g、黄连 6 g、木香 10 g、知母 10 g、黄柏 15 g、生地黄 15 g、山药 15 g、山茱萸 10 g、泽泻 10 g、牡丹皮 10 g、川牛膝 15 g、茜草 10 g。30 剂，水煎服，日 1 剂，分 2 次服。

二诊：治疗 1 个月后，患者面部红斑渐消，关节疼痛减轻。复查尿常规：尿隐血（－）。继服 1 个月，面部红斑完全消退。患者病情稳定，继续服药巩固疗效。

按:本案患者因阴虚生内热,热邪不能从表而解,而传入脏腑经络,导致伤阴耗液,症见颊部红斑、腰膝酸软、关节疼痛、口燥咽干等,治宜滋补肝肾,方选六味地黄丸为主方,阴虚火旺者加黄柏、知母。

病案4 张某,男,43岁。2018年11月初诊。间断双下肢水肿4个多月。

患者诉4个月前因劳累出现双下肢水肿,于某医院就诊,确诊为狼疮性肾炎,使用糖皮质激素治疗后效果不佳,双下肢水肿间断出现,遂来就诊。

现症见:腰膝酸软,双下肢水肿,皮肤瘙痒,口干、口苦,口中黏腻,大便质稀,小便无异常,轻度夜尿频,精神可,纳可,睡眠可。舌质绛,苔白厚,脉细。查尿常规:尿蛋白(+++),尿隐血(++)。

辨证分析:本病属中医学"水肿"之范畴,证属湿热蕴结。

治法:清热利湿。

处方:苍术10 g、荔枝核15 g、土茯苓30 g、土贝母10 g、草薢30 g、金刚藤30 g、忍冬藤30 g、金钱草30 g、海金沙15 g、益母草30 g、莱菔子10 g、泽泻10 g、猪苓10 g、当归10 g、川芎10 g、土牛膝10 g、黄芪15 g、茯苓30 g、黄柏10 g。14剂,水煎服,日1剂,分2次服。

二诊:患者双下肢水肿,皮肤瘙痒,口干、口苦,口中黏腻等症状好转。查尿常规:尿蛋白(++),尿隐血(++)。继续服用上方14剂。

三诊:患者病情好转,双下肢水肿明显改善,未见特殊不适,复查尿常规:尿蛋白(+),尿隐血(+)。继服上方巩固疗效。

随诊,患者病情稳定。

按:本案患者湿热壅滞于下焦,气化失司,出现双下肢水肿;湿热困着于肾腑,症见腰膝酸软或疼痛;湿热损及肾络,则见尿血;湿热蕴久,脾不升清,肾失封藏,精微下泄,则见蛋白尿。治以清热利湿,二诊、三诊时患者症状好转,疗效显著。

病案5 刘某,男,36岁。2017年6月初诊。间断性低热伴面部皮疹3个多月。

患者诉3个月前因劳累出现面部对称性皮疹,抚之无碍,间断低热,于某医院就诊,确诊为狼疮性肾炎,采用甲泼尼龙注射液冲击治疗后,给予足量糖皮质激素等治疗,皮疹逐渐消退,但仍有低热、乏力,遂来就诊。

现症见:面部红斑,低热,乏力,贫血貌,时有心慌、胸闷等不适,劳累后加重,小便泡沫多,舌质暗红,苔黄腻,脉细数。查尿常规:尿蛋白(＋＋),尿隐血(＋)。

辨证分析:本病属中医学"尿血"之范畴,证属气阴两虚。

治法:益气养阴。

处方:知母10 g、黄柏15 g、生地黄15 g、山药15 g、山茱萸10 g、泽泻10 g、牡丹皮10 g、川牛膝15 g、穿山龙10 g、白茅根30 g、茜草10 g、党参15 g、黄芪15 g、茯苓30 g、黄连6 g、吴茱萸3 g。30剂,水煎服,日1剂,分2次服。

二诊:患者面部红斑浅淡,低热止,心慌、胸闷、乏力症状消失,但咽痒、咳嗽、流黏稠涕,舌质红,苔黄腻,脉细数。查尿常规:尿蛋白(＋＋),尿隐血(＋)。继续服上方加减治疗1个月。

三诊:患者面部红斑大部分消失,无发热,心慌、胸闷、乏力症状消失,自觉头晕,阵发性发作,舌质红,苔白厚,脉沉缓。查尿常规:尿蛋白(＋),尿隐血(一)。患者继续服用上方巩固治疗。

按:本案患者症见发热,乏力,时感心慌、胸闷,小便泡沫多,属肝肾阴亏相火妄动,兼脾气亏虚失于固摄,精微物质下泄。治宜固本补虚,以健脾益气、滋补肝肾为主。故方中党参、黄芪、茯苓补脾气,降尿蛋白,利水消肿;生地黄、山药、山茱萸滋补肝肾;白茅根、茜草清热止血。二诊、三诊后继续服用原方,患者大部分不适症状消退。

紫癜性肾炎

紫癜性肾炎,又称过敏性紫癜性肾炎,是一组以过敏反应所致的广泛性毛细血管炎为主要病理基础的临床综合征,包括皮肤紫癜、关节肿痛、腹痛、便血及肾小球肾炎等,主要表现为尿检异常(血尿、蛋白尿),肾活检病理表现为系膜增生性病变,伴节段性肾小球毛细血管祥坏死和(或)新月体形成,免疫荧光以IgA沉积为特征。任何年龄均可发病,多见于儿童,冬春季较多见,部分患儿可自愈,部分患儿病情迁延,可发展至慢性肾功能不全,直至进入终末期肾病(end-stage renal disease,ESRD)阶段。多有细菌、病毒等感染史或与鱼、虾类过敏等有关。本病属中医学"葡萄疫""尿血""肌衄""腰痛""尿浊""虚劳"等范畴,是以皮疹、紫斑、血尿、蛋白尿为中心证候的综合性病证。单纯西医对症治疗效果欠佳。巴元明教授从事肾病临床三十余载,在治疗紫癜性肾炎上积累了丰富的经验。

一、病因病机

巴元明教授认为,紫癜性肾炎的病因不外乎内外二因。外因多实,如粉尘、食物、药物等过敏原,或风、湿、热、毒等病理因素侵犯机体而发病。"邪之所凑,其气必虚",素体虚损为疾病发生的内因,后期因虚致瘀,瘀血既是病理产物,又是致病因素,伴随着该病的发生与发展。热、湿、瘀邪三者经久难消,导致人体正气不断耗损,疾病缠绵难愈。病机总属本虚标实,病位在肺、脾、肾。

1. 外邪入侵,热毒炽盛

《证治汇补》指出:"热则伤血,血热不散,里实表虚,出于皮肤而为斑也。"明代王肯堂《证治准绳》曰:"夫紫癜风者……此皆风湿邪气客于腠理,与气血相搏,致荣卫否涩,风冷在于肌肉之间,故令色紫也。"若肺气充盛,可助机体抵御外邪；若肺气亏虚，热邪乘虚而入，引动内热。热毒炽盛，灼伤脉络，扰动血室，迫血妄行。肺主皮毛，离经之血发于肌肤皮毛，前期出现皮肤单纯紫斑表现。若离经之血下渗肾与膀胱，随尿而出，则发为血尿；热毒灼伤胃肠脉络则便血。血之妄行，又火者多，然未必尽由于火者也。故于火证之外，则有风邪结于阴分而为便血者。故巴元明教授认为，紫癜性肾炎病因病机始为外感风热邪气，侵袭肺卫，入里化热、化火，并与湿热相搏于气血，郁蒸于肌肤，血从肌肤、腠理溢出脉外，瘀积于肌肤之间，灼伤脉络而成。湿热瘀毒下传下焦，损伤肾络，迫血妄行，或离经之血下趋膀胱，肾失封藏，出现血尿或蛋白尿。后期因风湿热毒夹瘀损伤脏腑经络，凝滞于关节则关节肿痛；阻于中焦，气机不畅则腹痛；阻滞于腰腑，筋脉不舒，则腰部疼痛。瘀血阻滞脉道，血不归经，旧血不去，新血不生，耗损肝肾之阴，虚火内炽，蒸灼津液，成痰成瘀，病情缠绵难愈。

2. 脾肾亏虚，气阴两虚

巴元明教授认为，脾肾亏虚为紫癜性肾炎发病的内因。脾散精、肾藏精，肾主先天，脾主后天，脾为气血生化之源，先天依靠后天的濡养、滋润。若脾虚生化无源，中气下陷，统血无力，血不循经，溢于肌肤发为紫斑；脾气亏虚，不能濡养肾脏，久则肾络受损，肾气不固，封藏失司，脾失统摄，离经之血、精微物质外泄，则发为不同程度的血尿、蛋白尿。由此认为，脾肾两虚是形成蛋白尿、血尿的病机关键。后期因湿热瘀毒煎灼，损伤脏腑，精微下泄，资源匮乏，耗气伤阴，肾阴亏虚，虚火内生，灼伤阴络，加重尿血。肝肾同源，肾阴不足，水不涵木，则肝阴必虚，从而出现肝肾阴虚火旺之证。日久阴损及阳，导致脾气虚耗，失于统摄，病情反复难愈。

二、辨证论治

紫癜性肾炎的病因不外乎内因与外因。脏腑亏虚是内因，外感时邪是外因。外邪以风、热、湿、毒、瘀为患，其中热、瘀是发病关键。故巴元明教授强调从以下几个方面论治本病。一是以正虚为本,邪实为标,祛邪扶正并重。二是以脾肾为本,补脾滋肾并举。三是重视瘀热这一病理因素,活血化瘀、凉血止血之法需贯穿疾病始终。本病初期以实证为主,风热邪毒和瘀血是主要的病因病机;后期以脾肾气阴两虚为主要病机,常兼瘀血、外邪,属本虚标实,故在治疗上应补益脾肾,扶助正气,培元固本,以达治病求本的目的。

1. 风热毒邪,迫血妄行

症见:起病急,皮肤紫斑,以下肢和臀部为多,瘙痒,对称分布,颜色鲜红,呈斑丘疹样,大小、形态不一,可融合成片。可伴发热、微恶风寒、咳嗽、流浊涕、咳黄痰、咽痛、咽鲜红、鼻衄、泡沫尿、尿血、便血。舌质淡红或略红,苔薄黄,脉浮数。

治法:祛风清热,凉血止血。

方剂:解毒利咽汤加减。

药用:金银花、连翘、桔梗、板蓝根、玄参、黄芩、麦冬、生地黄炭、黄连、山茱萸、当归、甘草等。

临证加减:皮肤瘙痒者,加白鲜皮、地肤子等;腹痛者,加木香、芍药;便血者,加生地榆、苦参、槐花炭;尿血者,加藕节炭、白茅根、大蓟、小蓟、墨旱莲。

2. 热毒炽盛,损伤血络

症见:皮肤瘀点、瘀斑密布,此起彼落,色深紫红,甚则融合成片,弥漫四肢、背臀部,可有痒痛。可伴心烦、口干欲饮、关节肿痛、腰腹痛、鼻衄、齿衄、便血、便秘,甚或黑便、小便短赤。舌质红绛或有芒刺,舌下脉络迂曲,苔薄黄或厚黄,脉数有力。

治法:清热解毒,活血化瘀。

方剂:犀角地黄汤合小蓟饮子加减。

药用:水牛角、生地黄、赤芍、牡丹皮、玄参、黄芩、紫草、连翘、小蓟、滑石、蒲黄、当归、藕节、淡竹叶、甘草等。

临证加减:皮肤紫斑多者,加知母、栀子、茜草炭、仙鹤草;鼻衄量多者,可酌加白茅根、仙鹤草、三七粉(吞服);尿血者,加大蓟、侧柏叶、茜草根;便血者,加生地榆、益母草;瘀血明显者,加泽兰、益母草、丹参、红花活血化瘀。

3. 肝肾不足,阴虚火旺

症见:紫癜消退或反复发作,潮热唇红,腰膝酸软,咽干口燥,手足心热,头晕耳鸣,溲热色赤或尿浊,皮肤肿胀,或兼有皮肤发斑,鼻衄,舌质红,少苔或无苔,脉细数或细数无力。

治法:滋阴清热,凉血止血。

方剂:知柏地黄汤加减。

药用:生地黄、牡丹皮、山茱萸、茯苓、黄柏、知母、沙参、麦冬、当归、墨旱莲、牛膝、泽兰等。

临证加减:低热者,加银柴胡、青蒿、地骨皮;盗汗者,加煅牡蛎、煅龙骨、五味子;尿血者,加白茅根、小蓟、大蓟、仙鹤草;便血者,加生地榆、槐花炭;尿浊者,加金樱子、芡实。

4. 脾肾亏虚,气不摄血

症见:反复发生肌衄,久病不愈,劳累则甚。面色苍白,气短乏力,动辄汗出,怕冷便溏,夜尿频数,尿中泡沫多,久聚不消。舌质暗淡,边有齿痕,苔薄白,脉沉细。

治法:健脾补肾,收敛固摄。

方剂:水陆地黄汤加减。

药用:生地黄、泽泻、茯苓、山药、山茱萸、金樱子、芡实、黄芪、党参、白术、当归、蒲黄、藕节炭、小蓟、甘草等。

临证加减:口干咽燥者,加玄参、石斛、玉竹;腰膝酸痛甚者,加杜仲、续断;便血者,加生地榆、槐花炭。

三、典型病案

病案 王某,女,22岁。2018年4月29日就诊。反复腹部疼痛伴紫癜近1个月,加重3天。

现症见:腹痛隐隐,腰膝酸软疼痛,面色少华,困倦乏力,纳差,眠可,尿少,便溏。查体:脐周轻微压痛,臀部及双下肢皮肤散在紫斑,压之不褪色,双下肢不肿。舌质淡,苔薄白,脉沉细。查尿常规:尿隐血(++),尿蛋白(+)。

辨证分析:四诊合参,本病属中医学"肌衄""虚劳"范畴,证属脾肾亏虚,气不摄血。肾虚则腰膝酸软;脾虚则气血生化乏源,面色少华,乏力、纳差、便溏;又因脾主统血,脾气虚,则气不摄血,血溢脉外,可见皮肤散在紫斑。

治法:健脾补肾,收敛固摄。

处方:黄芪 30 g、党参 15 g、熟地黄 15 g、山药 15 g、山茱萸 15 g、枸杞子 15 g、川牛膝 15 g、杜仲 15 g、薏苡仁 30 g、当归 20 g、茜草 15 g、益母草 30 g、蒲黄炭 15 g、甘草 5 g。7 剂,日 1 剂,早晚温服。

二诊:患者腹痛消失,腰膝酸软减轻,臀部及双下肢皮肤紫斑变淡。舌质淡红,苔白,脉细。查尿常规:尿隐血(+),尿蛋白(+)。效不更方,守方加用金樱子 15 g、芡实 15 g。7 剂,日 1 剂,早晚温服。

三诊:患者诸症皆缓,臀部及双下肢无紫斑,纳差,舌质淡红,苔白,脉细。查尿常规.尿隐血(-),尿蛋白(-)。守方加焦二仙各 15 g。7 剂,曰 1 剂,早晚温服。

四诊:患者无明显不适,臀部及双下肢无紫斑。舌质淡红,苔薄白,脉细。查尿常规:尿隐血(-),尿蛋白(-)。守方续服 7 剂巩固疗效。

按:本案患者素体脾胃虚弱,气血不足,故有面色少华、困倦乏力、纳差、便溏等脾虚运化无力之症;肾为先天之本,脾为后天之本,脾气亏虚,气血生化乏源,后天不能濡养先天,肾精亏虚,则出现腰膝酸软。脾不统血,肾失封藏,故精微外泄,血溢脉外,而出现蛋白尿、皮下紫斑。方投参芪地黄汤加减。黄芪、党参补气固表,利尿托毒;熟地黄、山茱萸、山药补脾益肾,固精养阴;川牛膝、杜仲补肝肾,强腰膝;薏苡仁健脾利水;当归补血养血,为"血中圣药",与黄芪相配取"当归补血汤"之"有形之血生于无形之气"之意;茜草凉血止血,活血通经;蒲黄炭化瘀止血;甘草调和诸药。金樱子固精缩尿;芡实健脾益肾固精,二者相须而用。焦三仙健脾消食。诸药合用,扶正固本,邪去正安。

乙型肝炎病毒相关性肾炎

乙型肝炎病毒相关性肾炎是乙型肝炎病毒（简称乙肝病毒）感染后的一种主要肝外病变，是宿主感染乙肝病毒后机体受刺激产生抗体，抗原与抗体相结合形成可溶性免疫复合物，沉积在肾小球引起的免疫相关性炎症。本病在临床上以血尿、蛋白尿、水肿、乙肝病毒标志物阳性为主要特征。2006 年，我国乙型肝炎流行病学调查的结果表明，1～59 岁一般人群 HBsAg 携带率为 7.18%，其中乙型肝炎病毒相关性肾炎的发病率占乙肝病毒阳性者的 23%～65%，而乙型肝炎病毒相关性肾炎的发病率占肾小球肾炎的 16.6%～32%。目前，西医对乙型肝炎病毒相关性肾炎尚无有效治疗方法。巴元明教授从医三十余年，在乙型肝炎病毒相关性肾炎的病因病机及临床辨治等方面有一些独到的见解。

一、病因病机

巴元明教授认为，乙型肝炎病毒相关性肾炎属中医学"水肿""胁痛""黄疸"等病范畴。由于起居不慎，饮食不洁，感受湿热疫毒之邪壅滞于肝，肝失疏泄，阻滞脾胃，郁蒸肝胆，肝肾同源，波及肾脏。同时，因湿为弥漫之水，肾为主水之脏而居下焦，湿性重浊黏滞，且与水同气相求，"伤于湿者，下先受之"，故湿邪致病易犯肾。因此，肾脏功能失调，分清别浊功能失职，可引起蛋白尿或血尿。

"邪之所凑，其气必虚"，巴元明教授认为，人体的正气不足是导致乙型肝炎病毒相关性肾炎发生的根本原因。肾为先天之本，脾为后天之本。正气不足主要指脾肾功能亏虚。由于脾肾虚弱，湿热毒邪乘虚而入。故本病多为正虚邪实，气虚为本，湿热郁阻为标。

总之，本病初起，湿热蕴结于肝，下及于肾；中期湿热瘀毒互结；后期则导致肝肾阴虚或脾肾阳虚。在本病发生和发展过程中，起病往往由于正气不足，邪毒湿热相合，内伏于肝，久则血络不畅成瘀。肝肾同源，湿热毒邪下注于肾，损伤肾脉而呈现肾病症状。

二、辨证论治

肝肾同居下焦,肝肾同源,在五行上有母子相生的关系,且肝藏血、肾藏精,两者相互滋生,相互转化,肝肾病变往往相互影响。华岫云说:"肝为风木之脏……全赖肾水以涵之,血液以濡之……则刚劲之质,得为柔和之体,遂其条达畅茂之性,何病之有? 倘津液有亏,肝阴不足,血燥生热,热则风阳上升,窍络阻塞,头目不清,眩晕跌仆,甚至痉疭痉厥矣。"由于肝肾位置相近,精血互化,相互滋养,常同盛同衰,故治疗上有其特殊性。巴元明教授指出,应当充分理解肝肾这一同盛同衰的关系,分清疾病的寒热虚实,攻补相宜,辨证诊之。

1. 湿热蕴结证

症见:口干、口苦,恶心厌油,不思饮食,目黄、身黄,腹胀肢肿,大便黏滞不爽或干燥,尿黄,舌质红,苔黄腻,脉弦数。

治法:清热利湿,利水消肿。

方剂:茵陈五苓散加减。

药用:茵陈、栀子、连翘、茯苓、猪苓、泽泻、砂仁、紫苏叶、大黄、车前子等。

临证加减:热势较重者,可加龙胆、半边莲清热解毒;水肿较甚者,可加桑白皮、大腹皮行气利水。

2. 热毒炽盛证

症见:高热烦渴,黄疸骤起,迅即加深,呕吐频作,胁痛腹满,疼痛拒按,大便秘结,小便短少甚则尿闭,舌尖红,苔黄糙而干,脉弦散。

治法:清热解毒,通腑泄浊。

方剂:犀角地黄汤加减。

药用:水牛角、金银花、连翘、玄参、生地黄、赤芍、丹参、大黄、枳实、芒硝、车前子、灯心草等。

临证加减:关节红肿者,可加忍冬藤;抽搐者,加钩藤、全蝎等。

3. 肝郁脾虚证

症见:两胁胀满,腹胀午后为甚,纳呆,肢困乏力,大便稀溏,时叹息,咽部如有物梗,全身或下肢水肿,舌质淡,苔黄白或黄,脉沉弦。

治法:疏肝理气健脾。

方剂:逍遥散加减。

药用:枳壳、柴胡、川芎、白芍、甘草、白术、茯苓、当归、木香、葛根、紫苏梗等。

临证加减:口干咽燥者,加玄参、石斛、玉竹;肝郁明显者,加玫瑰花、合欢花;失眠者,加远志、酸枣仁、夜交藤等。

4. 气滞湿阻证

症见:胸胁胀痛,脘腹痞满,纳少,小便短少,大便不爽,甚则肢肿,身重困倦,苔白腻,脉弦滑。

治法:疏肝解郁,健脾祛湿。

方剂:柴胡疏肝散合五苓散加减。

药用:柴胡、木香、香附、茯苓、泽泻、陈皮、法半夏、藿香、佩兰、白术、苍术、黄芪等。

临证加减:情志不畅、胸闷叹息者,加玫瑰花、合欢花;胸脘痞闷明显者,加砂仁、炒谷芽、炒麦芽、鸡内金;失眠者,加茯神等。

5. 气虚血瘀证

症见:面色晦暗,腹大肢肿,神疲乏力,两胁隐痛,纳差便溏,舌质暗或舌边有瘀点、瘀斑,舌苔白,脉沉涩。

治法:益气疏肝,健脾活血。

方剂:补中益气汤加减。

药用:黄芪、党参、当归、川芎、赤芍、全蝎、桃仁、红花、茯苓、桂枝、木香、香附等。

临证加减:瘀滞明显者,加川牛膝;兼气滞者,加枳壳、柴胡、桔梗等。

6. 肝肾两虚证

症见:头晕耳鸣,目睛干涩,五心烦热,咽干口燥,腰酸痛或下肢水肿,舌质红少津,苔少或无苔,脉弦细或细数。

治法:滋肝补肾,养阴利水。

方剂:杞菊地黄丸、麦味地黄丸合二至丸等。

药用:生地黄、熟地黄、山茱萸、山药、女贞子、墨旱莲、麦冬、杭菊花、牡丹皮、茯苓、泽泻、桑寄生、杜仲等。

临证加减:心烦明显者,加栀子、淡豆豉;手足心热、颧红盗汗明显者,为真阴耗竭,阴虚火旺,可配合知母、黄柏等。兼见瘀血者,加苏木、土鳖虫等;气虚明显者,加用黄芪、党参等。

7. 脾肾阳虚证

症见:面白水肿、按之如泥,脘腹胀闷,纳少便溏,尿少,水肿明显,舌质淡嫩,有齿痕,脉沉细或沉迟无力。

治法:温肾健脾,化气利水。

方剂:真武汤或实脾饮加减。

药用:制附子、干姜、黄芪、白术、茯苓、泽泻、桂枝、猪苓、桃仁、红花、大腹皮、桑白皮、木香等。

临证加减:肾阳虚明显者,加菟丝子;血虚者,加当归、何首乌;兼夹瘀血明显者,加王不留行、牡丹皮、赤芍、蒲黄、丹参、益母草、泽兰等,或用桃红四物汤及桂枝茯苓丸加减;脏腑功能失调、水液不循常道、外溢于肌肤而发为水肿者,酌情用五皮散加减。

8. 气阴两虚证

症见:身倦乏力,易感冒,午后低热甚或手足心热,口干咽燥或长期咽痛,腹胀纳差,全身水肿或双下肢水肿,小便黄赤,舌质淡红,苔薄,脉沉细或弦细。

治法:补气养阴,清热利水。

方剂：六味地黄丸合生脉散，或参芪地黄汤加减。

药用：黄芪、太子参、麦冬、五味子、白术、防风、牡丹皮、地骨皮、生地黄、白薇、山药、玄参、百合等。

临证加减：盗汗者，加浮小麦、青蒿；情志不畅、胸闷叹息者，加玫瑰花、合欢花；尿中白浊明显者，加水陆二仙丹。

三、典型病案

病案 1 王某，女，45 岁。2014 年 5 月初诊。发现血尿、蛋白尿 1 年余。

患者诉因腰痛查尿常规发现尿隐血、尿蛋白阳性，2013 年 3 月于外院治疗（具体不详），无明显好转，为求进一步治疗来我院就诊。该患者既往有乙型肝炎病史 10 多年。

现症见：腰酸痛，膝软，疲倦乏力，腹胀，咽干咽痛，纳食欠佳，睡眠可，大、小便正常。查体：体温 36.5 ℃，脉搏 75 次/分，呼吸 18 次/分，血压 135/80 mmHg。精神可，咽红，扁桃体不大，双肺呼吸音清，未闻及干、湿啰音，律齐，腹软，双肾叩击痛（一），双下肢不肿。舌质红，苔薄黄，脉弦细。查尿常规：尿蛋白（＋＋），尿隐血（＋＋）。查乙肝全套：HBsAg（＋），HBeAg（＋），HBcAb（＋）。查肝功能：天冬氨酸转氨酶 116 U/L，丙氨酸转氨酶 133 U/L，总胆红素 41 μmol/L，直接胆红素 8.2 μmol/L。查肾功能：尿素氮 8.5 mmol/L，血肌酐 117 μmol/L。

辨证分析：四诊合参，本病属中医学"腰痛"（热毒炽盛，气阴两虚证）的范畴。

治法：清热养阴，解毒利咽。

处方：金银花 10 g、连翘 10 g、荆芥 10 g、牛蒡子 10 g、薄荷 10 g、甘草 10 g、淡竹叶 10 g、芦根 15 g、桔梗 10 g、麦冬 10 g、玄参 10 g、黄芪 15 g、茯苓 30 g。同时服用护肝药物及抗病毒药物治疗。

二诊：患者咽痛好转，腰酸痛及疲倦乏力较前减轻，腹胀，胃脘痞塞，纳差，睡眠可,大、小便正常。查体:血压 125/75 mmHg,咽不红,舌质淡红,苔薄黄,脉弦细。治拟清热燥湿,益气养阴。处方:天冬 10 g、熟地黄 10 g、党参 30 g、黄柏 10 g、茯苓 30 g、砂仁 5 g、炙甘草 6 g、穿山龙 15 g、分心木 15 g、猫爪草 15 g、黄芪 15 g、枳实 20 g、瓜蒌 10 g、黄连 10 g、僵蚕 10 g、蝉蜕 6 g。

三诊:患者腰痛明显好转,已无咽痛,腹胀及胃脘痞塞减轻,纳食好转,睡眠可,大、小便正常。查体:血压 125/75 mmHg,咽不红,舌质淡红,苔薄白,脉弦细。守上方去僵蚕、蝉蜕。

随诊半年,未见复发。

按:本案患者初次就诊时咽干咽痛明显,为热毒侵犯咽喉之邪,急则治其标,予以银翘散加减以清热解毒,兼以麦冬、玄参、芦根养阴生津,黄芪益气补脾,顾护正气,使邪不伤正。二诊时咽痛已明显好转,但脘腹痞胀明显,予以小陷胸汤清热散结,加减三才封髓丹益气养阴,固肾摄精,加僵蚕、蝉蜕清热息风利咽。三诊时已无咽痛,故去僵蚕、蝉蜕。

病案 2 梁某,男,43 岁。2017 年 7 月初诊。发现蛋白尿 6 个多月。

患者诉 6 个月前因乙型肝炎复查出现尿蛋白阳性,未予以特殊治疗,1 个月前复查尿常规示尿蛋白(++),为求进一步治疗来我院就诊。

现症见:右上腹隐痛,偶有疲倦乏力,两侧腰部隐痛,反酸,嗳气,纳可,睡眠一般,大便溏,每日 2~3 次,小便可。查体:体温 36.5 ℃,脉搏 68 次/分,呼吸 18 次/分,血压 105/70 mmHg。精神可,咽不红,扁桃体不大,双肺呼吸音清,未闻及干、湿啰音,律齐,腹软,双肾叩击痛(-),双下肢不肿。舌质红,苔薄白,脉弦细。查尿常规:尿蛋白(++),尿隐血(±)。查肝功能:天冬氨酸转氨酶 95 U/L,丙氨酸转氨酶 99 U/L。肾功能(-)。

辨证分析:四诊合参,本病属中医学"胁痛"(气阴两虚,肝郁脾虚证)范畴。

治法:补气养阴,理气健脾。

处方:天冬 10 g、熟地黄 10 g、黄芪 15 g、党参 30 g、黄柏 10 g、砂仁 5 g、炙甘草 6 g、穿山龙 15 g、分心木 15 g、积雪草 15 g、茯苓 30 g、柴胡 10 g、枳壳 10 g。水煎服,日 1 剂,分 2 次服。

二诊：患者腰痛及疲倦乏力较前好转，右上腹隐痛，偶有反酸嗳气，纳可，睡眠欠佳，大便偏稀，每日 2 次，小便可。查体：血压 100/65 mmHg。舌质淡红，苔薄白，脉弦细。查尿常规：尿蛋白（＋），尿隐血（－）。守上方加合欢皮 10 g、法半夏 15 g。

三诊：患者腰痛及疲倦乏力明显好转，偶有右上腹隐痛，无反酸，纳可，睡眠有所好转，大便成形，小便可。查体：血压 105/65 mmHg。舌质淡红，苔薄白，脉弦细。查尿常规：尿蛋白（－），尿隐血（－）。查乙肝全套：HBsAg（＋），HBeAb（＋），HBcAb（＋）。查肝功能：天冬氨酸转氨酶 46 U/L，丙氨酸转氨酶 49 U/L，守上方加煅龙骨 30 g、煅牡蛎 30 g。

随诊半年，肝功能维持在正常范围，蛋白尿未复发。

按：本案患者为中年男性，有乙型肝炎病史多年，气阴耗伤，可见腰部隐痛，疲倦乏力；疾病日久，情志不畅，肝气瘀滞，疏泄不利，横逆犯脾，脾气虚弱，不能运化水谷，气滞水停，大便溏，肝郁扰心，心神不宁，则睡眠欠佳。故方用三才封髓丹补气养阴，调理肺、脾、肾三脏，再配合柴胡、枳壳疏肝行气，则气阴得补，肝气疏利，脾气健运。

复杂性尿路感染

复杂性尿路感染是指有尿路梗阻、结石、先天畸形等解剖或功能异常,或在慢性肾脏实质性疾病的基础上,肾盂、输尿管、膀胱、尿道等部位受到多种病原菌感染而出现的尿路炎症。复杂性尿路感染包括下尿路感染(尿道炎、膀胱炎)及上尿路感染(输尿管炎、肾盂肾炎)。尿路感染为泌尿系统的常见病、多发病,是继呼吸道感染的第二大感染性疾病,多见于育龄女性、老年人,以及免疫功能低下、肾移植和尿路畸形者。女性尿路感染的发病率明显高于男性,男女比例约为 1∶8。临床上以小便频急、淋漓不尽,尿道涩痛,小腹拘急,痛引腰腹为主要表现。西药治疗对急性发作者效果尚可,但对慢性缓解期或反复发作者,效果一般。由于抗生素的广泛应用,尿路感染病原菌的种类和耐药菌株显著增多,造成抗生素选择困难,并且存在抗生素所引起的恶心、呕吐、胃部不适等不良反应问题。

巴元明教授是我国著名的中医肾病专家,对复杂性尿路感染有着深刻的认识,通过中医药治疗复杂性尿路感染取得了良好的效果,并可明显减少或免除抗生素的不良反应,提高患者的生活质量。

一、病因病机

巴元明教授认为,本病属中医学"淋证"范畴。淋证为湿热之邪蕴结膀胱所致。如《素问玄机原病式》云:"淋……热客膀胱,郁结不能渗泄故也。"《诸病源候论·淋病诸候》也云:"诸淋者,由肾虚而膀胱热故也。"复杂性尿路感染的病因病机有以下几种。

1. 湿热邪毒蕴结膀胱

淋证虽由多种因素引起,但主要责之于湿热蕴结。患者多由于感受外邪、过食肥甘厚味、起居失常等酿成膀胱湿热而发病。膀胱位于下焦，各种因素如外阴不洁、房事不当、湿热邪毒直接侵犯，尤其是现代人常过食辛甘厚辣之物，湿热内生，下注膀胱，出现尿频、尿痛。《景岳全书·淋浊》云："淋之初病，则无不由乎热剧，无容辨矣。"《丹溪心法》曰："淋有五，皆属乎热。"

2. 先天不足，脾肾亏虚

尿路感染是由内、外致病因素的综合作用所致，其在内即表现为脾肾亏虚。如《诸病源候论·淋病诸候》说："肾虚则小便数，膀胱热则水下涩，数而且涩，则淋沥不宣。"这说明肾虚在尿路感染的发病因素中占主要地位。而脾虚气弱，则通调失宜，湿热内生，下注膀胱亦发为淋。

3. 易感因素

巴元明教授认为，复杂性尿路感染的发生除与膀胱湿热、脾肾亏虚有关外，还与诸多易感因素密切相关。

（1）先天因素：如肾盂输尿管畸形、多囊肾等先天禀赋不足，导致肾气不固，膀胱气化无权。

（2）后天因素：如糖尿病肾病、饮食失调等，或酿湿生热，下注膀胱，或致脾肾亏虚，脾虚则中气下陷，肾虚则下元不固。

（3）有形实邪：如尿路结石、癥瘕积聚阻滞气机，或气郁化火，或气火郁于下焦，导致膀胱气化失司，水道不利。

（4）年龄、体质：久病、年老、体虚患者脾肾虚衰，中气生化乏源，气虚不能摄纳，易致淋证发生。

复杂性尿路感染以老年女性发病率较高。巴元明教授认为，女性"以血为本，以气为用"。肝为乙木，肾为癸水，乙癸同源，两者中任何一方不足，都会导致另一方的亏虚，常易致气血耗伤，肝、脾、肾功能失调，湿热之邪乘虚而入，而罹患本病。同时，由于西医常以抗菌治疗为主，巴元明教授认为，抗菌药物为苦寒之品，久用易伤人体阳气，阳虚则气化无力，湿热之邪留恋机体。又"湿能敛邪""湿胜则阳微"，可致脾为湿困，脾肾阳虚，湿热与阳虚相互作用，形成恶性循环,常使病邪实者更实,机体虚者更虚,日久正气逐渐耗伤,气虚则血行无力,阴虚则血液黏滞,两者共同作用而成瘀血。瘀血作为新的致病因素,又可阻滞气机,过久则化热生湿,使病情更趋复杂而迁延不愈。

总之,复杂性尿路感染的病机为膀胱湿热。病性属虚实夹杂,虚者以脾肾亏虚为主;实者为湿热、气滞、瘀血,三者交织常使病情反复,缠绵难愈。

二、辨证论治

1. 膀胱湿热证

症见:小便短赤,湿滞不畅,淋漓难尽。小腹胀痛。伴寒热往来,口苦,咽干,胁痛,心烦欲呕,或阴下湿疹,或带下黄臭,外阴瘙痒等,舌质红,苔薄黄或黄腻,脉弦数。

治法:清热化湿,利水通淋。

方剂:二妙四土汤加减。

药用:苍术、黄柏、土茯苓、土大黄、土贝母、土牛膝、忍冬藤、金刚藤、法半夏、陈皮、当归、丹参、黄芪、茯苓、熟大黄。

临证加减:兼夹表证者,可加金银花、连翘等轻宣之品,以宣肺卫之气,达通调之功;兼见烦躁易怒、胸闷胁胀、口苦、咽干者,可加柴胡、枳壳、川芎、香附等疏肝理气之品,使气机条畅,三焦通利,水道疏通;兼见呼吸急促,咽干呛咳,烦渴欲饮者,加杏仁、紫苏叶等宣肺之品,开上焦之肺气,使水道通达则小便利,诸邪分消而解;有尿路结石、癥瘕积聚等有形实邪者,加金钱草、海金沙、王不留行、牡蛎软坚排石通淋;热毒明显者,加用白头翁、秦皮清热解毒燥湿。

2. 脾肾气虚证

症见:尿路感染症状时作时止,遇劳即发或加重。兼有纳差,疲乏无力,少腹坠胀,面色无华,腰膝酸软,舌质淡胖,脉沉细。

治法:益气健脾,温肾利湿。

方剂：补中益气汤加减。

药用：黄芪、党参、白术、当归、柴胡、茯苓、车前草、泽泻、熟地黄、山茱萸、山药、菟丝子、枸杞子、杜仲、怀牛膝等。

临证加减：畏寒肢冷、腰膝冷痛明显者，多为肾阳不足，命门火衰，当重用温肾之品，可加巴戟天、淫羊藿等；兼见口淡纳呆、脘腹闷痛、大便溏薄者，可加陈皮、鸡内金等健脾护胃；下焦虚寒、膀胱气机不顺所引起的有小腹坠胀、小便不畅、尿无力等症状的腺性膀胱炎、下尿路感染患者，可加用乌药、益智仁，使肾虚得补，精气益固，寒气温散，则小便利、小腹安。

3. 肾阴不足证

症见：小便淋漓不尽，排尿涩痛，余沥难尽。口干咽燥，手足心热，眩晕耳鸣，低热盗汗，舌质红，脉细数。

治法：滋阴补肾，清热利湿。

方剂：六味地黄汤加减。

药用：生地黄、茯苓、泽泻、牡丹皮、山药、山茱萸、麦冬、五味子、石韦、滑石、怀牛膝、沙参、白茅根、车前子等。

临证加减：手足心热、颧红盗汗明显者，为真阴耗竭，阴虚火旺，可配合知母、黄柏等；兼见瘀血者，加苏木、土鳖虫等；气虚明显者，加用黄芪、党参。

4. 气阴两虚证

症见：小便淋漓不尽，排尿涩痛，余沥难尽。神疲乏力，水肿，手足心热，口干咽燥，少气懒言，自汗，易感冒，心烦不寐，大便干结，小便短赤，舌质红，少苔，脉细数。

治法：益气养阴。

方剂：参芪地黄汤加减。

药用：党参、黄芪、生地黄、茯苓、泽泻、牡丹皮、山药、山茱萸、甘草、通草、淡竹叶、瞿麦、萹蓄、白头翁、秦皮、黄连、益智仁、乌药等。

临证加减：手足心热、颧红盗汗明显者，为真阴耗竭，阴虚火旺，可配合知母、黄柏等;兼见瘀血者,加苏木、土鳖虫等。

三、典型病案

病案 1 李某,女,37 岁。2016 年 7 月 23 日初诊。反复尿频、尿急、尿痛 2 年,加重 3 日。

现症见:尿频、尿急,每日 10 次以上,排尿不畅、尿痛,排尿灼热感,腰酸痛、口干咽燥,手足心热,纳眠可。查体:血压 125/75 mmHg,神清,精神可,心、肺(一),舌质红,苔黄,脉细。查尿常规:白细胞(＋＋),尿蛋白(＋),白细胞酶(＋),白细胞 434.0/μL,细菌 11624.6/μL。既往史:高尿酸血症,高脂血症。

辨证分析:四诊合参,本病属中医学之"淋证"范畴,证属肾阴亏虚,湿热下注。

治法:滋阴补肾、清热利湿。

处方:知母 10 g、黄柏 10 g、生地黄 15 g、山茱萸 15 g、泽泻 10 g、山药 15 g、甘草 8 g、牡丹皮 10 g、通草 5 g、淡竹叶 10 g、益智仁 10 g、乌药 10 g、瞿麦 10 g、萹蓄 10 g、白头翁 10 g、秦皮 10 g、黄连 6 g、黄芪 15 g、茯苓 30 g。7 剂,水煎服,日 1 剂,分 2 次服。

二诊:服药 7 剂后,患者尿频、尿急、尿痛、排尿灼热感明显好转,无腰痛、口干。查尿常规:白细胞(＋),尿蛋白(＋)。继服上方。

三诊:服药 14 剂后,患者无尿频、尿急、尿痛、排尿灼热感,二便可,纳眠可。尿常规检查结果正常。疗效显著。

按:四诊合参,本病属中医学之"淋证"范畴,证属肾阴亏虚,湿热下注。湿热之邪下注膀胱,膀胱气化失司,故发为淋证,可见尿频、尿急、尿痛、排尿灼热感;腰为肾之府,湿热之邪侵犯于肾,故腰酸痛;湿热耗伤气阴,肾阴亏虚,故口干咽燥、手足心热。本案为湿热下注、肾阴亏虚、阴虚火旺之证,巴元明教授用知柏地黄汤加用清热利湿通淋之品,在祛除湿热的同时滋阴补气顾护正气。患者三诊时膀胱气化功能恢复,小便恢复正常,治疗有效。

病案 2 代某,女,92 岁。2018 年 9 月 4 日初诊。尿频、尿急、尿痛 6 年。

现症见:尿频、尿急,排尿不畅,尿痛,尿短,小便色黄,偶有腰痛,食后胃胀,倦怠乏力,食欲欠佳,眠可,排便困难,大便每日 1 次、质干,夜尿 1～2 次。舌质红,苔黄厚,脉细。查尿常规:尿蛋白(＋＋),尿隐血(＋＋),白细胞(＋＋＋),细菌 2334/μL。既往史:高血压肾损害,高尿酸血症,慢性肾脏病。

辨证分析:四诊合参,本病属中医学之"淋证"范畴,证属脾肾两虚,湿毒内停。湿热蕴结下焦,肾与膀胱气化不利,而致淋证,可见尿频、尿急、尿痛;患者年老体虚,肾精亏虚,湿热滞于腰部,腰部经脉不畅,失于濡养,则见腰痛;脾虚运化无力,见食后胃胀、食欲欠佳;湿热耗伤津液,津液亏虚,则尿短、排便困难、大便干结。

治法:益气滋阴,清热利湿解毒。

处方:天冬 10 g、熟地黄 10 g、党参 30 g、黄柏 10 g、砂仁 5 g、炙甘草 6 g、山药 30 g、穿山龙 15 g、分心木 15 g、猫爪草 15 g、六月雪 15 g、黄芪 15 g、茯苓 30 g、土茯苓 15 g、败酱草 15 g、紫花地丁 10 g、蒲公英 10 g。7 剂,水煎服,日 1 剂,分 2 次服。

二诊:患者尿频、尿急、尿痛及腰痛明显好转,纳眠可,二便调。查尿常规:尿隐血(＋),白细胞(＋)。继服上方 7 剂。水煎服,日 1 剂,分 2 次服。

三诊:患者偶有尿频,无尿急、尿痛、腰痛等症状。查尿常规:白细胞(＋)。继服上方 7 剂巩固治疗。

按:本案属"淋证"的范畴,湿热下注膀胱,加之患者年事已高,脾肾两虚,正气亏损而湿热之邪久恋不去。巴元明教授认为,病程日久、脾肾亏虚者,自当运用补益之法,盖因湿盛伤阴,热盛伤阳,阴阳失调,正气亏虚,所谓"正气存内,邪不可干,邪之所凑,其气必虚",因此扶正固本是取得反复发作、缠绵难愈的尿路感染远期疗效的关键所在,只有肾气得复,正气得实,疾病乃能彻底痊愈。采用益气滋阴、清热利湿解毒之法,患者三诊时膀胱气化功能恢复,小便恢复正常,治疗有效。

病案 3 谭某,女,55 岁。2017 年 7 月 29 日初诊。反复尿频、尿急、尿痛

1年。

现症见:尿频、尿急,排尿灼热感,无尿痛,腰胀痛,眼睑水肿,耳鸣,记忆力下降,眠欠佳、多梦、易醒,纳可,大便可。查体:血压134/90 mmHg,神清,心、肺(一),舌质淡红,苔白,脉细。查尿常规:白细胞(++),尿蛋白(+)。既往史:高脂血症。

辨证分析:四诊合参,本病属中医学之"淋证"范畴,证属肾阴亏虚,湿热下注。

治法:滋阴补肾、清热利湿。

处方:知母10 g、黄柏10 g、生地黄15 g、山茱萸15 g、泽泻10 g、山药15 g、甘草8 g、牡丹皮10 g、通草5 g、淡竹叶10 g、益智仁10 g、乌药10 g、瞿麦10 g、萹蓄10 g、白头翁10 g、秦皮10 g、黄连6 g、黄芪15 g、茯苓30 g、红景天10 g、煅龙骨30 g、煅牡蛎30 g、决明子10 g、山楂10 g。7剂,水煎服,日1剂,分2次服。

二诊:1周后患者诉尿频、尿急明显好转,无眼睑水肿,眠可。查尿常规:白细胞(±)。继服上方巩固治疗。

三诊:2周后患者症状基本消失,尿常规检查结果正常。疗效显著。

按:湿热之邪下注膀胱,膀胱气化失司,故发为淋证,可见尿频、尿急、尿痛、排尿灼热感;腰为肾之府,湿热之邪侵犯于肾,故腰胀痛;心肾不交,热甚扰心,故失眠。巴元明教授采用知柏地黄汤加清热利湿通淋及安神定志之品,同时患者既往有高脂血症,加用可降脂之药统筹兼顾。患者三诊时膀胱气化功能恢复,尿常规检查结果正常,治疗有效。

病案4 孙某,女,60岁。2013年5月20日初诊。反复尿频、尿急、尿痛5年。

现症见:尿频、尿急、尿痛,排尿灼热感,小腹坠胀,口干、口苦,手足心热,倦怠乏力,纳眠可。查体:体温36.7 ℃,血压125/75 mmHg,心率86次/分,神清,精神可,舌质红,苔黄,脉细。查尿常规:白细胞(+),尿蛋白(+),白细胞酶(+)。既往史:肾积水。

辨证分析：四诊合参，本病属中医学之"淋证"范畴，证属气阴两虚，湿热下注。

治法：滋阴补肾、清热利湿。

处方：知母 10 g、黄柏 10 g、生地黄 15 g、山茱萸 15 g、泽泻 10 g、山药 15 g、甘草 8 g、牡丹皮 10 g、通草 5 g、淡竹叶 10 g、益智仁 10 g、乌药 10 g、瞿麦 10 g、萹蓄 10 g、白头翁 10 g、秦皮 10 g、黄连 6 g、黄芪 15 g、茯苓 30 g。7 剂，水煎服，日 1 剂，分 2 次服。

二诊：服药 7 剂后，患者尿频、尿急、尿痛好转，纳眠可，二便可。尿常规：白细胞（＋），尿蛋白（－）。继服上方。

三诊：服药 14 剂后，患者未诉特殊不适。尿常规检查结果正常。疗效显著。

按：四诊合参，本病属中医学之"淋证"范畴，证属气阴两虚，湿热下注。湿热之邪下注膀胱，膀胱气化失司，故发为淋证，可见尿频、尿急、尿痛、排尿灼热感；腰为肾之府，湿热之邪侵犯于肾，故腰痛；湿热耗伤气阴，肾阴亏虚，故口干、手足心热；肾气亏虚则倦怠乏力。

病案 5 李某，女，41 岁。2016 年 6 月 4 日初诊。尿频、尿急、尿痛半年余。

现症见：尿频，排尿不畅，无尿痛、排尿灼热感，小便有泡沫，小便色黄，偶有腰痛，纳眠可，二便可。舌质绛，苔厚，脉弦细。查尿常规：尿蛋白（＋＋），尿隐血（＋＋），白细胞（＋＋），红细胞 422/μL，白细胞 1675/μL。既往史：慢性肾脏病，高脂血症，高尿酸血症。

辨证分析：四诊合参，本病属中医学之"淋证"范畴，证属湿热内蕴，瘀毒内停。湿热蕴结下焦，肾与膀胱气化不利，而致淋证，可见尿频、排尿不畅；湿热滞于腰部，腰部经脉不畅，失于濡养，则见腰痛。

治法：清热利湿，活血解毒。

处方：苍术 10 g、黄柏 10 g、土茯苓 15 g、土大黄 10 g、土贝母 10 g、土牛膝 10 g、忍冬藤 15 g、金刚藤 15 g、法半夏 10 g、陈皮 10 g、当归 10 g、丹参 15 g、黄芪 15 g、茯苓 30 g、熟大黄 5 g。7 剂，水煎服，日 1 剂，分 2 次服。

二诊：患者尿频、排尿不畅及腰痛明显好转，纳眠可，二便调。查尿常规：尿隐血（＋），白细胞（＋）。继服上方7剂。水煎服，日1剂，分2次服。

三诊：患者症状均明显好转。尿常规（－）。继服上方7剂巩固治疗。

按：巴元明教授认为淋久之人多易夹瘀。热郁、阳虚、气滞、气虚均可使气血运行受阻而产生瘀，瘀热互结则祛邪更难。巴元明教授认为，瘀的存在是复杂性尿路感染反复发作的主要因素，瘀不去则症难消。因此，他主张在清利的同时辅以活血化瘀之品以改善损害部位的气血流通，使有效药物到达病所。本案患者舌脉表现为湿热瘀甚，巴元明教授采用二妙四土汤清热利湿、活血解毒，血行则湿化，瘀血去，新血生，病乃愈。

尿路结石

尿路结石是尿液中的盐类与胶体平衡状态被打破后形成结晶的泌尿系统常见疾病，好发于青壮年，一般男性多于女性。本病在我国的发病率为 $1\%\sim5\%$，$2\sim7$ 年复发率达 $22.6\%\sim51.0\%$。本病发作时主要表现为腰腹绞痛且痛及前阴，患者面色苍白，全身出冷汗，恶心呕吐，可伴发热、小便涩痛频急或有排尿中断的情况，肉眼可见血尿或小便有砂石排出。目前，体外冲击波碎石术在结石临床治疗上已经得到广泛应用，使患者在治疗方法上有了更多的选择。但是，如何消除残余结石和防止复发，仍然是目前临床治疗尿路结石所面临的两大难题。

中医药治疗尿路结石具有无创伤、不良反应小和效果显著等优点，目前已被众多尿路结石患者所接受，尤其对于一些单发或小颗粒结石患者或经其他方法治疗效果欠佳的患者，中医药治疗成为首选方法。巴元明教授从事肾病临床研究三十余年，对尿路结石的治疗有着丰富的临床经验。

一、病因病机

本病属中医学之"石淋""血淋"等范畴。历代诸多医家认为肾虚湿热是尿路结石形成的原因。《中藏经》云："虚伤真气，邪热渐强，结聚而成砂；又如以水煮盐，火大水少，盐渐成石之类。"《金匮要略心典》亦云："淋病有数证，云小便如粟状者，即后世所谓石淋是也。乃膀胱为火热燔灼，水液结为滓质，犹海水煎熬而成咸碱也。"《诸病源候论》曰："诸淋者，由肾虚而膀胱热故也……石淋者，淋而出石也。肾主水，水结则化为石，故肾容沙石。肾虚为热所乘，热则成淋。"上述医家均认为热结膀胱、湿热胶着、清浊不分、水液凝聚而成石。

1. 洞悉病机，不拘于古

巴元明教授博览群书，在继承先贤的学术思想上发挥创新，形成了独特的认知体系,并提出"下焦湿热、气滞血瘀、正虚水停"是尿路结石形成的病因病机。外感湿邪入里化热,或外感热邪与体内湿邪胶着,又或恣食肥甘厚味致湿热内生,湿与热结移行下焦,湿热蕴结于肾,熏蒸膀胱,燔灼津液,津失邪滞,炼而为石。再者,情志不遂可导致气机郁滞,素来体虚亦可使气机运行不畅,气机郁滞则血流缓慢,滞而成瘀;或跌仆损伤,局部气滞血瘀,导致水液运行缓慢或停滞,水瘀互结、瘀浊锢结不化,胶着成石;或瘀久生热,瘀热互结,凝聚为石。另外,先天禀赋虚弱或后天失养,或年老体衰,或邪气攻伐,均可致正气亏虚。肾主水,肾气亏虚,膀胱气化失司,浊中之清不能上输于肺;脾气亏虚,水津输布异常,清中之浊不能下注膀胱,水液留滞下焦,浊阴聚集,日久成石。

2. 中西医结合,取长补短

巴元明教授认为在四诊合参的基础上利用现代医学检查手段,不仅凸显了中医特色,更有利于明确诊断,所以中西医结合是增强临床疗效的重要途径。在诊治尿路结石时,他主张借用现代医学诊疗手段,从结石的大小和位置两个方面区别对待,选择合适的治疗方案。

2.1 首辨结石大小 巴元明教授指出,中药在溶石消石上疗效突出,但结石的大小对疗效和疗程有直接影响,且结石直径较大者多伴尿路积液,尤其以肾盂和输尿管积液较多,严重者可造成输尿管梗阻,导致当侧输尿管失功。长期肾脏积液会导致肾间质纤维化,因此结石直径超过 2 cm 且积液明显者,采取经皮肾镜取石术;结石直径在 1~2 cm 间伴明显积液者,行体外冲击波碎石术或经尿道钬激光碎石术;结石直径在 1 cm 以下或伴少量积液者,建议口服中药治疗,必要时可以借助西医手段治疗。

2.2 次辨结石位置 尿路结石多位于肾脏及输尿管,膀胱结石及尿道结石少见。结石多通过输尿管后排下,一般情况下能通过输尿管三处狭窄的结石,理论上可以顺利通过尿道排出。对少数结石贴膀胱壁生长或掉入膀胱憩室者,可应用膀胱镜取石。巴元明教授认为反复肾脏碎石可能对肾功能有潜在影响,建议在没有积液的情况下尽量选择口服中药治疗。当然,疼痛比较明显者亦推荐解痉止痛等西医对症治疗。

二、辨证论治

《张氏医通》记载："石淋者……宜清其积热，涤其砂石。"张璐主张治疗石淋当以清热利湿、消石通淋为法。《金匮翼·诸淋》则指出："夫散热利小便，只能治热淋、血淋而已，其膏、石、沙淋，必须开郁行气，破血滋阴方可也。"而尤怡认为单用清热利湿之法不能奏效，需行气、活血、滋阴多法与之并用才能显效。

在尿路结石的治疗上，巴元明教授提出"清热利湿益气并重，行气活血化瘀并行，溶石排石利水兼顾"的治疗原则，其理念虽与尤怡有异曲同工之妙，亦提倡清热利湿、行气活血化瘀之法，但实则更胜一筹，在其治则中尚见"益气"之法。行气乃促进气机的正常运行，益气却重在补益。然益气又分为补益肺气、补益脾气和补益肾气3种，巴元明教授认为肾为先天之本，脾胃为后天之本，资助后天可以弥补先天，即通过补益脾胃而达到充养肾脏的目的；而肺又为气之主，通过补益肺气可以蓄养元气，故其补益之法重在肺脾，意在"以后天养先天"，且其提法三法并重、三法并行、三管齐下，不仅针对结石的成因进行治疗，而且将治未病的思想融入其中，针对其他有可能出现的证型适当用药，既病防变。

1. 湿热蕴结证

症见：小便频数短涩，热涩刺痛，尿色或黄或赤、混浊或尿中时夹砂石，排尿中断，或恶寒发热，口苦，少腹拘急，或腰痛，并可放射至肩胛部，或小腹、腹股沟痛，伴恶心呕吐，甚则腰腹绞痛不可忍，痛后尿中带血，舌质红，苔黄腻，脉弦或滑数。

治法：清热利湿，通淋排石。

方剂：八正散加减。

药用：瞿麦、萹蓄、车前子、滑石、金钱草、石韦、冬葵子、鸡内金、海金沙、川牛膝、乌药、蒲公英、小蓟等。

临证加减：伴寒热、口苦者，加黄芩、柴胡；大便秘结者，重用熟大黄、虎杖；湿热伤阴者，去熟大黄，加生地黄、白茅根。

2. 气血瘀滞证

症见：突然腰部或侧腰部持续性或阵发性绞痛，排尿突然中断，疼痛剧烈，牵扯腰腹，待砂石排出后疼痛可缓解。或少腹胀满疼痛，入夜更甚。舌质紫暗，脉沉涩。

治法：行气化瘀，通淋排石。

方剂：石韦散加减。

药用：金钱草、海金沙、石韦、滑石、川牛膝、王不留行、丹参、赤芍、三棱、莪术、土鳖虫、苏木、鸡内金等。

临证加减：腰痛明显者，加白芍、甘草缓急止痛；少腹胀满疼痛甚者，加陈皮、乌药、川楝子、郁金；气郁化火者，加牡丹皮、栀子清热泻火；病久气血两虚者，宜益气养血行瘀，加黄芪、当归、蒲黄之类。

3. 脾肾气虚证

症见：小便淋漓不尽，尿混浊或尿中时夹砂石，语言低微，面色苍白，头昏纳差，神倦乏力，腰背酸胀感，舌质淡，苔薄，脉细弱。

治法：补脾益肾，排石通淋。

方剂：无比山药丸加减。

药用：山药、山茱萸、黄芪、白术、党参、金钱草、海金沙、石韦、滑石、鸡内金、车前子、冬葵子、川牛膝等。

临证加减：腰膝酸痛甚者，加杜仲、续断；脾虚纳差甚者，加炒谷芽、炒麦芽、炒白扁豆健脾助运。

三、典型病案

病案 1 柯某，男，58 岁，2019 年 7 月 10 日初诊。反复腰痛 2 年余。

患者诉 2017 年 5 月因肾结石曾于外院住院,行体内碎石术,效果欠佳。现症见:腰部胀痛,背部疼痛,倦怠乏力,精神欠佳,尿频、尿急,偶尿痛,夜尿 2 次,大便每日 1～2 次,质可,纳一般。舌质淡红,苔厚,脉细数。患者于 2019 年 6 月 20 日查尿常规:尿隐血(＋)。查肾功能:血尿素氮 6.57 mmol/L,血肌酐 110 μmol/L,血尿酸 449 μmol/L,二氧化碳 25.4 mmol/L,肾小球滤过率 55.41 mL/min。双肾输尿管超声检查示双肾囊肿,双肾结石,左肾结石 0.7 cm×0.4 cm、0.8 cm×0.7 cm,右肾结石 0.4 cm×0.3 cm。

辨证分析:四诊合参,本病属中医学之"石淋"范畴,证属湿热蕴结,火迫血行。

治法:清热利湿,凉血通淋。

处方:金钱草 30 g、海金沙 15 g、冬葵子 30 g、王不留行 12 g、瞿麦 30 g、萹蓄 15 g、川楝子 12 g、滑石 20 g、乌药 12 g、川牛膝 12 g、大血藤 12 g、茜草 12 g、蒲黄 12 g、党参 15 g、黄芪 15 g、茯苓 30 g、知母 10 g、黄柏 10 g、生石膏 30 g。14 剂,水煎服,日 1 剂,分 2 次服。

二诊:2019 年 9 月 25 日。患者腰部胀痛较前好转,尿频,偶尿痛,夜尿 1～2 次,纳可,眠欠佳、多梦,大便正常。舌质淡红,苔白,脉细。患者于 2019 年 9 月 11 日查尿常规:尿隐血(－)。查肾功能:血尿素氮 6.3 mmol/L,血肌酐 80 μmol/L,肾小球滤过率 69.7 mL/min。双肾输尿管超声检查示双肾囊肿伴部分囊壁钙化,左肾结石横径 0.48 cm,右肾结石横径 0.34 cm。处方:守上方去生石膏、大血藤、川牛膝、蒲黄、茜草,加远志 15 g、酸枣仁 12 g。21 剂,水煎服,日 1 剂,分 2 次服。

三诊:2019 年 10 月 23 日。患者 5 日前尿痛,排出结石一枚。纳眠可,大便每日 1 次、质可,夜尿 1 次。舌质淡红,苔白,脉细。继续服用上方 14 剂巩固治疗。

按:本案石淋患者证属湿热蕴结,火迫血行。患者外感湿邪入里化热,或外感热邪与体内湿邪胶着,又或恣食肥甘厚味致湿热内生,湿与热结移行下焦,湿热蕴结于肾,熏蒸膀胱,煎灼津液,津失邪滞炼而为石。腰为肾之府,湿热邪气侵袭腰部,则见腰部胀痛;湿热之邪下注膀胱,则见尿频、尿急、尿痛;日久耗气伤阴,则见乏力;阴虚生火,火迫血行,故尿隐血阳性。虚火上扰心神,心神失养,则见失眠、多梦,在清热利湿、凉血通淋的同时,兼以养血安神;因此,能取得不错的疗效。

病案 2 李某,女,35 岁,2014 年 7 月 29 日初诊。反复腰痛 10 年余。

患者诉 2004 年因腰痛于外院住院,诊断为肾结石,并行激光碎石术,效果欠佳,现为求中医治疗,遂来我院就诊。

现症见:偶腰痛,手指及小腿发麻,纳眠尚可,二便调。舌质淡红,苔白,脉细。2014 年 3 月查双肾彩超示双肾回声改变,考虑海绵肾。2014 年 7 月 21 日查双肾 CT 示双肾弥漫性结石。2017 年 7 月 21 日查肾功能:血肌酐 113 μmol/L。

辨证分析:四诊合参,本病属中医学之"石淋"范畴,证属脾肾气虚兼湿热蕴结。

治法:补脾益肾,清热利湿,排石通淋。

处方:黄芪 15 g、党参 15 g、知母 10 g、黄柏 10 g、乌药 12 g、金钱草 30 g、海金沙 15 g、冬葵子 30 g、王不留行 12 g、瞿麦 30 g、萹蓄 15 g、川楝子 12 g、滑石 20 g。14 剂,水煎服,日 1 剂,分 2 次服。

二诊:2014 年 8 月 12 日。患者诉服中药后,小便中有砂石排出,尿痛,大便尚可,余无不适。2014 年 8 月 12 日查尿常规:尿隐血(+),尿蛋白(+),白细胞(+)。守上方加川牛膝 12 g、大血藤 12 g、茜草 12 g、蒲黄 12 g、败酱草 10 g、土茯苓 15 g。7 剂,水煎服,日 1 剂,分 2 次服。

近 4 年来,患者坚持到门诊规律就诊,其间排出百余枚结石。

2018 年 9 月 18 日再次就诊:患者诉周身乏力,睡眠欠佳,纳食尚可,大便每日 1 次、成形,夜尿 1～2 次,无尿痛等不适。处方:金钱草 30 g、海金沙 15 g、冬葵子 30 g、王不留行 12 g、瞿麦 30 g、萹蓄 15 g、川楝子 12 g、滑石 20 g、乌药 12 g、黄芪 15 g、茯苓 30 g。14 剂,水煎服,日 1 剂,分 2 次服,以巩固治疗。

按:本案石淋患者病程偏长,证属脾肾气虚兼湿热蕴结。肾主水,肾气亏虚,膀胱气化失司,浊中之清不能上输于肺;脾气亏虚,水津输布异常,清中之浊不能下注膀胱，水液留滞下焦，浊阴聚集，内生湿热，日久炼液成石。因此在清热利湿、排石通淋的同时，需要注重补益脾肾之气。

病案3 刘某，女，48岁，2019年8月7日初诊。间断腰痛4年余。

患者诉4年前因腰痛于外院就诊，诊断为肾结石，曾行微创手术治疗，近来无明显诱因，出现腰痛、尿频、尿急，遂来我院门诊就诊。

现症见：偶腰痛，尿频，尿急，周身乏力，夜尿2～3次，纳眠可，大便每日1～2次，偏干，余无特殊不适。舌质绛，苔厚，脉细。2019年8月4日查尿常规：尿蛋白（±），红细胞（＋＋），白细胞（＋＋）；2019年8月4日查肾脏超声：左侧输尿管上段扩张，右侧输尿管上段结石伴扩张。

辨证分析：四诊合参，本病属中医学之"石淋"范畴，证属气滞血瘀兼湿热蕴结。

治法：行气化瘀，清热利湿，排石通淋。

处方：石韦12g、金钱草30g、海金沙15g、冬葵子30g、王不留行12g、瞿麦30g、萹蓄15g、川楝子12g、滑石20g、乌药12g、川牛膝12g、大血藤12g、茜草12g、蒲黄12g、党参15g、黄芪15g、茯苓50g、知母10g、黄柏10g、土茯苓30g。14剂，水煎服，日1剂，分2次服。

二诊：2019年9月18日。患者小便排出结石一枚，偶有腰部不适，纳眠可，大便每日1～2次，质可，夜尿2次；余无特殊不适。2019年9月18日查尿常规：尿蛋白（＋），尿隐血（＋），白细胞酶（＋）。守上方加猪苓15g。14剂，水煎服，日1剂，分2次服，以巩固治疗。

按：石韦散原名"瞿麦散"，首见于唐代的《外台秘要方》，后由宋代的《太平圣惠方》收录并加甘草后更名为"石韦散"。本案患者病程长，久病耗气，气虚血瘀，不通则痛，故见腰痛、乏力；湿热之邪侵袭体内，下注膀胱，则见尿频、尿急；湿热之邪灼伤津液，津失邪滞炼液为石。本方有行气化瘀、清热利湿、通淋排石的功效，并加金钱草、海金沙等以加强排石消坚的功效；患者虚实夹杂，当标本兼顾，佐以茯苓、黄芪、党参益气补虚。黄柏主入肾经，善泻相火、除骨蒸，与知母相须为用长于清泄下焦湿热；土茯苓解毒利湿。诸药合用，共奏化气行瘀、清热利湿、排石通淋之功。

病案 4 宋某,女,35 岁,2019 年 3 月 20 日初诊。间断腰痛 2 年余。

患者曾于当地医院行体外冲击波碎石术治疗,效果欠佳,遂来我院门诊就诊。

现症见:左侧腰部胀痛,排尿后尿道口疼痛,口苦、口臭,纳眠尚可,夜尿 1 次,大便每日 1～2 次,质可。舌质淡红,苔白根厚,脉细数。2019 年 3 月 20 日查尿常规:尿隐血(±),白细胞酶(++)。双肾输尿管超声检查示左肾结石直径 0.6 cm,右肾结石直径 0.3 cm。

辨证分析:四诊合参,本病属中医学之"石淋"范畴,证属湿热蕴结兼气滞血瘀。

治法:清热利湿,行气化瘀,凉血通淋。

处方:金钱草 30 g、海金沙 15 g、冬葵子 30 g、王不留行 12 g、瞿麦 30 g、萹蓄 15 g、川楝子 12 g、滑石 20 g、乌药 12 g、川牛膝 12 g、大血藤 12 g、茜草 12 g、蒲黄 12 g、党参 15 g、黄芪 15 g、茯苓 30 g、知母 10 g、黄柏 10 g、生石膏 30 g。14 剂,水煎服,日 1 剂,分 2 次服。

二诊:2019 年 5 月 1 日。患者诉服药后病情平稳,偶有左侧腰胀,纳食尚可,大便正常,质成形。舌质淡红,苔白,脉细。2019 年 5 月 1 日尿常规:尿隐血(+),白细胞酶(++)。双肾输尿管超声检查示左肾结石直径 0.6 cm。守上方加土茯苓 15 g,败酱草 15 g。续服 14 剂。

三诊:2019 年 7 月 3 日。患者诉牙龈肿痛,头部易出汗,纳眠可,大便每日 1～2 次,质可,小便色黄。舌质淡红,苔白,脉细。2019 年 6 月 30 日查尿常规:尿蛋白(±),尿隐血(±),白细胞酶(-)。双肾输尿管超声检查示左肾结石直径 0.45 cm。处方:知母 10 g、黄柏 10 g、生地黄 15 g、山茱萸 15 g、泽泻 10 g、山药 15 g、甘草 8 g、牡丹皮 10 g、通草 5 g、淡竹叶 10 g、益智仁 10 g、乌药 10 g、瞿麦 10 g、萹蓄 10 g、白头翁 10 g、秦皮 10 g、黄连 6 g、黄芪 15 g、茯苓 30 g。14 剂,水煎服,日 1 剂,分 2 次服。

后随访,患者于 2019 年 7 月 5 日晨解小便时尿道疼痛,随后排出结石一枚。继续服用中药巩固疗效。

按：《诸病源候论》云："石淋者，淋而出石也，肾主水，水结则化为石，故肾容沙石。肾虚为热所乘，热则成淋。"本案患者初诊之时湿热之邪较重，湿与热结于下焦，炼液为石，瘀积水道，阻滞气机，不通则痛，故腰部胀痛；湿热灼伤肾络，则尿血。故予以排石利水汤清热利湿、行气活血、益气利水。本病的演变规律初期多为湿热蕴结下焦，或气郁化火，日久伤及肾阴，继而阴损及阳；或治疗过用清利之品，损伤脾肾阳气，出现正虚邪实的症状。本病病位在膀胱，与脾、肾、肝诸脏密切相关，属本虚标实。本虚在于肾气虚衰，阳不化气，气化失司，水液代谢失常；标实在于湿热蕴结，气滞血瘀。故治疗应注重鼓舞正气，正气振奋，则气血运行通畅；肾气盛，则膀胱气化蒸腾有节，开阖有度，浊阴出于下窍，尿液运行畅通无阻。同时临床用药辨证施治，注重清热利湿益气并重、行气活血化瘀并行，溶石排石利水兼顾，故疗效满意。

病案 5 田某，男，47 岁，2016 年 11 月 24 日初诊。因"发现右肾结石 9 年"就诊。

患者曾多次行右肾体外超声波碎石术，肾结石反复发作，遂来我院门诊就诊。

现症见：腰腹部无疼痛，稍觉身软乏力，纳食欠佳，二便调，舌质淡红，苔薄黄，脉细。泌尿系统彩超检查示双肾积水（右肾约 2.3 cm，左肾约 2.3 cm），双肾多发结石（右肾结石直径约 1.1 cm，左肾结石直径约 0.5 cm）；尿常规检查示尿隐血（±），尿蛋白（＋）。

辨证分析：四诊合参，本病属中医学之"石淋"范畴，证属脾肾气虚兼湿热蕴结。

治法：清热利湿，理气健脾，排石排水。

处方：金钱草 30 g、三棱 10 g、鸡内金 10 g、石韦 12 g、黄柏 10 g、车前子 15 g、赤小豆 15 g、益母草 15 g、木香 10 g、炒白术 10 g、陈皮 10 g、桂枝 5 g、猪苓 10 g、泽泻 10 g、大腹皮 10 g、姜皮 10 g、桑白皮 10 g、黄芪 15 g、茯苓 30 g、金樱子 15 g、芡实 30 g。14 剂，水煎服，日 1 剂，分 2 次服。

二诊:2016 年 12 月 15 日。患者身软乏力感减轻,纳食较前增加,余无特殊不适。查体未见异常,舌质淡红,苔薄黄,脉细。尿常规检查示尿隐血(＋),尿蛋白(±)。泌尿系统彩超检查示双肾积水(右肾约 2.1 cm,左肾约1.6 cm),双肾多发结石(右肾结石直径约 0.83 cm,左肾结石直径约 0.5 cm)。患者双肾积水均较前减少,右肾结石直径亦缩小,提示治疗有效。但考虑患者病程较长、正气已虚,需扶助正气以助行气利水。守上方,茯苓加量至 50 g 以健脾和胃,并加强利水渗湿之功。14 剂,水煎服,日 1 剂,分 2 次服。

三诊:2017 年 1 月 18 日。患者诉偶有腰痛,身软乏力感不明显,纳食可,查体未见异常,舌质淡红,苔薄黄,脉细。尿常规检查示尿隐血(＋),泌尿系统彩超检查示双肾积水(右肾约 1.9 cm,左肾肾盂分离约 1.3 cm)、双肾多发结石(右肾结石直径约 0.9 cm,左肾结石直径约 0.45 cm)。患者肾结石较前变小,双肾积水亦进一步减少,提示疗效明显,但患者偶有腰痛。在上方的基础上加白芍 10 g、生甘草 10 g,以缓急止痛。14 剂,水煎服。

按:本案患者病程较长,结石阻滞气机,气滞则水停,体内以水湿停滞为主要表现;其身软乏力、纳食欠佳均为脾气亏虚表现,其舌苔薄黄提示有热,但热势尚不明显,故治疗以利湿通淋消石为主,兼以益气行气、活血化瘀。方中金钱草、鸡内金、石韦清热通淋、化石排石,车前子清热利尿通淋,赤小豆利水渗湿,黄柏清热燥湿,三棱破血行气,益母草活血利尿,木香温中行气,金樱子、芡实益肾固精,黄芪除补中益气之外亦有利尿之效。因患者双肾积水明显,酌加五皮饮行气化湿利水,加五苓散温阳化气、利水渗湿。黄柏与车前子合用不仅能增强祛湿之力,而且可制约木香和黄芪之温性,避免助热生邪;三棱、益母草配伍有活血化瘀之效,能消除瘀滞;三棱、木香配伍有行气之功,气行则血行,可以防止瘀血生成,气行则水行,亦可防止水湿停滞;金樱子、芡实重在补肾,肾气充沛则肾阳气化有权,水湿得以温化;而芡实、黄芪意在补脾,脾气健运则水液运化有道,水湿得以布散。以上诸药配伍,共奏清热利湿、益气行气、活血化瘀、溶石排石之效。

男性不育症

不育症是指正常育龄夫妇婚后有正常性生活，在 1 年或更长时间不避孕也未生育。已婚夫妇发生不育症的概率有 15%，其中男性不育症的发病率占 30%。生育的基本条件是具有正常的性功能和拥有能与卵子结合的正常精子。临床上，男性不育症分为性功能障碍和性功能正常两类，后者依据精液分析结果可进一步分为无精子症、少精子症、弱精子症、精子无力症和精子数正常性不育症。本病的病理变化主要是精气不足、活力低下，无力与女精相传，具体可表现为精元的缺如或伤残，如无精、死精、畸形精子增多等；精液质量的改变，如精液量少、液化不良、精薄清冷等。其中精是生育的物质基础，是男子不育的关键，诚如《秘本种子金丹》所说："疾病之关于胎孕者，男子则在精。"巴元明教授从医三十余年，在男性不育症的病因病机及临床辨治等方面有一些独到的见解。

一、病因病机

巴元明教授认为，本病以肾精亏虚为本，邪实为标。先天不足，肾气虚弱或温邪上受，热陷肝肾以致天癸枯竭；或强力努责、气滞血瘀、肝络瘀滞、精元禁锢，多为无精之重症。嗜欲纵情，施泄无度；手淫过频，遗泄无制，伤及肾精，多为精元不足，精液量少之少精症。肾精不足，阴不恋阳；辛热过度，伤阴动火而相火内炽；或嗜酒肥甘，脾胃失运，酿成痰浊、湿热下注精室；或者房事不洁，湿热病邪直扰精室，灼伤精元而死精不活，或畸形精子增多而不育，或劫烁津液，津液干枯，则多为精凝胶固，液化不良之证。由于年龄增长，久病耗气，劳倦过度，或因相火湿热过用滋阴泻火之品，以致阴气衰退，肾阳衰微，其温煦功能不足而精气清冷，存活能力或活力低下，寒凝气收，则常精凝不化。凡此种种先天或后天因素，累及精液化生、发育、输送，都能导致精气亏损之不育。其病理性质有虚、有实,并随着生理、病理或治疗因素而相互转化,其病理机制并不局限于一脏,然而作为主宰精液化生的脏腑又离不开肾之一脏。

二、辨证论治

精病不育是脏腑功能失调在精液的局部反映,辨证应从整体着手,因脾为后天之本,是构成精液物质基础、补充给养的源头,故尤要重视脾胃的功能。精气不足有正虚邪实之分,正虚、邪实相兼为患时,要分清病情的轻重缓急,从而决定用药的主次先后。辨肾阴肾阳的偏胜是恢复肾气生精功能的前提,应结合患者的年龄、性事动静、舌质舌苔、脉象等进行综合、全面的分析。部分患者除精液检查发现异常外,临床无任何症状,在无证可辨的情况下根据"阳化气,阴成形""阴静阳躁"等阴阳学说的基本理论,辨精论治。

1. 肾精亏虚证

症见:腰膝酸软,头晕耳鸣,夜尿频多,或伴脱发,遗精,早泄,脉沉细,舌质红,少苔,或舌脉正常。精子稀少,精液量亦减少,精子活力降低。

治法:补肾生精,固摄保精。

方剂:五子衍宗丸加减。

药用:枸杞子、菟丝子、五味子、覆盆子、车前子等。

临证加减:遗精、早泄者,加金樱子、芡实、煅牡蛎;伴阳痿者,加阳起石、淫羊藿;不寐者,加远志、夜交藤、茯神等。

2. 阴虚火旺证

症见:五心烦热,口干咽燥,头晕目眩,失眠盗汗。性欲亢进,或异常勃起,梦遗早泄或者阳痿。脉细数,舌质红或绛,苔少。精液检查多见液化不良,精液、精子数量减少,或畸形精子增多。

治法:滋阴恋阳,清热降火。

方剂:大补阴丸加减。

药用：知母、黄柏、熟地黄、龟板、猪脊髓、蜂蜜等。

临证加减：心烦、手足心热者，加炒栀子、淡豆豉；汗出明显者，加青蒿、浮小麦；心烦失眠者，加首乌藤、酸枣仁；大便秘结者，加熟大黄、当归、生何首乌；舌质暗者，加三七粉。

3. 肾阳不足证

症见：畏寒怯冷，腰脊酸痛，或腰骶冷痛，小便清长，淋漓不尽，或夜尿增多。性欲减退，阳事沉静，或萎弱不举。舌质淡，苔白或边多齿痕，脉沉迟，软弱无力。精液检查多见精子存活能力或活力低下，或少精，无精，或精薄清稀，甚或液化不良。

治法：温肾壮阳，滋阴填精。

方剂：右归丸加减。

药用：附子、肉桂、熟地黄、枸杞子、山茱萸、山药、鹿角胶等。

临证加减：肾阳虚明显者，加菟丝子；血虚者，加当归、何首乌；兼夹血瘀明显者，加牡丹皮、赤芍等。

4. 下焦湿热证

症见：胸闷乏力，口中黏腻，纳食不佳，少腹、会阴或睾丸胀痛，小便黄赤涩痛，或混浊滴白，淋漓不尽，性欲多亢进，阳事易举易倒，或萎软不举，梦遗，早泄。舌苔黄腻，脉濡无力。精液黏稠，液化不良甚或凝集成团。死精或畸形精子增多，活力不足，其他细胞增多。

治法：健脾燥湿，清热解毒。

方剂：利湿解毒汤加减。

药用：苍术、黄柏、蒲公英、萆薢、车前子、土茯苓、石菖蒲等。

临证加减：小便频数甚者，加乌药；腰膝酸痛甚者，加杜仲、续断；脾虚纳差甚者，加炒谷芽、炒麦芽、炒白扁豆健脾助运。

5. 痰湿内阻证

症见：头晕身重，短气少力，喉中黏腻，痰涎较多，咳嗽，胸闷，伴见少腹疼痛,睾丸硬肿疼痛,或兼高脂血症。舌质淡或红,苔腻,脉滑。精检可见液化不良,或存活率低下,活力降低,或者无精子。

治法:理气化痰,软坚散结。

方剂:济生橘核汤。

药用:法半夏、茯苓、陈皮、川楝子、橘核、昆布、生牡蛎、川牛膝等。

临证加减:水肿者,加猪苓、泽泻、益母草;皮肤瘙痒者,加赤芍、牡丹皮、地肤子等。

6. 瘀阻肝络证

症见:少腹胀满或者疼痛,睾丸下坠,可扪及结节或静脉曲张成团,或其他方法治疗无效。舌有瘀点,或紫黯,脉沉涩。精液检查可见精子数量极少,或无精,或畸形、死精增多。

治法:养血活血,理气通络。

方剂:血府逐瘀汤。

药用:桃仁、红花、柴胡、赤芍、生地黄、枳壳、甘草、当归、川芎、桔梗等。

临证加减:口干咽燥者,加玄参、石斛、玉竹;肝郁明显者,加玫瑰花、合欢花;瘀滞明显者,加川牛膝、土鳖虫、苏木;失眠者,加远志、酸枣仁、夜交藤等。

三、典型病案

病案 1 张某,男,30 岁。2019 年 3 月初诊。婚后 2 年未育。

患者诉结婚 2 年未避孕而未育,曾于外院做精液分析示精子活力降低,诊断为弱精子症,其妻检查未见明显异常。为进一步治疗求诊。

现症见:偶感疲倦乏力,纳可,睡眠可,大、小便正常。舌质淡红,苔薄白,脉沉细。

辨证分析:四诊合参,本病属中医学"无子"(肾精亏虚证)范畴。

治法:补肾生精,固摄保精。

药用：熟地黄 15 g、山药 15 g、山茱萸 10 g、茯苓 30 g、泽泻 10 g、牡丹皮 10 g、川牛膝 10 g、穿山龙 10 g、白茅根 30 g、茜草 10 g、黄芪 15 g、党参 15 g、车前子 10 g、五味子 10 g、菟丝子 10 g、枸杞子 10 g、覆盆子 10 g、防风 10 g、白术 10 g。水煎服，日 1 剂，分 2 次服。

二诊：患者疲劳乏力较前好转，纳可，睡眠可，大、小便正常。舌质淡红，苔薄白，脉沉细。守上方加猪苓 15 g。

三诊：其妻已怀孕。

按：患者除既往检查精子活力降低及疲倦乏力外，无其他临床症状，而肾精不足可表现为疲倦乏力，予以参芪地黄衍宗汤加减。另加川牛膝、穿山龙、白茅根以通肾络，白术健脾益气，中焦生化有源以滋养先天肾精。猪苓利水，归肾经，使肾络通畅，则更易有子。

病案 2 魏某，男，35 岁。2018 年 7 月初诊。婚后 2 年未育，性欲低下 1 年。

患者诉 2 年前结婚后至今未育，其妻检查未见明显异常，1 年前患者开始出现性欲低下，2018 年 2 月 5 日进行精液分析示精微，精子活动率 40.01%，A 级 22.73%，B 级 9.09%。为进一步治疗求诊。

现症见：心烦，手足心热，活动后气短、汗出，疲倦乏力，膝软，左侧胸部刺痛，纳可，睡眠欠佳，大、小便正常。查体未见明显异常。舌质淡红，苔白根部略厚，脉细数。

辨证分析：四诊合参，本病属中医学"无子"（阴虚火旺，痰湿内阻证）范畴。

治法：清热降火，理气化痰。

药用：知母 10 g、黄柏 10 g、生地黄 15 g、山药 15 g、山茱萸 10 g、茯苓 30 g、泽泻 10 g、牡丹皮 10 g、川牛膝 10 g、穿山龙 10 g、白茅根 30 g、茜草 10 g、黄芪 15 g、党参 15 g、车前子 10 g、五味子 10 g、菟丝子 10 g、枸杞子 10 g、覆盆子 10 g、煅龙骨 30 g、煅牡蛎 30 g、苏木 10 g、土鳖虫 10 g。水煎服，日 1 剂，分 2 次服。同时口服六味维肾膏。

二诊：患者心烦、气短、汗出好转，睡眠欠佳，疲倦乏力，纳可，大、小便正常。

舌胖,边有齿痕,苔白,脉缓。守上方去煅龙骨、煅牡蛎、苏木、土鳖虫,另加酸枣仁 12 g、陈皮 10 g、法半夏 15 g。

服药 2 个疗程后其妻怀孕。

按:方用经验方知柏地黄衍宗汤治疗。知柏地黄衍宗汤是将知柏地黄汤和五子衍宗丸合用,并随症加减而成。患者平素嗜食辛辣厚味,耗伤阴液,日久损伤脾胃运化功能,水谷精微不能转化成精血,膏脂痰浊集于体内,聚而为痰湿,以致不育,如清代陈士铎《辨证录》云:"男子身体肥大,必多痰涎,往往不能生子……夫精必贵纯,湿气杂于精中,则胎多不育。"故加用法半夏、陈皮健脾燥湿,以达到治疗的目的。

病案 3 金某,男,28 岁。2018 年 3 月初诊。婚后未育 1 年余。

患者诉 1 年前结婚后未避孕而未育,其妻检查未见明显异常,亦在调理身体备孕。为进一步治疗求诊。

现症见:昨日起腹泻,纳可,睡眠可,小便正常。体检未见明显异常。舌质淡红,苔薄白,脉细。

辨证分析:四诊合参,本病属中医学"无子"(肾精亏虚,下焦湿热证)范畴。

治法:补肾填精,清热利湿。

药用:金樱子 30 g、芡实 30 g、白茅根 30 g、茯苓 30 g、玉米须 30 g、土茯苓 30 g。水煎服,日 1 剂,分 2 次服。

二诊:患者无腹泻,足趾关节疼痛,纳可,睡眠可,大、小便正常。精液分析示精子总活力 32%,前向运动精子 22%。舌质淡红,苔薄白,脉细。处方:熟地黄 15 g、山药 15 g、山茱萸 10 g、茯苓 30 g、泽泻 10 g、牡丹皮 10 g、川牛膝 10 g、穿山龙 10 g、白茅根 30 g、茜草 10 g、黄芪 15 g、党参 15 g、车前子 10 g、五味子 10 g、菟丝子 10 g、枸杞子 10 g、覆盆子 10 g、黄柏 10 g、苍术 10 g。

三诊:患者无明显不适,纳可,睡眠可,大、小便正常。精液分析示精子总活力 35%,前向运动精子 24%。舌质淡红,苔薄白,脉细。守二诊方去黄柏、苍术。

四诊:患者无明显不适,纳可,睡眠可,大、小便正常。精液分析示精子总活力 45％,前向运动精子 34％。舌质淡红,苔薄白,脉细。效不更方。

坚持服药 6 个月后其妻怀孕。

按:初诊时因患者腹泻,予以水陆二仙汤补肾益精,清热利湿。二诊时方用参芪地黄衍宗汤治疗。参芪地黄衍宗汤是将参芪地黄汤和五子衍宗丸合用,并随症加减而成。患者足趾关节疼痛,加用苍术、黄柏以清热燥湿。三诊、四诊时患者无明显症状,且精子活力较前增加,故去苍术、黄柏。

病案 4 陈某,男,34 岁。2018 年 10 月初诊。婚后 3 年未育,性功能减退 1 年。

患者诉 2015 年结婚,婚后未避孕而未育,其妻检查未见明显异常,1 年前患者开始出现早泄等性功能减退的表现,为进一步治疗求诊。

现症见:性功能减退,早泄,偶感疲倦乏力,纳可,睡眠可,大、小便正常。查体未见明显异常。舌质淡红,苔薄白,脉细。

辨证分析:四诊合参,本病属中医学“无子”(肾精亏虚证)范畴。

治法:补肾生精,固摄保精。

药用:熟地黄 15 g、山药 15 g、山茱萸 10 g、茯苓 30 g、泽泻 10 g、牡丹皮 10 g、川牛膝 10 g、穿山龙 10 g、白茅根 30 g、茜草 10 g、黄芪 15 g、党参 15 g、车前子 10 g、五味子 10 g、菟丝子 10 g、枸杞子 10 g、覆盆子 10 g、阳起石 10 g、锁阳 10 g。

二诊:患者疲倦乏力好转,仍有早泄,纳可,睡眠可,大便正常,夜尿 2 次。舌质淡红,苔薄白,脉细。守上方加益智仁 10 g、乌药 10 g。

三诊:患者早泄好转,纳可,睡眠可,大便可,夜尿 1～2 次。舌质淡红,苔薄白,脉细。效不更方。

服药 3 个疗程其妻怀孕。

按:本案患者为年轻男性,婚后 3 年未育,兼见性功能减退,中医证型为肾精亏虚,仍以参芪地黄衍宗汤加减治疗,加阳起石、锁阳温肾壮阳,加益智仁、乌药以固精缩尿。

病案 5 黄某,男,37 岁。2019 年 1 月初诊。婚后 3 年未育。

患者诉 2016 年结婚,婚后未避孕而未育,其妻检查未见明显异常,为进一步治疗求诊。

现症见:易感疲倦乏力,手足心热,偶有心烦,纳可,睡眠一般,大、小便正常。查体未见明显异常。舌质红,苔白,脉弦细。

辨证分析:四诊合参,本病属中医学"无子"(阴虚火旺,相火亢盛证)范畴。

治法:滋阴恋阳,清热降火。

药用:知母 10 g、黄柏 10 g、生地黄 15 g、山药 15 g、山茱萸 10 g、茯苓 30 g、泽泻 10 g、牡丹皮 10 g、川牛膝 10 g、穿山龙 10 g、白茅根 30 g、茜草 10 g、黄芪 15 g、党参 15 g、车前子 10 g、五味子 10 g、菟丝子 10 g、枸杞子 10 g、覆盆子 10 g、炒栀子 10 g、淡豆豉 10 g。

二诊:患者疲倦乏力及手足心热好转,纳可,睡眠欠佳,大、小便正常。舌质红,苔薄白,脉弦细。守上方加远志 15 g,酸枣仁 12 g。

三诊:患者无明显不适,纳可,睡眠可,大、小便正常。舌质淡红,苔薄白,脉弦细。效不更方。

坚持服药 3 个月后其妻怀孕。

按:方用知柏地黄衍宗汤治疗。知柏地黄衍宗汤是将知柏地黄汤和五子衍宗丸合用,并随症加减而成。肾阴不足无以上济心火,则心火亢盛,故加炒栀子、淡豆豉泻心除烦;睡眠不安,加远志、酸枣仁交通心肾而安神。阴阳平和则有子。

荆楚中医药继承与创新出版工程·
荆楚医学流派名家系列（第一辑）

巴元明

创新成果

一、尿路结石研究成果达到国际同类研究先进水平

尿路结石又称尿石症,主要包括肾结石、输尿管结石及膀胱结石,是泌尿系统的一种常见病、多发病。随着人们饮食结构的变化及水质的改变,其发病率有逐年增高的趋势。在我国,本病好发于广东、山东等地。尿路结石多发于青壮年,常见突发性绞痛、血尿、排尿困难、尿潴留等症状,给患者带来了巨大的痛苦。结石的梗阻,可以引起梗阻平面以上的输尿管及肾盂肾盏发生进行性加重的积液与感染。梗阻如不尽快解除,长期肾盂积水,肾皮质挤压变薄,肾实质萎缩,最终会导致肾衰竭,危害严重。因此,探索有效的尿路结石治疗途径是现代医学研究的一个重要方向。

尿路结石直径大于 0.6 cm 时,西医多主张手术摘除,但其复发率较高。文献报道尿路结石 5 年复发率为 8%～12%,9 年达 67%,25 年高达 75%。结石复发目前仍是西医治疗尿路结石所面临的一个棘手问题。

中医药治疗尿路结石已有数千年的历史,积累了丰富的临床经验,在结石的防治中具有独特的疗效和优势。中医药治疗尿路结石的临床应用前景广阔。但目前中医排石治疗用药大多是水煎汤剂,这对发病急、病程长的尿路结石而言,存在疗效欠佳、使用费时、携带不便、价格较贵等问题。因此积极开拓治疗尿路结石的新方法是中医药治疗尿路结石发展亟待解决的问题。结合现代科学技术,将疗效确切、可重复性强又无毒副作用的排石方药改变剂型,使之成为简便廉验的排石新制剂,广泛应用于临床,有望将尿路结石的治疗效果提高到一个新水平。

排石冲剂是由湖北省中医院巴元明主任医师在辨病与辨证相结合的基础上,根据尿路结石的发病特点,结合邵朝弟教授数十年治疗尿路结石的临床经验方和现代中医药理论技术,与邵朝弟教授共同研制开发而成的专治湿热下注型、气滞血瘀型尿路结石的新型纯中药制剂。

（一）实验研究

通过建立草酸钙（CaO_x）结石大鼠模型及体外大鼠肾小管上皮细胞模型，用排石冲剂进行干预，观察排石冲剂对 CaO_x 结石大鼠肾组织氧化应激损伤（OS）及对紧密连接（TJ）蛋白闭合蛋白（occludin）、ZO-1 的影响；同时，按照《医疗机构制剂注册管理办法（试行）》要求，对排石冲剂的制备工艺、质量标准、制剂的稳定性试验及急性毒性试验进行研究。从全新的角度探讨排石冲剂防治尿路结石、防止其复发的分子机制和作用靶点，并为该方的医疗机构制剂研究提供相关实验支持，为其能更广泛应用于临床提供理论依据。

1. 动物实验

以 1％乙二醇（自由饮水）和 2％氯化铵溶液为成石剂，建立 CaO_x 结石大鼠模型。将 48 只雄性 8～9 周龄 SPF 级 Wistar 大鼠适应性喂养 1 周后，随机分为以下 4 组：空白对照组（12 只），给予生理盐水灌胃，每天 2 mL；模型对照组（12 只），给予成石剂；排石冲剂治疗组（12 只），给予成石剂及排石冲剂配成的 1.2 g/mL 混悬液灌胃，每天 2 mL；枸橼酸钾治疗组（12 只），给予成石剂及 25％枸橼酸钾溶液灌胃，每天 2 mL。实验周期为 28 天。

实验结束时，收集大鼠 24 h 尿液并记录，由腹主动脉采集血标本，采用生化分析仪测定血清中 BUN、Cr、Ca^{2+}、Mg^{2+}、P^{3+} 含量；取左肾并将其置于 4％多聚甲醛溶液中固定，后经石蜡包埋，做常规切片，行 HE 染色和 Von Kossa 染色，并采用免疫组化法检测大鼠肾组织中 TGF-β1、NF-κB、KIM-1、MCP-1、IL-6、OPN、Ang Ⅱ、AT1R、AT2R、ACE、ACE2 及 occludin、ZO-1 蛋白的表达情况。将大鼠右肾置于液氮中，后经组织匀浆，检测肾组织中 SOD 活性和 MDA 含量；提取总 RNA，采用 RT-PCR 技术检测大鼠肾组织中 TGF-β1、NF-κB、KIM-1、MCP-1、IL-6、OPN、Ang Ⅱ、AT1R、AT2R、ACE、ACE2 和 occludin、ZO-1 的 mRNA 的量；取大鼠肾组织匀浆，提取总蛋白，用蛋白质印迹法测定大鼠 occludin、ZO-1 蛋白的表达量。

2. 体外细胞实验

大鼠肾小管上皮细胞(NRK52E 细胞)经复苏、传代后,分为 5 组。空白对照组仍换 5 mL DMEM 培养液,草酸(O_x)、一水草酸钙(COM)损伤组(模型对照组)换为含1.0 mmol/L O_x、500 μg/mL COM 的 5 mL DMEM 培养液,治疗对照组分别换为含 1.0 mmol/L O_x、500 μg/mL COM 及高、中、低浓度含药血清(含 10%)的 5 mL DMEM 培养液。48 h 后移去上述培养液,取各组 NRK52E 细胞,以 pH 值为 7.4 的中性 PBS 培养液再冲洗 2 次,分别提取总蛋白及总 RNA,用蛋白质印迹法及 RT-PCR 技术检测 occludin、ZO-1 的蛋白水平及 mRNA 量。

3. 实验结果

(1) 大鼠一般情况:实验过程中,各组大鼠均未死亡,模型对照组大鼠于实验第 4 周出现食欲减退、毛发不荣、饮水减少、尿量减少、精神倦怠、身体蜷缩,且体重降低、尿量减少,使用排石冲剂干预后,大鼠的体重和尿量均增加,精神状况良好,饮食活动基本正常。

(2) 大鼠血尿生化情况:与空白对照组比较,模型对照组大鼠尿液中 O_x、Ca^{2+}、P^{3+} 含量增高,Mg^{2+} 含量降低;BUN 及血清中 Cr、Ca^{2+}、P^{3+} 含量增高,Mg^{2+} 含量降低。使用排石冲剂干预后,大鼠尿液中 O_x、Ca^{2+}、P^{3+} 含量降低,Mg^{2+} 含量增高;BUN 及血清中 Cr、Ca^{2+}、P^{3+} 含量降低,Mg^{2+} 含量增高。结果表明:O_x、CaO_x 晶体能导致大鼠尿液中 O_x、Ca^{2+}、P^{3+} 等含量增高,结石形成抑制物 Mg^{2+} 含量降低,促进结石的形成;排石冲剂可能通过降低尿液中 O_x、Ca^{2+}、P^{3+} 等的含量,升高 Mg^{2+} 含量,从而抑制结石的形成。

(3) 大鼠肾脏病理改变情况:与空白对照组比较,模型对照组大鼠肾组织色泽暗淡,明显肿胀,有突出并散在分布的颗粒物,切面中心发白,且有大量的结晶形成,肾小管管腔明显扩张;而排石冲剂干预后,大鼠肾脏表面颜色正常,切面中心颜色稍淡,且肾脏中结晶量较少,零星散在分布,少数肾小管有不同程度的扩张。结果表明:O_x、CaO_x 晶体能使大鼠肾脏发生病理改变;排石冲剂可能通过干预病理改变过程，达到保护肾脏、防治结石的目的。

（4）大鼠肾组织中氧化应激及炎症损伤情况：与空白对照组比较，模型对照组大鼠肾组织中，SOD 活性降低，MDA 含量增高，TGF-β1、NF-κB、KIM-1、MCP-1、IL-6、OPN 的 mRNA 和蛋白的表达水平明显升高；而排石冲剂干预后，大鼠肾组织中 SOD 活性升高，MDA 含量降低，TGF-β1、NF-κB、KIM-1 等指标的表达均降低。结果表明：O_x 和 CaO_x 晶体能降低 SOD 活性，升高 MDA 含量，上调 TGF-β1，增加 ROS 产生，上调 NF-κB、MCP-1、IL-6 等的表达水平，促进肾小管上皮细胞的 OS 和炎症损伤，增加 OPN 表达，促进晶体黏附、核化和聚集；排石冲剂可能通过升高 SOD 活性、降低 MDA 含量，直接或间接下调 TGF-β1，减少 ROS 产生，下调 NF-κB、MCP-1、IL-6 等的表达水平，以减轻肾小管上皮细胞的 OS 和炎症损伤，调节肾组织中 OPN 蛋白表达水平，干预 CaO_x 晶体的黏附、核化和聚集，从而起到抑制结石的沉积，保护肾小管上皮细胞的作用。

（5）大鼠肾组织中 RAS 相关指标的表达情况：与空白对照组比较，模型对照组大鼠肾组织中，AngⅡ、AT1R、ACE 的 mRNA 和蛋白表达水平明显升高，AT2R 和 ACE2 的 mRNA 和蛋白表达水平降低；使用排石冲剂干预后，在大鼠肾组织中 AngⅡ、AT1R、ACE 的表达水平有所增高，AT2R 和 ACE2 的表达水平有所降低。结果表明：O_x、CaO_x 晶体能激活大鼠肾脏局部的 RAS，使 ACE 表达水平增高，可将 AngⅠ转化为 AngⅡ，大量的 AngⅡ与 AT1R 结合发挥其促进 OS 和炎症损伤的作用，同时，AngⅡ还能介导 OPN 的表达，以促进晶体成核和聚集；排石冲剂对 CaO_x 结石的干预作用可能通过上调 ACE2，将 AngⅠ转化为 Ang-(1-9)，也可将 AngⅡ降解成 Ang-(1-7)，进而使肾脏中 AngⅡ表达水平下调，并能通过上调 AT2R 的表达水平，拮抗 AT1R 介导的 AngⅡ效应，以减轻肾小管上皮细胞的 OS 和炎症损伤，从而达到干预 CaO_x 结石的形成，保护肾脏的目的。

（6）大鼠肾小管上皮细胞中 TJ 相关指标表达情况如下：①动物实验：与空白对照组比较，模型对照组大鼠肾组织中 occludin、ZO-1 的表达水平明显降低；使用排石冲剂干预后，大鼠肾组织中 occludin、ZO-1 的表达水平增高。②体外细胞实验：与空白对照组比较，模型对照组中 occludin、ZO-1 的表达水平明显降低；而排石冲剂干预后，occludin、ZO-1 的表达水平升高，且随着药物血清浓度的增加而表达增高。结果表明：O_x 和 CaO_x 晶体可以直接或间接地（通过 OS 和炎症损伤）作用于大鼠肾小管上皮细胞，破坏细胞间 TJ 的结构，从而导致肾小管内结晶、钙及草酸、磷酸等向肾小管上皮细胞间迁移，启动肾小管间质的炎症损伤和 Randall's 斑块的形成，这可能是结石形成和生长的一个基础；排石冲剂对 O_x 和 CaO_x 晶体诱导的大鼠肾小管上皮细胞 TJ 蛋白的改变具有恢复作用，这种作用可能通过抑制相关细胞因子的表达来实现，也可能直接作用于肾小管上皮细胞，以促进细胞损伤恢复及减少结晶的黏附，干预结石的形成。

4. 结论

（1）采用乙二醇和氯化铵法复制 CaO_x 结石大鼠模型成功。

（2）O_x、CaO_x 晶体能通过诱导相关细胞因子的表达，导致肾小管上皮细胞的 OS 和炎症损伤，促进晶体黏附、核化和聚集；排石冲剂可能通过干预这个过程达到防治结石、保护肾脏的目的。

（3）O_x、CaO_x 晶体能激活人鼠肾脏局部的 RA3，以促进 O3、炎症损伤及晶体成核和聚集；排石冲剂可能具有拮抗相关效应分子表达的作用，以减轻 OS 和炎症损伤，达到防治结石、保护肾脏的目的。

（4）O_x、CaO_x 晶体能破坏体内外肾小管上皮细胞 TJ 的结构，以促进细胞损伤及结石形成；排石冲剂可能通过恢复 TJ 相关蛋白的表达，以减轻细胞损伤、抑制晶体黏附，达到干预结石形成、保护肾脏的目的。

（二）制剂研究

1. 制备工艺的研究

根据处方的功能主治和各药物的理化性质及临床用药的需要，拟定其提取工艺为水煎煮法，剂型为颗粒剂。通过正交试验法和剂型成型工艺研究，确定其制备工艺：取排石冲剂处方中饮片加水浸泡 30 min，以 10 倍量水，煎煮提取 3

次,每次 1.5 h,将所得药液过滤,滤液减压浓缩为稠膏,加入糊精适量,混匀,减压干燥,粉碎成干浸膏,干浸膏粉按一定的药辅比(1∶1)加入糊精,用 70% 乙醇润湿,制粒,于 60 ℃ 干燥,至水分含量小于 6.0%,整粒,分装,即得。

2. 质量标准的研究

对制剂中黄芪、黄柏分别进行薄层色谱鉴别,结果黄芪、黄柏图谱清晰,斑点分离效果好,阴性对照无干扰。建立的制剂中黄柏(以盐酸小檗碱计)含量测定方法,可作为控制本品内在质量的指标。根据所测定的多批样品结果,制定了本品盐酸小檗碱的含量限度,暂定本品每袋含黄柏以盐酸小檗碱($C_{20}H_{17}NO_4 \cdot HCl$)计,不得少于 4.0 mg。

3. 制剂稳定性的研究

排石冲剂经铝塑复合膜密封,于室温自然储存 12 个月,并于 37～40 ℃、RH 75% 条件下连续放置 6 个月,各项检测指标均符合本品质量标准规定,表明本品质量稳定。

4. 急性毒性试验的研究

用排石冲剂对小鼠进行急性毒性试验,以最高浓度(生药 3.23 g/mL)、最大体积(40 mL/kg)一日灌胃给药 2 次(相当于临床剂量的 152 倍),连续观察 14 日,未见动物出现毒性反应,因此本品小鼠灌胃耐受剂量大于 258.4 g/kg(生药量)。

5. 临床研究总结

治疗组总有效率为 85.7%,与对照组(70.0%)相比,差异有统计学意义($P < 0.05$),表明治疗组疗效优于对照组,使用排石冲剂治疗尿路结石有较好效果。治疗组气滞血瘀型尿路结石治疗的有效率为 87.1%,与对照组(51.5%)比较差异有统计学意义($P < 0.05$),表明排石冲剂对治疗组中气滞血瘀型尿路结石的疗效优于对照组。治疗组结石排出率为 68.6%,结石排出时间为(31.5±10.3)天,分别与对照组的结石排出率(37.1%)、结石排出时间((40.4±13.9)天)比较差异有统计学意义($P < 0.05$),表明治疗组结石排出率高于对照组,结

石排出时间短于对照组。d 表示结石直径,当 $0.6\ \mathrm{cm}\leqslant d<1.0\ \mathrm{cm}$ 时,两组有效率比较,差异有统计学意义($P<0.05$),治疗组疗效优于对照组,表明排石冲剂对 $0.6\ \mathrm{cm}\leqslant d<1.0\ \mathrm{cm}$ 的结石有较好的疗效;$d<0.6\ \mathrm{cm}$ 时,两组有效率相比,差异无统计学意义($P>0.05$);治疗组内 $d<0.6\ \mathrm{cm}$ 与 $0.6\ \mathrm{cm}\leqslant d<1.0\ \mathrm{cm}$ 的结石疗效相比差异无统计学意义($P>0.05$),表明排石冲剂对 $d<1.0\ \mathrm{cm}$ 的尿路结石均有较好的治疗效果。两组治疗前后的临床症状积分相比,差异有统计学意义($P<0.05$);两组分差相比,差异有统计学意义($P<0.05$),表明两组均能有效改善尿路结石的主要临床症状,治疗组疗效优于对照组。结果显示:两组合并积液病例的有效率相比,差异有统计学意义($P<0.05$),治疗组疗效优于对照组,表明排石冲剂对尿路结石合并积液有较好的疗效。

几十年来,巴元明教授课题组一直致力于中医药防治尿路结石的研究,经过长期的临床探索,形成了清热利湿益气并重、行气活血化瘀并行、溶石化石排石兼顾的尿路结石治疗原则,研制出具有溶石、排石、利水作用的系列方药。研究表明:排石冲剂治疗尿路结石有显著的效果,总有效率达 86%;它能有效提高结石排出率,缩短结石排出时间,改善临床症状及阳性体征,无毒副作用。2005年,课题经中西医结合专家组鉴定,尿路结石临床研究成果达到国内同类研究的领先水平。"排石冲剂治疗尿路结石的临床研究"获得湖北省科学技术进步奖二等奖(编号:2005J-209-2-066-048-R01)。

湖北省科技查新报告:①关于"排石冲剂对肾结石大鼠肾上皮细胞氧化应激损伤及 occludin、ZO-1 表达的影响"的研究,国内、外文献范围内,尚未见与该课题要点相同的文献报道。②国内文献中,有以溶石、排石的益气排石方治疗尿路结石的文献报道,但与邵朝弟教授"益气排石"疗法不同。国外文献中多涉及中药方剂对肾结石的防治作用,未涉及邵朝弟教授"益气排石"疗法。所检文献范围内,除委托单位发表的相关文献外,尚未见邵朝弟教授"益气排石"疗法治疗尿路结石的文献报道。经湖北中医药大学、华中科技大学同济医学院附属同济医院、华中科技大学同济医学院附属协和医院、武汉大学中南医院、湖北省人民医院、武汉市第三医院、中国人民解放军广州军区武汉总医院(现中国人民解放军中部战区总医院）组成的专家组鉴定，该项目选题新颖、设计科学、方法先进、数据翔实、结论可信，具有科学性、创新性、先进性、实用性，有着广泛的社会经济应用前景，其成果达到国际同类研究的先进水平。

溶石排石颗粒获得原湖北省食品药品监督管理局批准（鄂药制字Z20150023），授权国家发明专利"一种防治草酸钙结石的化石排石冲剂及其制备方法"（专利号：ZL201410462034.2）。

二、首创敷贴治疗慢性肾脏病

穴位敷贴疗法是在中医经络学说的指导下，在辨证论治的基础上，将药物敷贴在体表的特定部位以治疗疾病的一种方法。随着内服药物疗法毒副作用和耐药性的增加，穴位敷贴疗法日益受到重视。清代名医徐灵胎认为，用膏药贴之，闭塞其气，使药性从毛孔而入其腠理，通经贯络，或提而出之，或攻而败之，较之服药尤有力，此至妙之法。该论述明确阐述了穴位敷贴疗法药物吸收的机制。慢性肾衰竭患者以肾阳虚为主，或阳损及阴出现阴阳两虚。根据《素问·四气调神大论》中"春夏养阳"之原则，以及中医"天人相应"之治则，春夏为阳升阳旺之季，人之阳气亦随之而旺，人应顺应季节变化，珍惜养护人体之阳气。三伏天时阳气最盛，人体腠理开泄透达，营卫通达，人体之阳气若得天阳相助，配以辛温、走窜、通经之药物，通过刺激相关穴位，疏通经络、温阳益气、温补脾肾，增强机体免疫功能，从而达到防病治病的目的。

1. 病例选择

本研究共纳入90例患者：住院12例，门诊78例；男49例，女41例；年龄18～65岁，平均35.63岁；病程1～22年，平均3.86年；原发性慢性肾小球肾炎49例，慢性肾盂肾炎32例，糖尿病肾病9例；CRF代偿期25例，失代偿期54例，肾衰竭期11例。将这些患者随机分为保肾膏三伏穴位敷贴治疗组（A组）30例，保肾膏非三伏穴位敷贴对照组（B组）30例，尿毒清颗粒对照组（C组）30例。

2. 药物来源

保肾膏由湖北省中医院制剂中心制备。保肾膏 0 号由丁香、川牛膝、何首乌、乌梅、花椒以 1∶2∶4∶2∶1 的比例混合而成；保肾膏 1 号由肉桂、丁香、淫羊藿、肉苁蓉、乌梅、花椒以 1∶2∶4∶4∶4∶2 的比例混合而成；保肾膏 2 号由肉桂、丁香、川牛膝、何首乌、花椒以 1∶2∶4∶8∶2 的比例混合而成。将上述药物研磨成细粉，加生姜汁、蜂蜜调成糊状，密封保存。尿毒清颗粒由广州康臣药业有限公司生产。

3. 治疗方案

3 组均采用常规治疗，即给予优质低蛋白、低磷、低脂饮食，采用补充必需氨基酸等支持疗法；进行对症处理，如降压，纠正水、电解质紊乱及酸碱平衡失调、控制感染等。

A 组加用保肾膏，将其调制成五分硬币大小敷贴于双肾俞、命门、双复溜穴，治疗在三伏天进行，每伏的第 1 天敷贴 1 次（每 10 天敷贴 1 次），每次 4～6 h，中医辨证分型为肾阴虚型、肾阳虚型、肾阴阳两虚型的患者，分别用保肾膏 0 号、保肾膏 1 号、保肾膏 2 号敷贴，疗程均为 1 个月。B 组加用保肾膏，将其调制成五分硬币大小敷贴于双肾俞、命门、双复溜穴，治疗在非三伏天进行，每 10 天敷贴 1 次，每次 4～6 h，中医辨证分型为肾阴虚型、肾阳虚型、肾阴阳两虚型的患者，分别用保肾膏 0 号、保肾膏 1 号、保肾膏 2 号敷贴，疗程均为 1 个月。C 组加用尿毒清颗粒，温开水冲服，每天 4 次，6 时、12 时、18 时各服 5 g，22 时服 10 g，疗程为 1 个月。

4. 检测指标

于治疗前及治疗后 1 个月各检查 24 h 尿蛋白定量（24hUPQ，磺基水杨酸法）、血红蛋白（Hb，仪器法）、血清白蛋白（Alb，溴甲酚绿比色法）、血尿素氮（BUN，酶法）、血肌酐（SCr，苦味酸法）、肌酐清除率（CCr，苦味酸法）。治疗前后分别记录倦怠乏力、腰膝酸软、食少纳呆、恶心呕吐等相关症状的积分。

5. 结果

（1）3 组临床疗效比较：A 组与 C 组总有效率相比，差异无统计学意义

（$P>0.05$），A 组与 B 组总有效率相比，差异有统计学意义（$P<0.05$），表明 A 组临床疗效优于 B 组而与 C 组相近。

（2）3 组治疗前后临床症状积分比较：3 组治疗后临床症状积分均明显下降，与治疗前比较有显著变化。A 组、C 组分差相比，差异无统计学意义（$P>0.05$），A 组、B 组分差比较，差异有统计学意义（$P<0.05$），表明 A 组在改善患者临床症状方面优于 B 组而与 C 组相近。

（3）3 组治疗前后 24hUPQ、Hb、Alb 变化比较：3 组治疗后 24hUPQ 均显著下降（$P<0.05$）；A 组、C 组治疗后 Hb、Alb 均显著升高（$P<0.05$），B 组治疗后 Hb、Alb 虽有升高，但与治疗前相比差异无统计学意义（$P>0.05$）。组间比较，A 组与 B 组在升高 Hb、Alb 方面差异均有统计学意义（$P<0.05$），A 组与 C 组差异无统计学意义（$P>0.05$），表明 A 组在升高 Hb、Alb 方面优于 B 组而与 C 组相近。

（4）3 组治疗前后 BUN、SCr 及 CCr 变化比较：A 组、C 组治疗后 BUN、SCr 均显著下降（$P<0.05$ 或 $P<0.01$），B 组治疗后 BUN、SCr 虽有下降，但与治疗前相比差异无统计学意义（$P>0.05$）；A 组、C 组治疗后 CCr 均明显升高（$P<0.05$），B 组治疗后 CCr 虽有升高，但与治疗前相比差异无统计学意义（$P>0.05$）。组间比较，A 组与 B 组治疗后 BUN 差异有统计学意义（$P<0.05$），SCr 和 CCr 差异无统计学意义（$P>0.05$），A 组与 C 组 3 个指标的差异均无统计学意义（$P>0.05$），表明 A 组在改善患者肾功能方面与 C 组相近。

6. 结论

保肾膏三伏穴位敷贴能够改善患者临床症状，减少尿蛋白，升高血红蛋白及血清白蛋白水平，改善肾功能，延缓 CRF 的进展，临床应用简便有效。

"中西医结合内服外敷治疗慢性肾衰竭的临床研究"课题经湖北中医药大学周安方教授、华中科技大学同济医学院附属协和医院邓安国教授、中国人民解放军中部战区总医院刘玉茂教授、武汉大学中南医院张莹雯教授、武汉市中医医院李智杰教授组成的专家组鉴定，达到国内同类研究的领先水平（鄂卫科鉴字〔2006〕第 14 号）。"保肾巴布剂对慢性肾脏病患者生存质量影响的研究"课题经华中科技大学同济医学院附属同济医院、武汉大学人民医院等的专家组成的中西医结合专家组鉴定，达到国内同类研究的领先水平（鄂卫科鉴字〔2013〕第 15 号）。

巴元明教授主编的《中医肾病外治学》为全国第一部中医肾病外治法的学术专著。"中西医结合内服外敷治疗慢性肾衰竭的临床研究"于 2009 年荣获湖北省科学技术进步奖二等奖（2009J-208-2-072-065-R01）和武汉市科学技术进步奖三等奖（2009J-139-3-086-060-01）。采用敷贴治疗的患者已有数万人，中央电视台、《楚天都市报》等知名媒体都进行了报道。

三、创立了"肾病多虚，阴虚多见"理论

根据"夫以阴气之成，止供给得三十年之视听言动"及"年四十，而阴气自半也"，肾病多虚，肾病无实；肾藏精，精属阴；肾主水，水属阴；肾应冬，冬属阴，巴元明教授认为肾病阴虚多见，所以治法上以滋补肾阴为主。本理论于 2011 年首先在《湖南中医杂志》刊出，提出肾病以阴虚为主；2012 年在《湖北中医杂志》中进一步提出，阴虚是大部分肾病的根本原因；2013 年在《邵朝弟肾病临证经验实录》中，完整论述了"肾病多虚，阴虚多见"理论。

在辨证施治上，邵老攻补并施，且尤为重视滋补阴精。邵老认为，虽或有阴虚不显之候者，补阴可预防疾病伤阴的发展，补阴亦为补阳，乃"阴中求阳，阳中求阴"之理。清利湿热时亦加入滋阴之品，以免"热未清，先伤阴"。在治疗上注重养阴，采用养阴利水、滋阴清热、滋补肝肾、滋养肾阴、滋肾固精、益气养阴等方法。邵老提出顽固性水肿"气血水同治，标与本兼顾""血不利则为水"，血病及水，进一步加重病情，且可使水湿泛溢肌肤，水肿难消。又因本病迁延日久，"久病入络"，必有瘀滞；久病多虚，正气不足，气无以帅血，进一步加重瘀血。

邵老在治疗本病时非常强调理气行水、活血化瘀，气血水同治，标与本兼顾，气旺则血行，血行则水行，理气而不碍邪，活血而不伤正，共奏补气活血通络

行水之功。课题组在这一学术思想的基础上，研制了决水消肿颗粒院内协定方并在临床上广泛使用，提出治疗难治性肾病综合征应"平衡阴阳，以平为期"。邵老认为本病难就难在激素、细胞毒药物打破了原有的阴阳平衡，再加上外感、湿热、水湿、瘀血相互交结，使病情反复，缠绵难愈。邵老认为治疗上应"以平为期，平衡阴阳"。临证时，重视脏腑，强调活血。中西医合治，取长补短，以减少激素、细胞毒药物等西药的副作用。邵老提出治疗慢性肾衰竭应"顾护胃气，通腑泄浊"：慢性肾衰竭主要是肾病及脾，或脾肾同病，其本在肾，但与脾胃关系密切。慢性肾衰竭患者肾气衰败，命门火衰，脾阳不能得到温煦，复加湿浊瘀毒停聚中焦，壅滞三焦，脾胃之气损伤更甚，脾运胃纳功能失司，升清降浊失常，水液及精微不能传输，谷不生精，气血生化乏源而致气血阴阳俱虚，诸脏失养，变证丛生。

邵老认为本病的治疗重在早期，在病初，正不甚虚，邪不甚强，正虚邪实胶着不甚，即施针药，正虚得以补，邪实得以祛，可延缓本病的发展，则疾病向愈，若待邪入骨髓，针药所不及，虽仲景再世亦有难言。否则，病情严重时欲补肾虚，益气之品容易壅塞气机，养阴之药则滋腻碍胃，多虚不受补，故临证时先调理脾胃，补肾之中加用健脾益气、调理脾胃之品，可使纳化常，出入调，清气升，浊者降，湿浊得以运化，生化有源，精微化而气血生，阴精内藏，此更有利于助肾之气化能力。

邵老治标则常以通腑、祛湿、泄浊为主，邵老认为祛邪中病即止，使邪去正安，不可太过，以防伤正。邵老常用温胆汤化裁加制大黄为基本方，并提倡中药保留灌肠可取峻药缓用之功，又起到结肠透析的作用，能够促进毒素排泄，调动人体的防御功能，还可以改善氮平衡，从而阻止或延缓慢性肾衰竭的进展。治疗上强调顾护胃气、祛湿泄浊、活血化瘀等。

"基于'肾病多虚，阴虚多见'理论治疗肾脏疾病的临床基础及应用"荣获 2014年湖北省科学技术进步奖二等奖（2014J-241-2-078-065-R01）、2019 年中华中医药学会科学技术奖三等奖（201903-22-R-01），"名老中医治疗肾病的临床经验、学术思想研究"荣获 2015 年湖北省中医药科学技术奖二等奖（EKS0032015004R01）。

"基于名老中医学术思想治疗肾脏疾病的临床研究"荣获 2019 年第四届湖北省中医药科学技术奖一等奖(EKS0032019001R02)。

四、研制医疗机构制剂

巴元明教授组织研制了 43 种医疗机构制剂,主持了 10 种,现列举如下。

1. 九味维肾膏(鄂药制字 Z20113162)

处方:炙甘草 192 g、生姜 144 g、桂枝 144 g、党参 96 g、生地黄 800 g、阿胶 96 g、火麻仁 160 g、麦冬 160 g、大枣 240 g。辅料:蜂蜜 500 g。

功效:温阳益气,滋阴养血。

主治:用于亚健康状态肾阳虚证。

症见:腰膝酸软,畏寒肢冷,倦怠乏力,气短懒言,食少纳呆,腰部冷痛,脘腹胀满,大便不实,夜尿清长,舌质淡有齿痕,脉沉弱。

2. 六味维肾膏(鄂药制字 Z20113163)

处方:炙甘草 306 g、生地黄 306 g、生白芍 306 g、麦冬 255 g、阿胶 153 g、火麻仁 153 g。辅料:蜂蜜 700 g。

功效:滋阴养血,生津润燥。

主治:用于亚健康状态肾阴虚证。

症见:腰膝酸软,五心烦热,眩晕耳鸣,或耳聋,口燥咽干,潮热盗汗,或骨蒸发热,形体消瘦,失眠健忘,齿松发脱,遗精,早泄,经少、经闭,舌质红少津,少苔或无苔,脉细数。

3. 泌感康合剂(鄂药制字 Z20150012)

处方:知母 60 g、黄柏 60 g、生地黄 90 g、山茱萸 90 g、山药 90 g、泽泻 60 g、茯苓 120 g、甘草 48 g、牡丹皮 60 g、通草 30 g、淡竹叶 60 g、益智仁 60 g、乌药 60 g、瞿麦 60 g、萹蓄 60 g、白头翁 60 g、秦皮 60 g、黄连 24 g。辅料:苯甲酸钠。

功效:滋阴清热,利湿通淋。

主治：中医淋证，西医尿路感染。

症见：尿频、尿急、尿痛，或小便有灼热感，或小便淋漓不尽，色黄或混浊，会阴部瘙痒，小腹坠胀不适，五心烦热，耳鸣、脱发、口舌生疮、口干、口苦、口腻，肢体困重，舌质红、苔黄腻，脉细滑数等。尿常规检查发现白细胞酶、亚硝酸盐阳性，白细胞计数升高、细菌数升高等。

4. 封藏颗粒（鄂药制字 Z20150014）

处方：生地黄 200 g、茯苓 200 g、山药 200 g、山茱萸 160 g、黄芪 200 g、党参 200 g、薏苡仁 200 g、玉米须 200 g、白茅根 300 g、茜草 200 g、小蓟 200 g、金樱子 200 g、芡实 200 g。辅料：糊精。

功效：益肾健脾，固精祛湿，益气养阴。

主治：用于治疗慢性肾脏病气阴两虚出现的蛋白尿、血尿。

症见：倦怠乏力，腰膝酸软，面浮肢肿，口干咽燥，五心烦热，小便伴泡沫或血，夜尿清长，或遗精滑精等，舌质淡有齿痕，脉沉细等。

5. 决水消肿颗粒（鄂药制字 Z20150019）

处方：茯苓 500 g、车前子 250 g、赤小豆 250 g、益母草 250 g、木香 100 g、麸炒白术 167 g、陈皮 167 g、桂枝 83.3 g、猪苓 167 g、泽泻 167 g、大腹皮 167 g、姜皮 167 g、桑白皮 167 g。辅料：糊精。

功效：健脾益肾，化气活血，利水消肿。

主治：用于中医水肿，证属脾肾阳虚兼水湿血瘀；西医由肾病导致的水肿，特别是慢性肾小球肾炎引起的水肿。

症见：头面、四肢甚至全身水肿，神疲乏力，烦渴欲饮，腰膝酸痛，脘闷纳呆，小便不利，便溏，舌苔白或白腻，或舌色紫暗，有瘀点、瘀斑，脉细或沉细。

6. 天楼解毒消肿散（鄂药制字 Z20150021）

功效：清热解毒，消肿止血。

主治：用于疮疡（糖尿病足、疖、痈等），证属风热毒滞、郁火毒结、湿热毒蕴。

症见：糖尿病足见局部肿胀，焮红灼热，疼痛剧烈，创面流脓，或时流血水，腐肉不脱,疮口经久难敛;疖、痈见局部肿胀,焮红灼热,疼痛剧烈;均可伴发热、倦怠、口渴、尿赤、便干,舌质红,舌苔黄腻,脉滑数或弦数。

7. 溶石排石颗粒(鄂药制字 Z20150023)

处方:金钱草 750 g、黄芪 375 g、三棱 250 g、黄柏 250 g、石韦 300 g、鸡内金 250 g、茯苓 375 g。辅料:糊精。

功效:清热利湿,行气活血,通淋化石。

主治:用于中医石淋,西医尿路结石(包括肾结石、输尿管结石、膀胱结石)。

症见:腰部疼痛,往往突发,一侧腰腹绞痛难忍,甚则牵及外阴,少腹拘急,尿中夹砂石,排尿涩痛,或排尿时突然中断,尿道窘迫疼痛,尿中带血,舌质红,苔黄腻,脉弦或弦数等。泌尿系统经 B 超检查发现结石或合并积液等。

8. 清肺达原颗粒(曾用名"肺炎 1 号",鄂药制备字 Z20200003)

处方:柴胡 20 g、黄芩 10 g、法半夏 10 g、党参 15 g、瓜蒌 10 g、槟榔 10 g、草果 15 g、厚朴 15 g、知母 10 g、芍药 10 g、生甘草 10 g、陈皮 10 g、虎杖 10 g。辅料:糊精。

功效:宣透肺热,化湿解毒。

主治:用于治疗新型冠状病毒肺炎(普通型)疫毒袭肺、湿热蕴肺证。

症见:发热、咳嗽、乏力、胸闷、纳差、舌质红、苔白或黄或腻、脉滑数。

9. 柴胡达胸合剂(曾用名"强力肺炎 1 号",鄂药制备字 Z20200004)

处方:柴胡 10 g、黄芩 10 g、法半夏 10 g、瓜蒌 10 g、黄连 10 g、枳实 15 g、甘草 6 g、浙贝母 20 g、桔梗 10 g、百部 10 g、前胡 10 g、蜜紫菀 10 g、蜜款冬花 10 g、槟榔 15 g、草果 6 g、广藿香 10 g、佩兰 10 g、虎杖 10 g。辅料:苯甲酸钠。

功效:清瘟解毒,肃肺化痰,和解宣透。

主治:用于感冒、肺炎等属少阳兼痰热壅肺证。

症见:发热,咳嗽,咳痰,胸闷气喘,乏力,纳差、口干,舌质红或暗,苔厚或苔腻,脉滑数。

10. 三才颗粒(鄂药制备字 Z20200011)

处方:天冬 5 g、生地黄 15 g、党参 15 g、法半夏 10 g、瓜蒌 10 g、苏木 6 g、土

鳖虫 10 g、红景天 10 g、茯苓 15 g、熟大黄 5 g、生甘草 6 g。辅料：糊精。

功效：益气养阴、化湿活血。

主治：用于肺虚脾虚肾虚，气虚阴亏血瘀。

症见：胸闷，气短，乏力，动则气促，咳嗽，不思饮食，口舌干燥，舌质淡或舌紫或有斑点，苔白或白厚，脉虚，尤其是病毒性肺炎见上述证候者。

五、专利发明

1. 一种治疗慢性肾脏病气阴两虚证的中药制剂及其制备方法（专利号：ZL201410461532.5）

中药治疗慢性肾脏病多从脾肾入手，治疗慢性肾衰竭多注重清热解毒降浊、活血化瘀，以促进体内毒素的排泄。相比之下，本发明的中药制剂成分包括生地黄、茯苓、山药、山茱萸、黄芪、党参、益智仁、玉米须、白茅根、茜草、小蓟、金樱子、芡实，方中生地黄、黄芪共为君药，茯苓、山药、山茱萸、党参、益智仁、玉米须同为臣药，白茅根、茜草、小蓟、金樱子、芡实为佐药。该方将消除血尿、降低尿蛋白水平与保护肾脏功能并重，以健脾补肾、固精祛湿为根本，补肾以益气养阴为主，在培固正气、保护肾脏功能的基础上注重渗利湿邪之法，使湿去脾旺，清气升，浊者降，精微化而气血生，阴精内藏，从根本上调整患者的脏腑功能，提高机体的抵抗能力，从而避免外邪乘虚而入加重病情或导致疾病变化。该方用药精简、安全，不仅能够有效缓解症状，消除血尿、降低尿蛋白水平，同时还能改善肾脏功能，延缓肾功能损伤的进展，对 1～4 期慢性肾脏病患者出现的血尿、蛋白尿及肾功能的异常均有确切的疗效。

2. 一种防治草酸钙结石的化石排石冲剂及其制备方法（专利号：ZL201410462034.2）

本发明的中药制剂成分包括金钱草、鸡内金、石韦、黄芪、黄柏、三棱、茯苓。该配方针对尿路结石的病机——湿热下注与气滞血瘀。金钱草甘咸微寒，利尿通淋，善消结石，为君药；黄芪甘温，为补中益气的良药，且能利水，气足则可以祛邪,以促进结石排出,三棱行气活血,二药共为臣药,以助君药行气活血、清热利湿,达到消石排石之效;鸡内金入膀胱经,有化坚消石之功,石韦利尿通淋,凉血止血,黄柏清热解毒燥湿以除流注下焦之湿热邪毒,茯苓健脾利湿,从源头治湿,四药为佐药,佐助君药、臣药利湿通淋、化石排石。全方攻补兼施,药力专一,集溶石、化石、排石于一体,兼具利水、清热解毒之功,对尿路结石,以及合并感染、积液的疗效显著。

3. 一种治疗高血压肾损害水肿的中药制剂及其制备方法(专利号:ZL201410462022.X)

本发明的中药制剂成分包括茯苓、车前子、赤小豆、益母草、木香、白术、陈皮、桂枝、猪苓、泽泻、大腹皮、姜皮、桑白皮。该方以健脾益肾、化气活血、利水消肿为治疗原则,白术既可补气健脾,又可燥湿利水,起到标本兼治的作用,为君药。车前子利水而不耗气,与猪苓合用则利水作用更强,泽泻直达肾与膀胱以淡渗利湿,配茯苓、猪苓可加强利水作用,车前子、泽泻、猪苓三药共为臣药。益母草、木香、茯苓、陈皮、桂枝、大腹皮、姜皮、桑白皮为佐药,益母草入血分,善于通利血脉,在利水剂中佐以活血之品,符合"血不行则病水""治水当治血"之说;木香行气利水,茯苓配白术可实脾利水,桂枝温阳化气行水,既能温化膀胱之气而利小便,又可疏表散邪,以解除太阳之表证,一药二用,表里同治,配茯苓以温化水饮,可通阳利水;姜皮辛凉,解散宣发胃阳散水,大腹皮辛温下气宽中、利水消肿,陈皮理气调中、醒脾化湿,桑白皮泻肺降气以清水源,令水自下趋,源清流洁,赤小豆性善下行,不仅通利水道、利水消肿,而且能通气,健脾胃。本方具有标本兼治、扶正祛邪的作用。

4. 一种治疗慢性肾脏病蛋白尿的中药制剂及其制备方法(专利号:ZL201711070418.X)

中药治疗慢性肾脏病蛋白尿通常从肾、脾、肺入手治本虚,从外感风邪、湿邪、瘀血入手治标实,以补肾健脾、补益肝肾、祛风宣肺、清热利湿、活血化瘀为主。相比之下,本发明对蛋白尿的治疗提出了新思路,滋阴泻火、固精填髓。本发明的中药制剂成分包括党参、天冬、熟地黄、黄柏、生地黄、砂仁、甘草。天冬、党参、熟地黄同补肺脾肾,肺阴不失,清浊二气得以运化,脾气既充,精则有摄,肾阴有滋,精微得藏,此三药配伍,从天、地、人三才调控患者脏腑功能,从整体调控精气及精微的运行,减少慢性肾脏病蛋白尿;生地黄清热凉血、养阴生津,防止血热过甚,阴液已伤;黄柏味苦入心,禀天冬寒水之气而入肾,又能坚阴泻火,使水升火降不伤阴,潜藏相火;砂仁辛温,既能纳五脏之气归肾,又能辛润肾燥,同时行滞醒脾;甘草调和上下,与党参相合,宁心益气安神,与黄柏相合,甘苦化阴,缓黄柏苦燥,与砂仁相合,辛甘化阳,此三药配伍阴阳化合,交会中宫,使水火既济,心肾相交,封髓固精,降低慢性肾脏病患者尿蛋白水平。

六、经验方

1. 加减二妙四土汤

【方名】加减二妙四土汤。

【来源】由巴元明教授根据《丹溪心法》中"二妙散"结合国医大师梅国强教授的自拟方"四土汤"化裁而来。

【组成】苍术 10 g、黄柏 10 g、土茯苓 15 g、土大黄 10 g、土贝母 10 g、土牛膝 10 g、当归 10 g、丹参 15 g。

【功用】清热利湿,透邪宁络。

【方解】方中黄柏苦以燥湿,寒以清热,其性沉降,长于清下焦湿热;苍术辛散苦燥,长于健脾燥湿,二者共为君药。土茯苓、土大黄、土贝母、土牛膝共为臣药:土茯苓甘凉无毒,清热除湿功效显著,不仅能解毒,还能排毒(如排出汞毒);土大黄不仅能助土茯苓清热解毒,还能助其凉血、活血、止血,有消肿散结之功;土贝母、土牛膝味苦性寒,能活血祛瘀,泻火解毒,消肿散结,利尿通淋,共助君药清热利湿散结。当归、丹参活血通络,使湿热之邪有去路,共为佐药。

【主治】湿热内蕴,热毒入络证。症见口干咽燥,神疲乏力,小便短少黄赤,下肢水肿,腰酸,大便秘结,舌苔白而薄润、白厚而润、黄厚而润、灰薄或灰厚而润,伴鲜红或绛之舌质。

【临床应用】加减二妙四土汤主要用于慢性肾小球肾炎湿热内蕴、热毒入络证。临床主要用于原发性肾小球肾炎、糖尿病肾病、IgA 肾病等各种慢性肾小球疾病。

【加减化裁】热毒重者酌加金刚藤、忍冬藤、败酱草等;湿、热、毒或凝滞成瘀,或壅盛成瘀,故多配以活血的川芎、郁金、苏木、土鳖虫等;久则入络,遂辅之以通络药、虫类药,如丝瓜络、全蝎、蜈蚣、乌梢蛇、金钱白花蛇等;瘙痒甚者酌加荆芥、防风、白鲜皮、地肤子等;水肿、少尿者,加泽泻、猪苓、车前子;腹胀痞满、大便干少者,加枳实、厚朴、虎杖。

2. 加减参芪地黄汤

【方名】加减参芪地黄汤。

【来源】巴元明教授自拟方。由《小儿药证直诀》中"六味地黄丸"加党参、黄芪、怀牛膝、车前子化裁而来。

【组成】黄芪 15 g、党参 15 g、生地黄 15 g、泽泻 10 g、山药 15 g、山茱萸 15 g、茯苓 30 g、怀牛膝 15 g、车前子 15 g、益母草 15 g。

【功用】益气养阴,活血利水。

【方解】本方以黄芪、党参、生地黄为君药:黄芪健脾益气,利水消肿;党参健脾益气养血;生地黄滋补肾阴。三药合用,健脾补肾。山药、山茱萸为臣药:山药为甘平滋润之品,补脾以滋肾;山茱萸为酸温收敛之品,补养肝肾,涩精固肾。泽泻、茯苓、怀牛膝、车前子、益母草为佐药:泽泻利湿泄浊,茯苓助山药以健运,怀牛膝、车前子、益母草补肾活血利水。全方补气养阴,升清摄精,补而不滞,能恢复气化功能,增强机体的免疫功能,消除蛋白尿,改善肾功能及整个机体功能。

【主治】倦怠乏力,少气懒言,咽干口燥,腰膝酸软或酸痛,尿少黄赤或尿后淋漓不尽,夜尿频多,心悸,食后腹胀,大便溏,舌质淡,有齿痕,苔少,脉细。

【临床应用】本方用于气阴两虚之证。脾气虚与肾阴虚并见,脾虚不能运化水湿,肾虚不能固摄,则精微物质外泄。气为血之帅,气虚则推动无力,血行受阻,水湿不化,壅滞肾络,形成瘀血内停之象。临床上常用于各种慢性肾脏病见气阴两虚证,如慢性肾小球肾炎、高血压肾损害、糖尿病肾病及慢性肾衰竭的代偿期。

【加减化裁】表卫不固、常易感冒者,加防风、白术;若脾虚偏重,脘闷腹胀、纳呆,下肢水肿,大便稀,加莲子、薏苡仁、白扁豆、车前子;若出现真阴亏损,虚火上炎,潮热盗汗,五心烦热,加知母、黄柏;出现血尿者,加川续断;湿热之象明显者,加瞿麦、萹蓄、蒲公英;水肿、少尿者,加猪苓;心悸明显者,方中党参改为太子参;睡眠不佳者,加合欢花、首乌藤;血压偏高者,加天麻、钩藤。

3. 加减升降散

【方名】加减升降散。

【来源】由《伤暑全书》中"升降散"化裁而来。

【组成】大黄 10 g、僵蚕 10 g、姜黄 12 g、蝉蜕 5 g、土茯苓 20 g、黄芪 30 g、淫羊藿 10 g。

【功用】健脾益肾、化浊解毒。

【方解】方中黄芪、大黄一温一寒,一甘一苦,一补一攻,一升一降,既能温补脾肾之亏虚,又能通利气机、荡除下焦之邪气。黄芪、淫羊藿健脾补肾,使脾胃健运正常,肾主水液如常,通调水道,三焦气化如常,从而减少病理产物浊毒的形成。僵蚕、蝉蜕为佐药:蝉蜕升浮宣透,可清热解表,宣毒透达;蝉为清虚之品,处极高而守廉不食,吸风得清阳之真气,故能祛湿散风;僵蚕饮露得太阴之精华,故能涤热解毒。土茯苓祛湿化浊且不伤正气,尤善脾肾不足、浊毒内蕴病证。姜黄下气破血。诸药合用,升降相因,条达气血,清升浊降,宣通三焦,健脾益肾、化浊解毒,用于脾肾两虚、浊毒内蕴之证,标本兼治,疗效稳定。

【主治】脾肾两虚,浊毒内蕴证。

【临床应用】加减升降散主要用于肾病脾肾两虚、浊毒内蕴证。临床常用于各种原因,如慢性肾小球肾炎、糖尿病肾病、多囊肾、痛风性肾病等引起的慢性肾衰竭脾肾两虚、浊毒内蕴证。

【加减化裁】水肿、少尿者,加泽泻、猪苓、车前子;腰痛者,加杜仲、川续断;心悸、喘促者,加葶苈子、杏仁;常感冒者,加防风、白术;蛋白尿明显者,加金樱子、芡实;眩晕、头痛、血压过高者,加桑寄生、决明子、怀牛膝等。

4. 加减地黄汤

【方名】加减地黄汤。

【来源】巴元明教授自拟方,由《小儿药证直诀》"六味地黄丸"结合临床化裁而来。

【组成】熟地黄 15 g、山药 15 g、山茱萸 15 g、黄芪 15 g、茯苓 30 g、薏苡仁 15 g、玉米须 10 g、白茅根 30 g。

【功用】益气健脾,滋阴补肾,利水消肿。

【方解】本方以黄芪、熟地黄为君药,益气健脾,补肾固精。茯苓淡渗利湿健脾,山茱萸滋补肝肾,山药主入脾经,既能健脾补虚,又能涩精固肾,共助君药益气健脾,补肾固精。薏苡仁、玉米须、白茅根为佐药。其中,薏苡仁健脾利水,玉米须清热利水消肿,白茅根生津止渴、清热利尿。全方药性平和,以补为主,脾肾同补,补而不滞,以泻为辅,泻不伤正。

【主治】气阴两虚、水湿内停证。症见腰酸胀不适,神疲乏力,头昏,颜面及双下肢水肿,尿中泡沫多,舌质红,苔黄或黄腻,脉沉细或沉弦。

【临床应用】加减地黄汤主要用于慢性肾小球肾炎气阴两虚、水湿内停之证。患者久病体虚、劳倦内伤等致脾肾两虚,无力运化水湿,致湿邪停聚。临床上主要用于原发性肾小球肾炎、IgA 肾病、紫癜性肾病等各种慢性肾小球疾病。

【加减化裁】颜面水肿较甚者,加姜皮、陈皮;下肢水肿较甚者,加益母草、白术、猪苓、泽泻;尿中泡沫多者,加萆薢;咽喉肿痛者,加玄参、桔梗、西青果;感冒者,加金银花、连翘;腰痛者,加杜仲、川续断;阴虚甚者,加女贞子、墨旱莲;脾胃虚弱甚者,加党参、白术;容易感冒者,加白术、防风;水肿明显、畏寒肢冷、纳呆或便溏、脉沉迟无力者,加淫羊藿、仙茅、补骨脂;身痒者,加地肤子、牡丹皮、赤芍、重楼；尿频、尿急、尿痛者，加瞿麦、萹蓄、蒲公英；舌苔根部黄腻者，加知母、黄柏；舌中部苔黄腻者，加黄柏、苍术、薏苡仁；尿常规见血尿者，加白茅根、茜草、地榆炭、槐角炭；尿常规见蛋白尿者，加金樱子、芡实。

5. 加减知柏地黄丸

【方名】加减知柏地黄丸。

【来源】由《医宗金鉴》中"知柏地黄丸"化裁而来。

【组成】知母 10 g、黄柏 10 g、生地黄 15 g、泽泻 10 g、茯苓 15 g、山药 15 g、山茱萸 15 g、牡丹皮 15 g、赤芍 10 g、车前子 15 g、白茅根 30 g。

【功用】滋阴健脾，清热利水，解毒凉血。

【方解】本方由知柏地黄丸化裁而来，将熟地黄改为生地黄，加地肤子、赤芍、车前子、白茅根组成。知母、黄柏为君药。知母滋肾阴、润肾燥，配合清相火、退虚热之黄柏，共奏滋阴降火之功。"阴平阳秘，精神乃治"，若阴阳偏盛，则疾病丛生，知母、黄柏补阴秘阳，使阳有所贮，而自归藏矣，正如"壮水之主，以制阳光"之理。六味地黄丸中诸药为臣药，生地黄、山茱萸、山药健脾滋肾摄精，牡丹皮、泽泻、茯苓利水活血。赤芍、车前子、白茅根为佐药。其中，赤芍凉血散瘀，利膀胱；车前子、白茅根加强清热利水、凉血之功。《景岳全书》云："血本阴精，不宜动也，而动则为病……盖动者多由于火，火盛则逼血妄行。"《济生方》云："夫血之妄行也，未有不因热之所发。"《医宗金鉴》云："痈疽原是火毒生。"《素问·至真要大论》云："诸痛痒疮，皆属于心。"心属火，若心火亢盛，血分有热，就会生疮，故治疗上多用滋阴清热泻火、凉血活血之品。上述特点使加减知柏地黄丸被称为脾肾、阴阳、水火同治，补泻适宜的方剂，在临床上广泛应用于激素大剂量使用初期，证见阴虚阳亢、热毒内蕴者。

【主治】脾肾亏虚，湿热蕴毒。症见面色潮红，心慌失眠，口干咽燥，潮热盗汗，大便干结，肢体水肿，男子梦遗，女子月经不调，面部痤疮，舌质红，苔少、黄，脉细数。

【临床应用】本方主要用于水肿之脾肾亏虚、湿热蕴毒证候者。可广泛应用于激素大剂量使用初期,阴虚阳亢、热毒内蕴者,如肾病综合征、狼疮性肾炎等。并可加减治疗皮肤病,如痤疮。

【加减化裁】咽红肿痛者,加玄参、桔梗;痰热壅肺、咳吐稠痰者,加杏仁、前胡、鱼腥草、半枝莲、浙贝母;脾虚不运、纳呆、便溏者,加炒谷芽、炒麦芽、山楂、半夏等;失眠者,加酸枣仁、炙远志、合欢花、首乌藤;气虚明显者,加党参健脾益气;湿热明显者,加苍术、薏苡仁;瘀血者,加益母草、王不留行等。

6. 加减三才封髓丹

【方名】加减三才封髓丹。

【来源】由《卫生宝鉴》中"三才封髓丹"化裁而来。

【组成】天冬 10 g、熟地黄 10 g、党参 30 g、炙黄柏 10 g、砂仁 5 g、炙甘草 6 g、穿山龙 15 g、分心木 15 g、猫爪草 15 g。

【功用】益气滋阴,固肾涩精。

【方解】方中熟地黄、天冬滋水养阴补肾;砂仁行滞悦脾;党参、炙甘草益气和中,炙黄柏清热燥湿,泻火除蒸;分心木涩精缩尿;猫爪草化痰散结;穿山龙活血通络。诸药合用共奏益气滋阴、固肾涩精之功。

【主治】气阴两亏,精关不固。

【临床应用】加减三才封髓丹主要用于气阴两亏、精关不固等引起的慢性肾脏病,如 IgA 肾病、糖尿病肾病、痛风性肾病等。

【加减化裁】久病肝肾阴虚者,加何首乌、女贞子、白芍;口苦、小便赤热者,加猪苓、草薢;少腹及阴部作胀者,加赤芍、川楝子。舌苔根部黄腻者,加知母、黄柏;苔中部黄腻者,加黄柏、苍术、薏苡仁。

7. 加减银翘散

【方名】加减银翘散。

【来源】巴元明教授自拟方,由《温病条辨·上焦》"银翘散"结合临床化裁而来。

【组成】金银花 10 g、连翘 10 g、荆芥 10 g、牛蒡子 10 g、薄荷 10 g、甘草 10

g、淡竹叶 10 g、芦根 15 g、前胡 10 g、桔梗 10 g、麦冬 10 g、玄参 10 g。

【功用】辛凉透表，清热解毒。

【方解】方中金银花、连翘辛凉透表，清热解毒；薄荷、牛蒡子辛凉疏散风热、清利头目；荆芥祛风解表；玄参利咽；芦根清热生津，除烦，止呕，利尿；淡竹叶清热生津；桔梗、前胡宣肺降气化痰，载药上行；麦冬、玄参滋阴清热，防苦寒之品耗伤津液。

【主治】风热感冒。

【临床应用】本方主要用于治疗外感风热或风寒化热时的各类肾病，临床症见咽喉不适、有异物感、疼痛、干燥灼热、干咳声嘶、咽喉充血、扁桃体肿大等，均可辨证加减使用，且疗效显著。

【加减化裁】热毒甚者，加炒栀子、蒲公英、黄芩、半枝莲；湿浊甚者，加薏苡仁、白豆蔻、制半夏；湿热甚者，加马齿苋、泽泻、滑石；血热者，加小蓟、茜草、白茅根；阴虚明显者，加女贞子、墨旱莲；气虚者，加黄芪、党参；瘀血者，加苏木、土鳖虫。

8. 加减温胆汤

【方名】加减温胆汤。

【来源】由《三因极一病证方论》中"温胆汤"化裁而来。

【组成】法半夏 15 g、竹茹 15 g、陈皮 6 g、枳壳 15 g、茯苓 15 g、黄芪 15 g、丹参 15 g、土茯苓 30 g。

【功用】理气化痰，和胃利胆。

【方解】方中法半夏性温味辛，能燥湿化痰，和胃止呕，为君药。臣以竹茹，取其甘而微寒，有清热化痰、除烦止呕之效。法半夏与竹茹相配伍，一温一凉，和胃化痰，除烦止呕之功备。陈皮性温味辛苦，能理气行滞，燥湿化痰；枳实性微寒味辛苦，能降气导滞，消痰除痞，陈皮与枳实相合，一温一凉，理气化痰之力增，佐以茯苓，健脾渗湿，以杜绝生痰之源。甘草为使药，调和诸药。综观全方，温凉兼进，令全方不寒不燥，理气化痰而和胃，胃气和降则胆郁得舒，痰独得去则胆无邪扰。正如《医方集解》中所说,温胆汤为"足少阳、阳明药也。橘、半、生姜之辛温,以之导痰止呕,即以之温胆;枳实破滞;茯苓渗湿;甘草和中;竹茹开胃土之郁,清肺金之燥,凉肺金即所以平肝木也。如是则不寒不燥而胆常温矣。"

【主治】胆郁痰扰证。

【临床应用】临床常用于慢性肾脏病合并神经官能症、急慢性胃炎、消化性溃疡、慢性支气管炎等属胆郁痰扰证者。

【加减化裁】心热烦甚者,加黄连、栀子、豆豉以清热除烦;失眠者,加酸枣仁、远志以宁心安神;惊悸者,加煅龙骨、煅牡蛎以重镇定惊;呕吐呃逆者,酌加紫苏叶、枇杷叶、旋覆花以降逆止呕;眩晕者,可加天麻、钩藤以平肝息风;癫痫抽搐者,可加胆南星、钩藤、全蝎以息风止痉。

9. 加减小陷胸汤

【方名】加减小陷胸汤。

【来源】巴元明教授自拟方,由《伤寒论》中"小陷胸汤"结合临床化裁而来。

【组成】黄连 10 g,瓜蒌 10 g,半夏 10 g。

【功用】清热化痰,宽胸散结。

【方解】方中黄连清热燥湿,杜绝痰从湿生。半夏醒脾燥湿,降逆化痰,治痰求本。瓜蒌清热化痰涤饮,标本兼顾。

【主治】痰热互结之结胸证。

【临床应用】临床常用于治疗急性胃炎、胆囊炎、肝炎、冠心病、肺心病、急性支气管炎、胸膜炎、胸膜粘连等属痰热互结心下或胸膈证者。

【加减化裁】方中加入破气除痞之枳实,可提高疗效。心胸闷痛者,加柴胡、桔梗、郁金、赤芍等以行气活血止痛;痰黄稠、难咳者,可减半夏用量,加胆南星、杏仁、贝母等以清润化痰。

大事记

1979 年 9 月	本科就读于湖北中医学院
1984 年 6 月	本科毕业于湖北中医学院
1984—1995 年	湖北中医学院附属医院内科住院医师、主治医师
1990 年 6 月 30 日	硕士毕业于湖北中医学院中医内科专业
1995 年 4 月	"中药敷贴治疗咯血的临床及实验研究"荣获湖北省科学技术进步奖三等奖
1997 年 1 月	成为全国老中医药专家学术经验继承工作继承人,师从邵朝弟教授
1998 年 12 月	"风湿搽消治疗类风湿性关节炎的实验与临床研究"荣获湖北省科学技术进步奖三等奖
1999—2002 年	任湖北中医学院附属医院主任医师
2002 年 3 月	主编《中医肾病学》
2002 年 7 月 7 日	荣获"湖北省有突出贡献中青年专家"荣誉称号
2003 年	任湖北省中医院教授
2003 年 12 月	"肾安颗粒治疗慢性肾功能衰竭的研究"荣获湖北省科学技术进步奖二等奖
2003 年 4 月	主编《中医中药专业技术资格应试指南与题解》(第一版)
2005 年 12 月	"排石冲剂治疗尿路结石的临床研究"荣获湖北省科学技术进步奖二等奖

2005 年 7 月	主编《中医肾病学基础》
2007 年 10 月	被国家中医药管理局评为"全国优秀中医临床人才"
2008 年 1 月	主编《中医中药专业技术资格应试指南与题解》（第二版）
2008 年 1 月	主编《原发性慢性肾小球肾炎》
2009 年 12 月	"中西医结合内服外敷治疗慢性肾衰竭的临床研究"荣获武汉市科学技术进步奖三等奖
2009 年 12 月	"中西医结合内服外敷治疗慢性肾衰竭的临床研究"荣获湖北省科学技术进步奖二等奖
2010 年 1 月	主编《原发性肾病综合征》
2010 年 1 月	主编《慢性肾衰竭》
2011 年 3 月	研制医疗机构制剂"六味维肾膏"（鄂药制字 Z20113163）、"九味维肾膏"（鄂药制字 Z20113162）
2013 年 1 月	被武汉市卫计委评为"武汉中青年中医名医"
2013 年 8 月 9 日	任中华中医药学会名医学术研究分会副主任委员
2013 年 2 月	任《湖北中医杂志》编委
2013 年 7 月	任《中国中医骨伤科杂志》特约编委
2013 年 7 月	任《中国现代医生》杂志编委
2013 年 9 月	主编《邵朝弟肾病临证经验实录》
2013 年 10 月	任国家卫计委重点专科、国家中医药管理局重点专科、学科慢性肾脏疾病研究平台（国家级）学术带头人
2013 年 10 月	获"湖北省首届医学领军人才"荣誉称号
2014 年 3 月 22 日	参加国家卫计委人才交流服务中心和美国约翰斯·霍普金斯大学医学院在北京联合举办的"医疗卫生管理与临床技术研讨会"
2014 年 4 月 27 日	当选湖北省中医药学会副会长

2014 年 10 月	"邵朝弟名老中医药专家传承工作室"通过国家考核验收,受到与会专家的高度评价
2014 年 12 月	任国家中药产业技术创新战略联盟副理事长
2014 年 12 月	"基于'肾病多虚,阴虚多见'理论治疗肾脏疾病的临床基础及应用"荣获湖北省科学技术进步奖二等奖
2015 年 1 月	获"首届湖北省中青年知名中医"荣誉称号
2015 年 5 月	"名老中医治疗肾病的临床经验、学术思想研究"荣获湖北省中医药科学技术奖二等奖
2015 年 6 月 12 日	参加首届世界中医药大会夏季峰会暨"一带一路"中医药发展国际研讨会
2015 年 8 月	主编《中医肾病外治学》
2015 年 8 月	任湖北省中医药学会肾病专业委员会副主任委员
2015 年 8 月	研制决水消肿颗粒(鄂药制字 Z20150019)、泌感康合剂(鄂药制字 Z20150012)、封藏颗粒(鄂药制字 Z20150014)、溶石排石颗粒(鄂药制字 Z20150023)、天楼解毒消肿散(鄂药制字 Z20150021)
2015 年 9 月 10 日	任中国民族医药学会肾病分会常务理事
2015 年 9 月 12 日	任世界中医药学会联合会名医传承工作委员会常务理事
2015 年 11 月 20 日	任湖北省中医药学会亚健康专业委员会副主任委员
2015 年 12 月 12 日	任世界中医药学会联合会李时珍医药研究与应用专业委员会副会长
2015 年 12 月	任湖北省中医院党委书记
2016 年 1 月 13 日	发明专利"一种治疗慢性肾脏病气阴两虚证的中药制剂及其制备方法",专利号:ZL201410461532.5
2016 年 1 月 20 日	发明专利"一种治疗高血压肾损害水肿的中药制剂及其制备方法",专利号:ZL201410462022.X

2016 年 4 月 17 日	参加紫癜肾中医临床诊疗指南修订
2016 年 5 月 11 日	发明专利"一种防治草酸钙结石的化石排石冲剂及制备方法"，专利号：ZL201410462034.2
2016 年 8 月 19 日	任湖北省中医药学会名医学术传承研究分会主任委员
2016 年 10 月 14 日	任中华中医药学会亚健康分会常务委员
2016 年 11 月 24 日	任中华中医药学会肾病分会副主任委员
2016 年 12 月	任中华中医药学会治未病分会常务委员
2017 年 3 月	主编《杏林群英集》
2017 年 6 月 18 日	任中医类别国家医师资格实践技能考试国家基地主任及首席考官
2017 年 6 月 21 日	参加梅奥合作中国行交流会
2017 年 10 月 21 日	任中华中医药学会名医学术研究分会第六届委员会副主任委员
2017 年 11 月 13 日	发明专利"一种治疗慢性肾脏病蛋白尿的中药制剂及其制备方法"，专利号：ZL201711070418.X
2017 年 12 月 3 日	任湖北省中医师协会副会长
2017 年 12 月 4 日	成为第六批全国老中医药专家学术经验继承工作指导老师
2017 年 12 月 24 日	任全国《黄帝内经》知识大赛评审团评委
2017 年 12 月	国家中医药管理局名老中医药工作室指导老师
2018 年 3 月 5 日	参加国医大师及第六批全国老中医药专家学术经验继承工作拜师仪式，既是国医大师梅国强教授的弟子又是第六批全国老中医药专家学术经验继承工作的指导老师
2018 年 3 月 30 日	参加湖北省中医药学会、湖北省中医管理学会"纪念李时珍诞辰 500 周年·中医药传承创新高峰论坛"
2018 年 6 月 1 日	荣获"湖北中医名师"荣誉称号

2018 年 6 月 30 日	任中国肾脏病大数据应用创新联盟副理事长
2018 年 8 月 3 日	任中医药现代化研究重大专项肾病组分课题组长
2018 年 12 月 22 日	任湖北中医药大学 2016 级中医教改班指导老师
2019 年 1 月 16 日	获批享受国务院政府特殊津贴
2019 年 3 月 21 日	成立湖北省巴元明知名中医工作室
2019 年 3 月 22 日	"基于'肾病多虚,阴虚多见'理论治疗肾脏疾病的临床基础及应用"荣获中华中医药学会科学技术奖三等奖
2019 年 6 月 6 日	"基于名老中医学术思想治疗肾脏疾病的推广应用研究"荣获湖北省科学技术成果推广奖二等奖
2019 年 9 月 8 日	"基于名老中医学术思想治疗肾脏疾病的临床研究"荣获湖北省中医药科学技术奖一等奖
2020 年 2 月	研制医疗机构制剂清肺达原颗粒(曾用名"肺炎 1 号",鄂药制备字 Z20200003)、柴胡达胸合剂(曾用名"强力肺炎 1 号",鄂药制备字 Z20200004)
2020 年 2 月	"肺炎 1 号"成为湖北省新型冠状病毒感染肺炎疫情防控指挥部推荐的 4 个官方组方之一,也是唯一一个湖北省地方组方
2020 年 4 月	孙春兰副总理于 2020 年 4 月 1 日、4 月 23 日先后两次听取"肺炎 1 号"的研究进展相关汇报(中央电视台 1 套《新闻联播》报道)
2020 年 5 月 11 日	研制医疗机构制剂三才颗粒(鄂药制备字 Z20200011)
2020 年 7 月 16 日	荣获中华中医药学会"抗疫先进个人"荣誉称号
2020 年 8 月 23 日	"肺炎 1 号"在第 20 个全国科技活动周上展出,湖北省委书记应勇带领省市领导,对"肺炎 1 号"前期的研究给予了充分的肯定,并要求加强"肺炎 1 号"治疗流感等其他病毒性疾病的研究(湖北卫视《湖北新闻》报道)

| 2021 年 2 月 18 日 | 湖北省科技创新大会召开，巴元明教授作为 16 位湖北省科学家（其中有 11 位院士）之一，走上"科学家红毯秀"，受到高度评价 |
| 2021 年 12 月 29 日 | 荣获"全国科技系统抗击新冠肺炎疫情先进个人"荣誉称号 |